国家卫生健康委员会"十三五"规划教材

科研人员核心能力提升导引丛书

供研究生及科研人员用

医学免疫学实验技术

Medical Immunological Techniques

第 **3** 版

主　编　柳忠辉　吴雄文

副主编　王全兴　吴玉章　储以微　崔雪玲

人民卫生出版社

·北京·

图书在版编目（CIP）数据

医学免疫学实验技术 / 柳忠辉，吴雄文主编. —3版. —北京：人民卫生出版社，2020.8（2022.12重印）
ISBN 978-7-117-30238-8

Ⅰ.①医… Ⅱ.①柳…②吴… Ⅲ.①医学－免疫学－实验技术－医学院校－教材 Ⅳ.①R392-33

中国版本图书馆CIP数据核字（2020）第131630号

| 人卫智网 | www.ipmph.com | 医学教育、学术、考试、健康，购书智慧智能综合服务平台 |
| 人卫官网 | www.pmph.com | 人卫官方资讯发布平台 |

医学免疫学实验技术
Yixue Mianyixue Shiyan Jishu
第 3 版

主　　编：柳忠辉　吴雄文
出版发行：人民卫生出版社（中继线 010-59780011）
地　　址：北京市朝阳区潘家园南里 19 号
邮　　编：100021
E - mail：pmph @ pmph.com
购书热线：010-59787592　010-59787584　010-65264830
印　　刷：三河市延风印装有限公司
经　　销：新华书店
开　　本：850×1168　1/16　印张：19　插页：4
字　　数：536 千字
版　　次：2008 年 3 月第 1 版　2020 年 8 月第 3 版
印　　次：2022 年 12 月第 3 次印刷
标准书号：ISBN 978-7-117-30238-8
定　　价：80.00 元

打击盗版举报电话：010-59787491　E-mail：WQ @ pmph.com
质量问题联系电话：010-59787234　E-mail：zhiliang @ pmph.com

编 者 (按姓氏笔画排序)

王全兴	海军军医大学免疫学研究所	陆　青	复旦大学基础医学院
王宏林	上海交通大学医学院	陈　全	重庆医科大学基础医学院
邓　凯	中山大学中山医学院	陈雪玲	石河子大学医学院
卢小玲	广西医科大学	周　洪	南京医科大学基础医学院
台桂香	吉林大学基础医学院	柳忠辉	吉林大学基础医学院
齐　妍	吉林大学基础医学院	夏　圣	江苏大学医学院
李　洋	哈尔滨医科大学	顾　炎	海军军医大学免疫学研究所
李　霞	河南大学基础医学院	徐　薇	苏州大学生物医学研究院
李晋涛	陆军军医大学免疫学研究所	翁秀芳	华中科技大学同济医学院
杨　琨	空军军医大学基础医学院	崔雪玲	吉林大学基础医学院
吴玉章	陆军军医大学免疫学研究所	储以微	复旦大学基础医学院
吴雄文	华中科技大学同济医学院	鲁林荣	浙江大学免疫学研究所
宋文刚	山东第一医科大学	颜卫华	浙江省台州医院
张学军	天津医科大学基础医学院	魏海明	中国科技大学生命科学学院

编写秘书　齐　妍　吉林大学基础医学院
　　　　　　　翁秀芳　吉林大学基础医学院
绘　　图　齐　妍　吉林大学基础医学院

主 编 简 介

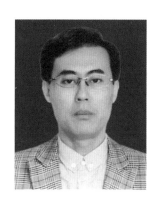

柳忠辉 博士，教授，博士生导师，现在吉林大学基础医学院免疫学系工作，兼吉林省神经免疫与临床免疫重点实验室主任。被聘为国家留学基金委、国家自然科学基金委专家评审组成员，担任中华医学会微生物学与免疫学分会基础免疫组副组长、中国免疫学会移植免疫分会委员、吉林省免疫学会常务理事。担任 *World J Hepatology* 以及《中华微生物学和免疫学杂志》编委。

在教学方面，先后主编教材 3 部，分别由人民卫生出版社、高等教育出版社以及科学出版社发行出版，获吉林大学教学成果一等奖、三等奖及吉林省高教学会优秀教学成果三等奖等多项教学奖励。在科研方面，主要从事激活素（activin）神经免疫调控作用及其信号传导机制研究，承担国家及省部级课题 20 余项，获吉林省科学技术进步二等奖 3 项，先后在 *J Cell Sci*、*Int J Cardiol*、*J Neuroendocrinol* 以及 *J Biol Chem* 等杂志发表 SCI 论文 60 余篇。

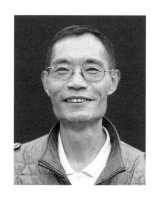

吴雄文 博士，教授，博士生导师，华中科技大学同济医学院基础医学院副院长、中国免疫学会基础免疫专业委员会委员、湖北省免疫学会常务理事兼秘书长、武汉免疫学会副理事长兼秘书长。

从事医学免疫学教学科研工作，研究领域为 MHC 的结构与功能，发表相关论文 80 余篇，曾获国务院政府特殊津贴（1992）和第六届高等教育国家级教学成果二等奖（2009）等奖励。

全国高等学校医学研究生"国家级"规划教材
第三轮修订说明

进入新世纪,为了推动研究生教育的改革与发展,加强研究型创新人才培养,人民卫生出版社启动了医学研究生规划教材的组织编写工作,在多次大规模调研、论证的基础上,先后于2002年和2008年分两批完成了第一轮50余种医学研究生规划教材的编写与出版工作。

2014年,全国高等学校第二轮医学研究生规划教材评审委员会及编写委员会在全面、系统分析第一轮研究生教材的基础上,对这套教材进行了系统规划,进一步确立了以"解决研究生科研和临床中实际遇到的问题"为立足点,以"回顾、现状、展望"为线索,以"培养和启发读者创新思维"为中心的教材编写原则,并成功推出了第二轮(共70种)研究生规划教材。

本套教材第三轮修订是在党的十九大精神引领下,对《国家中长期教育改革和发展规划纲要(2010—2020年)》《国务院办公厅关于深化医教协同进一步推进医学教育改革与发展的意见》,以及《教育部办公厅关于进一步规范和加强研究生培养管理的通知》等文件精神的进一步贯彻与落实,也是在总结前两轮教材经验与教训的基础上,再次大规模调研、论证后的继承与发展。修订过程仍坚持以"培养和启发读者创新思维"为中心的编写原则,通过"整合"和"新增"对教材体系做了进一步完善,对编写思路的贯彻与落实采取了进一步的强化措施。

全国高等学校第三轮医学研究生"国家级"规划教材包括五个系列。①科研公共学科:主要围绕研究生科研中所需要的基本理论知识,以及从最初的科研设计到最终的论文发表的各个环节可能遇到的问题展开;②常用统计软件与技术:介绍了SAS统计软件、SPSS统计软件、分子生物学实验技术、免疫学实验技术等常用的统计软件以及实验技术;③基础前沿与进展:主要包括了基础学科中进展相对活跃的学科;④临床基础与辅助学科:包括了专业学位研究生所需要进一步加强的相关学科内容;⑤临床专业学科:通过对疾病诊疗历史变迁的点评、当前诊疗中困惑、局限与不足的剖析,以及研究热点与发展趋势探讨,启发和培养临床诊疗中的创新思维。

该套教材中的科研公共学科、常用统计软件与技术学科适用于医学院校各专业的研究生及相应的科研工作者,基础前沿与进展学科主要适用于基础医学和临床医学的研究生及相应的科研工作者;临床基础与辅助学科和临床专业学科主要适用于专业学位研究生及相应学科的专科医师。

全国高等学校第三轮医学研究生"国家级"规划教材目录

1	医学哲学（第2版）	主 编	柯 杨	张大庆		
		副主编	赵明杰	段志光	边 林	唐文佩
2	医学科研方法学（第3版）	主 审	梁万年			
		主 编	刘 民	胡志斌		
		副主编	刘晓清	杨土保		
3	医学统计学（第5版）	主 审	孙振球	徐勇勇		
		主 编	颜 艳	王 彤		
		副主编	刘红波	马 骏		
4	医学实验动物学（第3版）	主 编	秦 川	谭 毅		
		副主编	孔 琪	郑志红	蔡卫斌	李洪涛
			王靖宇			
5	实验室生物安全（第3版）	主 编	叶冬青			
		副主编	孔 英	温旺荣		
6	医学科研课题设计、申报与实施（第3版）	主 审	龚非力	李卓娅		
		主 编	李宗芳	郑 芳		
		副主编	吕志跃	李煌元	张爱华	
7	医学实验技术原理与选择（第3版）	主 审	魏于全			
		主 编	向 荣			
		副主编	袁正宏	罗云萍		
8	统计方法在医学科研中的应用（第2版）	主 编	李晓松			
		副主编	李 康	潘发明		
9	医学科研论文撰写与发表（第3版）	主 审	张学军			
		主 编	吴忠均			
		副主编	马 伟	张晓明	杨家印	
10	IBM SPSS 统计软件应用	主 编	陈平雁	安胜利		
		副主编	欧春泉	陈莉雅	王建明	

11	SAS 统计软件应用（第 4 版）	主　编	贺　佳			
		副主编	尹　平	石武祥		
12	医学分子生物学实验技术（第 4 版）	主　审	药立波			
		主　编	韩　骅	高国全		
		副主编	李冬民	喻　红		
13	医学免疫学实验技术（第 3 版）	主　编	柳忠辉	吴雄文		
		副主编	王全兴	吴玉章	储以微	崔雪玲
14	组织病理技术（第 2 版）	主　编	步　宏			
		副主编	吴焕文			
15	组织和细胞培养技术（第 4 版）	主　审	章静波			
		主　编	刘玉琴			
16	组织化学与细胞化学技术（第 3 版）	主　编	李　和	周德山		
		副主编	周国民	肖　岚	刘佳梅	孔　力
17	医学分子生物学（第 3 版）	主　审	周春燕	冯作化		
		主　编	张晓伟	史岸冰		
		副主编	何凤田	刘　戟		
18	医学免疫学（第 2 版）	主　编	曹雪涛			
		副主编	于益芝	熊思东		
19	遗传和基因组医学	主　编	张　学			
		副主编	管敏鑫			
20	基础与临床药理学（第 3 版）	主　编	杨宝峰			
		副主编	李　俊	董　志	杨宝学	郭秀丽
21	医学微生物学（第 2 版）	主　编	徐志凯	郭晓奎		
		副主编	江丽芳	范雄林		
22	病理学（第 2 版）	主　编	来茂德	梁智勇		
		副主编	李一雷	田新霞	周　桥	
23	医学细胞生物学（第 4 版）	主　审	杨　恬			
		主　编	安　威	周天华		
		副主编	李　丰	吕　品	杨　霞	王杨淦
24	分子毒理学（第 2 版）	主　编	蒋义国	尹立红		
		副主编	骆文静	张正东	夏大静	姚　平
25	医学微生态学（第 2 版）	主　编	李兰娟			
26	临床流行病学（第 5 版）	主　编	黄悦勤			
		副主编	刘爱忠	孙业桓		
27	循证医学（第 2 版）	主　审	李幼平			
		主　编	孙　鑫	杨克虎		

28	断层影像解剖学	主 编	刘树伟 张绍祥
		副主编	赵 斌 徐 飞
29	临床应用解剖学（第2版）	主 编	王海杰
		副主编	臧卫东 陈 尧
30	临床心理学（第2版）	主 审	张亚林
		主 编	李占江
		副主编	王建平 仇剑崟 王 伟 章军建
31	心身医学	主 审	Kurt Fritzsche 吴文源
		主 编	赵旭东
		副主编	孙新宇 林贤浩 魏 镜
32	医患沟通（第2版）	主 审	周 晋
		主 编	尹 梅 王锦帆
33	实验诊断学（第2版）	主 审	王兰兰
		主 编	尚 红
		副主编	王传新 徐英春 王 琳 郭晓临
34	核医学（第3版）	主 审	张永学
		主 编	李 方 兰晓莉
		副主编	李亚明 石洪成 张 宏
35	放射诊断学（第2版）	主 审	郭启勇
		主 编	金征宇 王振常
		副主编	王晓明 刘士远 卢光明 宋 彬
			李宏军 梁长虹
36	疾病学基础	主 编	陈国强 宋尔卫
		副主编	董 晨 王 韵 易 静 赵世民
			周天华
37	临床营养学	主 编	于健春
		副主编	李增宁 吴国豪 王新颖 陈 伟
38	临床药物治疗学	主 编	孙国平
		副主编	吴德沛 蔡广研 赵荣生 高 建
			孙秀兰
39	医学3D打印原理与技术	主 编	戴尅戎 卢秉恒
		副主编	王成焘 徐 弢 郝永强 范先群
			沈国芳 王金武
40	互联网＋医疗健康	主 审	张来武
		主 编	范先群
		副主编	李校堃 郑加麟 胡建中 颜 华
41	呼吸病学（第3版）	主 编	王 辰 陈荣昌
		副主编	代华平 陈宝元 宋元林

42	消化内科学（第3版）	主　审	樊代明	李兆申		
		主　编	钱家鸣	张澍田		
		副主编	田德安	房静远	李延青	杨　丽
43	心血管内科学（第3版）	主　审	胡大一			
		主　编	韩雅玲	马长生		
		副主编	王建安	方　全	华　伟	张抒扬
44	血液内科学（第3版）	主　编	黄晓军	黄　河	胡　豫	
		副主编	邵宗鸿	吴德沛	周道斌	
45	肾内科学（第3版）	主　审	谌贻璞			
		主　编	余学清	赵明辉		
		副主编	陈江华	李雪梅	蔡广研	刘章锁
46	内分泌内科学（第3版）	主　编	宁　光	邢小平		
		副主编	王卫庆	童南伟	陈　刚	
47	风湿免疫内科学（第3版）	主　审	陈顺乐			
		主　编	曾小峰	邹和建		
		副主编	古洁若	黄慈波		
48	急诊医学（第3版）	主　审	黄子通			
		主　编	于学忠	吕传柱		
		副主编	陈玉国	刘　志	曹　钰	
49	神经内科学（第3版）	主　编	刘　鸣	崔丽英	谢　鹏	
		副主编	王拥军	张杰文	王玉平	陈晓春
			吴　波			
50	精神病学（第3版）	主　编	陆　林	马　辛		
		副主编	施慎逊	许　毅	李　涛	
51	感染病学（第3版）	主　编	李兰娟	李　刚		
		副主编	王贵强	宁　琴	李用国	
52	肿瘤学（第5版）	主　编	徐瑞华	陈国强		
		副主编	林东昕	吕有勇	龚建平	
53	老年医学（第3版）	主　审	张　建	范　利	华　琦	
		主　编	刘晓红	陈　彪		
		副主编	齐海梅	胡亦新	岳冀蓉	
54	临床变态反应学	主　编	尹　佳			
		副主编	洪建国	何韶衡	李　楠	
55	危重症医学（第3版）	主　审	王　辰	席修明		
		主　编	杜　斌	隆　云		
		副主编	陈德昌	于凯江	詹庆元	许　媛

56	普通外科学（第3版）	主　编	赵玉沛
		副主编	吴文铭　陈规划　刘颖斌　胡三元
57	骨科学（第3版）	主　审	陈安民
		主　编	田　伟
		副主编	翁习生　邵增务　郭　卫　贺西京
58	泌尿外科学（第3版）	主　审	郭应禄
		主　编	金　杰　魏　强
		副主编	王行环　刘继红　王　忠
59	胸心外科学（第2版）	主　编	胡盛寿
		副主编	王　俊　庄　建　刘伦旭　董念国
60	神经外科学（第4版）	主　编	赵继宗
		副主编	王　硕　张建宁　毛　颖
61	血管淋巴管外科学（第3版）	主　编	汪忠镐
		副主编	王深明　陈　忠　谷涌泉　辛世杰
62	整形外科学	主　编	李青峰
63	小儿外科学（第3版）	主　审	王　果
		主　编	冯杰雄　郑　珊
		副主编	张潍平　夏慧敏
64	器官移植学（第2版）	主　审	陈　实
		主　编	刘永锋　郑树森
		副主编	陈忠华　朱继业　郭文治
65	临床肿瘤学（第2版）	主　编	赫　捷
		副主编	毛友生　沈　铿　马　骏　于金明
			吴一龙
66	麻醉学（第2版）	主　编	刘　进　熊利泽
		副主编	黄宇光　邓小明　李文志
67	妇产科学（第3版）	主　审	曹泽毅
		主　编	乔　杰　马　丁
		副主编	朱　兰　王建六　杨慧霞　漆洪波
			曹云霞
68	生殖医学	主　编	黄荷凤　陈子江
		副主编	刘嘉茵　王雁玲　孙　斐　李　蓉
69	儿科学（第2版）	主　编	桂永浩　申昆玲
		副主编	杜立中　罗小平
70	耳鼻咽喉头颈外科学（第3版）	主　审	韩德民
		主　编	孔维佳　吴　皓
		副主编	韩东一　倪　鑫　龚树生　李华伟

71	眼科学（第 3 版）	主 审	崔 浩	黎晓新		
		主 编	王宁利	杨培增		
		副主编	徐国兴	孙兴怀	王雨生	蒋 沁
			刘 平	马建民		
72	灾难医学（第 2 版）	主 审	王一镗			
		主 编	刘中民			
		副主编	田军章	周荣斌	王立祥	
73	康复医学（第 2 版）	主 编	岳寿伟	黄晓琳		
		副主编	毕 胜	杜 青		
74	皮肤性病学（第 2 版）	主 编	张建中	晋红中		
		副主编	高兴华	陆前进	陶 娟	
75	创伤、烧伤与再生医学（第 2 版）	主 审	王正国	盛志勇		
		主 编	付小兵			
		副主编	黄跃生	蒋建新	程 飚	陈振兵
76	运动创伤学	主 编	敖英芳			
		副主编	姜春岩	蒋 青	雷光华	唐康来
77	全科医学	主 审	祝墡珠			
		主 编	王永晨	方力争		
		副主编	方宁远	王留义		
78	罕见病学	主 编	赵玉沛			
		副主编	张抒扬			
79	临床医学示范案例分析	主 编	胡翊群	李海潮		
		副主编	沈国芳	罗小平	余保平	吴国豪

全国高等学校第三轮医学研究生"国家级"规划教材评审委员会名单

顾 问

韩启德　桑国卫　陈　竺　曾益新　赵玉沛

主任委员（以姓氏笔画为序）

王　辰　刘德培　曹雪涛

副主任委员（以姓氏笔画为序）

于金明　马　丁　王正国　卢秉恒　付小兵　宁　光　乔　杰
李兰娟　李兆申　杨宝峰　汪忠镐　张　运　张伯礼　张英泽
陆　林　陈国强　郑树森　郎景和　赵继宗　胡盛寿　段树民
郭应禄　黄荷凤　盛志勇　韩雅玲　韩德民　赫　捷　樊代明
戴尅戎　魏于全

常务委员（以姓氏笔画为序）

文历阳　田勇泉　冯友梅　冯晓源　吕兆丰　闫剑群　李　和
李　虹　李玉林　李立明　来茂德　步　宏　余学清　汪建平
张　学　张学军　陈子江　陈安民　尚　红　周学东　赵　群
胡志斌　柯　杨　桂永浩　梁万年　瞿　佳

委　员（以姓氏笔画为序）

于学忠　于健春　马　辛　马长生　王　彤　王　果　王一镗
王兰兰　王宁利　王永晨　王振常　王海杰　王锦帆　方力争
尹　佳　尹　梅　尹立红　孔维佳　叶冬青　申昆玲　田　伟
史岸冰　冯作化　冯杰雄　兰晓莉　邢小平　吕传柱　华　琦
向　荣　刘　民　刘　进　刘　鸣　刘中民　刘玉琴　刘永锋
刘树伟　刘晓红　安　威　安胜利　孙　鑫　孙国平　孙振球
杜　斌　李　方　李　刚　李占江　李幼平　李青峰　李卓娅
李宗芳　李晓松　李海潮　杨　恬　杨克虎　杨培增　吴　皓

15

吴文源　吴忠均　吴雄文　邹和建　宋尔卫　张大庆　张永学
张亚林　张建中　张绍祥　张晓伟　张澍田　陈　实　陈　彪
陈平雁　陈荣昌　陈顺乐　范　利　范先群　岳寿伟　金　杰
金征宇　周　晋　周天华　周春燕　周德山　郑　芳　郑　珊
赵旭东　赵明辉　胡　豫　胡大一　胡翊群　药立波　柳忠辉
祝墡珠　贺　佳　秦　川　敖英芳　晋红中　钱家鸣　徐志凯
徐勇勇　徐瑞华　高国全　郭启勇　郭晓奎　席修明　黄　河
黄子通　黄晓军　黄晓琳　黄悦勤　曹泽毅　龚非力　崔　浩
崔丽英　章静波　梁智勇　谌贻璞　隆　云　蒋义国　韩　骅
曾小峰　谢　鹏　谭　毅　熊利泽　黎晓新　颜　艳　魏　强

前　言

《医学免疫学实验技术》第 1 版在 15 所院校同仁的共同努力下，于 2008 年刊印；第 2 版经由 20 所院校同仁协同编写，于 2014 年出版。经过近 5 年的应用，得到国内广大同行的认可和诸多建议，因此，为了适应新免疫学技术的发展，我们再次组织 21 所院校的同仁，在第 2 版书的基础上，重新编写，希望本次编写的书籍能更适应现代免疫学实验技术教学与科学研究。

由于现代免疫学技术的快速发展，使人们很难在短时间内掌握和运用相应的免疫学技术。因此，一本好的实验教程，不仅要阐述实验的基本理论知识、介绍实验操作流程，更要具有举一反三的实用性及指导科学研究的作用。本次教材编写，不仅添加了新的免疫学技术内容，并对新的实验方法进行了补充，更秉承了前一版书举一反三的实用性及科学性等特点。本书的编者均是工作在科研与教学一线的人员，每个实验内容都结合了作者自身的经验和体会，不仅讲述了基本实验流程，更详细阐明了每个实验的影响因素，在不同条件下如何改进实验方法，以及实验中可能出现的问题和解决策略，尽可能使每个实验都具有可操作性及指导性。因此，本书既适合医学生免疫学实验技术教学，也可作为免疫学相关研究者的参考书籍。

由于编写时间仓促，作者在书写、语言和见解上存在差异，本书存在问题在所难免，希望广大读者在使用实践中，提出宝贵意见，并对不足之处给予批评指正。最后，对参与本书第 1 版和第 2 版编写的各位同仁表示深深的谢意和祝福，也对第 3 版各位同仁的努力和支持表示诚挚的感谢。

柳忠辉

2020 年 1 月于长春

内 容 简 介

　　本书秉承前一版编写时强调的科学性与实用性特点，对新的免疫学技术加以补充，增加了微流控芯片技术、免疫细胞迁移检测、纳米抗体、细胞焦亡检测、新型流式细胞术以及常见 T 细胞亚群诱导分化等，使本书更能适应现代免疫学实验技术教学与科学研究。全书共包括 24 章及附录，分别叙述了抗原 - 抗体技术、细胞免疫学技术、常用免疫动物模型以及免疫学常用试剂的配制及其适用范围，在讲述实验原理和实验流程的同时，分别列举了各类典型实验，并重点阐述每种实验技术可能遇到的问题及解决策略。本书集免疫学实验技术教学的实用性和科学性于一体，既适合医学生免疫学教学，也可作为生命科学领域相关研究人员的参考书籍。

目　录

第一章 抗体制备

抗体可与相应抗原在体内、外发生特异性结合，因此成为体内免疫治疗和体外免疫诊断的基础。人工制备抗体是大量获得抗体的有效途径，然而，如何获得特异性好、效价高的抗体则是影响治疗效果和诊断特异性与敏感性的关键。根据抗体制备方法，习惯上将抗体分为多克隆抗体、单克隆抗体、基因工程抗体以及纳米抗体等，本章主要介绍多克隆抗体及单克隆抗体的制备及鉴定。

第一节 多克隆抗体的制备及鉴定

德国细菌学家和免疫学家艾米尔·阿道夫·冯·贝林（Emil Adolph Von Behring）发现给实验动物注射类毒素，在动物血清中可以产生出一种中和毒素的物质，并将其命名为"抗毒素"，即抗体。这种抗毒素注射到动物或人的体内，可使未免疫者获得相应免疫力。贝林因创造免疫血清疗法，于1901年获得诺贝尔生理学或医学奖。他不仅是第一个获得诺贝尔生理学或医学奖的科学家，也是第一个因免疫学研究而获奖的科学家。

多克隆抗体（polyclonal antibody，PcAb），系指用一种包含多种抗原决定簇的抗原免疫动物后所获得的全部抗体，由于该抗原可刺激机体多个B细胞克隆产生针对不同抗原表位的抗体，所以，免疫动物获得的血清是含有多种抗体的混合物，故也称之为多克隆抗体血清。免疫血清的效价高低取决于实验动物的免疫反应性及抗原的免疫原性，而特异性主要取决于免疫用抗原的纯度。此外，免疫方案包括抗原的剂量、免疫途径、免疫次数以及注射抗原的间隔时间等，这些也是影响免疫血清效价的重要因素。

一、抗原制备

（一）抗原的种类

抗原（antigen），也称免疫原，其种类繁多，最常见的抗原有微生物抗原，如病毒、细菌、支原体、立克次氏体、螺旋体及真菌等。但实际应用中的抗原性质多种多样、千差万别，如按化学成分分类，有蛋白质抗原、脂类抗原、多糖类抗原和核酸抗原等；按抗原性质分类，有完全抗原和不完全抗原（即半抗原，hapten）；按抗原存在形式分类，有可溶性抗原和颗粒性抗原。不同种类的抗原其免疫原性强弱也不同，取决于该抗原的分子量、化学活性基团、立体构象和物理性状等。一般来说，任何一种抗原均可用于免疫动物，但蛋白质抗原的免疫原性较强，容易获得较好的抗血清。

（二）抗原的剂量

用于免疫的抗原剂量依抗原种类、免疫动物种类、免疫方案以及所要求的抗体特性等不同而不同，其中主要影响因素是抗原种类和免疫方案。免疫原性强的抗原所用剂量相对较少，而免疫原性弱的抗原所用剂量相对较多。免疫方案中，抗原用量在一定范围内与抗体效价呈正相关，剂量过低，不能引起足够强的免疫刺激，还可致低带免疫耐受；而剂量过大，可引起高带免疫耐受。通常情况下，对蛋白质类抗原同时采用佐剂免疫动物，则小鼠的免疫剂量为 $10\sim200\mu g/$ 次，大鼠为 $50\sim500\mu g/$ 次，家兔为 $100\sim1\,000\mu g/$ 次。此外，免疫周期长者可适当减少剂量行多次注射，而免疫周期短者可适当增大剂量但需减少注射次数。

（三）抗原的处理

1. 颗粒性抗原，如细菌菌体、红细胞等抗原无需特殊处理，制备成悬液即可直接免疫；但肿瘤细胞作为抗原，免疫时肿瘤细胞需经处理，如多聚甲醛固定、同位素照射或丝裂霉素 C 处理，目的是防止肿瘤细胞在被免疫动物体内增殖。

2. 可溶性完全抗原（蛋白质抗原），需要与佐剂混合、乳化后免疫动物，常用免疫动物的佐剂有弗氏完全佐剂和弗氏不完全佐剂。

3. 半抗原，如多糖、多肽、激素、化学药品等没有或仅有很弱免疫原性，不能直接免疫动物，需与载体偶联后，才能免疫动物以制备抗体。常用载体有钥孔血蓝蛋白（keyhol limpet hemoyanin, KLH）、牛血清白蛋白（bovine serum albumin, BSA）、卵清蛋白（ovalbumin, OVA）；半抗原与载体常用偶联剂有戊二醛、过碘酸钠及碳二亚胺（carbodiimide）等，取决于半抗原所带化学基团，如含羧基（-COOH），则可采用碳二亚胺法进行偶联。载体蛋白以 KLH 最好，该蛋白不仅免疫效果好，而且与哺乳动物蛋白没有亲缘关系，不会引起免疫交叉反应。但 OVA 和 BSA 在实验室临时制备抗体时更常用。

*注：碳二亚胺法偶连半抗原与载体蛋白举例。

取 BSA 5mg 与半抗原 5mg 溶解于 0.5ml 蒸馏水中，10mg 碳二亚胺也用 0.5ml 蒸馏水溶解，两者混合后 4℃避光搅拌过夜，生理盐水反复透析除去碳二亚胺，即为偶联抗原，按每只家兔 100～500μg 半抗原免疫。

二、动物免疫

（一）动物

1. **动物的种类** 制备多克隆抗体主要是哺乳类动物，具体选择需根据欲获得抗体的用途和抗体量来决定，另外也与抗原的性质有关。如需获得大量抗体，可选用山羊或马；如需抗体量较小可选用家兔、豚鼠或大鼠；对于难以获得的抗原，且所需抗体量很少时，则可采用纯系小鼠进行免疫。理论上，被免疫动物与抗原物质亲缘关系越远，免疫成功率越高，免疫应答越强，抗体产生水平越高。如欲获得的是直接进行免疫反应的抗体（第一抗体），可采用任何一种合适动物；而欲获得标记用的抗抗体（第二抗体），则必须用与第一抗体异源的动物来制备。

2. **动物的年龄与性别** 免疫用动物应选择适龄（即进入成熟期不久）的健康动物。一般制备免疫血清多选用雄性动物（制备单克隆抗体时则习惯选用雌性 Balb/c 小鼠），避免使用妊娠动物制备抗体。另外，由于免疫应答存在个体差异，因此应同时选用至少两只以上动物进行免疫。

（二）佐剂

对可溶性抗原而言，为达到增强免疫原性或改变免疫应答类型、节约抗原等目的，常采用添加免疫佐剂（adjuvant）的方法，以刺激机体产生较强的免疫应答。

1. **佐剂的类型** 常用的免疫佐剂有：①生物性佐剂，如卡介苗（BCG）、短小棒状杆菌（CP）、脂多糖（LPS）、细胞因子等；②无机物，如明矾及氢氧化铝等；③人工合成物，如多聚肌苷酸［胞苷酸（poly I: C）］、低甲基化 CpG 寡核苷酸等；④有机物，如矿物油等；⑤脂质体。目前，动物实验中最常用的佐剂是弗氏佐剂，包括弗氏完全佐剂（Freund's complete adjuvant）和弗氏不完全佐剂（Freund's incomplete adjuvant），弗氏不完全佐剂含羊毛脂和矿物油，弗氏完全佐剂在弗氏不完全佐剂基础上加入灭活 BCG。初次免疫时，采用弗氏完全佐剂，以刺激机体产生较强的免疫应答；再次免疫时，则采用弗氏不完全佐剂。但若制备的抗体是用于研究分枝杆菌及相关抗原时，一般不用弗氏完全佐剂，以免卡介苗的干扰。

2. **抗原的乳化** 抗原与佐剂混合的过程称为乳化。抗原乳化的方法较多，可用注射器、研钵、旋涡振荡器、组织捣碎器或超声等手段进行乳化。抗原的乳化要完全，即达到"油包水"状态：取一滴乳化抗原滴入冷水中，若呈球形浮于液面不分散，表明乳化良好；如出现平展扩散即未乳化好。采用注射器研磨法时，可取 2 支 5ml 注射器，以三通连接注射器，去除注射器中气泡后经反复推拉，混合至"油包水"状态。采用 POLYTRON PT 1600E 匀浆机，于冰上研磨抗原与佐剂混合物 15～20min，也可达到"油包水"状态。

3. **佐剂的作用** 佐剂发挥作用的主要机制为：①可增加抗原的表面积，易被抗原提呈细胞吞噬，增强其对抗原的加工和提呈；②改变抗原物理性状、延长其在体内的滞留时间，使抗原缓慢释放，增加与免疫细胞接触的机会；③诱发抗原注射部位及其局部淋巴结的炎症反应，有利于刺激免疫细胞的增殖分化，从而增强和扩大免疫应答。

（三）免疫方案

免疫方案主要涉及免疫途径、免疫次数和间隔时间等，一般应根据抗原的性质、免疫原性以及动物的免疫反应性来决定。

1. 免疫途径 免疫动物可通过皮下、皮内、肌肉、静脉、腹腔、淋巴结内以及脾脏内注射抗原等多种途径进行。抗原量少或可溶性抗原，一般需联合佐剂，并进行多点注射，如小鼠背部皮下、家兔背部皮下、腘窝或足垫等；抗原量多或颗粒性抗原，可不加佐剂，直接采用肌肉、腹腔或静脉注射，如红细胞或细菌悬液，可选择小鼠腹腔或尾静脉接种免疫；抗原量很少时也可采用脾脏内或淋巴结内注射。此外，还可将不同免疫途径联合应用，达到获得高效价抗体的目的。

2. 免疫次数 针对胸腺依赖抗原，抗体的产生具有回忆应答的特点，这是由于记忆性 B 细胞和记忆性 T 细胞参与再次应答所致。在基础免疫后，多次重复注射免疫原，不仅可获得高效价抗体，还可因亲和力成熟而显著提高抗体的亲和力。但免疫次数也不能一概而论。若要制备高度特异性的抗血清，可采用低剂量抗原短程免疫法；若需获得高效价的抗血清，宜采用大剂量长程免疫法。免疫周期长者，可少量多次；免疫周期短者，应大量少次；多数免疫以 3~4 次为宜。

3. 免疫间隔时间 两次注射抗原进行免疫的时间间隔应长短适宜，太短起不到再次免疫应答的效果，太长则失去了前一次激发的致敏作用。加免疫佐剂的皮下或皮内注射，一般间隔 2~4 周免疫一次；不加免疫佐剂的皮下或肌肉注射，一般间隔 1~2 周；通过肌肉或静脉免疫，可间隔 5 天左右的时间。

三、抗体纯化及鉴定

根据免疫血清用途不同，对其处理也不同。有时免疫血清分离后不需纯化即可直接应用，而有时（如标记用的抗体）则需纯化至丙种球蛋白或 IgG。

（一）动物采血

当免疫动物血清抗体效价达到要求后，即可采血。采血方法的选择，决定于实验目的所需的血量以及动物种类（表 1-1）。

实验室常用家兔免疫，若少量采血，可在其

表 1-1 不同动物采血方法对照表

取血量	实验动物	采血方法
少量血	大鼠、小鼠	尾静脉
	兔、狗、猫、猪、山羊、绵羊	耳静脉
	兔、大鼠、小鼠	眼底静脉丛
	兔	舌下静脉
中量血	狗、猴、猫	后肢外侧皮下小隐静脉
	狗、猴、猫	前肢内侧皮下头静脉
	兔	耳中央动脉
	狗、猫、兔	颈静脉
	豚鼠、大鼠、小鼠	心脏
	大鼠、小鼠	断头
大量血	狗、猴、猫、兔	股动脉、颈动脉
	狗、猴、猫、兔	心脏
	马、牛、山羊、绵羊	颈静脉
	大鼠、小鼠	摘眼球

一侧耳缘抽取 2~5ml 静脉血；若大量采血，既可通过心脏采血法（20~25ml），也可采用颈动脉放血法（80~100ml）。对于小鼠，少量采血，可通过尾静脉采血或剪尾采血（约 0.1ml），还可通过眼底静脉丛采血（0.2~0.3ml）；中量采血，可通过心脏取血（0.5~0.6ml）或断头取血（0.8~1.2ml），也可通过股动（静）脉采血（0.2~0.8ml）；大量采血，可摘眼球取血。一般小鼠最大安全采血量为 0.2ml，最小致死采血量为 0.3ml。采血时要注意：①采血场所有充足的光线；②温度，夏季最好保持在 25~28℃，冬季以 15~20℃为宜；③采血部位及用具一般需进行消毒；④采血用注射器和容器必须保持清洁干燥；⑤若需抗凝全血，在注射器或容器内应预先加入抗凝剂。

1. 小鼠割（剪）尾采血 当所需血量很少时采用本法。固定小鼠并露出尾部消毒，然后浸入 45℃左右温水中数分钟（或红外灯烘烤 1~2min），使尾部血管充盈。擦干尾部，用锐器（刀或剪刀）割（剪）去尾尖 0.3~0.5cm，让血液自由滴入盛器或用血红蛋白吸管吸取，采血结束后，伤口消毒并压迫止血。也可在尾部作一横切口，割破尾动脉或静脉，收集血液的方法同上。每鼠一般可采血 10 次以上。

2. 小鼠眼眶静脉丛采血 采血者的左手拇、食两指从背部较紧地握住小鼠颈部，但需防止动物窒息。右手持长颈（3~4cm）硬质玻璃毛细管（内径0.5~1.0mm），一端与鼠面成45°夹角，由眼内角刺入至眼眶后界，深度约2~3mm，当感到有阻力时即停止推进。然后用右手食指轻点毛细管另一端，且边点边退，同时左手拇指及食指轻轻压迫动物的颈部两侧，使眶后静脉丛充血。若穿刺适当，血液能自然流入毛细管中，得到所需血量后，除去加于颈部的压力并拔出毛细管，然后轻压眼部止血。若技术熟练，用本法短期内可重复采血，左右两眼轮换更好。

3. 兔颈动脉放血法

（1）家兔麻醉后仰卧固定于手术台上，头部略放低以暴露颈部，剃毛并消毒皮肤。

（2）沿颈部中线切开皮肤约10cm，小心分离皮下组织，止血钳分离胸锁乳突肌与气管间的颈三角区疏松结缔组织，暴露出颈总动脉后使之游离。

（3）于动脉下套入两根黑丝线，分别置于远心及近心端。结扎远心端的丝线，近心端的动脉用血管夹夹住。

（4）用尖头眼科手术剪在两根丝线间的动脉壁上剪一小口，插入塑料放血管，再将近心端的丝线结扎固定于放血管上，避免放血管滑脱。

（5）松开血管夹，使血液流入无菌三角烧瓶中。

（二）血清分离

将收集的血液装于适当容器并置37℃温箱1h，再置4℃冰箱过夜，待血液凝固血块收缩后，吸出血清，以4 000r/min离心15min，取上清，加入防腐剂（终浓度0.01%硫柳汞或0.02%叠氮钠），或加入等量中性甘油，分装后置−20℃或−80℃冰箱中保存备用。抗体应避免反复冻融，效价可保持2年以上。也可将抗血清冷冻干燥后长期保存，但在干燥过程中抗体效价可能会丢失一部分。

（三）抗体纯化

常用抗体纯化的方法主要包括：盐析法、凝胶过滤、离子交换层析、亲和层析以及高效液相色谱等。这些方法各有优缺点，应根据抗体的特点、纯度要求和实验室具体条件加以选择。下面主要介绍盐析法和凝胶柱层析分离法。

1. 盐析法

蛋白质分子凝聚从溶液中析出的现象称为蛋白质沉淀（precipitation）。两种因素可稳定蛋白质不发生沉淀，即蛋白质周围亲水基团与水形成的水化膜及其所带电荷。然而，除掉这两个稳定因素（如调节溶液pH至等电点和加入脱水剂），则蛋白质便容易凝集析出。引起蛋白质沉淀的主要方法有：①盐析（salting out），即在蛋白质溶液中加入大量的中性盐（如硫酸铵、硫酸钠、氯化钠等）以破坏蛋白质的胶体稳定性而使其析出，沉淀不同蛋白质所需盐浓度及pH值不同。②重金属盐沉淀蛋白质，蛋白质可与重金属离子如汞、铅、铜、银等结合成盐沉淀，沉淀条件以pH稍大于等电点为宜。③生物碱以及某些酸类试剂沉淀蛋白质，蛋白质还可与生物碱（如苦味酸、钨酸、鞣酸）或某些酸（如三氯醋酸、过氯酸、硝酸）结合成不溶性的盐沉淀，沉淀条件需pH小于等电点。④有机溶剂沉淀蛋白质，能与水混合的有机溶剂，如酒精、甲醇、丙酮等，因对水的亲和力很大，可破坏蛋白质的水化膜，在等电点时使蛋白质沉淀。⑤加热凝固，将接近于等电点附近的蛋白质溶液加热，可使蛋白质发生凝固而沉淀。

下面以饱和硫酸铵盐析法纯化10ml免疫血清为例。

（1）试剂与材料

1）饱和硫酸铵溶液：称取400~425g分析纯$(NH_4)_2SO_4$，以80~100℃双蒸水500ml溶解（表1-2），磁力搅拌器充分搅拌直至所加入的硫酸铵全部溶解，趁热过滤，滤纸可用125μm规格。冷却后以浓氨水（15mol/L NH_4OH）调pH值至7.4。配制好的饱和硫酸铵，瓶底应有大量结晶析出，保存于室温。使用前吸出所需的量，用28%的NH_4OH对pH进行校正。

表1-2 不同温度下硫酸铵在水中的溶解度

温度/℃	溶解度/(g·100ml⁻¹)
0	70.6
20	75.4
30	78.0
40	81.0
100	103.8

2）0.9%氯化钠溶液（生理盐水）。

3）0.15mol/L，pH 7.4磷酸盐缓冲盐液（phosphate buffered saline，PBS）：称取8g NaCl、0.2g KCl、

2.9g Na$_2$HPO$_4$·12H$_2$O、0.2g KH$_2$PO$_4$ 溶于 1 000ml 双蒸水中，用 HCl 调 pH 至 7.4，保存于室温。

4）萘氏试剂：称取 11.5g HgI$_2$、8g KI，加双蒸水至 50ml，搅拌溶解后，再加入 20% NaOH 50ml。

5）磁力搅拌器，低温冰箱，4℃离心机，电子天平，紫外分光光度计，烧杯，透析袋，精密 pH 试纸（pH 5.5～9.0），转子，离心管，移液器。

6）免疫血清。

（2）实验流程

1）10ml 免疫血清加等量生理盐水稀释，混匀后置磁力搅拌器上，边搅拌边逐滴加入 20ml 饱和硫酸铵，使其终浓度为 50%。4℃放置 2h 以上，使其充分沉淀。

2）4 000r/min，4℃离心 30min，弃上清。以 20ml 生理盐水溶解沉淀，然后加入 10ml 饱和硫酸铵，使其终浓度为 33%，4℃放置 2h 以上。

3）重复上述第二步过程 2 次。将末次离心所得沉淀物以 4ml 0.15mol/L pH 7.4 PBS 溶解后，装入透析袋。

4）将透析袋放入 50～100 倍体积 PBS 中，4℃充分透析除盐，期间至少换液 3 次以上，至萘氏试剂测透析外液无黄色。也可采用 Sephadex G-25 层析除盐，该法除盐较彻底、快速，但抗体浓度将被稀释。

5）取少量透析后样品适当稀释后，以紫外分光光度计检测蛋白含量，SDS-PAGE 检测抗体纯度。蛋白含量还可通过如下公式进行计算：

蛋白含量（mg/ml）=（1.45 × A$_{280nm}$ − 0.74 × A$_{260nm}$）× 样品稀释度。

* 注：计算公式中 1.45 与 0.74 为常数，nm 为波长。

6）分装抗体，置于 −20℃或 −80℃冰箱保存。

（3）关键点

1）全部实验应在 20℃以下环境中进行，有些环节需在 4℃操作，如离心和透析过程，以防 Ig 变性和降解，确保抗体的活性。

2）血清需稀释后再盐析，饱和硫酸铵加入应缓慢，均可避免杂质与抗体发生共沉淀，影响纯化抗体的纯度。

3）蛋白质沉淀后宜在 4℃放置 2h 以上或过夜，以形成较大沉淀而易于分离。

4）溶液中的离子强度直接影响蛋白质的稳

定性，不同蛋白发生沉淀的离子强度不同。因此，当硫酸铵的饱和度不同，从免疫血清中析出的蛋白成分就不同。如果盐析的免疫球蛋白来源于小鼠，则饱和硫酸铵终浓度以 45%～50% 为宜，过低会导致抗体的丢失；当饱和度为 33% 时，γ 球蛋白析出；当饱和度大于 50% 时，白蛋白及大多数拟球蛋白析出。

2. 凝胶柱层析 凝胶本身是一种多孔网状结构分子筛，其线性基质含多个羟基，具有亲水性，在交联剂作用下交联形成不溶于水的三维空间网络结构，常用葡聚糖凝胶（sephadex）或琼脂糖凝胶（sepharose）。当蛋白质溶液流经凝胶柱时，大分子蛋白质不能穿过凝胶网孔进入凝胶粒内部，因此留在胶粒间隙的溶液中，随洗脱液最先流出。而小分子蛋白质则进入胶粒内部，由于受到胶粒阻留，流速较慢。即可根据蛋白质分子量大小不同，将蛋白质组分由大到小依次分离出来（图 1-1）。故凝胶层析也称分子筛层析、排阻层析。

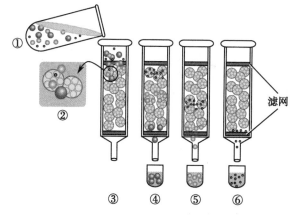

图 1-1 凝胶层析原理图
①样本；②凝胶；③样本；④⑤⑥收集的不同组分

（1）试剂及材料

1）抗体样品：经饱和硫酸铵沉淀、初步分离的 IgG。

2）0.05mol/L pH 8.0 磷酸缓冲液（PB）：0.2mol/L Na$_2$HPO$_4$ 溶液 94.7ml，0.2mol/L NaH$_2$PO$_4$ 溶液 5.3ml 混合后，蒸馏水稀释至 400ml。

3）Sephadex G-200 干胶 20g。

4）材料：层析仪 1 套；2.5×100cm 层析柱；滤网（滤纸）；1 000ml 烧杯；5ml 吸量管；试管。

（2）实验流程

1）凝胶处理：Sephadex G-200 使用前应用水充分膨胀，一般需膨胀 72h。为节约时间，也可煮沸 2～4h，并重复漂洗 2～3 次。

2）装柱：柱内径和高度之比为 1:20～1:50 范围的层析柱，与蠕动泵、紫外监测仪相连，并向柱内加入 1/3 高度的缓冲液，将溶胀的 Sephadex G-200 凝胶用缓冲液调成糊状，沿柱内壁填充到柱内，待其部分自然沉降后，吸出部分上清，再加入凝胶，反复数次，直至凝胶距柱上口 6～8cm，在凝胶上放一直径略小于柱内径的圆形滤纸片，使其平铺在凝胶柱面上。目的是避免加样或加缓冲液时破坏凝胶柱界面的平整，并能防止样品中的颗粒进入凝胶柱。按 0.2ml/min 流速，连续冲洗，使柱充分平衡后上样，Sephadex G-200 柱一般需平衡 4h 以上。

3）加样：吸去滤纸片上层缓冲液，加入 2ml 经饱和硫酸铵沉淀的抗体样品，待样品完全进入层析凝胶柱后，再加满洗脱缓冲液。

4）洗脱：用 0.05mol/L pH 8.0 磷酸缓冲液，以 0.1ml/min 速度洗脱，记录洗脱图谱，分步收集洗脱组分（2ml/管）。

5）检测：收集的样品采用紫外分光光度计法检测蛋白含量，蛋白主峰为 IgG，可进一步检测 IgG 免疫学活性和纯度。

（3）关键点

1）装柱过程切忌有气泡和断层，若有断层，需倾倒出填料，重新装柱。

2）加样时，注意缓冲液界面恰好在滤纸片上，及时加样，不能出现因放液过快使凝胶柱干涸现象，否则凝胶不能继续使用。

3）整个层析过程时间较长，要求在 4℃ 环境中操作，以防蛋白活性下降。

（四）抗体的鉴定

1. 抗体效价鉴定　不同抗原制备的免疫血清，其可能达到的效价高低不同。鉴定免疫血清中抗体效价的方法很多，主要包括试管凝集反应、琼脂扩散试验以及酶联免疫吸附试验（ELISA）等。

2. 抗体特异性鉴定　抗体特异性是指对相应抗原或近似抗原物质的识别能力，抗体的特异性强，其识别抗原的能力就强。因此，在实际应用中，有时抗体的特异性强弱可能比其效价高低更重要。衡量特异性通常以交叉反应率来表示。交叉反应率可用竞争抑制实验测定。以不同浓度抗原和近似抗原分别做竞争抑制曲线，计算各自的结合率，求出各自在抑制浓度（IC_{50}）时的浓度，并按下列公式计算交叉反应率。

$$交叉反应率 = \frac{抗原的\ IC_{50}\ 浓度（Y）}{近似抗原的\ IC_{50}\ 浓度（Z）} \times 100\%$$

如果所用抗原的 IC_{50} 浓度为 pg/管，而一些近似抗原物质的 IC_{50} 浓度近乎无穷大时，表示这一免疫血清与其他抗原物质的交叉反应率近似为 0，即该免疫血清的特异性较好。

（五）抗体的保存

无论是纯化抗体，还是免疫血清，保存条件和方法对其效价影响极大。

1. 避免高温或极端条件　合适的条件对维持抗体效价至关重要，包括温度、pH 和离子强度等，因此，在合适 pH 和离子强度下，抗体宜 -80℃ 保存，如无条件，至少也要在 -20℃ 以下冻存。

2. 避免反复冻融　一般来说，冻融 1～2 次对抗体效价的影响不大，但多次冻融将严重影响抗体效价。因此，为避免反复冻融：①可在纯化的抗体中加入等量甘油（终浓度为 50%）保存于 -20℃ 冰箱，使抗体保持融化状态；②小量分装，融解后尽量一次性使用，若仍有剩余，可暂时保存在 4℃ 冰箱，最好 1 周内应用。

3. 高浓度保存　抗体作为大分子蛋白质，在低浓度时极易引起空间结构的变化，因此应尽可能以高浓度小量分装进行保存。

4. 防腐　抗体保存不当，可污染细菌使其腐败变质，因此，保存中的防腐措施十分必要。常用于抗体保存的防腐剂有：叠氮钠（终浓度为 0.01%～0.02%）、硫柳汞（终浓度为 0.01%）和石碳酸（终浓度为 0.5%）等。抗体加入防腐剂后可置 4℃ 普通冰箱保存约 1 年。但荧光抗体或辣根过氧化物酶标记抗体不宜用叠氮钠防腐，因为叠氮钠对荧光物质（如异硫氰酸荧光素）有淬灭作用，对酶也有灭活作用。

5. 真空冷冻干燥保存　这是一种理想的纯化抗体保存方法。抗体分装于安瓿（通常 1～2ml），置低温真空干燥器内逐渐脱水干燥，然后密封。冻干后的免疫血清或纯化抗体可在 -20℃ 保存数年。

四、实验举例

以人 IgG 为抗原,制备家兔抗人 IgG 多克隆抗体。

(一)试剂与材料

1. 动物 健康成年家兔,雄性,体重 2～3kg,两耳光滑,耳静脉清晰可见。

2. 试剂

(1)纯化人 IgG(10mg/ml)。

(2)灭菌生理盐水。

(3)弗氏完全佐剂和弗氏不完全佐剂。

3. 器材 剪刀、镊子、注射器附针头、动物固定架、手术器械、血管夹、黑丝线、塑料放血管、灭菌三角烧瓶(200ml)以及无菌离心管等。

(二)实验流程

1. 采集对照用正常兔血清 可在免疫前先采集该家兔的正常血清,以备后续研究中作为阴性对照(如抗体效价检测)。一般可通过前述耳缘静脉采血,取血量约 2～5ml,收集血清。

2. 抗原乳化 取纯化人 IgG 与等体积弗氏完全佐剂(第一次免疫)或弗氏不完全佐剂(后续免疫)混匀,充分乳化以达到"油包水"状态。

3. 免疫 初次免疫采用背部皮下多点注射法:于家兔脊柱两旁选 8～12 点皮下注射,每点约 0.05～0.1ml;间隔 3～4 周后再于上述部位选不同点注射,另加两侧腘窝;一般需连续免疫 3～4 次。最后一次免疫也可无佐剂,以生理盐水直接稀释抗原后,于耳缘静脉注射免疫。

4. 效价测定 末次免疫后 1 周,从耳缘静脉取血收集血清,以双向免疫扩散或间接 ELISA 法检测抗体效价,同时以免疫前兔血清作阴性对照。

5. 大量采血 当抗体效价满足研究者需求(参考值:双相免疫扩散效价 >1:16;间接 ELISA 效价 >1:6 400),即可大量采血,分离纯化抗体。若效价未达到要求,可继续用不加佐剂的抗原(人 IgG)行耳缘静脉内注射免疫,间隔 1 周后再次试血,直至达到要求。

(三)关键点

1. 若要获得好的免疫效果,抗原必须经弗氏完全佐剂或弗氏不完全佐剂充分乳化。但若抗原不纯,佐剂在提高特异性免疫反应的同时,也会辅助抗原中极微量的杂蛋白产生抗体,使免疫血清的纯度受到影响。因此,免疫用抗原最好进行纯化。

2. 注意每次免疫尽可能不要选择与前次免疫相同或邻近的位点,否则容易形成溃疡且难以愈合,特别是弗氏完全佐剂免疫位点。

3. 注意耳缘静脉采血每次取血量不要太多,否则会造成家兔贫血。

4. 免疫后的动物需密切监测其身体的健康状况,若出现超敏反应、皮肤溃烂等问题要及时处理。同时还要加强营养:对家兔,可在饲料喂养的前提下交替辅助给予萝卜或白菜;对小鼠,则给予生瓜子或鸡蛋等,并与实验动物管理人员做好沟通。

5. 实验中应注意遵守实验动物的操作规范,待实验完成后,遵照使动物最小痛苦的原则处死动物。

第二节 单克隆抗体的制备及鉴定

由单一 B 淋巴细胞克隆所产生的、只作用于一个特定抗原决定簇的均一抗体,称为单克隆抗体(monoclonal antibody,McAb)。采用细胞融合技术,使免疫的小鼠脾细胞与小鼠骨髓瘤细胞融合,形成杂交瘤细胞,从而使后者产生只针对某一特定抗原决定簇的单克隆抗体,这一技术称 B 淋巴细胞杂交瘤技术。德国免疫学家乔治·吉恩·弗兰茨·科勒(Georges J.F. Köhler)和英国分子生物学家塞萨·米尔斯坦(Cesar Milstein),于 1975 年创建了杂交瘤技术,开创了抗体制备的新纪元,为临床疾病的诊断、预防和治疗提供了新的工具,促进了免疫学、基础医学与临床医学等众多学科的发展,Köhler 和 Milstein 也因此杰出贡献而荣获 1984 年诺贝尔生理学或医学奖。

1995 年,Katherine Knight 博士在美国芝加哥 Loyola 大学成功地从转基因兔中获得了骨髓瘤细胞(plasmacytoma),开创了兔单克隆抗体技术。与鼠单抗相比,兔单抗具有:①许多在小鼠体内不产生免疫应答的抗原,在兔体内有良好的免疫原性;②兔容易获得高亲和力抗体;③由于兔脾脏较大,可以进行更多的融合实验,成功获得单抗的概率明显提高。

一、单克隆抗体制备原理

制备 McAb 是利用单一 B 细胞克隆可分泌特异性抗体、骨髓瘤细胞在体外可长期扩增的特性，将上述两种细胞融合形成杂交瘤细胞，由此该杂交瘤细胞即同时拥有两个不同亲本细胞的特性——既可在体外长期稳定地生长、又可持续分泌抗体。McAb 制备技术的关键是 HAT 对杂交瘤细胞的选择性培养，骨髓瘤细胞因缺乏次黄嘌呤鸟嘌呤磷酸核糖转移酶（HGPRT），在 HAT 培养基，即含次黄嘌呤（H）、氨基蝶呤（A）、胸腺嘧啶核苷（T）的培养基中不能生长，而 B 细胞虽然具有 HGPRT，可以在 HAT 中存活，但 B 细胞不能传代生长；杂交瘤细胞由于具备了骨髓瘤细胞和 B 细胞的双重特点，可以在 HAT 培养基中长期存活。因此，通过 HAT 选择培养，即可筛选出杂交瘤细胞株，再经克隆化可使杂交瘤细胞成为单一的纯细胞克隆（即单克隆），由此单克隆细胞系就能获得结构与各种特性完全相同的高纯度抗体，即 McAb。

单克隆抗体的制备包括动物免疫（immunization）、细胞融合（fusion）、杂交瘤选择性培养（selecting culture）、阳性克隆筛选（screening）、杂交瘤细胞的克隆化（cloning）、杂交瘤细胞的稳定建系以及单克隆抗体的大量生产（图 1-2）。全程需经历几个月的连续实验，实验周期较长，环节较多，每一个实验细节均需格外谨慎，一旦失败，

常常需要从头再来。下面按照制备单克隆抗体的流程顺序，逐一介绍其实验方法和注意事项。

二、免疫方案

免疫方案对于细胞融合的成功，获得高质量的 McAb 至关重要。一般要在融合前 2～3 个月确立免疫方案开始初次免疫，免疫方案应根据抗原的特性而定。

（一）抗原

免疫动物和筛选检测 McAb 均需特异性抗原，就免疫动物来说，抗原是否纯化以及纯化到何种程度并不是绝对的，主要由抗原的来源、性质（包括免疫原性）、混合物的多少及性质，以及希望获得什么性质的 McAb（即研究目的、范围）等来决定。一般来说，如果抗原来源有限，或性质不稳定、纯化时容易失活，或抗原的免疫原性很强，或获得 McAb 的目的是进行特异性抗原不同组分的纯化或分析等，免疫用抗原只需经过初步纯化甚至不必纯化。反之，如果抗原中混合物很多，特别是如果这些混合物的免疫原性较强时，则必须对抗原进行纯化，因为这些混杂成分一方面可减低或干扰特异性抗原成分的免疫应答，另一方面其刺激产生的相应抗体也会影响特异性抗体的检测并增加筛选工作量。至于筛选、检测 McAb 时所用抗原的种类和纯度则主要取决于所用检测方法的类型及其特异性和敏感性，一般来说纯度越高越好。

1. 颗粒性抗原 颗粒性抗原免疫原性较强，不加佐剂就可获得很好的免疫效果。若为细胞性抗原，则按每只小鼠 1×10^7 细胞数重悬在 0.5ml 生理盐水或 PBS 中，进行腹腔注射。初次免疫后间隔 4 周进行第二次免疫，再 3 周后进行第三次免疫，末次免疫后 10 天，取血测效价。

2. 可溶性抗原 可溶性抗原免疫原性较弱，一般需加佐剂，按每只小鼠每次 10～200μg 抗原取量（具体用量取决于抗原性质和纯度），加弗氏完全佐剂充分乳化后，背部皮下多点注射，一般每只小鼠 4～6 点，每点 0.05～0.1ml。初次免疫后 4 周按相同剂量和途径进行第二次免疫，采用弗氏不完全佐剂乳化抗原。第二次免疫后 3 周按相同剂量抗原溶于生理盐水中、不加佐剂、腹腔注射进行第三次免疫，7～10 天后采血测效价。

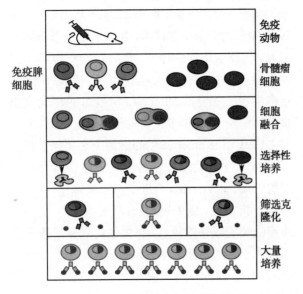

图 1-2 单克隆抗体的制备流程

效价满足要求后，于融合前 3 天按第三次免疫方案进行腹腔或静脉注射，抗原剂量以每只鼠 50μg 为宜。

3. 增强抗原免疫原性的方法　目前，用于可溶性抗原（特别是一些弱抗原）的免疫方案也不断有所更新，如：①将可溶性抗原颗粒化或固相化，一方面增强了抗原的免疫原性，另一方面可降低抗原的使用量；②改变抗原注入的途径，如可直接采用脾内注射，使抗原与免疫器官作用更迅速而充分；③使用细胞因子或 CpG DNA 等新型免疫佐剂，提高机体的免疫应答水平，促进免疫细胞对抗原的反应性。

（二）动物

免疫动物的选择主要取决于融合所用的骨髓瘤细胞系，应采用与骨髓瘤细胞系来源相同的品系动物。因为免疫动物品系（脾细胞供体）和骨髓瘤细胞在种系发生上距离越远，产生的杂交瘤越不稳定。目前常用的骨髓瘤细胞系多来自 Balb/c 小鼠、Lou 大鼠和兔，因此免疫动物也采用相应的品系，特别是 Balb/c 小鼠的应用最为普遍，单抗制备通常选用 6～8 周龄雌性 Balb/c 小鼠作为免疫动物。

（三）免疫方法

免疫的目的是使 B 淋巴细胞在抗原刺激下增殖、分化为抗体形成细胞，有利于细胞融合形成高分泌活性的杂交细胞，增加筛选到分泌特异性抗体杂交瘤细胞的概率。

1. 脾内免疫法　为抗原直接注入小鼠脾脏进行免疫的方法。该法操作简便，熟练者仅需 2～3 分钟即可完成全过程。采用脾内免疫法可提高小鼠对抗原的免疫反应性，节省抗原用量（通常只需约 10μg 蛋白抗原或 $1×10^6～2×10^6$ 细胞），一般免疫后 3 天就可取脾细胞进行融合。应指出的是，单用一次脾内免疫的效果并不一定好，因此如条件允许，还应结合其他途径进行多次免疫。

具体操作步骤：乙醚麻醉小鼠，右侧卧位置于动物固定架上，暴露左肋部及部分脊背部。碘酒、酒精消毒后，无菌操作剪开皮肤，透过腹膜可清楚地看到脾脏。取已吸有抗原的注射器（配 4 号针头），沿脾脏纵轴方向由一端刺入直至另一端。注意应使针头尽量在脾脏深部，切勿穿透。然后边出针边注入抗原（0.1～0.2ml），至出口处

稍停片刻，以防抗原渗出。注射完毕后可将切口缝合，也可不缝合，但须在切口上、下缘皮毛上涂抹少许医用黏合剂或万能胶水（如 502 胶等），然后捏合皮毛，覆盖切口。

2. 体外免疫法　前述皮下、腹腔、静脉等免疫方法均为体内免疫法，对于那些免疫原性较强，来源也较充分的抗原是适用的，而对于免疫原性很弱或能引起动物机体发生免疫抑制的抗原则不适用。另外，体内免疫法不适宜用于人体。近年用体外免疫法克服上述局限，取得了一定的效果。

所谓体外免疫法就是取正常动物或人的脾细胞（或淋巴结细胞、外周血淋巴细胞），在一定条件下与抗原共同培养，然后再与骨髓瘤细胞进行融合。目前这种方法已成功用于多种抗原的 McAb 制备。以小鼠为例：取 4～8 周龄 Balb/c 小鼠脾脏，制成单细胞悬液，用无血清培养液离心洗涤 2 次，重悬于 10% 胎牛血清培养液，再加入适量抗原（参考剂量：可溶性抗原 0.5～5μg/ml，细胞抗原 $10^5～10^6$ 个细胞 /ml）和一定量的 Balb/c 小鼠胸腺细胞培养上清（作为条件培养液提供细胞因子），在 37℃、5% CO_2 浓度下培养 3～5 天，再分离脾细胞与骨髓瘤细胞融合。

体外免疫法具有下列用途和优点：①适用于难以或不能采用体内免疫的场合，如制备人 McAb 时的免疫；②适用于免疫原性很弱或可引起免疫抑制的抗原，如一些"自身"抗原在采用体内免疫时由于免疫抑制、耐受等原因而不能产生相应抗体，若采用体外免疫法便可获得较好效果；③抗原直接作用于 B 细胞，因此所需抗原量极少，一般只需若干微克；④免疫期短，一般只需 4～5 天；⑤免疫过程中的抗原性质十分明确，抗原量恒定，影响免疫效果的因素较少。

3. 其他免疫方法　除传统免疫方法外，还有一些简便免疫方法也可获得较好的免疫效果。如 NC（硝酸纤维素）膜腹腔皮下包埋法。将一定量免疫原（10～100μg）滴加到裁成 3mm×8mm 的 NC 膜上，37℃下自然干燥，然后将 NC 膜（抗原面朝外）对折两次，叠成小块。取正常小鼠，面向上头朝下，消毒腹部皮毛，用眼科剪沿皮纹将腹股沟皮肤剪开 1～2cm，用镊子夹抗原小块，经小口沿内上方送进皮下，退出镊子，伤口可用 502

胶水粘合(也可不处理,伤口会自然愈合)。两周后,在另一侧做同样处理,以后的强化免疫即可改用腹腔注射。本法操作简便,免疫效果好,基本可以取代传统的免疫方法。

三、细胞融合

目前各实验室采用聚乙二醇(PEG)进行融合的操作流程大同小异,以下介绍常规方法。

(一)骨髓瘤细胞

常用的骨髓瘤细胞系有:SP2/0、NS-1 及 X63-Ag8.653 等。特别是 SP2/0 细胞,不仅容易培养,而且本身因不合成免疫球蛋白,使融合后所获得的杂交瘤只分泌均一的、完全来自脾细胞的抗体分子,因此是目前较理想的融合用骨髓瘤细胞,被国内外各实验室所广泛采用。常用的细胞培养液(如 RPMI 1640、DMEM 培养基)均适合于骨髓瘤细胞的培养,小牛血清的浓度一般在 10%～20%,细胞的最大浓度一般不超过 $1 \times 10^6/ml$,采用 1:3 稀释传代实现扩大培养,通常每 1～2 天传代一次。由于上述骨髓瘤细胞系均为悬浮或轻微贴壁生长,因此用弯头滴管轻轻吹打即可悬起细胞。

骨髓瘤细胞培养的关键点:①一般在准备融合前两周复苏骨髓瘤细胞,以保证骨髓瘤细胞处于对数生长期,拥有良好的细胞形态,活细胞计数大于 95%,因为骨髓瘤细胞的生长状态是决定细胞融合成败的关键因素之一。②为确保骨髓瘤细胞对 HAT 的敏感性,每 3～6 个月须应用 8-氮杂鸟嘌呤(8-AG)筛选一次,以维持骨髓瘤细胞 HGPRT 缺陷,防止细胞返祖。③为避免微生物(如支原体)污染,骨髓瘤细胞不宜长期传代培养。如果融合效果好,可将剩余的骨髓瘤细胞扩大培养后大量冻存。④对融合性很差或支原体污染的骨髓瘤细胞,可先将其接种到 Balb/c 小鼠体内,使之产生实体瘤,然后分离出单个细胞悬液再进行细胞融合。具体做法:取体外培养的骨髓瘤细胞皮下注射于 Balb/c 小鼠背部两侧,每部位注射 10^5～10^6 个细胞。待肿瘤生长至直径 2～3cm 时,无菌摘除肿瘤,用剪刀剪成小块,再用注射器内芯研磨、挤压出肿瘤细胞。细胞经洗涤液洗涤一次后,加入比重为 1.077 的淋巴细胞分离液,400g 离心 15min,收集界面层的骨髓瘤细胞,

洗涤 2 次即可用于融合。

(二)免疫脾细胞

免疫脾细胞是指处于免疫状态动物脾脏中的 B 淋巴母细胞(浆细胞)。制备免疫脾细胞悬液一般取最后一次加强免疫 3 天后的动物脾脏,由于此时 B 淋巴母细胞比例较高,融合后得到特异性抗体的概率较高。下面以免疫 Balb/c 小鼠脾细胞悬液的制备过程为例。

1. 试剂与材料

(1)动物:免疫 Balb/c 小鼠。

(2)试剂:RPMI 1640 不完全培养液,0.1% 台盼蓝染液,75% 酒精。

(3)器材:烧杯、眼科剪刀和镊子、玻璃平皿、不锈钢筛网(200 目)、50ml 离心管、刻度吸管(1ml 和 10ml)、弯头滴管、5ml 或 10ml 注射器(以上物品均经高压灭菌)、血细胞计数板。

2. 实验流程

(1)经免疫 Balb/c 小鼠拉颈或 CO_2 处死,于 75% 酒精中浸泡 5min,超净台内无菌开腹取出脾脏,以 5ml RPMI 1640 不完全培养液轻洗一次。

(2)在盛有 20ml 不完全培养液的平皿中放置不锈钢筛网,并将脾脏移入筛网上,用注射器内芯轻轻研磨脾脏,吸取平皿内培养液轻轻冲洗不锈钢筛网,使脾细胞全部通过网孔进入到溶液中。

(3)将上述脾细胞溶液转移至 50ml 离心管中,加不完全培养液 15～20ml,混匀,1 200r/min 离心 10min,弃上清。

(4)细胞沉淀,再用不完全培养液同法离心洗涤一次后重悬,台盼蓝染色做活细胞计数(脾细胞中混有部分红细胞不影响融合率,故无需去除)。一般免疫鼠脾脏体积约为正常鼠脾脏体积的 2 倍,每只小鼠可得 1×10^8～2.5×10^8 个脾细胞。

(三)饲养细胞

在杂交瘤细胞制备过程中,大量骨髓瘤细胞和脾细胞在 HAT 培养液中相继死亡,单个或少数分散的杂交瘤细胞不易存活,通常须加入其他活细胞辅助其生长,这种被加入的活细胞称为饲养细胞(feeding cell 或 feeder cell)。饲养细胞促进其他细胞增殖的机制可能为:①释放若干非种属特异性的生长刺激因子,为其他细胞(如杂交瘤细胞)提供必要的生长条件;②满足新生杂交瘤细胞对细胞浓度的依赖性。

常用的饲养细胞有：①小鼠腹腔巨噬细胞、脾细胞或胸腺细胞，其中以小鼠腹腔巨噬细胞的来源及制备最方便，又有吞噬清除死亡细胞及其碎片的作用，因此使用最为普遍；②也有人用小鼠成纤维细胞系 3T3 经放射线照射后作为饲养细胞，使用比较方便，大量照射后可分装置于液氮罐长期保存，随时复苏取用。一般在细胞融合前 1～2 天制备饲养细胞，一只小鼠可获得 5×10^6～8×10^6 个腹腔巨噬细胞，调整细胞数为 1×10^5/ml，加入 96 孔细胞培养板，100μl/ 孔，置 37℃、5% CO_2 培养箱培养。若用小鼠其他细胞作为饲养细胞，则浓度需适当调整：胸腺细胞为 5×10^6/ml，脾细胞为 1×10^6/ml，3T3 成纤维细胞系为 1×10^5/ml，加入体积不变，均为 100μl/ 孔。经过 18～24h 培养后，可在倒置显微镜下观察到生长良好的饲养细胞：淋巴细胞个体饱满，细胞透亮，折光性好；巨噬细胞舒展呈梭状或多角形。

（四）免疫脾细胞与骨髓瘤细胞的融合

1. 试剂与材料

（1）试剂：RPMI 1640 不完全培养液，20% FCS-RPMI 1640 完全培养液，45% PEG（分子量 4 000，含 5% DMSO），0.1% 台盼蓝染液。

（2）器材：已制备的免疫脾细胞、骨髓瘤细胞，加有饲养细胞的 96 孔细胞培养板；50ml 离心管、刻度吸管（1ml 和 10ml）、弯头滴管（以上物品均经高压灭菌），血细胞计数板。

2. 实验流程

（1）取对数生长的骨髓瘤细胞 SP2/0，1 000r/min 离心 5min，弃上清，用不完全培养液重悬细胞沉淀，混匀后台盼蓝染色作活细胞计数，取所需细胞，用不完全培养液洗涤 2 次。

（2）取上述制备的免疫脾细胞用不完全培养液洗涤 2 次。

（3）将骨髓瘤细胞与脾细胞按 1∶10 或 1∶5 的比例加入同一个 50ml 离心管内，补加不完全培养液至 30～40ml，充分混匀。

（4）1 200r/min 离心 8min，弃上清（用滴管尽量吸净残留液体，以免影响 PEG 的浓度）。

（5）轻轻弹击离心管底，使细胞沉淀松散呈均匀糊状。

（6）室温下融合

1）一手均匀地转动离心管，另一手用 1ml 吸管吸取 37℃预热的 45% PEG 1ml，并沿转动的离心管管壁均匀、缓慢地加入（尽量接近细胞处），时间控制在 60s 左右，然后立即轻柔地将细胞悬液全部吸入吸管（时间控制在 30s 左右），静置 30s，再将其轻柔地吹入离心管内（时间控制在 30s 左右）。

2）立即在 5min 内按每分钟 1ml、2ml、4ml、8ml 和 10ml 的体积（共 25ml）加入预热至 37℃的不完全培养液，通过稀释 PEG 而终止其促细胞融合作用。

（7）800r/mim 离心 6min，弃上清，加入适量 20% FCS-RPMI 1640 完全培养液轻轻混悬融合细胞，切勿用力吹吸细胞。按 10ml 一块 96 孔细胞培养板计算完全培养液用量。

（8）将融合后的细胞悬液加入已铺有饲养细胞的 96 孔细胞培养板中，100μl/ 孔，37℃、5% CO_2 培养箱培养。通常 1 只免疫鼠脾细胞融合后可加 4～6 块 96 孔板。

3. 关键点

（1）融合时一般将小鼠脾细胞数量固定在 10^8，而骨髓瘤细胞数量则可取 1×10^7～3×10^7（脾细胞和骨髓瘤细胞数比例在 5∶1～10∶1）。

（2）PEG 的分子量和浓度可影响融合效果。实验表明，平均分子量为 400～6 000 的各种 PEG 在 10%～60% 浓度范围内都能使细胞发生融合，但融合率高低则因其分子量和浓度的不同而有差别。一般来说，PEG 的分子量和浓度越大，其促融率越高，但其黏度和对细胞的毒性也随之增大。另外，在配制 PEG 时，常加入 5%～7.5% 的二甲基亚砜（DMSO）做保护剂，这样既可减轻 PEG 的毒性，又可缩短融合时间，提高融合率。

（3）加 PEG 时，除时间掌握准确外，还应注意手法要均匀、缓慢、轻柔，在 PEG 加入后的系列操作中更应轻柔，以免干扰细胞融合过程和损伤融合后的细胞。

（4）若冬天进行细胞融合，室温较低时，在加入 PEG 后，可将作用时间从 90s 延长至 120s。

四、融合细胞的选择性培养

免疫小鼠脾细胞与小鼠骨髓瘤细胞混合并经 PEG 作用后，形成了具有 5 种细胞成分的细胞混合体，其中包括未融合的脾细胞、未融合的骨髓瘤细胞、脾细胞与脾细胞融合而成的同核体、骨髓瘤细胞与骨髓瘤细胞融合而成的同核体以及脾细胞与骨髓瘤细胞融合而成的异核体,仅脾细胞与骨髓瘤细胞才有可能形成杂交细胞。因此,要从上述细胞混合体的众多细胞中得到杂交细胞,首要的问题就是清除两种亲代细胞及其各自融合形成的同核体细胞。

由于小鼠脾细胞在体外培养条件下只能存活几天(一般为5~7天)且不能增殖,因此不会干扰杂交细胞的生长;而骨髓瘤细胞的生长能力很强且繁殖迅速,所以要筛选出杂交细胞,就必须及时清除骨髓瘤细胞(包括未融合的骨髓瘤细胞及由骨髓瘤细胞相互融合形成的同核体细胞)。由此,在细胞融合后应尽快往培养体系中加入HAT选择性培养液进行选择性培养,以达到获得杂交瘤细胞的目的。

(一)HAT选择性培养的原理

HAT选择性培养液即在普通细胞培养液中加入次黄嘌呤(H)、氨基蝶呤(A)和胸腺嘧啶核苷(T),它是根据细胞内嘌呤核苷酸和嘧啶核苷酸的生物合成途径设计的、用于分离杂交瘤细胞的特殊培养液。通常细胞的DNA生物合成有两条途径,一条是主要途径,由氨基酸及其他小分子化合物合成核苷酸,进而合成DNA。在此途径中,叶酸衍生物因参与嘌呤环和胸腺嘧啶甲基的生物合成而成为必不可少的媒介物。另一条途径则称应急途径或称补救途径,是利用外源性的核苷酸前体,如次黄嘌呤和胸腺嘧啶核苷,在相应酶催化下合成核苷酸,所需要的酶是次黄嘌呤鸟嘌呤磷酸核糖转移酶(hypoxanthine-guanine phosphoribosyl transferase,HGPRT)和胸腺嘧啶核苷激酶(thymidine kinase,TK),缺乏其中任何一种酶,补救途径便不能进行。

HAT培养液中的氨基蝶呤是一种叶酸拮抗物,可阻断细胞内DNA生物合成的主要途径,但该培养液中的核苷酸前体——次黄嘌呤和胸腺嘧啶核苷可为补救途径提供物质基础,因此正常细胞可在HGRPT和TK的催化下经旁路合成DNA。然而,目前常用的小鼠骨髓瘤细胞系,如SP2/0是经8-氮杂鸟嘌呤(8-AG)或6-巯基鸟嘌呤(6-TG)筛选而得到的遗传基因缺陷型细胞系,即缺乏HGRPT或TK的细胞突变株。因此,骨髓瘤细胞及其自身融合的同核体细胞在HAT条件培养下,主要途径被氨基蝶呤阻断,补救途径又因缺乏HGPRT或TK,即使有TK可利用胸腺嘧啶核苷或有HGPRT可利用次黄嘌呤,仍不能完成DNA的整个合成过程,致细胞不增殖而快速死亡。故只有杂交瘤细胞因从B细胞获得HGPRT和TK,可利用HAT培养液中的次黄嘌呤和胸腺嘧啶核苷经旁路途径合成DNA,而选择性地存活下来,并不断增殖。

(二)选择性培养的方法

通常在细胞融合后的24h内,于含有融合细胞的96孔细胞培养板中加入HAT选择培养液。目前HAT和HT均有50×商品化试剂,因此用时以20% FCS-RPMI 1640完全培养液做相应稀释,保证HAT或HT的终浓度为1×即可。培养3天后第1次换液:吸弃2/3陈旧培养液,加入等量1×HAT新鲜培养液(稀释于20% FCS-RPMI 1640中)。继续培养3天后第2次换液:吸弃2/3陈旧培养液,用HT替换HAT,即加入等量1×HT新鲜培养液(稀释于20% FCS-RPMI 1640中)。重复上述步骤继续培养就可进行阳性杂交瘤的筛选。

(三)选择性培养过程中细胞的生长状况

细胞融合后,须每天在倒置显微镜下观察细胞生长状况:

1. 融合当天(第1天) 可见骨髓瘤细胞透亮,形态多样,相互之间有粘连、重叠,并可见到巨细胞或哑铃状细胞。

2. 融合后第3天 骨髓瘤细胞数量锐减,出现大量破碎细胞,其折光性差,呈暗黑、皱缩状;同时可见少数形态良好、透亮的细胞,但尚不能判定其性质。

3. 融合后4~7天 骨髓瘤细胞几乎全部消失,在贴壁饲养细胞(巨噬细胞)周围可见许多大小不等的细胞碎片聚集,另见形似骨髓瘤细胞、浑圆透亮、呈葡萄串状分布的融合细胞小集落克隆形成,集落中细胞数多少不等、增殖迅速。

4. 融合后第7~10天 细胞克隆快速增大,当其覆盖面积达培养板孔底1/4~1/3时,即可取培养上清进行检测以筛选阳性杂交瘤。

5. 对检测出特异性抗体的孔内细胞应及时转种并进行克隆化。对检测结果为阴性的孔,如考虑是因细胞克隆尚小、分泌抗体较少的缘故,可隔2天再检测一次;如仍为阴性,则可弃去。

五、单克隆细胞株的筛选与克隆化

在选择性培养后所获得的杂交瘤细胞中，仅有极少数能分泌针对免疫原的特异性抗体，因此，建立可靠筛选阳性杂交瘤细胞的检测方法，是关系到制备 McAb 成败的一个关键问题。首先，检测方法应满足特异、敏感的要求；其次，为实现快速，特别在进行亚克隆批量筛选阶段，微量、快速、简便也需充分考虑。

（一）阳性杂交瘤的筛选

由于制备 McAb 所用抗原的特性各异，因此很难以一种通用的方法来筛选阳性杂交瘤。原则上应根据抗原的性质、抗体的类型，选择不同的筛选方法。此外，为避免因所建方法不当而贻误筛选时机，通常在融合前建立合适的筛选方法并进行必要的验证。目前常用的筛选和检测方法包括：酶联免疫吸附试验（ELISA）、免疫组织化学染色技术（IHC）、免疫荧光技术（IFA）、流式细胞术（FCM）、间接血凝试验（敏感性较低）和放射免疫测定（RIA，放射性核素污染）等。

（二）杂交瘤细胞的克隆化

所谓克隆化（cloning）是指将单个细胞通过无性繁殖而获得该细胞集团的整个培养过程，该集团中的每一单个细胞在生物学特性和功能上完全相同，经克隆化后所获得的杂交瘤又称亚克隆。

细胞融合并经 HAT 选择培养后，每个孔可能会有数个甚至更多的杂交瘤克隆形成，包括可分泌特异性抗体的细胞及分泌其他无关抗体或不分泌抗体的细胞，即使检测到抗体阳性的孔也不能保证其杂交瘤集落来自单个细胞。而刚融合形成的杂交瘤细胞不稳定、染色体易丢失，因此应尽早进行克隆化以获得能够稳定分泌 McAb 的杂交瘤细胞系。克隆化的方法很多，包括有限稀释法、软琼脂培养法、单细胞显微操作法和流式细胞仪分选法等。以最常用的有限稀释法为例：

1. 试剂与材料

（1）制小鼠饲养细胞的试剂与材料。

（2）器材：可调加样器，无菌 24 孔、96 孔细胞培养板，刻度吸管（1ml 和 10ml）、弯头滴管、加样器头（以上物品均经高压灭菌），血细胞计数板。

（3）试剂：20% FCS-RPMI 1640 完全培养液，含 1×HT 的 20% FCS-RPMI 1640 条件培养液。

2. 实验流程

（1）于克隆化前一天或当天制备饲养细胞（同融合前准备），铺入 96 孔细胞培养板，100μl/ 孔。若为第一次克隆化，饲养细胞应采用含 HT 的条件培养液重悬。

（2）用毛细滴管在显微镜下无菌吸取阳性克隆，放入试管中轻轻吹打混匀细胞，计数。

（3）取 100 个细胞移入 10ml 20% FCS-RPMI 1640 完全培养液（若为第一次克隆化，则用含 HT 的条件培养液），混匀后加入含饲养细胞的 96 孔培养板中，100μl/ 孔。如此，平均每孔种入 1 个细胞。

（4）置 37℃、5% CO₂ 细胞培养箱中培养，4～5 天后即可在倒置显微镜下观察到小的细胞克隆形成；第 7～9 天时，于细胞培养板底部肉眼可见细胞克隆，应及时进行抗体检测。

（5）尽量选择单克隆孔进行抗体检测，如果所选检测孔中有抗体检测阴性孔，则需选择阳性单克隆孔继续上述克隆化步骤，直到所有检测孔全部为抗体检测阳性为止。

3. 关键点

（1）由于抗体非分泌细胞的生长速度比抗体分泌细胞的生长速度快，二者竞争的结果会使抗体分泌细胞丢失，因此，细胞融合后第一次克隆化的时间应尽可能早。一旦形成的杂交瘤克隆被检测为抗体阳性，则不论其细胞克隆大小，均应立即进行克隆化，这是保证克隆化成功、获得稳定分泌 McAb 杂交瘤细胞系非常重要的一环。此外，即使克隆化的杂交瘤细胞，如果发现其分泌抗体的能力有所减弱，也需重新进行克隆化。

（2）由于融合过程中杂交瘤细胞是在 HAT 选择性培养液中生长，增殖能力比亲本骨髓瘤细胞弱，因此，在第一次克隆化时应使用含 HT 的条件培养液，以提供足够的嘌呤和嘧啶核苷，后续克隆化可用不含 HT 的普通培养液。

（3）由于单个杂交瘤细胞难以存活，克隆化时仍需加入饲养细胞。用做克隆化的饲养细胞可以是小鼠的腹腔巨噬细胞，也可是小鼠的胸腺细胞。

（4）为确保克隆化成功，在克隆化时可设置不同细胞浓度，如每 ml 分别含 40、20、10 和 5 个细胞，每孔添加 0.1ml，则分别含 4、2、1 和 0.5 个细胞,每个细胞浓度做半块96孔细胞培养板。

(5)一般融合后的杂交瘤要经过至少3次以上的亚克隆化,且单克隆孔的检测阳性率须达到100%。此外,每次克隆化得到的阳性亚克隆,在继续进行克隆化或扩大培养的同时,应及时液氮冻存以保种。

(三)杂交瘤细胞的建系与冻存

1. 杂交瘤细胞的建系　杂交瘤细胞建系的标准:①连续2次克隆化阳性率达100%;②体外连续传代3个月以上仍具备稳定分泌抗体的能力。

2. 杂交瘤细胞的冻存　在单克隆抗体制备过程中,由于环节较多、周期较长,因此及时冻存融合的原始孔杂交瘤细胞、每次克隆化得到的亚克隆细胞十分必要。当杂交瘤细胞建系后,应及时扩大培养并尽快冻存,以避免杂交瘤细胞因传代污染或因变异而丢失分泌抗体的能力。方法与其他细胞系的冻存相类似,原则上应保证在每支冻存管内含1×10^6个及以上杂交瘤细胞。

细胞冻存液配方为:50%小牛血清+40% RPMI 1640不完全培养液+10% DMSO(二甲亚砜),或90%小牛血清+10% DMSO。

3. 关键点

(1)细胞冻存液最好4℃预冷。

(2)杂交瘤细胞最好处于对数生长期进行冻存,操作动作应轻柔、迅速,离心以能够使细胞沉降的最小转速和最短时间为原则。

(3)每支冻存管内所冻存的细胞体积不要超过1ml,避免因液体溢出而致污染。当细胞移入冻存管后应立即放入-70℃超低温冰箱,次日转入液氮罐中。也可采用细胞冻存装置进行冻存。

(4)冻存的杂交瘤细胞至少应保留5~10支不同批号或日期的冻存管。此外,还应定期复苏,检查细胞的活性和分泌抗体的稳定性。一般在液氮中杂交瘤细胞可保存数年或更长时间。

六、单克隆抗体鉴定

在细胞融合成功、经克隆化筛选出可分泌特异性McAb的杂交瘤细胞、并稳定建系后,需制备一定量McAb对其特性进行系统鉴定,以便更好地应用。鉴定指标有些与多克隆抗体相同,所采用方法可通用,但有些指标的鉴定则具有McAb的特殊性。

(一)抗体效价鉴定

无论单抗还是多抗,其效价测定方法相似。特别是单抗,可直接利用融合前制定的筛选方法进行效价测定,最常用的方法是间接ELISA。

(二)抗体特异性鉴定

尽管单抗的特异性理论上远高于多抗,但仍须对其与其他相关抗原是否存在交叉反应进行鉴定,方法可采用ELISA法、IFA法、IHC染色法或FCM。通常选择与免疫原同一家族成员的蛋白或氨基酸序列相似度较高的蛋白作为相关抗原进行交叉反应实验。例如:①制备抗黑素瘤细胞的McAb,除用黑素瘤细胞与之反应外,还应观察其他器官的肿瘤细胞和正常组织细胞与之是否有交叉反应,以便明确该McAb是特异性识别黑素瘤细胞还是可识别肿瘤细胞的相关抗原。②制备抗重组细胞因子的McAb,应检测其是否与表达菌株的菌体蛋白或其他细胞因子发生交叉反应。

(三)McAb的Ig类、亚类及型的鉴定

杂交瘤细胞分泌的特异性McAb,其本质仍是小鼠的免疫球蛋白(Ig),因此,不同McAb在重链或轻链的类、亚类或型上会有差别,须做鉴定,其中以IgG及其各亚类和IgM最为多见,轻链常为κ型。可用的方法包括:

1. 胶体金试纸条法　有商品化产品,方便快捷,但成本较高。

2. 双向琼脂扩散法　比较准确和简便,但敏感性较低。

3. ELISA法　包括间接法和夹心法,目前有商品化ELISA试剂盒,可较全面地检测McAb的类、亚类及型。

4. 关键点

(1)当被检McAb样品为杂交瘤细胞培养上清时,因抗体浓度较低,应先将其浓缩后再行检测。

(2)通常杂交瘤细胞培养液中小牛血清的含量在10%~20%,而小牛血清中主要白蛋白可能会干扰检测,因此应采用无血清培养液培养杂交瘤细胞的上清,经浓缩后进行检测。

(3)虽然小鼠腹水中McAb的含量较高,但同时也含有小鼠本身的其他各类Ig,可与相应类、亚类抗血清发生交叉反应,出现假阳性结果,因此,一般不用小鼠腹水作为亚类鉴定样品。

(4)采用ELISA法鉴定时,由于方法的敏感

性高、特异性好，因此待鉴定样品无需浓缩，较高密度杂交瘤细胞培养上清可直接进行检测。

（四）杂交瘤细胞的染色体分析

1. 目的　检测目的是为了明确杂交瘤细胞染色体的变化。正常小鼠脾细胞有 40 条染色体，且全部为端着丝点染色体（telocentric chromosome）；小鼠骨髓瘤细胞染色体数目变异较大，如 SP2/0 细胞为 62～68 条，NS-1 细胞为 54～64 条，大多数为非整倍性，且有中部着丝点染色体（metacentric chromosome）和亚中部着丝点染色体（submetacentric chromosome）等标志染色体。当小鼠脾细胞与小鼠骨髓瘤细胞融合后，通过 HAT 培养液的选择性培养，得到的杂交瘤细胞染色体应反映出两种亲本细胞的染色体特点，一是在数量上接近两种亲本细胞染色体数目的总和，二是在结构上除多数为端着丝点染色体外，还应出现少数中部着丝点等标志染色体。种内甚至同系的杂交瘤细胞虽比较稳定，但在反复传代培养过程中也会不断丢失染色体。当杂交瘤细胞丢失携带抗体产生基因的染色体时，其分泌抗体的能力就会消失。因此，对杂交瘤细胞进行染色体分析，不仅可作为鉴定其是否为真正杂交瘤细胞的客观指标之一，而且对了解杂交瘤细胞株分泌 McAb 的能力也有一定意义。

2. 原理　当细胞分裂处于中期时，染色体长短和大小恰到好处，是分析染色体的最好阶段。因此，要显示染色体，首先就要获得尽可能多的中期分裂象；其次，杂交瘤细胞的染色体多，密集在细胞中，必须把它们分散开才能看清楚。为获取中期分裂象，最常用的是秋水仙素抑制法。秋水仙素（colchicine）具有特异地破坏纺锤丝而阻抑分裂中期的作用，由于它对 DNA 合成并无干扰，因此随着作用时间延长可截获很多中期分裂象。该药品有强烈的毒性，用量过大或作用时间过长，可使染色体缩短并发生异常分裂现象。如有条件可改用其衍生物秋水仙胺（colcemid），毒性小而作用强。

3. 试剂

（1）20% FCS-RPMI 1640 培养液。

（2）秋水仙素溶液：称取 10mg 秋水仙素，溶于 100ml 生理盐水中（即为 100μg/ml），过滤除菌后分装，-20℃冻存备用。

（3）低渗液：0.075mol/L 的 KCl 溶液。

（4）固定液：取甲醇 3 份，冰醋酸 1 份，混匀即成（临用前新鲜配制）。

（5）Giemsa 染液原液：称取 Giemsa 粉末 0.5g，溶于 33ml 甘油中（可先在研钵内加入少量甘油与 Giemsa 粉混合，研磨直至无颗粒为止，再将剩余甘油倒入），55～60℃保温 2h 后，加入 33ml 甲醇混匀，保存于棕色瓶内备用。

（6）Giemsa 工作液：取 Giemsa 染液原液 1 份，加 0.15mol/L、pH 6.8 的磷酸缓冲液 9 份，混匀即成（临用前新鲜配制）。

4. 基本流程

（1）培养细胞：在加秋水仙素前 36～48h 将杂交瘤细胞传代（实验时杂交瘤细胞可生长至对数期）。

（2）秋水仙素处理：终止培养前 4～6h，在培养的杂交瘤细胞中加入秋水仙素，使最终浓度为 0.1～0.4μg/ml；如使用秋水仙胺则最终浓度为 0.02～0.05μg/ml。培养结束后，收集细胞于离心管中，以上步骤均需无菌操作。

（3）染色体制备

1）离心：1 000r/min 离心 10min，弃去上清液。

2）低渗处理：加入预热到 37℃的 0.075mol/L KCl 低渗液 5ml，轻轻悬浮细胞沉淀并混匀，置 37℃恒温水浴 15～20min。

3）预固定：向悬液中加入新配制的固定液 1ml，混匀（使细胞表面先轻微固定，能防止固定后细胞粘连成团块），1 000r/min 离心 10min，弃去上清液。

4）固定：加入固定液 5ml，重悬细胞沉淀并混匀，室温静置 20～30min，1 000r/min 离心 10min，弃去上清液。

5）再固定：操作同上。

6）制悬液：视细胞数量多少加入 0.3～0.5ml 固定液，制成细胞悬液。

7）滴片：用滴管吸取细胞悬液 1～2 滴（约 50～100μl），滴在刚从冰水中取出的载玻片上，立即吹散，并在酒精灯火焰上通过数次，使细胞平铺于载玻片上，空气中自然干燥。

（4）染色：用新配制的 Giemsa 工作液染色 10～20min，然后用自来水洗去染液，空气中自然干燥。

（5）镜检：低倍镜下寻找分散良好、染色适中的分裂象，油镜下观察染色体形态并计数。每份标本应计数 100 个完整的中期核细胞，记录染色体数目后列成表格，分析染色体数目的分布，并注意观察是否有标志染色体。

5. 关键点

（1）秋水仙素处理时间过长，分裂细胞多，染色体短小；反之，则分裂细胞少而染色体细长，都不宜观察形态及计数，故秋水仙素的浓度及作用时间要准确掌握。

（2）低渗液浓度及处理时间要适当，且低渗处理后混匀细胞一定要轻柔，否则易引起细胞膜破裂、染色体散失。

（3）固定液应在使用前临时配制，否则有机溶剂挥发，将无法有效固定细胞。

（4）载玻片一定要彻底洗净，勿留任何油脂，否则染色体分散不好。

（五）McAb 中和活性的鉴定

采用动物模型进行体内保护实验或体外敏感细胞培养实验来确定 McAb 的中和活性。例如，拟确定抗病毒 McAb 的中和活性：①可用抗体和病毒同时接种于易感动物体内，观察抗体对动物感染病毒后的保护能力；②将抗体和病毒同时加入敏感细胞培养体系，观察抗体对病毒致细胞病变的抑制作用。

（六）McAb 识别抗原表位的鉴定

在建立双抗体夹心 ELISA 法检测某一抗原时，为保证高特异性、高敏感性，通常选择识别该抗原不同表位的两株 McAb，分别作为包被抗体和检测抗体。此外，为不同目的需采用识别不同抗原表位的抗体，如体内治疗，常采用可识别抗原中和表位的 McAb；若作为工具用于不同研究方法中，则识别不同抗原表位的 McAb 可能达到的效果不同。因此，McAb 识别抗原表位的鉴定十分重要。

目前常用鉴定 McAb 识别抗原表位的方法包括：竞争或夹心 ELISA 法、生物传感器（Biosensor）技术等。但这些方法只能定性了解不同 McAb 之间是否识别相同抗原表位，若想确切搞清 McAb 识别抗原表位的具体氨基酸位点信息，则可通过表达截短抗原、点突变抗原可能表位的氨基酸、X- 晶体衍射结合分子对接技术等。

（七）McAb 亲和力的鉴定

抗体亲和力是指抗体与抗原或半抗原结合的牢固程度，其高低是由抗原分子的大小、抗体分子的结合位点与抗原决定簇（表位）之间立体构象的合适程度决定的。亲和力一般以亲和常数 K 表示，K 的单位是 L/mol，通常 K 的数值范围在 $10^8 \sim 10^{10}$ L/mol，也有的可高达 10^{14} L/mol。在 McAb 特性鉴定中，亲和力的测定也十分重要，它可为正确选择不同用途的 McAb 提供依据。如在免疫学测定及建立各种检测方法时，应选用亲和力高的 McAb，以提高检测方法的敏感性和特异性，并可节省试剂；但在亲和层析中作为免疫吸附剂时，则应选亲和力适中的 McAb，因亲和力过低不易吸附，亲和力过高又不易洗脱。

目前，测定抗体亲和力的方法主要有 RIA 竞争结合实验、ELISA 法或生物传感器技术。ELISA 法操作简便，无需特殊设备。生物传感器技术，又称表面等离子共振技术（surface plasmon resonance, SPR），也可用于 K 值的测定，但仪器和试剂较贵。

1. 竞争 ELISA 测定 McAb 的亲和常数

（1）试剂与材料

1）待检 McAb。

2）纯化的特异性抗原。

3）HRP 标记的兔（羊）抗鼠 IgG 抗体。

4）封闭液、稀释液和洗涤液：含 $0.5 \sim 1\%$ BSA 的 PBS 作为封闭液，含 0.1% BSA 的 PBS 作为稀释液，含 $0.05\% \sim 0.1\%$ Tween20 的 PBS 作为洗涤液，pH 7.2。

5）其他常规 ELISA 用器材和试剂。

（2）实验流程

1）取适宜浓度的纯化抗原包被 ELISA 板，100μl/ 孔，4℃过夜。

2）洗涤后，加入封闭液，200μl/ 孔，37℃孵育 $30 \sim 60$min。

3）取一定浓度的 McAb，与系列倍比稀释的抗原混合，4℃过夜，使反应达到平衡。

4）将平衡后的抗原 - 抗体复合物加入到上述已用抗原包被并封闭过的 ELISA 板中，100μl/ 孔，37℃孵育 1h。

5）洗涤后，加入工作浓度的 HRP 标记兔（羊）抗鼠 IgG 抗体，100μl/ 孔，37℃孵育 1h。

6）洗涤后，加入底物（TMB）溶液，100μl/ 孔，

37℃避光显色 20min。

7）2mol/L H₂SO₄ 终止反应后，于 450nm 波长处测定各孔的光吸收值（OD 值或 A 值）。

8）按下列公式计算 McAb 的亲和常数（K），其中，A_0＝无抗原时 A 值；A＝采用不同浓度抗原时的 A 值；a_0＝抗原总量；K＝亲和常数。

$$\frac{A_0}{A_0-A}=1+\frac{K}{a_0}$$

（3）关键点

1）本法所用抗原必须是纯化抗原，而且抗原需求量较大。

2）抗原包被浓度、被检 McAb 浓度以及酶标抗体浓度均需经过事先确定，选择出合适的工作浓度。

3）在抗原抗体混合作用时，所用抗原浓度至少要比抗体浓度高 10 倍以上。

2. 间接 ELISA 测定 McAb 的相对亲和力　本法较前述竞争性 ELISA 有所改进，可直接采用杂交瘤细胞培养上清进行测定，无需纯化抗体，无需对抗原精确定量，也无需计算 K 值，特别适宜于针对同一抗原的多株不同 McAb 之间亲和力差别的比较。

（1）实验流程：取合适浓度的纯化抗原包被 ELISA 板，100μl/孔，4℃过夜。洗涤后，37℃封闭 ELISA 板 30～60min。加入系列稀释的已知浓度的被检杂交瘤细胞培养上清液，100μl/孔，37℃孵育 1h。洗涤后，加入适宜稀释度的 HRP 标记兔（或羊）抗鼠 IgG 抗体，100μl/孔，37℃孵育 1h。洗涤后，加入 TMB 底物液，100μl/孔，37℃避光显色 20min。2mol/L H₂SO₄ 终止反应后，测定各孔 450nm 的 A 值。以被检 McAb 的不同浓度为横坐标，对应 A_{450nm} 值为纵坐标，绘制曲线，将曲线上部趋于平坦段的 A 值设为 100%，查出 A 值为 50% 点的 McAb 浓度，借此表示该 McAb 的相对亲和力，可与识别相同抗原的其他 McAb 的相对亲和力进行比较。所需 McAb 浓度越低，表明其亲和力越高。

（2）关键点

1）本法所用抗原必须是纯化抗原。

2）抗原包被浓度和酶标抗体浓度均需事先滴定，选择出合适的工作浓度。

3）被检 McAb 的起始浓度一定要足够大，否则得不到测定曲线的平坦段，因而也就无法获得正确的 50% 结合点。

七、单克隆抗体的大量制备

大量制备 McAb 的方法主要有体外培养法和动物体内诱生法，当前许多发达国家的动物保护组织已经不允许实验人员采用体内法制备 McAb，而我国目前尚未立法禁止。

（一）体外培养法

利用带旋转培养装置的细胞培养箱，可大量培养杂交瘤细胞，收集培养上清即可获得 McAb，但此方法产量低，一般培养上清中 McAb 的含量为 10～100μg/ml。此外，还可采用细胞发酵罐进行高密度杂交瘤细胞培养和扩增，实现大规模生产 McAb，但整个装置复杂、费用较高。

（二）动物体内诱生法

因大多数杂交瘤细胞是由 Balb/c 小鼠的骨髓瘤细胞与同一品系鼠的免疫脾细胞融合而来，因此可选用 Balb/c 小鼠制备 McAb。若杂交瘤细胞是由 Balb/c 小鼠的骨髓瘤细胞与其他品系小鼠的免疫脾细胞融合形成，或杂交瘤细胞来源于鼠-人杂交及人-人杂交等，则可选用裸鼠制备 McAb。

1. 实体瘤法　取对数生长期的杂交瘤细胞，按 1×10^7～3×10^7/ml 接种于小鼠背部皮下，每处注射 0.2ml，共 2～4 点。待肿瘤长到一定大小后（一般 10～20 天）即可采血，从血清中获得的 McAb 含量可达到 1～10mg/ml，但小鼠的采血量有限。

2. 诱生腹水法　小鼠需先行预处理，即腹腔注射 0.5ml Pristane（降植烷）或液体石蜡（经预处理过的小鼠在 2～3 个月内均可使用）。1～2 周后小鼠腹腔注射 1×10^6～2×10^6 个杂交瘤细胞，细胞接种 7～10 天后可诱生腹水，须密切观察动物的健康状况与腹水征象。①待腹水尽可能多、而小鼠濒于死亡之前，处死小鼠，用滴管于腹膜内将腹水吸出，通常一只小鼠可获 1～5ml 腹水。②见小鼠腹部明显膨大，可用 5ml 注射器（接 8 或 9 号针头）刺入腹腔直接抽取腹水，平均每只小鼠一次可抽腹水 2～3ml；间隔 2～3 天，待腹水再生积聚后，同法再抽，一般每只小鼠可抽 1～3 次。此外，还可将腹水中的杂交瘤细胞冻存起来，复苏后直接转种于小鼠腹腔可快速产生大量腹水。

3. 关键点

（1）体内法操作简便，成本较低，所得 McAb 不仅滴度高，而且含量也较高（3～10mg/ml）；缺点是腹水中常混有来自小鼠的各种杂蛋白（包括其他无关免疫球蛋白），多数情况下需提纯后才能使用，而且存在动物病毒污染的潜在危险。

（2）杂交瘤细胞接种量应适当，以每只小鼠 $5 \times 10^5 \sim 5 \times 10^6$ 为好，接种细胞过多往往未及收集腹水小鼠即已死亡，或诱发实体瘤无法获得腹水；而接种细胞过少则诱生腹水所需的时间较长。

八、单克隆抗体的纯化

根据具体应用目的和使用方法的不同，有些情况下可以直接使用含 McAb 的腹水或杂交瘤细胞培养上清，而有些情况下则需经过抗体纯化才能应用。杂交瘤细胞培养上清中抗体的含量相对较低，通常纯化小鼠腹水以获得更多的 McAb。目前纯化小鼠腹水的方法主要分为盐析法和层析法两大类。

（一）腹水的预处理

从小鼠腹腔中收集到的腹水，一般须经离心法去除沉淀的细胞、上层漂浮的降植烷（或液体石蜡）以及较大的凝块，然后再分装冻存或用于纯化。

（二）辛酸-硫酸铵法纯化单克隆抗体

辛酸（caprylic acid）在偏酸条件下能与血清或腹水中除 IgG 以外的其他蛋白质结合并将其沉淀下来，IgG 则溶于上清中。再用硫酸铵盐析，即可达到纯化 IgG 的目的。利用该方法纯化单克隆抗体，不仅纯度和回收率可达 85% 以上，而且还能保持较好的抗体活性。

1. 试剂与材料

（1）材料：烧杯，量筒，棕色小瓶，透析袋，塑料夹，精密 pH 试纸，转子，离心管，移液器等。

（2）试剂

1）小鼠腹水。

2）正辛酸。

3）饱和硫酸铵溶液。

4）0.06mol/L pH 4.8 醋酸盐缓冲液。

贮存液：

A 液　0.06mol/L NaAc：无水 NaAc 0.49g 加蒸馏水至 100ml；

B 液　0.06mol/L HAc：冰醋酸 0.36ml 加蒸馏水至 100ml。

应用液：取 A 液 60ml 与 B 液 40ml 混合即可。

5）0.1mol/L pH 7.4 磷酸盐缓冲液（PBS）：NaCl 8g，$Na_2HPO_4 \cdot 12H_2O$ 28.94g，KH_2PO_4 2.61g，加双蒸水至 1 000ml，用 HCl 调 pH 至 7.4，保存于室温。

6）0.15mol/L pH 7.4 磷酸盐缓冲盐液（PBS）：8g NaCl，0.2g KCl，2.9g $Na_2HPO_4 \cdot 12H_2O$，0.2g KH_2PO_4 溶于 1 000ml 双蒸水中，用 HCl 调 pH 至 7.4，保存于室温。

2. 实验流程

（1）小鼠腹水 4℃、12 000r/min 离心 15min，去除杂质。

（2）取 1 份腹水与 2 份 0.06mol/L pH 4.8 醋酸盐缓冲液混合，室温搅拌下逐滴加入正辛酸 33μl/ml 稀释的腹水。

（3）室温继续搅拌 30min，4℃ 静置 2h 以上，使其充分沉淀。

（4）4℃，12 000r/min 离心 30min，弃沉淀。

（5）上清经 2.5μm 滤纸加压过滤后，移入透析袋中，塑料夹夹紧两端，放入 50～100 倍体积的 0.1mol/L pH 7.4 PBS 中，4℃透析过夜，期间换液 2～3 次。

（6）室温搅拌下，在透析后的液体中逐滴加入饱和硫酸铵，使其终浓度为 45%。

（7）室温继续搅拌 30min，4℃ 静置 2h 以上，使其充分沉淀。

（8）4℃，12 000r/min 离心 30min，弃上清。

（9）将沉淀溶于适量 0.15mol/L pH 7.4 PBS 中，装入透析袋，4℃条件下对 50～100 倍体积 PBS 透析，期间至少换液 3 次以上，至萘氏试剂测透析外液无黄色。

（10）4℃，12 000r/min 离心 30min，除去不溶性沉渣。

（11）取少量透析后样品适当稀释后，以紫外分光光度计检测蛋白含量，SDS-PAGE 检测抗体纯度。

（12）分装抗体，置于 −20℃ 或 −80℃ 冰箱保存。

3. 关键点

（1）盐析时，溶液中的蛋白浓度对沉淀有双重影响。蛋白浓度愈高，沉淀所需的盐饱和度极限愈低，杂蛋白可能发生共沉淀的概率也随之增加。因此，在盐析时血清或腹水都应作适当稀释，一般血清作倍比稀释，腹水作 2 倍稀释。

（2）辛酸 - 硫酸铵法也可用于纯化血清中的抗体，此时辛酸用量因抗体来源不同而稍有变化：人血清为 70μl/ml，兔血清为 75μl/ml，小鼠血清为 40μl/ml。

（3）不仅盐浓度与抗体的溶解度有关，pH 值对盐析也有影响。因此，选择适当的 pH 值可大大提高 McAb 的沉淀效果。通常溶液的 pH 值与目标蛋白的等电点相等时，沉淀效果最好。

（4）该法主要用于 IgG1 和 IgG2b 的纯化，对 IgA 和 IgG3 的纯化效果及回收率都较差。

（三）Q Sepharose Fast Flow 离子交换层析法纯化小鼠腹水 IgG1

Q Sepharose Fast Flow 为强阴离子交换介质，具有流速快（最高流速 750ml/min）、高载量（120mg HAS/ml）的特点。小鼠 IgG1 的 PI 范围为 pH 7.0～8.5，而白蛋白和转铁蛋白的 PI 范围为 pH 4.7～5.0，因此，在中性 pH 环境中 Q Sepharose Fast Flow 更倾向于结合小鼠腹水中的非目的蛋白。故在用盐溶液梯度洗脱时，McAb 会较早被洗脱或出现在穿过液中，从而可得到分离纯化的 IgG1。

1. 试剂与材料

（1）材料：XK 16/20 层析柱，FPLC 层析系统。

（2）试剂

1）Q Sepharose Fast Flow 强阴离子层析分离填料。

2）起始缓冲液：0.02mol/L Tris-HCl 缓冲液，pH 7.5。

3）洗脱缓冲液：1.0mol/L NaCl-0.02mol/L Tris-HCl 缓冲液，pH 7.5。

4）再生溶液：0.1mol/L NaOH。

2. 实验流程

（1）样品准备：小鼠腹水离心去杂质，饱和硫酸铵盐析并除盐，0.45μm 滤膜过滤。

（2）分离纯化

1）按照 Q Sepharose Fast Flow 生产厂家提供的说明书处理填料，按照 XK 16/20 层析柱使用说明书进行装柱。

2）以 5ml/min 的流速，用起始缓冲液充分平衡层析柱，至流出液的 pH 值与初始缓冲液相同，约 3 倍层析柱体积，走出一稳定基线。

3）上样后，采用 2ml/min 的流速，以 2～3 倍层析柱体积的起始缓冲液洗掉非结合蛋白，即穿过液中检测不到蛋白峰。

4）以 5ml/min 的流速加入洗脱缓冲液，则 NaCl 浓度形成连续梯度，IgG1 将首先被洗脱而流出层析柱。

5）纯化的 McAb 可经超滤离心管浓缩，BCA 法测定 McAb 蛋白含量，分装冻存。

6）洗脱完全结束后，以 5ml/min 的流速，2～5 倍层析柱体积的再生溶液对层析柱进行再生。用初始缓冲液重新平衡层析柱，以备下次使用。

3. 关键点

（1）纯化前所有缓冲液、样品及层析柱都必须平衡至室温，以避免产生气泡。

（2）纯化前样品、缓冲液须用 0.45μm 滤膜过滤去除颗粒性物质，以防层析柱被堵塞而降低纯化效果。

（3）不同类 McAb 的等电点变化范围较大，即使在同一类不同亚类的 McAb 之间，其等电点也有较大差异（表 1-3）。因此，在纯化不同类或亚

表 1-3　小鼠不同类或亚类 Ig 的理化性质

Ig	分子量	重链	重链分子量	轻链	含糖量	等电点（PI）
IgG1	150 000	γ1	50 000	κ, λ	2%～3%	7.0～8.5
IgG2a	150 000	γ2a	50 000	κ, λ	2%～3%	6.5～7.5
IgG2b	150 000	γ2b	50 000	κ, λ	2%～3%	5.5～7.0
IgG3	150 000	γ3	50 000	κ, λ	2%～3%	—
IgM	900 000	μ	80 000	κ, λ	12%	4.5～7.0
IgA	170 000	α	70 000	κ, λ	7%～14%	4.0～7.0
IgD	180 000	δ	68 000	κ, λ	12%～14%	—
IgE	190 000	ε	80 000	κ, λ	12%	—

类的 McAb 时，还须进行纯化条件的优化。

（4）为确保层析柱的使用寿命和载量，及时清洗非常重要，清洗完成后用起始缓冲液重新平衡。

（5）层析柱可于 4℃、20% 乙醇中长期保存。

（四）Protein A/G 亲和层析法纯化单克隆抗体

Protein A/G 能特异性地与抗体的 Fc 段结合，因此 Protein A/G 亲和层析柱可用于抗体（单抗和多抗）的分离纯化，具有极高的选择性。经过一步亲和层析，即可从腹水、杂交瘤培养上清或免疫血清等样品中得到高纯度（>95%）的抗体。故目前约 70%～80% 的抗体纯化使用 Protein A/G 亲和层析法。Protein A 与 IgG 的结合强度很大成度上依赖于该抗体的种属和亚类（参见第七章表 7-2），而 Protein G 对于大多数哺乳动物的 IgG 则有着更高的亲和力，因此，Protein G 可用于纯化不能与 Protein A 很好结合的哺乳动物单抗或多抗 IgG 的纯化。

1. 试剂与材料

（1）材料：Protein A/G 亲和层析柱，FPLC 层析系统。

（2）试剂

1）上样缓冲液：0.02mol/L PBS，pH 7.4。

2）洗脱液：pH 3.0～4.0，0.02mol/L 柠檬酸缓冲液，或 pH 3.0，0.2mol/L 甘氨酸-HCl 缓冲液。

3）再生液：0.1mol/L 乙酸。

2. 实验流程

（1）样品预处理：小鼠腹水于 4℃，12 000r/min 离心 15min，以除去较大的凝块。经上样缓冲液倍比稀释后，0.45μm 滤膜过滤。

（2）平衡：以 1ml/min 的流速，用 5～10 倍层析柱体积的上样缓冲液平衡层析柱，至流出液为 pH 7.4。

（3）上样：预处理过的腹水上层析柱，保持 1ml/min 流速，继续用上样缓冲液流洗 5～10 倍层析柱体积至基线稳定（即杂蛋白完全洗脱）。

（4）洗脱：用洗脱液洗脱柱结合抗体，同时应用 FPLC 层析系统进行实时监测，当观察到基线开始上升，即出现洗脱峰时，每管 3ml 收集流出液，直至洗脱峰回到基线，并立即用 1.0mol/L pH 9.0 的 Tris-HCl 缓冲液调整收集的各管流出液至 pH 7.0。

（5）再生：保持 1ml/min 流速，用 3～5 倍层析柱体积的再生液淋洗柱子。

（6）平衡：继续用 5～10 倍层析柱体积的上样缓冲液重新平衡层析柱，至流出液的 pH 呈中性，再用 10 倍层析柱体积的三蒸水平衡，可重复使用。

（7）浓缩：合并调至中性的各管洗脱液，采用超滤离心管进行浓缩，最后以 0.15mol/L PBS（pH 7.4）调整到合适体积，行 SDS-PAGE 鉴定纯度，BCA 法进行抗体定量，分装冻存。

3. 关键点

（1）纯化前所有缓冲液、样品及层析柱都必须平衡至室温，以避免产生气泡。

（2）纯化前样品、缓冲液须用 0.45μm 滤膜过滤去除颗粒性物质，以防层析柱被堵塞而降低纯化效果。

（3）使用经饱和硫酸铵粗纯的样品不仅可获得更好的纯化效果，还可适当延长亲和层析柱的使用寿命。

（4）加样后，让样品在亲和柱内滞留一定时间（约 30min）可提高亲和柱的纯化效率。

（5）在酸性条件下洗脱的抗体必须立即中和到中性（pH 7.0 左右），以利于维持抗体的生物学活性，避免抗体失活。

（6）在使用和保存层析柱时，应避免柱内液体流干，以防气泡进入。

（7）为确保层析柱的使用寿命和载量，及时清洗非常重要，清洗完成后用上样缓冲液重新平衡。

（8）层析柱可于 4℃、20% 乙醇中长期保存。

九、单克隆抗体制备的影响因素

在单克隆抗体制备过程中，由于实验周期长、环节多，因此其成败会受到多种因素的影响。以下将列举主要影响因素、分析造成失败的可能原因并给出相应的解决方略。

（一）微生物污染

包括细菌、霉菌和支原体的污染，这是整个杂交瘤细胞培养工作中最棘手的问题。细菌和霉菌的污染可能因实验者操作不当或实验环境洁净度不够造成，而支原体的污染则主要来源于牛血清，此外，其他添加剂、实验室工作人员及环境也可能造成支原体污染。在有条件的实验室，最好对每一批小牛血清和长期传代培养的细胞系进行支原体检查,对污染的杂交瘤细胞可通过两种方法予以清除:①将商品化去支原体试剂加入被污染杂交瘤细胞培养体系共培养;②采用生物体内过滤法,即将污染的杂交瘤细胞注射于同系小鼠的腹腔,待长出腹水或实体瘤时,无菌吸出腹水或剥离实体瘤,然后分离杂交瘤细胞。

(二)融合后杂交瘤细胞不生长

在保证融合过程没有失误的前提下,主要考虑下列因素:① PEG 产品纯度不够有毒性或作用时间过长;②小牛血清的质量不好,用前没有进行严格筛选;③骨髓瘤细胞可能被支原体污染;④ HAT 条件培养液中可能 A 含量过高或 HT 含量不足。

(三)杂交瘤细胞不分泌抗体或停止分泌抗体

1. 细胞融合后虽有杂交瘤细胞生长,但检测不到抗体产生　①可能是抗原的免疫原性弱,或免疫方案不好,不能诱导有效的体液免疫应答所致;②也可能是准备免疫脾细胞时操作不当,使较脆弱的抗原特异性淋巴母细胞损伤死亡。

2. 有时可出现早期分泌抗体的杂交瘤细胞变为阴性　①可能是 HAT 条件培养液中的 A 失效,不能有效抑制骨髓瘤细胞及同核体的生长,导致杂交瘤细胞的生长受到抑制,最终消亡;②骨髓瘤细胞发生突变,从 HGPRT 表达阴性变为阳性,而抵抗 HAT 中 A 对其的选择,可通过定期对骨髓瘤细胞进行 8-AG 筛选予以解决;③染色体丢失;④支原体污染。

为防止杂交瘤细胞变为阴性或停止抗体分泌,1982 年 Goding 等提出"三要""三不要"原则,即三要:①要确保液氮冻存的杂交瘤细胞建系原始管达到一定数量,如已使用,须进行补充;②要应用倒置显微镜经常检查杂交瘤细胞的生长状况,以便及早发现细胞生长异常或病原微生物污染;③要定期进行再克隆化,防止不稳定杂交瘤细胞的染色体丢失,或因克隆化不彻底所致抗体非分泌细胞的竞争性生长。三不要:①不要让细胞"过度生长",因为不纯的杂交瘤细胞中,抗体非分泌杂交瘤细胞具有生长优势,将抑制抗体分泌杂交瘤细胞的生长;②不要让杂交瘤细胞在无监测情况下体外连续培养几周或几个月,易发生病原微生物污染;③不要未经克隆化即让杂交瘤细胞在动物体内以肿瘤生长形式进行连续传代,

不仅可导致抗体非分泌细胞的竞争性生长,也易造成杂交瘤细胞染色体丢失。

(四)杂交瘤细胞难以克隆化

小牛血清的质量、杂交瘤细胞的活性状态及是否被支原体污染等因素,都可能影响克隆化的效果。因此,在准备克隆化前,应对不同来源的小牛血清进行筛选,选取质量最优者应用。此外,融合后的第一次克隆化,仍需采用含 HT 的条件培养液。由于 IL-6 可刺激 B 细胞、B 细胞杂交瘤的生长、分化及抗体分泌,因此,当杂交瘤细胞克隆化比较困难时,可在克隆化培养体系中加入适量 IL-6。

第三节　基因工程抗体

1975 年 Kohler 和 Milstein 创建淋巴细胞杂交瘤技术制备单克隆抗体,并荣获 1984 年诺贝尔生理学或医学奖,由此开创了单克隆抗体作为诊断试剂以及治疗性药物的新时代。自 1982 年人们使用单克隆抗体治疗淋巴瘤病人成功后,大量鼠源性单克隆抗体被研发并用于临床试验。但在随后的试验中逐渐发现,鼠源性单克隆抗体的使用存在种属限制,即鼠源性抗体虽然可与靶抗原发生特异性结合,但却不能激活相应的人体效应系统,如介导 ADCC、CDC 等。另外,鼠源性抗体作为外源蛋白进入人体后,会诱导机体发生免疫应答,产生以鼠源性抗体作为抗原的特异性人抗鼠抗体(human anti-mouse antibody,HAMA),使得单克隆抗体无法发挥其应有的功能。并且因为完整的抗体相对分子较大,能够到达的靶器官或组织有限。

20 世纪 80 年代后期,随着分子生物学的兴起,利用基因工程技术对天然抗体进行人为改造,为抗体药物研发带来了新希望。基因工程抗体主要包括嵌合抗体、人源化抗体、完全人源抗体、单链抗体和双特异性抗体等。

一、抗体可变区基因

抗体可变区基因的获得目前主要有两种方法,一种是从抗体产生细胞中克隆;一种是从抗体库中获得。

1. 从产生抗体的细胞中克隆　从产生抗

的细胞(如小鼠杂交瘤细胞、人B细胞等)中通过PCR技术正确克隆所需抗体的可变区(V区)基因,即将收集的产生抗体的细胞提取mRNA后反转录为cDNA,然后利用设计好的套装引物,采用PACE(rapid-amplification of cDNA ends)法扩增轻重链的V区基因,经琼脂糖凝胶电泳分离、行胶回收获得目的基因片段并连接到相关载体上,最后通过酶切和测序进行鉴定。

2. 从抗体库中获得 相比传统的单克隆抗体制备技术,抗体库技术具有库容量大、筛选种类多、更易获得针对特定抗原表位的高活性单克隆抗体等无以替代的优势,同时抗体库技术在筛选过程中更为省时省力、高效经济。

抗体库建立根据其宿主的免疫状态分为天然库和免疫库两大类。理论上天然库可以筛选获得与任何抗原特异结合的抗体,若是从人抗体库筛选则可直接筛选出人的抗体V区基因,避免后续人源化的繁琐工作。但天然抗体基因缺乏因免疫所引起的体细胞高频突变和抗体亲和力成熟过程,因此很难获得高亲和力的抗体,所以还需进行亲和力改造,此外,还存在筛选背景过高,目的抗体丰度低的问题。相比于天然库,免疫库中含有大量针对特定抗原的抗体,使得筛选背景大大降低,并且这些抗体基因不需要再进行亲和力改造。小鼠目前依然是最容易进行免疫和后续基因工程操作的动物,但是从小鼠抗体库中获得的依然是鼠抗体V区基因,要想用于临床试验,还必须进行后续的人源化改造。近几年发展的全人抗体的转基因小鼠技术,即可从中直接筛选具有治疗价值的人抗体V区基因。

二、抗体恒定区基因

基因工程抗体药物的恒定区(C区)基因绝大多数是来自人IgG类抗体恒定区序列。虽然V区是与抗原结合的部位,但其C区介导ADCC(抗体依赖的细胞毒作用)、ADCP(抗体依赖的调理吞噬作用)和CDC(补体依赖的细胞毒作用),同时还影响抗体的药效、药代动力学和毒理特性。人IgG类抗体有4种亚类,分别是IgG1、IgG2、IgG3和IgG4,他们最大的差别是因铰链区结构不同而引起分子的稳定性不同,以及与效应功能相关的分子(如补体、Fc受体)结合特性不

同。IgG1是人类主要的IgG亚类抗体,也是目前应用最广泛的抗体,大多数已经上市或进入临床试验的基因工程抗体均采用人IgG1亚类的C区。该亚类抗体分子不仅能够在体内维持双价单体的稳定分子结构,具有较长半衰期,同时也能介导强的效应功能。人IgG3亚类也能介导非常强的效应功能,但其铰链区较长,因此在体内结构不稳定,故较少采用。人IgG4也是经常采用的亚类之一,因与Fc受体(FcR)结合能力弱,游离未结合抗原的抗体在体内会很快被清除,效应功能弱,所以主要用于体内显像诊断。人IgG2亚类具有较弱的效应功能,因此很少应用。

三、人源化基因工程抗体改造

1. 嵌合抗体(chimeric antibody) 嵌合抗体是最早制备成功的基因工程抗体。它是由鼠源性抗体的V区基因和人抗体的C区基因拼接为嵌合基因,然后插入载体转染至骨髓瘤细胞中表达抗体分子。嵌合抗体减少了鼠源成分,降低了鼠源性抗体引起的不良反应,使抗体能发挥更高的疗效。

优点:①不仅保留了原本鼠抗体的高特异性以及亲和力,而且减少了不良反应的发生;②因其Fc段为人源的,因此可发挥有效的生物学功能,可介导ADCC、CDC等反应发生;③可根据目的需要选择不同抗体亚类的C区以利用其生物学功能和理化特性;④操作简单,可大量生产。

缺点:嵌合抗体的鼠源性仍然高达30%左右,在人体内容易引发抗小鼠反应。

2. 人源化抗体(humanized antibody) 人源化抗体的构建过程就是互补决定区移植的过程,将鼠源性抗体的CDR区转移至人抗体的相应部位,从而可使抗体的人源化程度提升至90%以上。

3. 完全人源抗体 使用基因敲除技术敲除小鼠Ig基因,用人的Ig基因取代。随后用目的抗原免疫小鼠后收集淋巴细胞进行杂交瘤技术即可产生大量完全人源化抗体。但制备难度大,限制了完全人源化抗体的应用。

四、小分子抗体

目前,人源化、小型化以及功能化成为基因工程抗体药物的三大主要发展趋势。小分子抗体

因其分子量小、穿透性强、免疫原性型低、可在原核系统表达以及易于基因工程操作等优点而受到人们的重视，成为基因工程抗体家族的主要成员和研究热点。常见的小分子抗体主要包括 Fab（由完整的轻链和 Fd 构成），Fv（由 VH 和 VL 构成）、ScFv（单链抗体，VH 和 VL 之间由一连接肽连接而成）、多聚体如 Diabody（双链抗体）、单域抗体（仅由 VH 组成）、最小识别单位（MRU，由一个 CDR 组成）以及超变区多肽等多种类型。而目前研究比较多的是 ScFv 抗体、Fab 抗体、单域抗体等。下面我们将分别讨论这三类小分子抗体的结构、性质及特点。

1. 单链抗体（single chain antibody fragment，ScFv） 单链抗体是将抗体轻链和重链的 V 区通过 15~20 个氨基酸的短肽（linker）连接形成的一种抗体。

设计 ScFv 抗体的过程中，理论上 VH 或 VL 均可在 N- 端，目前尚未发现改变两者位置影响其产生效率，但若发现特定的 ScFv 结合活性大幅度下降，首先应该考虑更换两者位置为宜。ScFv 构建中，linker 的设计往往是成功构建的关键。一般要求 linker 能促进 VH 和 VL 空间折叠的形成，但又不能干扰 VH 和 VL 空间折叠过程中形成抗原结合位点，因此要求 linker 有适宜的长度和柔性。另外，如果在 ScFv 的 C- 端融合其他片段，如生物素等，往往需要在融合片段和 ScFv 之间设计一段长度和柔性合适的间隔序列，防止融合片段形成空间位阻对抗原结合位点的活性产生影响；若在 N- 端融合则更需注意，因为 N- 端的空间位置更为接近抗原结合位点。

优点：①穿透力强，易于进入局部组织发挥作用；②免疫原性小，可降低人抗鼠的免疫反应；③在人体内半衰期短且易清除；④可由适当的大肠杆菌进行批量生产。

缺点：①稳定性差，易于形成多聚体无法发挥功能；②功能单一，虽可与抗原结合，但因缺少 Fc 段因此无法发挥 ADCC 等作用；③亲和力低。

2. Fab 抗体 Fab 抗体是一种完整的抗体片段，由重链 Fd 段（VH + CH1）与一条完整的轻链组成，两者之间有一个链间二硫键连接，形成异二聚体，仅一个完整的抗原结合位点。

其具有弱于完整抗体分子但强于 ScFv 的抗原结合活性，其大小为完整 IgG 分子的 1/3，分子量约为 55 000。Fab 抗体的一般特性与 ScFv 相同，区别在于 Fab 分子量略大，穿透力下降，且由于含有抗体恒定区，其免疫原性上升。另外，Fab 不稳定，轻重链容易解离，造成结合活性丧失。

3. 单域抗体 在一些动物血液中，如骆驼，不仅含有我们熟知的轻重链传统抗体分子，还含有仅由重链构成的抗体分子，并且这种重链抗体的亲和力与传统抗体相当，因此这些重链抗体的单独可变区有很强的结合能力，被称为单域抗体。因其体积小，也被称为纳米抗体（nanobody）。

骆驼科动物产生的 VHH（重链抗体可变区）具有许多传统抗体无法媲美的优点，例如易于免疫、可识别传统抗体不能识别的隐藏表位；仅具有重链且属于同一个家族，因此构建文库时易于克隆且多样性强；天然存在，稳定性与可溶性好。

五、双特异性抗体

双特异性抗体（bispecific monoclonal antibody，BsAb），也称双功能型抗体，拥有两个不同的抗原结合位点，即可同时结合两个不同的抗原表位，提高抗体的选择性和功能性亲和力；也可分别结合抗原表位和效应细胞，增强其细胞毒性，减少开发和临床试验成本。双特异性抗体的制备方法有化学偶联法、双杂交瘤融合法和基因工程法。

第四节 纳米抗体

最初于 1989 年 Muyldermans 等在布鲁塞尔自由大学实验室从骆驼血液中偶然发现了一种抗体天然缺失轻链，到 1993 年 Hamers-Casterman 等对骆驼血清深入研究发现，在骆驼科动物血液中同时存在两种免疫球蛋白：一种是传统的四肽链抗体；一种是天然缺失轻链且只包含一个重链可变区和两个常规的 CH2 和 CH3 区的抗体（图 1-3），这类抗体被称为重链抗体（heavy chain antibodies，HCAbs）。通过基因工程等技术克隆骆驼科的重链抗体可变区（variable domain of heavy chain of heavy-chain antibody，VHH）产生的单域片段，是目前发现最小的且具有正常生物活性和功能的抗体，其分子量只有 15 000，是普通 IgG 的十几分之一，结构直径 2.5nm，长 4nm，被形象地称为纳米抗体（nanobody）。IgG 中缺乏 L 链以及 H 链中缺乏 CH1 是骆驼科动物 HCAbs 的关键。相较于常规抗体，他们更小的尺寸和更紧凑的结构可能更适合进入隐蔽目标。骆驼科动物血清中 HCAbs 和常规 IgG 的比例是变化的，表明 HCAbs 在骆驼科动物免疫保护中占有重要地位。

纳米抗体与常规抗体相比，有以下几个优点：耐高温、强酸、强碱等致变性条件；可溶性高，不易聚集；分子量小，可穿透血-脑屏障；特异性强、亲和力高，对人免疫原性弱；能在简单微生物如大肠杆菌、酵母菌中重组表达，更适用于大规模制备。

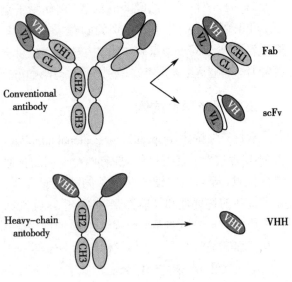

图 1-3　两种免疫球蛋白基本结构

一、纳米抗体制备原理

纳米抗体的制备过程大多有别于多克隆抗体和单克隆抗体制备过程。要想制备针对目的抗原的纳米抗体，首先需要用目的抗原免疫骆驼科动物，例如双峰驼、羊驼等，随后分离血液中的淋巴细胞。利用噬菌体展示技术，构建噬菌体展示文库，经过连续几次的生物筛淘之后获得与目的抗原结合的噬菌体，对所得的 VHH 序列进行测序和基因比对。将筛选到的克隆转化到大肠杆菌中，异丙基硫代半乳糖苷（IPTG）诱导表达重组蛋白，镍离子亲和层析柱纯化获得纳米抗体，采用 ELISA 方法检测其与抗原的结合亲和力。

二、免疫方案

1. 抗原　动物免疫以及后续的实验均需用到抗原。制备纳米抗体所需相应的抗原即可是天然的、也可通过在 GenBank 等网站查找相关目的基因序列，构建目的基因原核或真核表达载体，随后诱导表达并进行纯化而获得。

2. 动物　制备纳米抗体所免疫的动物与普通抗体相比较局限，为骆驼科动物，如双峰驼、单峰驼、羊驼等。

3. 免疫方案及抗体 VHH 基因模板的获得　用抗原免疫骆驼科动物 4 次，每次间隔 2 周，随后获得抗血清。利用淋巴细胞分离液从全血中分离出淋巴细胞，提取 mRNA 后反转录获得 cDNA。

三、构建噬菌体展示文库

1. 噬菌体展示技术的原理　噬菌体展示技术（phage display）是将多肽或蛋白质的编码基因插入噬菌体外壳蛋白结构基因的适当位置，在阅读框正确且不影响其他外壳蛋白正常功能的情况下，使外源多肽或蛋白与外壳蛋白融合表达，融合蛋白随子代噬菌体的重新组装而展示在噬菌体的表面。组装到噬菌体表面的多肽或蛋白质保持相对独立的空间结构和生物活性，可以识别并与靶分子结合。噬菌体展示的多肽或蛋白质与固相抗原结合，洗去未结合的噬菌体，然后采用酸碱或者竞争法洗脱结合的噬菌体，感染大肠杆菌进行扩增。经过 3～5 轮的筛淘富集，逐步提高可特异性识别靶分子的噬菌体比例，最终获得识别靶分子的多肽或蛋白。

2. VHH 基因扩增和重组载体构建　采用巢式 PCR 法获得重链可变区。以上述获得的 cDNA 为模板进行两轮 PCR 扩增，第一次 PCR 用于获得 VHH 基因，第二次 PCR 用于插入酶切位点。将第二轮 PCR 获得的 VHH 片段经琼脂糖凝胶电泳进行验证并分离回收，保存于 -20℃ 备用。

用内切酶对 VHH 片段和载体进行双酶切，并用琼脂糖凝胶电泳鉴定，之后用 DNA 连接酶将 VHH 片段和载体进行连接，然后将连接产物保存于 -20℃ 备用。

3. 载体转染以及文库的表达　将重组质粒转化到大肠埃希菌感受态细胞中，取少量菌液涂布在含有相应抗生素的固体培养基上，于 37℃ 培养箱中倒置培养过夜。随机挑选 10 个克隆，菌落 PCR 后进行电泳，根据电泳结果计算 PCR 阳性率,并以此推算库容(库容量 = 克隆数 × 稀释倍数 × 阳性率 × 10)。

4. 生物筛淘 生物筛淘基于 ELISA 原理,在 96 微孔板中分别包被或者不包被目的重组蛋白,标记为"+"或"-",随后在 96 微孔板中加入噬菌体展示文库,37℃孵育 1h 后测定滴度。第一轮生物筛淘用 PBST 缓冲液洗涤多次后,去除不能与目的蛋白结合的噬菌体,剩下能够与目的蛋白结合的噬菌体,使用 Gly-HCL 溶液将其洗脱下来并与辅助噬菌体同时感染宿主菌,经过夜培养后,进入下一轮筛选,过程同上。

生物筛淘的目的是通过 3～5 轮亲和筛选,去除不能与目的蛋白结合的空载噬菌体或低亲和力噬菌体,留下能与抗原结合的噬菌体,使高亲和力噬菌体在连续的筛选过程中获得有效富集,筛选结束。

5. ELISA 法鉴定噬菌体阳性克隆 为鉴定筛选的克隆是否能够特异性地结合目的蛋白,从第 1、第 2 及第 3 轮生物筛淘的细菌培养皿中随机挑选一定数量的单菌落克隆,置于 LB 培养基培养至生长对数期时加入 IPTG 诱导剂,过夜诱导蛋白表达。第 2 天去除每个克隆的培养基上清,裂解细胞后将裂解液加入提前用脱脂奶粉封闭过的抗原包被 96 孔板中,再加入标记二抗,37℃孵育 1h,最后加入显色剂,使用酶标仪测定吸光度值。将吸光度值是阴性对照 3 倍以上的阳性克隆进行测序鉴定。

四、纳米抗体的表达纯化

1. 原理 为了获得大量的纳米抗体,需要将纳米抗体基因从噬菌体表达载体克隆至带有 His 标签的原核蛋白表达载体中。克隆结束后用 PCR 法检测外源纳米抗体基因的插入率以及插入片段大小。随后对纳米抗体进行大量表达和纯化,最后对纳米抗体进行蛋白质凝胶电泳和考马斯亮蓝染色验证,判断其是否符合预测纳米抗体的大小。

2. 基本流程

(1)用相应的限制性内切酶对含有纳米抗体基因的质粒和空载质粒进行双酶切。

(2)将所得目的基因片段 VHH 插入空质粒载体。

(3)转染大肠杆菌感受态细胞,在培养基中培养至生长对数期,用 IPTG 诱导表达纳米抗体。

(4)15℃过夜培养后离心收集菌体,裂解菌体并收集后进行 SDS-PAGE 分析检测纳米抗体的纯度和分子量大小。

五、纳米抗体亲和力鉴定及活性分析

1. 亲和力鉴定 用抗原包被 96 孔板,4℃过夜,脱脂奶粉封闭 2h,PBST 洗涤 1 次,随后将生物素标记的纳米抗体梯度稀释后加入 ELISA 板孵育,再加入链霉亲和素 -HRP,最后加入底物进行显色反应,酶标仪测定 OD 值。

2. 活性分析 应用竞争 ELISA 法分析纳米抗体的活性。在竞争 ELISA 体系中,保持纳米抗体加入量一致,加入倍比稀释的牛阳性血清,然后加入二抗以及显色剂,使用酶标仪检测 OD 值。

3. 纳米抗体的 Western 印迹检测

(1)将抗原进行 SDS-PAGE 电泳,取出胶板切割后置于转膜液中浸泡转膜;

(2)转膜结束后用脱脂奶粉封闭 2h,TBST 洗膜;

(3)加入一抗(包括阳性对照、阴性对照以及样本),常温摇床 2h;

(4)TBST 洗膜,加入二抗(阳性对照二抗为 HRP 标记的山羊抗羊驼 IgG;阴性对照和样品的二抗为 HRP 标记的小鼠抗噬菌体抗体),常温摇床 1.5h;

(5)TBST 洗膜,将膜置于发光液中浸泡约 1min,于暗室曝光。

(杨　珺)

参 考 文 献

[1] 柳忠辉,吴雄文. 医学免疫学实验技术 [M]. 2 版. 北京,人民卫生出版社,2014.

[2] 徐志凯. 单克隆抗体技术讲义 [M]. 西安:第四军医大学出版社,2007.

[3] 金伯泉. 细胞和分子免疫学实验指导 [M]. 西安: 第四军医大学出版社, 2002.

[4] 张赟. 细胞和分子免疫学实用实验技术 [M]. 西安: 第四军医大学出版社, 2013.

[5] 曹雪涛. 免疫学技术及其应用 [M]. 北京: 科学出版社, 2010.

[6] 杨莉, 刘莉, 黄亮, 等. 疾病或被改变中的生命史诺贝尔生理学或医学奖获得者 100 年图说 [M]. 重庆: 重庆出版社, 2006.

[7] Wade N. Hybridomas: The making of a revolution[J]. Science, 1982, 215: 1073-1075.

[8] Presta L. Antibody engineering for therapeutics[J]. Curr Opin Struct Biol, 2003, 13: 519-525.

[9] Chiu ML, Gilliland GL. Engineering antibody therapeutics[J]. Curr Opin Struct Biol, 2016, 38: 163-173.

[10] Muyldermans S. Nanobodies: natural single-domain antibodies[J]. Annu Rev Biochem, 2013, 82: 775-797.

第二章　非放射性免疫标记技术

免疫标记技术是以示踪物质标记抗原或抗体，利用抗原抗体特异性反应原理，通过示踪物质显示和放大抗原抗体反应信号，从而能够进行定位和定量检测组织细胞和液相标本中微量抗原或抗体的一种技术。根据示踪物的不同，可分为放射性标记技术和非放射性标记技术。1960年Yalow和Berson发表的放射免疫测定（RIA）体液中的微量胰岛素是标记免疫定量测定的先驱。放射标记免疫分析法具有灵敏度高、特异性强和使用范围广等突出优点，但它存在放射危害、污物难处理和标记物不稳定等方面的问题。之后，陆续建立了酶免疫、荧光免疫、化学发光免疫和电化学免疫等一系列非放射性标记免疫分析技术。本章主要介绍非放射性免疫标记技术。

第一节　酶免疫分析

酶免疫分析（enzyme immunoassay，EIA）是应用酶标抗原或抗体（酶标物），使抗原抗体特异性反应和酶促反应相结合，根据底物显色程度分析液体样品中微量抗原或抗体的技术。该技术于1971年由瑞典斯德哥尔摩大学的Engvall和Perlmann与荷兰Organon Techika公司的Van weemen和Schuurs首创。Engvall和Perlmann则将其命名为酶联免疫吸附试验（enzyme-linked immunosorbent assay，ELISA），是因为在测定兔血清IgG过程中，运用了以固相载体吸附酶标记免疫复合物，从而分离和去除液相中游离酶标物的试验方法。

目前，酶免疫分析（EIA）根据抗原抗体反应后是否需要将结合和游离的抗原、抗体和酶标物分离后加底物检测，分为均相（homogenous）和异相（heterogenous）两大类。其中，均相酶免疫分析无需分离步骤更方便自动化检测。异相酶免疫分析，根据分离方法不同，分为使用分离剂分离的液相和使用固相载体吸附的固相酶免疫分析。ELISA是异相固相酶免疫分析的典型代表，发展至今已成为临床和基础实验室的一项不可或缺的常规检测方法，广泛应用于病原体以及生物体液（biological fluids）中的微量物质，如肽/蛋白质、维生素、激素、药物和疾病标志物测定等的检测。

酶免疫分析与其他标记免疫分析相结合进一步提高了检测灵敏度，并促进了自动化分析，形成了荧光酶免疫分析（fluorescence enzyme immunoassay，FEIA）、酶促放大时间分辨荧光免疫分析（enzyme-amplified time-resolved fluoroimmunoassay，EATRFIA）、化学发光酶免疫分析（chemiluminescent enzyme immunoassay，CLEIA）等技术。

一、实验原理

1. 实验原理

（1）ELISA是基于酶标板的定性和定量分析生物体液（biological fluids）中微量抗原或抗体的技术，常见于细胞因子、激素、药物、肿瘤标志物和病毒抗原的检测，也常用于抗体效价的测定。ELISA利用特异性抗原抗体反应原理，在包被抗原或抗体的酶标板表面形成一至数层固相化抗原抗体免疫复合物。通过使用酶标抗体或抗原，以酶促反应产物的颜色深浅显示待测样品溶液中微量抗原或抗体含量，并以酶标仪在一定波长处测定的吸光度值作为定量检测指标。

（2）蛋白质、多肽、多糖和细菌脂多糖能够直接物理吸附到聚苯乙烯固相载体表面，结合牢固足以耐受后续的洗涤过程而不被洗脱，同时仍然保持其生物学活性，例如吸附于固相载体表面的抗体，其结合抗原的功能不受影响。

（3）用洗涤的方法，使固相载体上结合的含酶标记物的免疫复合物与液相中游离的、过量

27

的、未结合物质分开，确保了在加入酶作用底物后产生的显色反应，其颜色深浅与结合在固相载体免疫复合物上的酶含量和标本中受检物质的量相关，降低了非特异性显色，提高了检测敏感性。

（4）酶与抗体（抗原）共价结合形成酶抗体（抗原）复合物，不会影响抗体（抗原）和酶活性，应用最多的有辣根过氧化物酶（horseradish peroxidase，HRP）和碱性磷酸酶（alkaline phosphatase，ALP）。邻苯二胺（O-phenylenediamine，OPD）和四甲基联苯胺（3，3，5，5-tetramethylbenzidine，TMB）是 HRP 最常用的色原底物，而 AKP 一般采用对硝基苯磷酸酯（p-nitrophenyl phosphate，p-NPP）作为其底物。酶促反应的可溶性有色产物按照比色法在特定波长处测定其吸光度。吸光度大小与结合在固相载体免疫复合物上的酶含量和标本中受检物质的量相关。

（5）酶底物反应体系，以 HRP-TMP 为例：HRP 催化 H_2O_2 产生氧自由基，供氢体（DH_2）TMB 氧化后生成可溶性蓝色产物（D），在 370nm 和 652nm 波长处有吸收峰，可用分光光度仪或酶标仪检测 652nm 波长处的吸光度。颜色深浅与酶活性成正比。加入硫酸或盐酸终止反应后，转为黄色产物，可用酶标仪检测 450nm 波长处的吸光度。

2. ELISA 检测常用方法

（1）间接法（indirect ELISA）：是检测抗体最常用的方法，能够检测出病人血清中纳克数量级抗体，可用于感染性疾病和自身免疫性疾病等血清学诊断。其原理是将抗原吸附于固相载体，使待测血清中的抗体与抗原结合，再加入酶标抗抗体（抗同种型抗体），在固相表面形成抗原 - 抗体 - 酶标二抗复合物，加底物显色，颜色深度与待测血清中的抗体浓度成正比。优点在于使用一种酶标记抗人同种型抗体，如酶标记羊抗人 IgG 抗体，就可用于检测不同抗原特异性的人 IgG 抗体。为了减少非特异性反应需要纯化抗原并一定程度稀释待测血清。

（2）双抗体夹心法（sandwich ELISA）：是检测可溶性抗原最常用的方法，基本原理是将抗原特异性单克隆抗体（capture antibody，捕获抗体）包被在固相载体表面，与受检标本中的抗原结合，再加酶标抗原特异性单克隆抗体（detection antibody，检测抗体），形成固相捕获抗体 - 抗原 - 酶标检测抗体复合物，酶催化底物出现有色产物。结合标准品测定可对受检标本中的抗原进行定量分析。双抗体夹心法要求待检测抗原是大分子抗原，有供捕获抗体和检测抗体识别和结合的不同表位。为简化实验步骤，方便临床进行全自动化检测，在经典的两步双抗体夹心法基础上进一步发展了双位点一步法，即将含待测抗原标本和酶标记抗体同时加入反应体系进行一次温育，其余步骤相同。但需要注意的是，当待测抗原浓度过高时，过量的抗原可分别同固相抗体和标记物标记抗体结合而抑制夹心复合物形成，出现"钩状效应"，严重时可出现假阴性结果。双抗体夹心法的临床应用有对乙型肝炎表面抗原（HBSAg）和癌胚抗原（CEA）等检测，科研中见于定量测定细胞因子和 Ig 同种型等。

（3）竞争法（competitive ELISA）：能够弥补双抗体夹心法不能检测半抗原的不足，可用于检测小分子半抗原，比如地高辛、茶碱等药物以及 T3、T4 及睾酮等激素。基本原理是将识别待测抗原的特异性抗体包被于 ELISA 板上，加入酶标记抗原与待测样本混合液竞争结合包被抗体。样本中待测抗原的含量越高，酶标记抗原与包被抗体结合的就越少，颜色深度与待测样本中的抗原浓度成反比。

（4）生物素 - 亲和素法（BA-ELISA）：其中的生物素（biotin，分子量 244Da）又称辅酶 R 或维生素 H，从蛋黄中提取，亲和素从蛋清中提取，1 个亲和素分子含 4 个相同亚基，可结合 4 个生物素分子，两者结合具有高度专一性和高亲和力。生物素的化学衍生物，生物素 - 羟基琥珀亚胺酯（biotin-hydroxysuccinimide ester，BNHS）与蛋白质、糖类和酶通过共价结合形成生物素化产物。因为 1 个生物素化抗体或抗原分子上结合有多个生物素，从而能够和多个亲和素标记酶结合，相对于前述几种 ELISA 方法，生物素 - 亲和素法（BA-ELISA）使待测抗原或抗体上相对结合的酶分子数目增加，从而放大了抗原抗体反应检测信号，提高了检测灵敏性。因亲和素非特异性结合高，常用链霉亲和素（streptavidin，SA）和生物素结合。例如，用生物素 - 链霉亲和素双抗体夹心法检测细胞因子，敏感度可达到 pg/ml 水平。

二、试剂与材料

1. 包被液

（1）0.05mol/L 碳酸盐缓冲液，pH 9.5（Na_2CO_3 1.59g + $NaHCO_3$ 2.93g 溶于双蒸水至 1 000ml）。

（2）0.01mol/L 磷酸盐缓冲液（PBS），pH 7.4。

2. 封闭液（1% BSA-PBS），pH 7.4。

3. 洗涤液（0.05% Tween20-PBS），pH 7.2。

4. 样本稀释液（0.05% Tween20-1% BSA-PBS 溶液），pH 7.4。

5. 用于固相包被的抗原或抗体、待测样品。

6. 辣根过氧化物酶（HRP）标记抗体。

7. 生物素化抗体和链霉亲和素标记辣根过氧化物（SA-HRP）。

8. HRP 底物溶液

（1）OPD 溶液：①磷酸盐 - 柠檬酸缓冲液，pH 5.0（柠檬酸 7.3g + $Na_2HPO_4·2H_2O$ 11.86g 溶于双蒸水至 1 000ml）；② OPD 底物溶液，10mg OPD 加入 25ml 磷酸盐 - 柠檬酸缓冲液中，完全溶解后，于用前加入 5μl 30%（V/V）H_2O_2。

注意：OPD 溶液不稳定，应避光保存；OPD 有致癌性报道，操作时须戴手套。

（2）TMB 溶液：将 2.5mg TMB 溶于 250μl DMSO 后加磷酸盐 - 柠檬酸缓冲液，pH 6.0 至 25ml，使用前加入 5μl 30%（V/V）H_2O_2。TMB 无致癌性报道，有商品化 TMB 显色液。

9. 终止剂（1mol/L H_2SO_4） 600ml 双蒸水中，缓慢滴加浓硫酸 100ml，并不断搅拌，双蒸水补足至 900ml。

10. 微量加样器、酶标反应板和酶标仪。

三、实验流程

（一）双抗体夹心法检测抗原

1. 包被抗体（capture Ab） 用包被液（0.05mol/L 碳酸盐缓冲液，pH 9.5 或 pH 7.2 PBS，根据蛋白活性选择包被液）将抗体稀释至 0.2～10μg/ml，100μl/ 孔，4℃过夜。

2. 洗板 弃去孔内溶液，用洗涤液洗 3 次，每孔大于 250μl，每次静置 1min。

3. 封闭 加封闭液 250μl/ 孔，室温，静置 1h。

4. 洗板 重复步骤 2。

5. 加样 用样本稀释液梯度稀释待检样品和标准品，100μl/ 孔，室温，静置 1h。

6. 洗板 重复步骤 2。

7. 加酶标抗体（detection Ab）或生物素化抗体 用样本稀释液稀释酶标抗体或生物素化抗体（使用前），100μl/ 孔，室温，静置 1h。

8. 洗板 重复步骤 2。若是加酶标抗体，可跳过步骤 9。

9. 加链霉亲和素标记 HRP 用样本稀释液稀释链霉亲和素标记 HRP，100μl/ 孔，静置 30min。

10. 加底物显色 加入 TMB 底物溶液，100μl/ 孔，室温避光，静置 15～30min。

11. 终止反应 加入 1mol/L H_2SO_4，50μl/ 孔，振荡数秒混匀。

12. 结果判定

（1）定性：直接用肉眼观察结果，TMB 经 HRP 催化后变为蓝色，加酸后转为黄色。反应孔内颜色越深，阳性程度越强，阴性反应为无色或极浅。

（2）定量：用酶标仪双波长测定每孔在 450nm 和 630nm 波长处的光吸收值（$A_{450/630nm}$），以标准品浓度为横坐标，测得的标准品孔 $A_{450/630nm}$ 值为纵坐标，绘制标准曲线，从而求出待检样品中抗原浓度。

（二）间接法检测抗体

1. 抗原包被 用包被液稀释抗原，抗原浓度 0.2～10μg/ml，100μl/ 孔，4℃过夜。

2. 洗板 弃去孔内溶液，拍干，加洗涤液，每孔大于 250μl，每次静置 1min，弃去孔内溶液。重复 3 次。

3. 封闭 加封闭液 250μl/ 孔，室温，静置 1～2h。

4. 洗板 重复步骤 2。

5. 加样 用样本稀释液稀释样品，100μl/ 孔，室温，静置 1～2h。添加的样品应包括阳性血清、阴性血清、样本稀释液做空白对照。

6. 洗板 重复步骤 2。

7. 加酶标二抗 用样本稀释液稀释酶标二抗（使用前配制），100μl/ 孔，室温，静置 1～2h。

8. 洗板 重复步骤 2，洗板次数可增加至 5 次。

9. 加底物显色 加 TMB 底物溶液，100μl/ 孔，室温避光，静置 15～30min。

10. 终止反应 加入 1mol/L H_2SO_4，50μl/ 孔，振荡数秒混匀。

11. **结果判定** 用酶标仪双波长测定每孔在 450nm 和 630nm 波长处的光吸收值（$A_{450/630nm}$），以正常人血清测得的吸光度均值 +2SD 作为阳性判断值，或阴性血清测定结果均值的 2 倍作为阳性判断值。对照组设定：①阳性对照。抗原 + 封闭液 + 阳性血清 + 酶标二抗，结果应阳性；②阴性对照。抗原 + 封闭液 + 正常血清 + 酶标二抗，结果应阴性；③非特异性吸附对照组。包被液 + 封闭液 + 血清 + 酶标二抗，结果应阴性；④空白对照组。抗原 + 封闭液 + 样本稀释液 + 酶标二抗，结果应阴性。若空白对照组阳性，而非特异性吸附对照组阴性则有可能包被的抗原不纯，含有与酶标二抗发生反应的成分如 Ig。

四、实验关键点

1. **包被抗原或抗体** ELISA 的第一步是选择合适结合力的酶标板、包被液，以及包被抗原或抗体的浓度。①酶标板：有商品化的不同结合力酶标板。高结合力酶标板，适合包被含有离子基团和疏水区域，分子量大于 10kDa 的生物分子，具有较高的蛋白结合能力，达 $400\sim500ng$ IgG/cm^2。例如，ELISA 双抗体夹心法检测细胞因子，应该选择标注有"高结合力"的酶标板。另外，酶标板表面经化学处理引入带正电荷的氨基基团，可以通过离子键和通过交联剂共价结合和固定需要包被的抗体，减少抗体使用量，提高检测灵敏性，在包被一些小分子蛋白时可以使用。②包被稀释液：以 pH 9.6 的碳酸盐缓冲液，或者 pH 7.2 的磷酸盐缓冲液多见。③为确保检测特异性，包被抗原或单克隆抗体一般需要纯化，浓度一般在 $0.5\sim10\mu g/ml$，可以通过预实验加以调整：将抗原等倍稀释后包被酶标板 + 梯度稀释的阳性标本和阴性对照 + 酶标二抗，以标本稀释倍数作为 x 轴，相对应 A 值为 y 轴作图，决定最佳包被抗原浓度。

2. **封闭** 用高浓度的无关蛋白质封闭抗原或抗体未结合的固相载体表面，能够降低后续步骤中添加的物质（比如血清标本中的抗体以及二抗），是因为非特异性吸附可对检测结果造成干扰。最常用的封闭剂有 1% 牛血清白蛋白、1%～5% 脱脂乳和 5%～10% 胎牛血清等。还可延长封闭时间，4℃过夜。并非所有的 ELISA 固相载体均需封闭，但在间接法测定中，封闭一般必不可少。可通过设立包被液 + 封闭液 + 血清 + 酶标二抗对照组以判断封闭是否完全。

3. **洗板** 洗板的目的是去除反应液中过量未结合的游离物质，降低非特异性吸附以提高检测的特异性和敏感性。例如血清标本抗体吸附固相表面后，会与之后添加的酶标二抗作用而产生非特异信号干扰。因此，在样本稀释液和洗涤液中通常加入非离子去污剂如 0.05% Tween20 降低吸附作用。洗板应彻底去除残留液体，有机器和手工洗板法。在添加底物前的洗涤，可以适当增加洗涤次数到 5～6 次，以充分去除游离的酶标记物。

4. **加样** 加样力求准确；加样时注意不要触碰孔壁和孔底，避免孔间交叉污染和液体挂壁，并注意不出现气泡。

5. **酶催化底物显色反应** 使用 HRP 底物反应检测体系时，使用的试剂应不含有叠氮钠，避免抑制 HRP 活性。选择正确的酶作用底物。充分完全的显色反应一般需要 30min。HRP 底物 OPD 见光易变质，与过氧化氢混合成底物应用液后更不稳定，须使用前新鲜配制，溶液应无色透明。配制和显色过程注意避光。有报道 OPD 有致异变性，操作时应予注意。HRP 底物 TMB 与过氧化氢底物混合液比 OPD 稳定，TMB 无致癌性报道。AKP 底物 p-NPP 可制成片剂，使用方便。

6. **比色测定** HRP 催化 OPD 产物呈黄色（$A_{max}=450nm$），用酸终止反应后转为橙色（$A_{max}=492nm$）。HRP 催化 TMB 产物呈蓝色（$A_{max}=652nm$），用酸终止反应后转为黄色（$A_{max}=450nm$）。AKP 催化 p-NPP 产物为黄色的对硝基酚，用 NaOH 终止反应后，黄色可稳定一段时间，在 405nm 波长处有最高吸收峰。因此，在作比色测定时应针对不同酶和底物选择合适的波长。选择双波长（最大吸收波长和参考波长）测定，能够消除由 ELISA 板本身、板孔内标本的非特异吸收、指纹、刮痕、灰尘等非特异性因素对特异性光吸收值的影响。

第二节 免疫荧光测定

荧光素是最早被用于免疫标记技术中的标志物。1941 年，美国科学家 Coons 和 Kaplan 首次用异硫氰酸荧光素标记抗肺炎球菌抗体，在荧光显微镜下检测到组织中的肺炎球菌荚膜多糖抗原物质，从而建立了荧光免疫技术（fluoroimmunoassay）。经典的荧光免疫技术，主要是指用荧光素标记抗体，借助荧光显微镜的荧光成像和放大作用，观察目标抗原在组织和细胞等样本中的分布，该技术也用于检测抗体。因此，经典的荧光免疫技术又被称为荧光免疫组织化学技术或荧光免疫细胞化学技术，前者的标本为组织薄切片，后者为体外分离和培养的细胞标本。80 年代以来，以时间分辨荧光免疫分析（time resolved fluoroimmunoassay，TRFIA）和荧光偏振免疫分析（fluorescence polarization immunoassay，FPIA）为代表的现代荧光免疫分析技术，具有快速、精确、灵敏和方便自动化测定的特点，在医学、生物学和环境学研究应用领域中得到迅猛发展，如内分泌激素、生长因子、体内药物、蛋白质、核酸、受体、疾病标志物、细胞因子等超微含量测定和病原体微生物诊断。流式细胞术是荧光抗体技术的又一重要应用，通过流式细胞仪对直线流动中的免疫荧光染色细胞进行高通量、单细胞多参数的荧光定量分析，具体请参见本书第八章。

一、荧光物质的基本特性

1. **荧光信号的产生** 荧光物质在受到激发光照射后，处于基态的电子吸收光能跃迁到激发态，停留 $10^{-15} \sim 10^{-9}$s 后，从高能态恢复到原来的低能态，吸收的能量以辐射光量子的形式释放，即发射各色荧光，其发射光波长比激发光波长更长。荧光物质产生荧光的重要结构基础是具备吸收一定波长光能的基团和能产生一定光量子的荧光基团，当吸收光光量子转换为发射荧光光量子的比例越高，即该荧光物质的荧光效率（fluorescence efficiency）越高，发射的荧光信号就越强。

2. **吸收光和发射光** 荧光物质在吸收光能后短时间内发射荧光，发射光量子数的多和少，表现为荧光强度的高和低。而且，荧光物质在短时间内可以进行多次重复激发和发射。不同荧光物质有其特定吸收（激发）光谱和发射荧光谱，有最大吸收和发射波长峰。当吸收（激发）光和发射光设在最大峰值波长时荧光效率最高。因此，在用荧光显微镜观察被检标本时，针对所使用荧光物质的光谱特点，选择合适的激发滤光片（使特定波长范围的激发光通过）和发射滤光片（允许特定波长范围的发射光通过而完全阻挡激发光），从而获得最佳荧光信号检测灵敏度。荧光免疫技术是将荧光标记技术和抗原抗体反应原理相结合而建立起来的一种免疫分析技术。荧光物质发射的荧光信号强度在一定范围内是与荧光物质，即待测抗原或抗体的量存在着一定比例关系，这是荧光免疫技术应用于生物学研究的理论基础。

3. **荧光寿命** 当激发停止后，荧光强度下降到激发时最大荧光强度的 1/e 所需要的时间，被称为该荧光物质的荧光寿命（fluorescence lifetime），常以 τ 表示。其中，e 是自然对数的底数，约等于 2.718 281 828。生物体液中蛋白等成分光照射后会产生背景荧光，但其荧光寿命很短（$1 \sim 10$ns）。普通的荧光色素荧光寿命同样非常短，激发光消失，荧光也消失。某些 3 价稀土镧系元素离子如铕（Eu^{3+}）、铽（Tb^{3+}）、铈（Ce^{3+}）、钐（Sm^{3+}）和镝（Dy^{3+}）等荧光寿命较长（$10 \sim 1\,000 \mu s$）。因此，利用长衰减寿命的荧光标记物延缓时间检测以消除背景荧光干扰，是时间分辨荧光免疫分析技术敏感度高的原理之一。

4. **荧光淬灭（fluorescence quenching）** 检测荧光标记样品时需注意荧光淬灭（fluorescence quenching）问题。光照射是引起荧光淬灭最常见的原因。例如，在用荧光显微镜连续观察标本过程中，荧光信号开始时明亮但随着光照时间延长而衰减，即荧光淬灭。这是由于光照射后激发态电子恢复到基态，所吸收的光热量消耗于激发态分子和其他分子的相互作用和碰撞中，而不能转换为发射荧光所致。可考虑使用抗荧光衰减封片剂（antifade mounting medium）封片。另外，实验中接触苯胺、硝基苯、酚、碘离子等化学物质也可导致荧光淬灭现象发生。

二、免疫荧光细胞或组织化学技术

（一）基本原理

用荧光素标记一抗或二抗作为探针，根据抗原抗体特异性结合的原理，在组织或细胞内抗原分布部位形成的抗原 - 荧光素标记抗体（直接法）或抗原 - 抗体 - 荧光素标记二抗（间接法）免疫复合物。结合于抗原存在部位的荧光物质,被一定波长激发光激发后发射荧光,借助荧光显微镜的荧光成像和放大作用,观察目标抗原在组织和细胞等样本中的分布情况。

（二）荧光染料

1. 荧光色素 免疫荧光组化技术常用的荧光色素有:

（1）异硫氰酸荧光素（fluorescein isothiocyanate, FITC）：FITC 为黄色或橙黄色结晶粉末,易溶于水和酒精,分子量 389.4,其最大吸收光波长为 490～495nm,最大发射光波长 520～530nm,呈现明亮的绿色荧光。FITC 有很高的荧光量子产量和能量转换率,约有一半的吸收光子可转换为发射荧光。FITC 是最为常用的抗体标记探针。但是,需要注意的是 FITC 的荧光强度受 pH 的影响,当 pH 降低时,其荧光强度也随之减弱。

（2）藻红蛋白（phycoerthrin, PE）：PE 是从红藻中分离纯化的一种可进行光合作用的自然荧光色素,分子量 240kDa。PE 具有较宽的吸收光谱,发射的荧光强而稳定,不易淬灭,是一个理想的荧光探针。PE 的最大吸收峰为 564nm。当使用 FITC 最大光吸收波长照射 PE 时,PE 光吸收达到了自身最大光吸收（λ_{564nm}）的 75%,发射荧光峰值约为 576nm。因此,PE 和 FITC 可共用 488nm 波长的激发光,应用于双荧光标记染色。

（3）四乙基罗丹明（tetraethyl rhodamine B200, RB200）：RB200 为橘红色粉末,不溶于水,易溶于酒精和丙酮,性质稳定,可长期保存。最大吸收光波长为 570nm,最大发射光波长为 595～600nm,呈现橘红色荧光等。可与 FITC 的绿色荧光形成鲜明对比,常用于双重标记或对比染色,但 RB200 荧光效率较低。

（4）四甲基异硫氰酸罗丹明（tetramethylrhodamineisothiocyanate, TRITC）：最大吸收光波长为 550nm,最大发射光波长为 620nm,呈橙红色荧光。与 FITC 的绿色荧光对比鲜明,可配合用于双重标记或对比染色。其异硫氰基可与蛋白质结合,但荧光效率较低。

2. 量子点 量子点（quantum dots, QDs）,又称半导体纳米晶（nanocrystals, NCs）,是一类由 II-VI 族和 III-V 族元素组成的纳米颗粒。量子点具有光稳定性好、发光产率高、色彩丰富和易与生物分子偶联的特点。例如,量子点链霉亲和素复合物（QDs-SA）和量子点二抗 IgG 复合物（QDs-Ig）可作为荧光探针用于免疫荧光分析。标记生物分子的量子点是一种核壳结构,以量子点（CdSe、CdTe 等）为核,外包裹另一种材料（ZnS、ZnSe、CdS 等）为壳。量子点激发光谱宽而连续（可以被紫外到红外的任意波长光所激发）,因此,可以由一种光源提供能量,通过调整粒子大小得到不同荧光发射光谱,实现量子点免疫荧光多色标记,如用 605nm QDs-SA 和 545nm QDs-Ig 进行双染。适用于冰冻切片、石蜡包埋组织切片、新鲜组织、活细胞和固定细胞。

（三）染色方法

根据抗原抗体反应模式,荧光素与一抗还是二抗偶联,免疫荧光染色方法分为直接和间接法,以及生物素-链霉亲和素法,这些方法不仅仅限于免疫荧光组织（细胞）化学技术,与其他基于抗原抗体反应的免疫标记技术,例如 ELISA、流式细胞术和免疫酶组织（细胞）化学技术等有相通之处,可结合相应章节阅读。一般根据靶抗原的表达丰度选择染色方法,高丰度靶标直接法、中等丰度靶标间接法适度信号放大、中低丰度靶标需要生物素-链霉亲和素法显著增强信号。

（1）直接法是将荧光素标记的抗原特异性抗体（一抗）,直接用于细胞或组织抗原的检测,常用于病原体的快速检查和肾穿刺、皮肤活检,特异性高。

（2）间接法是通过在已知（或待检）的抗原细胞或组织切片上,加上待检血清（或已知抗体）,再用抗种属特异性 IgG 荧光标记二抗来显示结合在抗原上的抗原抗体复合物。间接法除了检测抗原,还可用于检测血清中自身抗体和多种病原体抗体。间接法较直接法敏感性提高,特异性略差。需要注意的是,同一组织细胞标本上如需检测两种抗原时,还可进行双重荧光染色,但一抗应来源于不同种属,每个抗种属特异性荧光二抗需要靶向不同的物种 Ig Fc 并偶联至不同染料。

（3）生物素和链霉亲和素放大信号检测体系,通过在待检抗原细胞或组织切片上加上生物素化抗体（一抗或二抗）和荧光标记链霉亲和素,相对于前述直接和间接法,目标抗原标记了更多的荧光素,从而增强了敏感性。

（四）实验流程

1. 标本制备 一般使用冰冻切片、细胞涂片。石蜡切片由于操作繁琐、结果不稳定，尤其是非特异性荧光染色较强，抗原、抗体的变化也较大，故已很少应用。对于体外培养贴壁生长细胞，可以让细胞生长在载玻片上，到时将载玻片取出进行固定染色即可。对于悬浮生长的细胞可采取离心沉淀涂片的方法。

2. 标本固定 固定的目的在于保持细胞及亚结构完整性，保存组织中的抗原，使其不被破坏降解或扩散。固定的方法大致分为两类：有机溶剂和交联固定剂。有机溶剂如酒精和丙酮能够去除细胞类脂成分和脱水，使蛋白质和糖类抗原沉淀，抗原保存较好。醛类交联固定剂如甲醛、多聚甲醛等使组织成分交联，抗原保持原位。醛类交联固定剂在保持组织完整性方面优于有机溶剂，但部分抗原会丢失免疫原性，且往往需要透膜步骤以利于抗体接触抗原。根据所研究的抗原和组织细胞种类的不同，相应地采用不同的固定方法。

以甲醇 - 丙酮固定法为例，实验步骤如下：

（1）固定：将标本玻片浸入预冷的甲醇 10min，−20℃。

（2）取出后，吸水纸沥干。

（3）透膜：将标本玻片浸入预冷的丙酮 1min，−20℃。

（4）PBS 冲洗，再按顺序经过 PBS 三缸浸泡，每缸 5min，不时振荡。

（5）用吸水纸吸去多余水分，但不使标本干燥。

3. 免疫荧光染色

（1）直接法

1）滴加适当稀释的抗原特异性荧光素标记抗体溶液，使其完全覆盖标本，置于湿盒内，60min，室温。

2）PBS 冲洗，再按顺序经过 PBS 三缸浸泡，每缸 5min，不时振荡。

3）对照组设置

①标本自发荧光对照：抗原标本加 PBS；②非特异性染色对照：抗原标本加同型对照荧光素标记抗体；③阳性对照：已知的阳性标本加抗原特异性荧光抗体；④特异性对照（抑制实验）：标本

滴加特异性抗体作用 30min 后，再加抗原特异性荧光素标记抗体。

（2）间接法

1）加适当稀释的待测血清，使其完全覆盖标本，置于湿盒内，60min，室温。

2）PBS 冲洗，再按顺序经过 PBS 三缸浸泡，每缸 5min，不时振荡。

3）加适当稀释的荧光素标记二抗，使其完全覆盖标本，置于湿盒内，30min，室温。

4）重复步骤2）。

5）设置对照组

①空白对照：抗原标本加 PBS 再加荧光素标记二抗；②阴性对照：抗原标本加与特异性抗体相对应的同一种属未免疫动物血清，再加荧光素标记二抗；③阳性对照：标本加阳性血清再加荧光素标记二抗。

4. 封片 用吸水纸吸去多余水分，但不使标本干燥，用一滴封片介质封闭盖玻片加 1 滴缓冲甘油，以盖玻片覆盖。

5. 荧光显微镜观察

（1）荧光强度：无荧光（−）；极弱的可疑荧光（±）；荧光较弱，但清楚可见（+）；荧光明亮（++）；荧光闪亮（+++～++++）。需结合对照组判断结果。

（2）荧光模型：阳性细胞的胞膜型、胞质型和胞核型。

三、荧光免疫分析

荧光免疫技术由荧光免疫组化和荧光免疫分析组成。由于传统的荧光免疫技术，大多使用有机荧光分子标记，存在生物制品、溶剂及溶质等的散射光、本底荧光及化学发光物质的干扰，以及荧光染料之间的一些光谱重叠，使检测所受的干扰极多，大大降低传统荧光分析的敏感性。在此背景下，自 20 世纪 80 年代起逐渐发展和成熟的以快速、精确、灵敏和方便自动化测定为特点的现代荧光免疫分析技术，主要包括时间分辨荧光免疫分析（time resolved fluoroimmunoassay，TRFIA）、荧光偏振免疫分析（fluorescence polarization immunoassay，FPIA）、荧光酶免疫分析（fluorescence enzyme immunoassay，FEIA）。目前市场上已有和这些技术相配套的全自动荧光分析仪和检测诊断试剂盒。

（一）时间分辨荧光免疫分析

时间分辨荧光免疫分析（time resolved fluoroimmunoassay，TRFIA）是以镧系元素螯合物作为荧光示踪物，用时间分辨技术测量荧光，使检测下限达到 10^{-18} mol/L，能够和放射性免疫标记技术的检测灵敏度相媲美，目前广泛应用于临床和生物分析领域，如临床体液中蛋白质、激素、药物、肿瘤标志物、病原体抗原和抗体、细胞因子的检测。

1. 时间分辨荧光免疫分析（TRFIA）方法原理

（1）时间分辨技术测量荧光：由于血液和体液组成复杂，有些成分如白蛋白受光照射后会产生背景荧光（350～600nm），会对特异性荧光信号检测造成干扰，但它们的荧光寿命很短（1～10ns）。采用时间分辨技术，以荧光寿命较长（10～1 000μs）的镧系元素螯合物作为荧光标记物，延缓时间测量，即在本底荧光完全衰减后开始检测，测得的就是铕（Eu^{3+}）标记物发射的特异荧光信号，因而能够有效降低生物制品、溶剂及溶质等的散射光、本底荧光及化学发光物质的干扰，提高检测灵敏度。

（2）标记物和标记方法：用于时间分辨荧光免疫分析的荧光标记物是某些 3 价稀土镧系元素离子如铕（Eu^{3+}）、铽（Tb^{3+}）、铈（Ce^{3+}）、钐（Sm^{3+}）和镝（Dy^{3+}）等。镧系元素本身不能直接标记抗原（或抗体），需要利用具有双功能基团的螯合剂，如异硫氰酸苯甲基 -EDTA 或二乙烯三胺五乙酸（DTPA）等作为连接载体，分别和镧系元素和抗原（或抗体）分子上的游离氨基结合。在上述 3 价稀土镧系元素离子中以铕（Eu^{3+}）最为常用，而且荧光效率最高。抗原或抗体标记方法可以是一步法，用螯合剂先螯合 Eu^{3+} 再连接抗原或抗体，如使用商品化的 Eu^{3+} 标记试剂盒，直接标记抗原或抗体。也可以是二步法，用螯合剂先连接抗原或抗体再螯合 Eu^{3+}。稀土元素标记物体积小（为原子标记），对被标记物的空间立体结构和活性影响小，1 个蛋白质如抗体分子上可标记多达 20 个 Eu^{3+}。镧系元素螯合物的突出特点是衰变时间极长，一般镧系元素螯合物的荧光衰变时间为 60～900μs，常用的 Eu^{3+} 荧光衰变时间为 714μs，为传统荧光的 10^3～10^6 倍。

（3）激发光和发射光谱：Eu^{3+} 螯合物以紫外光 340nm 激发，在 615nm±5nm 波长处检测发射光。激发光和发射光间存在 290nm 左右的波长差，即 Stokes 位移大，因此，可以通过滤光片将激发光和发射光分开，消除由样品池、溶剂分子和溶液中胶体颗粒等散射光和来自生物样品本底荧光干扰。

（4）解离 - 增强信号检测体系：由于结合在固相上的镧系元素标记免疫复合物，在弱碱性反应体系缓冲液中的荧光信号相对微弱，这是因为水是镧系元素的荧光淬灭剂。在添加酸性增强液[含有 β- 二酮体（β-NTA）、三辛基氧化膦（TOPO）、Triton X-100、醋酸和邻苯二甲酸氢钾]后，铕（Eu^{3+}）从固相结合的免疫复合物上解离下来，在 TOPO 等协同作用下和 β- 二酮体生成更稳定的荧光螯合物，继而形成一个以铕（Eu^{3+}）为核心的保护性胶态分子团，防止水的荧光淬灭作用。紫外光激发下，铕（Eu^{3+}）发出的荧光信号可增强达上百万倍。

除此之外，还有采用 BCPDA 为螯合剂，引入生物素和链亲和素系统以提高灵敏度，直接进行固相荧光信号测量等方法。

2. 实验方法

时间分辨荧光免疫分析使用异相固相免疫分析技术，根据待检物的不同有多种反应模式，主要分为双抗体夹心法（固相捕获抗体 - 待检抗原 -Eu^{3+} 螯合物标记抗体）、固相抗体竞争抑制法（待检抗原和 Eu^{3+} 螯合物标记抗原竞争结合固相抗体）和固相抗原竞争抑制法（待检抗原和固相抗原竞争结合 Eu^{3+} 螯合物标记抗体）。其中，双抗体夹心法测定大分子蛋白质，竞争法检测小分子半抗原。

分析操作程序包括在包被抗体或抗原 96 孔微孔板上加待测样品和不同浓度标准品、温育（抗原抗体反应）、洗板、分离（固相结合和游离的 Eu^{3+} 螯合物）、加入 Eu^{3+} 增强液测定荧光强度、计算机处理数据和生成报告（生物体液中待测物质浓度）。全部过程均在时间分辨免疫荧光检测仪上完成。

（二）荧光偏振免疫分析

20 世纪 60 年代，Dandliker 首创均相荧光偏振免疫分析方法（fluorescence polarized immunoassay，FPIA），均相法最大特点是省去结合和游离的抗原 / 抗体 / 标记物分离过程，操作更简便，适合大量样品的快速检测，但因荧光偏振免疫分析仪器及灵敏度等多方面原因,该方法一直未得到发展和推广。80年代后期,伴随商品化专用荧光偏振免疫分析仪器性能不断提升,荧光偏振免疫分析技术在对复杂生物样品测定时,能够获得更高的灵敏度和准确度,尤其适用于自动化测定生物体液中微量半抗原(ng/L),如药物浓度。

1. **荧光偏振技术原理** 荧光偏振技术是在荧光检测系统中加上起偏器和检偏器,当从光源发出的一束光线经垂直起偏器后成为垂直偏振光,荧光标记样品被垂直偏振光激发而产生偏振荧光,再经检偏器检出。偏振荧光强度 P 和测定体系中各因素的关系为:

$$(1/P - 1/3) = 1/P_0 + (1/P_0 - 1/3)(RT/V)(\tau/\eta)$$

其中,P_0 为极限荧光偏振光强度,R 为气体常数,T 为绝对温度,V 为摩尔分子体积,τ 为荧光寿命,η 为溶液的黏度。

从公式可知,当溶液的温度和黏度都固定时,P 值主要取决于荧光子的分子体积。荧光物质受垂直偏振光激发时,分子旋转消耗能量,荧光发射就会减弱。因此,荧光偏振光强度 P 值与荧光分子转动速度成反比。小分子在溶液中旋转速度较快,P 值较小;大分子在溶液中旋转速度较慢,P 值较大。荧光偏振光强度 P 值与荧光物质受激发时反应体系中荧光分子大小成正比和转动速度成反比。

2. **荧光偏振免疫分析(FPIA)技术原理** 荧光偏振免疫分析(FPIA)是荧光偏振技术和均相标记免疫分析技术的结合,避免了大量的分离和洗涤步骤,加样数分钟后即可完成检测,适于大量样品分析。荧光偏振免疫分析(FPIA)主要反应模式是竞争抑制法,即反应溶液中的荧光标记抗原和待检目的抗原竞争结合抗体,当待检目的抗原含量越多,荧光标记抗原和抗体结合形成荧光标记免疫复合物体积越小,游离的荧光标记抗原越多,反之亦然。荧光偏振免疫分析(FPIA),利用荧光偏振光强度 P 与荧光物质受激发时反应体系中的荧光标记分子大小成正比和转动速度成反比的原理,通过测定待检样品加入前后荧光偏振信号强度变化来判断待检物质含量,偏振光的强度与样品中抗原的浓度呈反比。用不同浓度标准品制备标准曲线,参照标准曲线得出待检样品抗原浓度。

(三)荧光酶免疫分析

1. **实验原理** 荧光酶免疫分析技术(fluorescent-enzyme immunoassay,FEIA)是在 ELISA 基础上,通过荧光检测仪测定酶催化荧光底物发出的荧光强度而建立的一种定量检测超微量物质的免疫分析技术。荧光酶免疫分析(FEIA)比 ELISA 更灵敏、测量范围更宽,常用酶和其荧光底物见表 2-1。

2. **实验类型** FEIA 是一种基于 96 微孔板的非均相固相免疫分析方法,需要通过洗涤步骤分离结合和游离抗原 / 抗体或酶标记物后,添加酶催化发光底物检测。根据待检物的不同有多种反应模式,主要分为双抗体夹心法(固相捕获抗体 - 待检抗原 - 酶标记抗体)、双抗原夹心法(固相捕获抗原 - 待检抗体 - 酶标记抗原)和固相抗原竞争抑制法(待检抗原和固相抗原竞争结合酶标记抗体)。其中,双抗体夹心法测定大分子蛋白质,竞争法可以检测小分子半抗原。

四、荧光抗体制备

荧光抗体的制备包括两个关键的步骤:抗体的荧光素标记和荧光抗体的鉴定。

1. **抗体的荧光素标记** 用于标记的抗体要求具备高亲和力和高特异性。免疫血清或单克隆抗体一般需经纯化提取后用于标记。以常用的 FITC 标记为例,在碱性条件下,FITC 的异硫氰酸基在水溶液中与免疫球蛋白的自由氨基经碳酰胺化而形成硫碳氨基键共价结合,成为 FITC 标记免疫球蛋白,即荧光抗体。一个 IgG 分子上能标记多个 FITC 分子。具体方法如下:

表 2-1 荧光酶免疫分析常用酶和其荧光底物

标记酶	底物	荧光产物	激发光 / 发射光
碱性磷酸酶	4- 甲基伞形酮磷酸盐(4-MUP)	4- 甲基伞形酮(4-MU)	360/450
β- 半乳糖苷酶	4- 甲基伞形酮 β- 半乳糖苷(4-MUG)	4-MU	360/450
辣根过氧化物酶	对羟基苯丙酸(HPA)	二聚体	317/414

（1）抗体的准备：先将待标记的纯化抗体溶液置于透析袋中，在 0.1mol/L pH 9.2 碳酸盐缓冲液中透析 2 天，以去除抗体溶液中多余的 NH_4^+，平衡 pH 值至 9.2。其间需更换透析液 2～3 次。调整抗体浓度至 1～2mg/ml（公式：抗体浓度（mg/ml）= $A_{280} \times 0.74 \times$ 稀释倍数）。

（2）荧光素的准备：根据标记抗体的总量，按照每毫克蛋白加 100μg 荧光素，称量异硫氰酸荧光素粉末，将 FITC 溶于 DMSO（5mg/ml），每次使用前新鲜配制。

（3）结合：每毫克纯化蛋白添加 20μl FITC 溶液（5mg/ml in DMSO），常温 2h，避光。

（4）标记抗体纯化：①采用透析法或通过 SephadexG25 凝胶过滤法去除游离荧光色素，收集标记的荧光抗体进行鉴定；②应用离子交换剂如 DEAE-Cellulose 和 DEAE-Sephadex A50 层析去除过度标记的蛋白分子；③可通过组织制剂吸附法去除非特异性、交叉反应的标记抗体。

2. 荧光抗体的鉴定　荧光抗体的质量分别以抗体效价和 F（荧光素）和 P（抗体蛋白）的摩尔比值来表示。

（1）抗体效价：一般用琼脂双向扩散法测定。中央孔内加抗原（1mg/ml），抗体稀释度在 1:16～1:32 呈阳性者较为理想。

（2）F/P 值：F（荧光素）和 P（抗体蛋白）的摩尔比值反应荧光抗体的特异性染色质量，免疫荧光显微镜技术一般要求 F/P 的摩尔比值为 1～2。过高表示过量结合荧光素是非特异性染色增强的原因之一，而过低不仅荧光弱，且未结合荧光素的抗体可与特异性荧光抗体竞争结合抗原发挥抑制作用，敏感性降低。

计算 F/P 比值：

用透析液稀释 FITC-IgG 复合物，使 $A_{280} < 2.0$。在 A_{280} 和 A_{492} 处检测吸光度，计算：

$$\text{蛋白质（mg/ml）} = \frac{A_{280} - (A_{492} \times 0.35)}{1.4}$$

$$\text{蛋白质（mol）} = \frac{\text{蛋白质（mg/ml）}}{1.5 \times 10^5 (\text{Ig 分子量})}$$

$$\text{FITC（mol）} = \frac{A_{492}}{0.69 \times 10^5 (\text{FITC 分子量})}$$

$$\text{F/P 比值} = \frac{\text{FITC 摩尔数}}{\text{蛋白质摩尔数}}$$

五、应用举例——间接法检测抗核抗体

1. 实验原理　抗核抗体（antinuclear antibody，ANA）是针对细胞核成分的自身抗体，没有器官和种系特异性。ANA 阳性提示患有自身免疫性疾病 SLE 和有其他不同类型的风湿病。本实验是采用免疫荧光间接法检测人血清中的 ANA。在生物薄片（Hep-2 细胞 + 灵长类肝脏冰冻切片）上滴加待测血清（大于 1:100 稀释度），血清中的 ANA 能与细胞核抗原成分特异性结合，而未结合游离抗体经洗涤后去除。形成的免疫复合物通过与 FITC 标记羊抗人 IgG 结合，在荧光显微镜下，细胞核显示黄绿色荧光，提示血清中 ANA 的存在。

2. 试剂与材料

（1）待检血清、阳性血清（SLE 病人血清）、阴性血清（正常人血清）。

（2）0.05% Tween20/PBS，pH 7.4 洗液。

（3）生物薄片（分别包被 Hep-2 细胞和猴肝）。

（4）FITC- 羊抗人 IgG 抗体。

（5）封片介质为盖玻片。

（6）荧光显微镜。

3. 实验流程

（1）取一张生物薄片加 1:100 稀释的病人血清 25μl，30min，室温。

（2）取出生物薄片，以 PBS 冲洗 1 次，PBS 浸泡 5min，吸水纸沥干。

（3）加 FITC- 羊抗人 IgG 荧光抗体 20μl（稀释方法见说明书），30min，室温。

（4）取出生物薄片洗涤，方法同（2）。

（5）滴加磷酸盐缓冲甘油封片、镜检。

4. 实验结果与分析

（1）正常血清组 Hep-2 细胞核中无绿色荧光，而待测血清抗体滴度≥1:100，Hep-2 细胞核中有绿色荧光—ANA 阳性。

（2）显微镜观察需结合荧光模型分类特点推断 ANA 针对的自身核抗原成分，比如抗 dsDNA 抗体在荧光显微镜下呈现核均质型，多见于 SLE 病人。

5. 注意事项

（1）0.05% Tween20/PBS，pH 7.4，彻底清洗以去除非特异性结合。

（2）操作轻柔，避免细胞受机械损伤或脱片。

（3）添加荧光素标记抗体后避光操作，防止荧光淬灭。

（4）设置阳性和阴性对照组。

第三节 免疫胶体金技术

免疫胶体金技术（immune colloidal gold technique）是以直径1～100nm的胶体金颗粒（colloidal gold particle），又被称为纳米金（nanogold particle）颗粒作为抗原抗体特异性反应示踪标志物，应用于抗原或抗体检测的一种新型免疫标记技术。1971年，Faulk和Taylor将胶体金颗粒和兔抗沙门氏菌抗血清结合检测沙门氏菌表面抗原，首创免疫胶体金电镜技术。1974年Romano将胶体金标记马抗人IgG，建立了间接免疫金染色法（immuno-gold staining method，IGS）。1983年Holgate和Danscher等在免疫金染色法基础上发展了免疫金银染色法（immuno-gold silver staining method，IGSS），提高了电子和光学显微镜下金颗粒的分辨力。20世纪80年代之后发展了以胶体金免疫层析法和快速斑点免疫金渗滤法为主的胶体金标记免疫快速诊断技术。以胶体金为免疫标记物的检测技术成为基础科学研究和临床医学诊断的有力工具。

一、实验原理

胶体金的制备采用氯金酸（$HAuCl_4$）还原法。在还原剂的作用下，氯金酸水溶液中的金离子被还原为金原子，进而聚合成一定大小的金颗粒。金颗粒由于静电作用相互排斥悬浮在溶液中，处于一种稳定的溶胶状态，故称胶体金。胶体金颗粒在碱性环境中表面带较多负电荷，通过静电吸附作用和带正电荷基团的蛋白质等大分子偶联成稳定的胶体金标记物。胶体金颗粒生物相容性好，可以标记很多生物大分子，如葡萄球菌A蛋白、免疫球蛋白、糖蛋白、激素、脂蛋白、植物血凝素、卵白素和核酸等。因是非共价结合，胶体金标记过程不影响所结合生物大分子的生物学特性。影响胶体金结合物稳定性的主要因素有标记体系的pH值、电解质浓度和被标记物用量。

用不同种类和剂量的还原剂还原氯金酸溶液，可以按照不同用途制备出不同粒径的（直径1～100nm）纳米金颗粒。胶体金颜色随颗粒大小而改变，呈橘红色到紫红色不等。这是因为可见光照射下的纳米金颗粒，其光吸收和散射特性会随粒径大小发生变化，从而出现肉眼可见的颜色差异。纳米金颗粒作为示踪标志物用于检测，主要是基于其高电子密度、颗粒尺寸和光学特性。例如，小粒径的胶体金颗粒由于穿透性好，电子密度高，常被用做透射电镜、扫描电镜和荧光显微镜的示踪物，广泛应用于电镜免疫化学和组织化学中。当10～20nm胶体金标记物在抗原抗体反应处聚集达到一定密度时，肉眼可见红色或粉红色斑点，目前临床上常用的免疫层析试纸条即是基于此。在胶体金标记技术基础上发展起来的银增强放大技术（immunogold silver enhancement technique），又称免疫金银染色法（immunogold silver staining，IGSS），增加了金颗粒标记的可视度和检测灵敏度。其原理是结合于抗原部位的金颗粒可催化银显影剂中的银离子还原成银原子，银原子本身也具有催化作用，不断生成的银原子吸附在金颗粒周围呈黑褐色银壳，使得抗原位置得到放大。银沉降量多少可以根据实际需要，通过调整反应时间加以控制，用于显微镜或肉眼水平的观察。

二、免疫胶体金技术在生物医学领域中的应用

免疫胶体金技术与其他三大经典标记技术（荧光素、放射性同位素和酶）相比，有以下技术优点：①制备简便，价格低廉；②胶体金本身带有鲜艳的红色，可肉眼判断结果，无需昂贵仪器设备，非常适合临床快速免疫检测和诊断；③无污染，不使用放射性同位素或有潜在致癌性的酶显色底物来显示结果；④胶体金颗粒大小可控制，电子密度高，适合免疫电镜下的双标记或多标记定位研究；⑤非特异性吸附小，较少受生物组织背景因素影响，显示高度特异性。胶体金标记技术，不仅在光镜和电镜水平定位、定性及定量研究含有抗原物质的组织、细胞及亚细胞结构，还应用于免疫转印、流式细胞术、液相免疫测定、免疫金渗滤法和免疫层析法等多种免疫分析和诊断技术中。

1. 在电镜水平的应用 利用免疫金或免疫金银技术对组织切片或细胞标本中的相应抗原或

抗体进行定性、定位及定量研究,已在免疫电镜细胞化学技术中得到广泛应用。电镜对胶体金颗粒有较强的分辨力,金、银粒在金标蛋白结合处,呈高电子密度、黑褐色细小颗粒状,颗粒外形清晰辨认度高,和细胞或组织的其他结构间形成鲜明反差,定位比酶促反应更精确,且不影响对原有超微结构观察。电镜水平的免疫金染色方法主要包括:包埋前染色、包埋后染色、免疫负染色、不同直径胶体金颗粒的双重或多重标记,以及原位杂交技术等。

2. **在光镜水平的应用** 免疫胶体金染色法在光镜水平的应用最初因分辨率不高而受到限制,一般需使用直径大于 20nm 的金颗粒。免疫金银染色(IGSS)法是因为金颗粒还原银离子生成的银原子吸附在金颗粒周围呈黑褐色银壳,可以使用更小直径的金颗粒(小于 15nm)进行染色,并且采用小颗粒进行标记可以增加抗原抗体反应处的标记密度,从而大大提高免疫胶体金光镜检测的灵敏度和可视性。光镜免疫金染色法不需另外进行染色,可以弥补其他标记物本底过高和易受内部酶活性干扰的缺点。主要用于检测:①细胞悬液或培养的单层细胞膜表面抗原;②培养的单层细胞胞内抗原;③组织中或半薄切片中抗原。

暗视野显微镜(dark-field microscopy)因高分辨力和高敏感性,近年来备受瞩目。胶体金颗粒的光散射特性,使之适合于暗视野成像。在白光照射下,不同粒径胶体金颗粒在暗视野显微镜下呈现一系列明亮的散射颜色。而免疫组化中常用的辣根过氧化物酶催化产物,DAB 沉淀物也具有暗视野成像的特殊光学性质。利用纳米金颗粒的生物相容性好和比表面积大的特点,以纳米金颗粒为连接载体,通过 1 个纳米金颗粒上偶联结合很多个的辣根过氧化物酶标记二抗分子,增加抗原所在部位的辣根过氧化物酶量,从而提高了DAB 沉淀物暗视野成像检测敏感性。可以根据暗视野显微镜下 DAB 沉淀物和胶体金颗粒酶结合物的散射特征,通过软件定量分析组织中靶抗原的表达量。

3. **在流式细胞术中的应用** 流式细胞术运用不同颜色荧光素标记不同抗原特异性的单克隆抗体,通过流式细胞仪可以同时分析一个细胞表达的多种抗原分子,是重要的现代免疫学分析技术之一。但由于在多色分析中,虽然可以通过荧光补偿消除荧光光谱重叠现象,但使用荧光探针越多,补偿的复杂程度随之增加。60nm 金颗粒在 632nm 波长(红色激光)照射下,侧向散射光信号强度比荧光素分子高出 10^5 数量级。因此,利用光散射特性,胶体金可以作为多参数细胞分析和分选的一种非荧光素标记物,与荧光素共同标记细胞用于流式检测。

4. **在即时诊断技术中的应用** 即时诊断技术是指在采样现场即刻进行分析,不需要借助中心实验室就可快速得到检验结果,能够应用于临床和家庭的一种技术。针对采样条件低,需要即刻获知结果的疾病或医疗条件差的边远地区具有很好的应用前景。

(1)免疫胶体金渗滤技术:80 年代发展起来的斑点免疫金渗滤法(dot immuno-gold filtration assay, DIGFA),其基本原理和步骤同斑点免疫金染色法(dot immuno-gold staining, Dot-IGS)。①斑点免疫金染色法(Dot-IGS):抗原抗体反应模式可以是双抗体夹心法测抗原或间接法测抗体等。以间接法检测抗体为例,蛋白质抗原通过静电吸附在硝酸纤维膜上,随后加入的抗体通过与抗原特异性结合交联于纤维素膜上,然后再滴加胶体金标记二抗,二抗和相应抗体的结合使抗原抗体反应处发生金颗粒聚集,形成肉眼可见的红色斑点,因此被称为斑点免疫金染色法。相对于 ELISA,操作更简便。此反应可通过银进一步增强(Dot-IGSS),即斑点金银染色法。②斑点免疫金渗滤法(dot immuno-gold filtration assay, DIGFA)以包被有抗原或抗体的硝酸纤维素膜为固相反应载体,只是在硝酸纤维膜下垫有吸水性强的垫料,即渗滤装置。抗原抗体反应和洗涤在定向渗滤装置上,以液体渗滤过膜的方式迅速完成,显著缩短了抗原抗体反应时间。斑点免疫金渗滤法全过程只需数分钟。

(2)免疫胶体金层析技术:免疫层析法(immunochromatography)是 20 世纪 90 年代兴起的一种快速诊断技术,第 1 个商业化的早孕检测试纸条是该技术应用的典型代表。胶体金免疫层析技术(colloidal gold immune-chromatography assay, GICA),以胶体金作为标记物,不需要特殊大型仪器，可以直接肉眼观察胶体金显色反应。相应的应用有金标试纸条检测霍乱、乙肝表面抗原和急性心肌梗死标志物等。

胶体金免疫层析试纸构造由样品垫（玻璃纤维）、金标垫（玻璃纤维吸附胶体金标记抗体）、硝酸纤维素膜（检测线包被捕获抗体和质控线包被二抗）、吸水垫、支持垫和卡盒组成。抗原检测方式有双抗体夹心法和竞争法。加样后，样品溶液在毛细力的作用下在层析试纸上定向移动，当溶液中目的抗原和层析材料上的胶体金标记抗体特异性结合后会继续移动至检测线，与该处包被的捕获抗体形成双抗体和抗原夹心复合物。如果是竞争法，则是胶体金标记抗原和待检样本中目的抗原竞争结合检测线上的捕获抗体。通过检测线位置胶体金颗粒显色反应得到肉眼直观结果。在这两种检测方法中，质控线均用于明确试纸条是否正常工作。胶体金免疫层析技术既可以用肉眼观察信号，也可以用专门的读取仪进行比色分析，量化检测线和质控线处聚集的胶体金颗粒光学信号强度。目前，大部分胶体金免疫层析试纸条检测抗原的灵敏度为 ng/ml。

5. 作为生物分子偶联及信号放大载体的应用 胶体金颗粒具有生物相容性好（可以标记很多种生物大分子）和比表面积大（一个纳米颗粒上可同时结合多个生物分子）的特点。因此，胶体金颗粒应用于生物检测，不仅仅局限于作为示踪标志物，还可作为生物分子偶联及信号放大的载体，应用于 ELISA、电化学发光免疫分析和暗视野显微镜成像等。

三、应用举例

实验以胶体金技术用于妊娠检测为例进行介绍。

1. **实验原理** 人绒毛膜促性腺激素（human chorionic gonadotropin，hCG）是胎盘绒毛膜细胞分泌的一种糖蛋白，由和 FSH、LH 及 TSH 具有同源性的 α 亚基和 hCG 特异性 β 亚基组成。hCG 在受精后第 6 日开始分泌，血清 hCG 浓度在妊娠 8～12 周达到高峰，之后逐渐下降，20 周左右趋于平稳并维持至分娩，一般于产后 1～2 周消失。hCG 分子量较小，可通过肾小球从尿中排出。

目前市售的人绒毛膜促性腺激素（hCG）快速检测试剂盒，利用双抗体夹心一步法和胶体金免疫层析技术快速检测人尿液中绒毛膜促性腺激素（β-hCG），用于临床妊娠的辅助诊断。当干燥的试纸条浸入尿液后，尿液在毛细力作用下沿试纸条定向层析。若为 hCG 阳性标本，hCG 和松散吸附在测试纸条前端玻璃纤维上的胶体金标记抗 β-hCG 抗体结合形成胶体金标记免疫复合物，并继续移行至硝酸纤维膜检测带位置（T 线），和此处包被的抗 α-hCG 捕获抗体形成固相的双抗体夹心复合物（抗 α-hCG 抗体 -hCG- 胶体金标记 β-hCG 抗体）。胶体金标记的双抗体夹心免疫复合物在检测带 T 线位置沉积聚集，最终达到肉眼可见的紫红色线条带。若样本中无 hCG，T 线位置上则不出现显色带。游离的胶体金标记抗体或多余未结合的抗原胶体金标记抗体复合物会继续移行到质控带位置（C 线），与羊抗鼠 Ig（二抗）结合形成第二条清晰的紫红色线。无论尿液中有无 hCG，C 线均应出现清晰的紫红色线。

2. **试剂与材料**

（1）新鲜晨尿样品。

（2）胶体金早孕检测试纸。

3. **实验流程**

（1）将测试纸条插入尿液中（注意尿液不要超过 MAX 标志线）。

（2）按说明书要求，1min 左右取出纸条，平放，并在 5min 内读取结果。

4. **结果及分析**

（1）C 线和 T 线位置均出现紫红色线提示怀孕，颜色深浅与 hCG 浓度相关。可以出现 T 线比 C 线颜色深的情况。

（2）仅在 C 线位置出现一条紫红色线提示未怀孕。

（3）C 线位置未出现紫红色线，产品不合格或测试方法不当。

5. **问题及其解决策略**

（1）温度：测试纸条 4℃保存，使用时待恢复至室温后打开密封，可避免反应线模糊不清。

（2）正确操作：按照说明书要求操作，注意试纸浸入尿中的深度和时间，取出试纸条后应平放，避免过量的尿液造成抗原过剩，因钩状效应导致结果假阴性，同时在 3～5min 内观察的结果为有效。

（3）取样：宜取新鲜晨尿以免激素降解。饮水可能稀释标本，取样前 1h 不宜大量饮水。

第四节 化学发光免疫检测

物质吸收外界能量而进入激发状态，在恢复到低能量的基态时，以电磁辐射发射光子的形式释放能量，即发光（luminescence）。根据激发的能量来源，可分为光照发光（photoluminescence，由紫外光、可见光、远红外光激发引起）、生物发光（bioluminescence，存在于有生命的生物体内发光，典型例子为萤火虫发光）、化学发光（chemiluminescence，由化学反应引起）以及电化学发光（由电化学反应引起）。本章主要介绍化学发光免疫分析（chemiluminescence immune assay，CLIA）。

一、常见化学发光剂及发光原理

化学发光（chemiluminescence，CL）是指伴随化学反应过程所产生的光辐射现象。大多数化学发光是以 O_2 和 H_2O_2 作为氧化剂的氧化反应发光。化学发光反应包括两个关键步骤，即化学激发和发光，化学激发需提供足够的化学能，激发化学发光剂在吸收能量后跃迁至电子激发态，而当返回较低能级基态时有足够的发光量子产率。

化学发光免疫分析（chemiluminescence immune assay，CLIA）是使用化学发光物质和酶标记抗原或抗体，抗原抗体反应后通过加入发光启动剂如碱性 H_2O_2 溶液或酶促反应的发光底物产生化学发光反应。用化学发光检测仪光电倍增管（PMT）分析接受光量子产量，以光信号强度显示抗原-抗体反应结果。具有灵敏度高、线性范围宽、仪器简单和易于自动化等优点。常见的用于化学发光免疫分析（CLIA）的化学发光剂有以下几类：

1. **酶促反应的发光底物** 酶促反应的发光底物是指经酶降解作用而发光的一类发光底物，目前化学发光酶免疫技术中常用的酶有辣根过氧化物酶（HRP）和碱性磷酸酶（ALP），均有相应的发光底物。

（1）鲁米诺、异鲁米诺及其衍生物：鲁米诺（luminol）又名发光氨，化学名称为 3-氨基邻苯二甲酰肼，是最常用的化学发光试剂之一，于 1928 年由 Albrecht 首先发现。鲁米诺在碱性溶液中与氢氧化物反应生成一个双负离子（dianion），可被催化剂如辣根过氧化物酶或金属铁离子等催化过氧化氢（H_2O_2）分解产生的氧气氧化，生成激发态的 3-氨基邻苯二甲酸，如下图 2-1 所示。当此产物分子由激发态衰退至基态时，发出光子释放能量。鲁米诺的最大发射光波长 425nm（蓝光），因为鲁米诺的发光反应产生了大量的自由基致使 HRP 失活，所以 HRP 催化的鲁米诺发光基本上为闪烁光型（flash），会在开始的数秒内达到最大峰值，几分钟后又迅速衰减，不易准确和重复

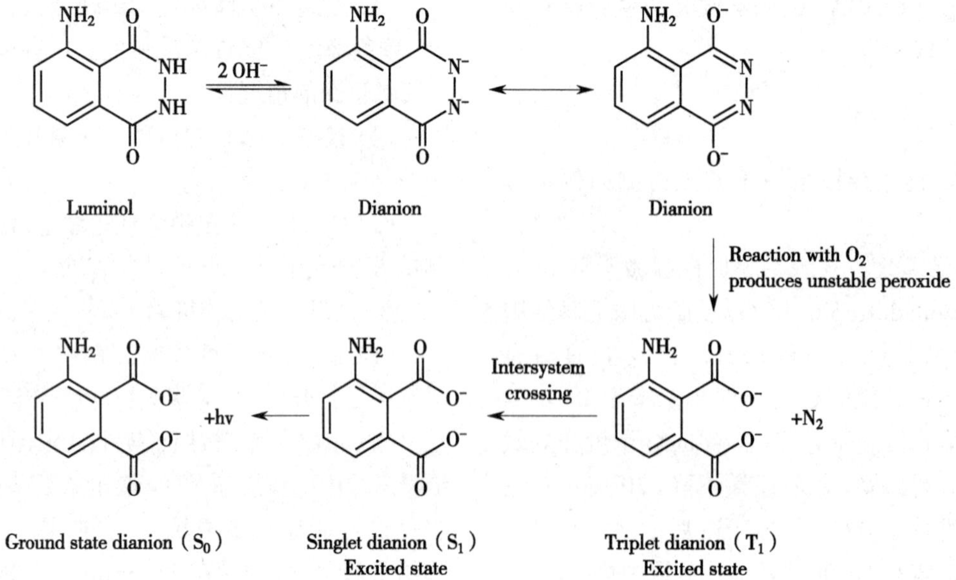

图 2-1 鲁米诺发光原理

检测。为了增加发光平台期，通常在传统的 HRP/H$_2$O$_2$/鲁米诺发光体系中添加发光增强剂如萤火虫荧光素、含有取代基的酚类化合物，如对碘苯酚，可使 HRP 催化鲁米诺 -H$_2$O$_2$ 所发出辉光持续 30～60min，并明显增强发光强度，提高了分析灵敏度和准确性。另外，鲁米诺标记抗原或抗体后，发光作用减弱而影响检测灵敏度，因而较少作为化学发光标记物使用。

（2）（金刚烷）-1, 2- 二氧乙烷及其衍生物：1989 年，Thorpe 等报道，金刚烷衍生物在碱性磷酸酶作用下可发出高强度的辉光，光信号可持续 1～2h。目前市场上的碱性磷酸酶的底物主要以（金刚烷）-1, 2- 二氧乙烷及其衍生物为主，如 AMPPD、CSPD、CDP-Star 等。以 AMPPD 为例，分子结构中包含起稳定作用的金刚烷基基团，芳香基团为发光基团和酶作用的磷酸基团。在溶液中 AMPPD 的磷酸酯键很稳定，非酶催化的水解非常慢，因而几乎无试剂本身的发光背景值。碱性磷酸酶催化 AMPPD 发光机理如图 2-2 所示。碱性磷酸酶酶解 AMPPD 脱去磷酸基后生成中间产物 AMPD。此中间产物经分子内电子转移裂解为一分子金刚烷酮和一分子处于激发态的间氧苯甲酸甲酯阴离子（酚盐），返回基态时发出波长为 470nm 的光，发光强度在 15min 时达高峰，60min 内持续并保持相对稳定（辉光型）。

2. 直接化学发光剂　吖啶酯和吖啶磺酰胺化合物，其化学结构含有产生发光的特有基团，在启动发光试剂（NaOH$_2$-H$_2$O$_2$）中可以直接分解生成电子激发态的 N- 甲基吖啶酮，当激发态回到基态时发出光子，最大发射波长位于 430nm（蓝光）。吖啶酯和吖啶磺酰胺化合物在发光免疫分析过程中不需要催化剂和增强剂，光释放快速集中、发光效率高、发光强度大，而且吖啶酯和吖啶磺酰胺化合物易于与蛋白质结合、结合后光量子

产率不减少且标记物结构稳定，在 2～8℃下可保存数月之久。因此，吖啶酯或吖啶磺酰胺是一类非常有效的化学发光标记物，可直接标记抗原或抗体。

3. 电化学发光剂　电化学发光剂是指通过在电极表面进行电化学反应而发光的物质。电化学发光免疫分析（electrochemiluminescence immunoassay，ECLIA）是以电化学发光物标记抗原或抗体，免疫反应后通过检测电化学发光信号对抗体或抗原进行定量或定性分析。最常用于电化学发光免疫测定的化学物质是三联吡啶钌 Ru（bpy）$_3^{2+}$。其衍生物三联吡啶钌 N- 羟基琥珀酰胺（NHS）酯与蛋白质赖氨酸的 ε- 氨基或核酸上的氨基形成稳定的酰胺键，由于是水溶性小分子，结合后对抗体造成的空间位阻小。

三联吡啶钌标记物的发光原理：三联吡啶钌 Ru（bpy）$_3^{2+}$ 和电子供体三丙胺 TPA 在阳极表面同时失去一个电子而发生氧化反应，Ru（bpy）$_3^{2+}$ 被氧化成 Ru（bpy）$_3^{3+}$（强氧化剂）；TPA 被氧化成阳离子自由基 TPA$^+$，因不稳定自发失去一个质子（H$^+$）形成自由基 TPA（强还原剂），可将高能量电子递给 Ru（bpy）$_3^{3+}$ 使其成为激发态的 Ru（bpy）$_3^{2+}$，激发态发射一个波长为 620nm 的光子恢复到基态，再参与下一次的电化学发光。这一电启动的氧化还原反应循环进行，光信号得以被放大，极大地提高了检测敏感性，可达 pg/ml 或 pmol 水平。

二、化学发光免疫分析类型

20 世纪 70 年代中期 Arakawe 首先报道化学发光免疫分析（CLIA），CLIA 结合了抗原抗体反应特异性和化学发光反应的高灵敏性，是继放射免疫分析、酶免疫分析、荧光免疫分析和时间分辨荧光免疫分析之后发展起来的一项最新免疫测定技术。用于各种抗原、半抗原、抗体、激素、

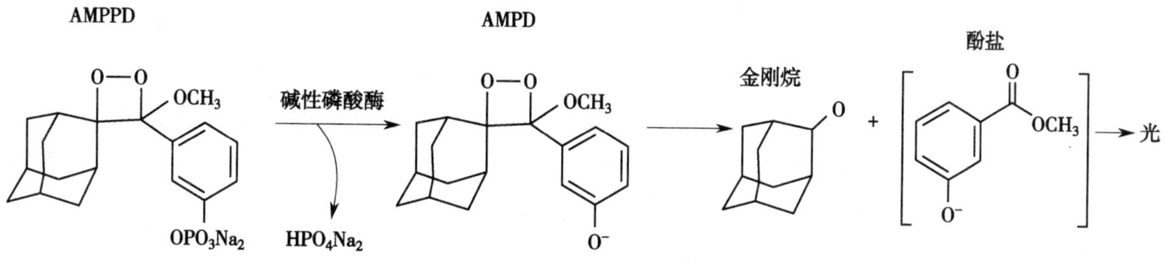

图 2-2　AMPPD 发光原理

酶、脂肪酸、维生素和药物等的检测。CLIA 具有灵敏度高（最低可以检测到 100 个分子，可达 10^{-21}mol）、线性范围宽（可达 6 个数量级）、无放射性污染、发光标记物稳定，有效期长，达数月甚至数年以及自动化程度高等优点而被大量用于临床样品的高通量检测中。世界各大仪器制造商研制出多种型号的全自动化 CLIA 检测仪（自动化分析系统），并开发了与自动化分析系统相匹配的测定不同临床指标的试剂盒。临床样品检测采用 CLIA 技术主要是吖啶酯标记物直接发光、酶催化底物发光和电化学发光 3 种发光类型。微孔板和磁性颗粒（磁性纳米粒子）是 CLIA 中应用较为广泛的固相材料。磁性颗粒表面包被抗原或抗体，通过外加磁场将溶液中结合于磁微粒表面的免疫复合物与未结合物质迅速分离，又称为磁微粒化学发光免疫分析技术。

1. 化学发光酶免疫分析（chemiluminescent enzyme immunoassay，CLEIA） CLEIA 是基于酶联免疫分析方法基础上改进的新方法，操作步骤与 ELISA 相同，采用竞争法测定小分子抗原物质，双抗体夹心法测定大分子抗原物质，以及间接法检测抗体等反应模式。CLEIA 不同于 ELISA 之处，在于酶的催化底物是化学发光剂，产生化学发光，产生的光信号强度通过化学发光信号检测仪来检测，由光量子阅读系统接收，光电倍增管将光信号转变为电信号并加以放大，再把它们传送至计算机数据处理系统，从而对待检样品进行定量，较分光光度法检测灵敏度更高，线性范围更宽。酶促催化底物发光，受温度、时间等因素影响，但发出的辉光，对测量的要求不高，既可用于全自动 CLIA 系统（封闭型）对临床高通量样品检测，也可在完成免疫反应后由仪器自动测量光信号和数据处理（开放型），应用于生命科学研究。

（1）辣根过氧化物酶（HRP）标记 CLEIA：目前通常采用的是增强发光酶免疫分析（enhanced chemiluminescence enzyme immunoassay），如 Amersham 公司的 Amerlite 化学发光免疫分析系列商品试剂盒采用的是 Luminol/H_2O_2/HRP/p-iodphenol System。以 HRP 标记抗原或者抗体，当免疫反应完成后，结合上的 HRP 酶标物使用鲁米诺作为发光底物，NaOH + H_2O_2 作为启动发光试剂，对

碘苯酚或对苯基酚等作发光增强剂，可将鲁米诺所发出的闪光转化为辉光，发光信号可持续 10～20min，并且显著提高了发光信号的强度，从而提高了检测的灵敏度。

（2）碱性磷酸酶（ALP）标记 CLEIA：市场上的碱性磷酸酶底物主要以（金刚烷）-1，2- 二氧乙烷及其衍生物为主，如 AMPPD、CSPD、CDP-Sta 等。代表系统如美国 Beckman Coulter 公司 ACCESS® 全自动磁微粒子化学发光免疫分析系统，定量测定甲状腺功能、性激素、肿瘤标记。以双抗体夹心法检测大分子抗原为例。磁微粒子包被抗体与分析物结合后，外加磁场协助该复合物快速与其他非特异性物质分离，此时再加入碱性磷酸酶标记抗体，形成磁珠包被抗体 - 抗原 - 酶标记抗体复合物，经洗涤去掉未结合的抗体后，加入 ALP 的发光底物环 1，2- 二氧乙烷衍生物 AMPPD 和发光增强剂。检测小分子抗原采用竞争法分析模式（分析物及 ALP 标记抗原与磁微粒子包被抗体竞争结合）。

2. 化学发光标记免疫分析 化学发光标记免疫分析是以化学发光剂为示踪物信号建立起来的一种非放射标记免疫分析法。用吖啶酯或吖啶磺酰胺标记抗体或抗原，与待测标本中相应的抗原（抗体）发生免疫反应后，形成固相双抗体（抗原）夹心免疫复合物，加入起动发光试剂（NaOH-H_2O_2），吖啶酯分解发光。由于吖啶酯衍生物发光为快速闪光型，对测量的要求高，主要适用于全自动 CLIA 系统，在生物医学领域的应用非常广泛，如 ARCHITECT i2000$_{SR}$ 全自动、微粒子化学发光免疫分析系统可检测乙肝病毒抗原和抗体、肿瘤标记、内分泌激素、甲状腺功能以及药物等多项免疫项目。其中，检测大分子抗原采用双抗体夹心法（磁微粒子上包被的抗体 - 抗原分析物 - 专利的吖啶酯标记抗体复合物），检测小分子抗原采用竞争法分析模式（抗原分析物和吖啶酯标记抗原与磁微粒子上包被的抗体竞争结合）。通过加入"Pre-Trigger"使吖啶酯标记物从磁微粒子固相载体上释放到溶液中并通过磁块吸附与磁微粒子分离，加入"Trigger"提供碱性环境，吖啶酯产生光信号。

3. 电化学发光免疫分析（electrochemiluminence immunoassay，ECLIA） ECLIA 于 20 世

纪 90 年代问世，是电化学发光（ECL）和免疫测定相结合的产物。以电化学发光物标记抗原或抗体，通过抗原抗体反应和磁性颗粒分离技术，根据电化学发光物在电极上发出的光强度大小对待测的抗原和抗体进行定量和定性。ECLIA 是继放射免疫、酶免疫、荧光免疫、化学发光免疫测定以后的新一代标记免疫测定技术，主要特点是高灵敏度、特异性强、测定范围宽、试剂稳定、无害、无污染以及易于自动化检测的优点，临床已广泛应用于激素、内分泌功能、肿瘤标记物、传染性疾病的抗原和抗体等多种项目的检测。

ECLIA 的测定模式与 ELISA 相似，分抗原抗体免疫反应和电化学发光反应两个步骤。以双抗体夹心法测定抗原为例，第一步在试管中进行，形成磁珠包被抗体 + 受检的标本 + Ru（bpy）$_3^{2+}$ 标记抗体夹心复合物，除此之外，反应液中尚有游离、未结合的 Ru（bpy）$_3^{2+}$ 标记抗体和磁珠包被抗体。第二步是反应液被吸入流动测量室，流动测量室电极下因有磁铁，通过磁场将结合 Ru（bpy）$_3^{2+}$ 标记物的免疫复合物和游离 Ru（bpy）$_3^{2+}$ 标记物分离。此时在电极上施加一定波形的电压或电流信号，启动了可循环进行的电化学发光反应，产生的光信号通过光电倍增管检测，光强度与标本中抗原的含量相关。

三、应用举例

实验以促甲状腺激素（TSH）化学发光免疫分析为例进行介绍。

1. 实验目的 血清中促甲状腺激素（TSH）水平可作为诊断原发和继发性甲状腺功能异常的敏感性指标。TSH 由垂体前叶分泌，主要生理作用是促进甲状腺素（T4）和三碘甲状腺原氨酸（T3）的合成与分泌。TSH 是糖蛋白，分子量为 28kDa，由 α 和 β 亚基组成。虽然 TSH 血清中的含量非常低，但足以维持甲状腺的功能。TSH 本身受下丘脑分泌的 TSH 释放激素（TRH）的调控，血液中甲状腺激素水平与 TSH 和 TRH 的水平有负反馈抑制关系，如在患甲状腺功能亢进时，TRH 的释放和随之 TSH 的分泌均被抑制。

2. 实验原理 促甲状腺激素化学发光酶免疫分析，采用双位点一步法双抗体夹心法模式，即将辣根过氧化物酶标记羊抗人 TSHα 亚基单克隆抗体和人血清标本混合液，加入预包被有鼠抗人 TSHβ 亚基单克隆抗体的 96 孔板孔中，常温抗原抗体反应 60min。在充分洗去未结合酶标记物后，加入辣根过氧化物酶的化学发光底物，用微板型化学发光仪测定各孔的发光强度（relative light units，RLU）。发光强度与未知标本血清 TSH 浓度呈正相关。未知标本血清 TSH 浓度，参照 TSH 标准品标准曲线进行定量。

3. 试剂与材料 化学发光定量检测人 TSH 试剂盒。

（1）鼠抗人 TSHα 亚基单克隆抗体预包被板（luminescence-grade）。

（2）HRP 标记羊抗人 TSHβ 亚基 mAb（HRP-TSH$_\beta$ mAb）。

（3）TSH 标准品（0，0.5，2，5，10，20μIU/ml）。

（4）洗涤液（0.05% Tween20/PBS pH 7.4）。

（5）化学发光底物 A 液和 B 液（鲁米诺 -H$_2$O$_2$-增强剂发光体系，使用前混合）。

（6）待测血清标本。

（7）微板型化学发光分析仪（MPL2 microplate luminometer）。

4. 实验流程

（1）准备：自 2～8℃冰箱取出试剂以及抗体预包被板条。

（2）一步添加样品、标准品及 HRP-TSH$_\beta$ mAb：在对应孔中分别添加 50μl 待测血清样本和标准品后，每孔加入 100μl HRP-TSH$_\beta$ mAb，充分混匀后，室温孵育 60min。

（3）洗板：倾倒板孔中的反应液，每孔加入洗液约 300μl，静置 20s，除去其中液体，将板中液体拍尽，如此洗 4 次，最后再用 D.W 洗板一次。

（4）加化学发光底物液：使用前取等量化学发光底物 A 液和 B 液，混匀后每孔加 100μl。

（5）测定化学发光强度：在加入发光底物液 5～20min 内完成检测。

5. 实验结果及分析

（1）定量方法：根据不同浓度 TSH 标准品（0，0.5，2，5，10，20μIU/ml）和其对应 RLU 值，绘制标准曲线。参照标准曲线和回归方程求得未知标本血清 TSH 浓度。

（2）根据正常值范围 1.6（0.4～7.0）μIU/ml 判定标本结果，若测定值高于正常值则可能为甲减病例，最终诊断应结合临床症状来确立。

6. 注意事项

（1）在无催化剂的情况下，鲁米诺与过氧化氢可发生缓慢的化学发光反应，造成一定的背景发光。因此，需分开保存，使用前混匀。

（2）HRP- 鲁米诺 -H_2O_2- 增强剂发光体系发出波长为 425nm 的蓝光，发光强度随时间而变化，应于 5~20min 内完成对各加样品孔的发光强度测定。

（3）清洗步骤需彻底，防止孔中有气泡，将影响检测结果的准确性。

（4）手工加发光底物的加样器吸量应准确，在加发光底物的过程中应避免加样器吸头与板孔或手指接触，以防底物受到污染，同时不能有气泡。

（陆　青　储以微）

参 考 文 献

[1] 王兰兰. 临床免疫学检验 [M]. 北京：人民卫生出版社，2017.

[2] 柳忠辉，邵启祥. 常用免疫学实验技术 [M]. 北京：高等教育出版社，2013.

[3] Engvall E, Perlmann P. Enzyme-linked immunosorbent assay（ELISA）. Quantitative assay of immunoglobulin G[J]. Immunochemistry, 1971, 8: 871-874.

[4] Faulk PW, Taylor MG. Communication to the editors: An immunocolloid method for the electron microscope[J]. Immunochemistry, 1971, 8: 1081-1083.

[5] Fan L, Tian Y, Yin R, et al. Enzyme catalysis enhanced dark-field imaging as a novel immunohistochemical method[J]. Nanoscale, 2016, 8: 8553-8558.

[6] 李振甲，应希堂，马世俊. 化学发光免疫分析技术的研究现状与展望 [J]. 国际检验医学杂志，2006，27：95-97.

[7] 尹东光，贺佑丰，刘一兵，等. 几种主要化学发光物质的发光性能及其化学发光免疫分析体系 [J]. 标记免疫分析与临床，2002，9：225-230.

第三章 放射性免疫标记技术

放射性标记技术是利用放射性同位素示踪物标记抗原、抗体或配体等，用来检测相应的抗原或抗体等微量物质的一种分析技术。通常使用的放射性同位素标记物有 ^{125}I 以及 ^{3}H，^{125}I 主要用于标记蛋白类物质，如抗体；而 ^{3}H 常用于小分子物质标记，如甾体激素、腺苷。本章主要介绍蛋白类放射标记技术，包括放射免疫分析、免疫放射测定及放射配体分析等。该技术因具有灵敏度高、特异性强等优点而广泛用于微量物质以及半抗原，如神经肽、激素等的定量检测、细胞表面受体数量分析等方面，其灵敏度通常可达 pg/ml 水平。

第一节 放射性同位素标记抗原

放射免疫测定的首要条件是要有合适的同位素标记抗原，常用的同位素示踪物有 ^{125}I 和 ^{3}H，前者因其半衰期较短（约 59 天），而在免疫测定中广泛使用，^{3}H 因半衰期较长（约 13 年），只有在特殊的检测试剂中使用。制备高纯度与高活性的同位素标记物，需要有高纯度、良好免疫活性的抗原，而且标记后抗原的纯化应尽量采用温和的方法，否则标记过程中已受潜在性损伤的蛋白质，再经纯化影响会显著降低抗原活性，影响以后的免疫分析。常用的 ^{125}I 标记抗原的基本过程是通过氧化剂的作用，使碘化物（^{125}I-）氧化成碘分子（^{125}I$_2$），再与多肽、蛋白质分子中的酪氨酸残基发生碘化反应。所以不管采用哪种放射性碘标记法，标记的化合物内部必须有碘原子可结合的化学基团，即结构上应含有酪氨酸残基或组氨酸残基。在结构上含有上述基团的多肽及蛋白质抗原可直接用放射性碘进行标记，不含上述基团的多肽与蛋白质，必须连接上述基团后才能进行碘标记。因此影响多肽及蛋白质碘化效率的因素，主要决定于多肽及蛋白质分子中的酪氨酸残基数量及它们在分子结构中暴露程度；此外，碘化物的用量、反应条件（pH、温度及反应时间）和所用氧化剂性质等对标记也有影响。

一、氯胺 T 标记法

氯胺 T 标记法的基本原理是用氧化剂氯胺 T 氧化放射性碘，使其取代蛋白质酪氨酸苯环上的氢，标记后再用还原剂偏重亚硫酸钠终止反应，该方法适用于携带酪氨酸残基的蛋白质。

1. 试剂与材料

（1）Na^{125}I: 37kBq（1mCi）。

（2）0.5mol/L pH 7.5 磷酸缓冲液（PB）。

（3）ACTH$_{1-39}$: 5μg。

（4）氯胺 -T: 4mg。

（5）偏重亚硫酸钠: 19.2mg。

2. 实验流程

（1）ACTH$_{1-39}$ 5μg，以 0.05mol/L pH 7.5 PB 液 20μl 溶解。

（2）0.05mol/L pH 7.5 PB 液稀释的 Na^{125}I 37kBq/20μl。

（3）将（1）与（2）中的液体混合，添加 0.05mol/L pH 7.5 PB 液溶解的氯胺 -T（4mg/ml）20μl，立即混匀 30s。

（4）加入 0.05mol/L pH 7.5 PB 溶解的偏重亚硫酸钠（19.2mg）20μl 终止反应。

（5）再加入 200μl 0.05mol/L pH 7.5 PB 液，将上述液体移入 Sephadex G25 层析柱，层析除去游离 Na^{125}I。

二、Iodogen 标记法

该方法是利用 Iodogen（1, 3, 4, 6-tetrachloro-3α, 6α-diphenylglycouril）不溶于水的特性，在固相支持物表面介导蛋白质碘化过程，所以终止反应极其简单,只需将蛋白质移出反应管,产物也不需要还原过程,减少蛋白质暴露于氧化系统,有利于蛋白质保持活性,更适合大分子量蛋白质,如抗体等 ^{125}I 标记。

1. 试剂与材料

(1) Na^{125}I:18.5kBq(0.5mCi)。

(2) Iodogen 标记试管的制备:称取 Iodogen 10μg 溶解于 10μl 二氯甲烷中,加至 1.5ml 硬质塑料试管底部,以 N$_2$ 温和地吹干,可见试管底部有点状结晶物。

(3) PB(0.25mol/L pH 7.4)。

(4) 羊抗兔 IgG 抗体。

2. 实验流程

(1) 取底部有明显而均匀结晶物的 Iodogen 标记试管。

(2) 依次加入 0.25mol/L pH 7.4 PB 液 20μl,Na^{125}I 18.5kBq/10μl 双蒸水,羊抗兔 IgG 抗体 20μg/20μl 于干燥物上,混匀。

(3) 放置冰上反应 10min,每间隔 2~3min 混合一次。

(4) 反应终止后加入 300μl 0.25mol/L pH 7.4 PB 液,将液体全部移至 Sephadex G25 层析柱除去游离 Na^{125}I。

* 注:蛋白质 ^{125}I 标记方法除上述两种外,还有 Bolton-Hunter 法及 Lactoperoxidase 法等,因在国内较少应用,在此不作赘述。

三、^{125}I 标记抗原分离

游离状态的 Na^{125}I 与 ^{125}I 标记蛋白质的分离,通常采用除盐层析柱如 Sephadex G25 或 Sephadex G50。近年来,随着层析柱的大量商品化,一些更实用、简便的凝胶柱已经在实验室应用。通常使用的 Sephadex G25 分离柱高约 10cm,柱床体积约 10ml,可除去数千道尔顿以下的小分子,具有分离效率高、速度快等优点。

1. 试剂与材料

(1) Sephadex G25 柱。

(2) 1% 牛血清白蛋白(BSA)(0.02mol/L pH 7.4 PBS 溶解)。

(3) 洗脱缓冲液(0.02mol/L pH 7.4 PBS 内含 0.02% Tween20)。

(4) 待分离的 ^{125}I 标记羊抗兔 IgG 抗体。

2. 实验流程

(1) 以 10ml 洗脱缓冲液冲洗 Sephadex G25 凝胶柱。

(2) 加入 1ml 1% BSA,继续以 15ml 洗脱缓冲液冲洗。

(3) 加入待分离样品约 0.2~0.3ml,待样品全部进入柱床后,连续加入洗脱缓冲液洗脱。

(4) 连续收集流出液,每管 1ml,收集 12 管。

(5) 每管吸出 10μl 样品测每分钟放射计数率(cpm),第一放射计数峰值即为 ^{125}I 标记羊抗兔 IgG 抗体,第二峰为游离型 Na^{125}I(图 3-1)。Sephadex G25 凝胶柱分离快速、完全,全部操作时间不超过 20min。

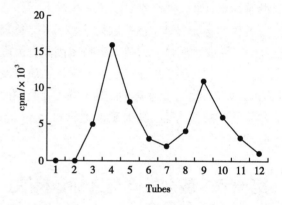

图 3-1 Sephadex G25 凝胶柱层析分离 ^{125}I 标记羊抗兔 IgG 抗体

第二节 放射免疫分析技术

放射免疫分析(radioimmunoassay,RIA)是经典的放射免疫标记技术。1960 年首先由 Yalow 和 Berson 建立了血浆胰岛素的放射免疫分析法。随后 Ekins 又报道了甲状腺激素的竞争性蛋白结合分析法。此类技术具有样品用量小、高敏感度(pg/ml)等优点,广泛用于激素、神经肽等方面的测量。

一、实验原理

放射免疫分析属于竞争性饱和分析技术。在一定的反应体系内,某种被检测的微量抗原(Ag),及标记有放射性同位素 ^{125}I 的抗原物质(Ag*)共同与有限量的抗体(Ab)竞争性结合,形成免疫复合物 Ag-Ab 和 Ag*-Ab,其反应遵循质量作用定律。当反应系统中 Ag* 和 Ab 的量固定时,若 Ag

量愈多,则形成 Ag-Ab 亦多,而 Ag*-Ab 则愈少,反之亦然,其反应式如下:

$$Ag^* + Ag + Ab \rightleftharpoons Ag\text{-}Ab$$
$$\Updownarrow$$
$$Ag^*\text{-}Ab$$

若向一系列反应管中分别加入定量的 Ab 和 Ag*,同时加入不同量的未标记的标准 Ag,当反应达到平衡以后,用一定的方法分离 Ag* 与 Ag*-Ab,然后测定 Ag* 或 Ag*-Ab 的放射性强度(通常以每分钟计数率 cpm 值表示),就可得出一条剂量反应曲线,即标准曲线。绘制标准曲线时,一般以加入标准 Ag 的量为横坐标,以 B/B₀(B 为含标准 Ag 管的 Ag*-Ab 放射计数率,B₀ 为标准 Ag 为 0 时的最大 Ag*-Ab 放射计数率)或 B/T(T 为每管加入的 Ag* 总放射计数率)为纵坐标绘制曲线。将测定的未知样品的放射性,与标准曲线比对,即可读取测定样品的 Ag 含量。

二、主要技术条件

根据放射免疫分析的基本原理,要建立放射免疫分析方法,必须具备三个基本的条件,即:标准抗原和标记抗原、特异性结合抗体、分离 Ag* 和结合型 Ag*-Ab 的简便方法。

1. 标准抗原和标记抗原 标准和标记抗原要求纯度尽可能高,一般标记所用抗原纯度应在 98% 左右。标准抗原在化学性质上可以是非均质的,但其抗原性应具有均质性,方可满足放射免疫分析的要求。

2. 特异性结合抗体 特异性抗体通常来源于适宜的抗原免疫动物后所获得的特异性多克隆抗体或单克隆抗体,放射免疫分析用抗体可经 50% 饱和硫酸铵沉淀后使用。其工作效价可用多种方法测定,一般是选定适宜量的标记抗原,与不同稀释度的抗血清在合适的条件下孵育,反应完成后,将游离的标记抗原和标记抗原-抗体复合物分开,测定结合部分的放射性,以 B/T 为纵坐标,抗血清稀释倍数为横坐标,绘制抗血清稀释曲线,与标记抗原达最大结合 50% 点即为抗血清的应用效价。

3. 游离和结合部分的分离 当抗原-抗体反应完成后,必须将游离抗原和结合的抗原-抗体复合物分离,然后分别测定其放射性。因此,对于每一个反应系统,都应选择适宜的分离手段。较理想的分离技术,应满足以下要求:①能使结合和游离抗原完全分离,且不干扰已形成的抗原抗体结合;②方法简便、快速,试剂和设备廉价、易获得;③分离过程不受血浆或血清的影响,测定结果易于标准化。

现将常用的几种分离方法简述如下。

(1)吸附:利用表面活性物质,吸附游离抗原部分。常用的有活性炭。采用直径 60μm 以下的活性炭颗粒,经葡聚糖或 BSA 处理后,可吸附小分子物质,如类固醇激素、ACTH 等多肽,此类颗粒只允许小分子"进入",而将较大的 Ag-Ab 复合物(结合部分)排除在外,经 3 000r/min,离心 15min,活性炭与吸附物一起沉降于试管底部,从而达到分离目的。未经处理的活性炭,孔径极不均一,也能吸附大分子物质,如 Ag-Ab 复合物,因此,活性炭必须经预处理封闭部分大孔径,仅保留吸附小分子的孔径。封闭用物质多数采用葡聚糖(Dextran),如葡聚糖 T-100(MW 100 000)处理的活性炭再吸附分子量低于 100 000 的小分子;如用白蛋白(MW 66 000)封闭活性炭,活性炭则只能吸附分子量小于白蛋白的物质。实验采用哪类封闭物,须根据所需分离的物质分子大小和所具有的实验室条件而定。

(2)第二抗体法:采用第二抗体与第一抗体-抗原复合物结合成更大的抗抗体-抗体-抗原复合物,在适宜的条件下经离心沉淀,将复合物与游离抗原分开,这是放射免疫分析中最常用而有效的方法。若第一抗体来源于家兔,第二抗体可采用羊抗兔 Ig 或羊抗兔 IgG 抗体。基本过程是在第一抗体与相应抗原孵育完成后,加入过量的抗第一抗体的第二抗体,继续孵育 2～6h,最后加入免疫沉淀剂,如聚乙二醇(PEG 6 000,终浓度 2%～4%),4℃ 3 000r/min,离心 20min,免疫复合物沉淀在试管底部,上清为游离抗原,弃去上清,测定沉淀部分放射性计数率(cpm)。

(3)免疫分离剂:随着新一代免疫亲和试剂的诞生,固相免疫吸附剂正逐步取代液相反应中的吸附分离及第二抗体法。其原理是将第二抗体固化在葡聚糖凝胶或纤维素上,可与第一抗体同时加入反应体系中,经短时间孵育后,离心分离沉淀即可。此法反应时间短,适合大样本分离。

第三节 免疫放射分析

免疫放射分析（immunoradiometric assay，IRMA）的基本原理是用放射性同位素标记抗体，测定相应抗原，标记抗体与抗原结合产物的放射强度与抗原浓度成正比，因而灵敏度较 RIA 法更高。RIA 与 IRMA 相比通常存在以下不足：由于是竞争性结合，不能达到全部待测物与抗体结合；为了达到适宜的灵敏度，测定系统中标记抗原与抗体的结合必须有一个较高的起点（基准）；放射性同位素标记可能引起小分子抗原免疫反应性的改变，因而标记物与标准或待测抗原同抗体的反应方式可能不完全相同；游离 Ag* 与 Ag*-Ab 的分离方法复杂、费事，不易大样本测定。而 IRMA 基本弥补了 RIA 的上述缺点，其反应式为：

$$Ag + Ab* \rightleftharpoons Ag\text{-}Ab*$$

随着单克隆技术的发展，IRMA 检测普遍采用了单克隆抗体，具有较高的特异性，并利用固相支持物，建立起固相 IRMA 检测方法，简化了操作过程。基本原理是：将单克隆抗体与乳胶颗粒或聚苯乙烯塑料试管偶联，然后加入抗原。由于单克隆抗体稍许过量，因此，可与抗原完全结合，并决定了反应的特异性；在反应结合完成后，将未结合抗原洗去，再加入 ^{125}I 标记的抗原特异抗体（Ab$_2$*），与结合在单抗上的抗原反应，形成单抗 - 抗原 -Ab$_2$* 复合物，在反应结束后，洗去未结合的 Ab$_2$*，测定结合于固相支持物上的单抗 - 抗原 -Ab$_2$* 复合物的放射性强度。因此，该方法分离 Ag-Ab* 复合物与游离 Ab* 的方法比较简单，而且放射强度与抗原量成正比（图 3-2），适合大样本快速测定。

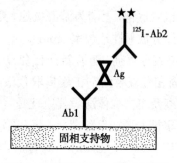

图 3-2 固相 IRMA 反应示意图

第四节 免疫细胞受体放射分析

放射配体分析技术是用来测定细胞表面相应受体数量以及亲和力的主要方法之一，属于典型的饱和分析。通常是以 ^{125}I 标记受体的特异性配基，在一定的反应体系内，标记有放射性同位素的配基与相应受体结合，这种结合可被非标记同类配基特异性阻断，根据配基与受体形成复合物的多少，可以反应受体的分子数量以及亲和力等生物化学特性。

其饱和分析反应式如下：

$$R（受体）+L（配基）+L*（标记配基）\rightleftharpoons RL + RL*$$

在已知的细胞因子及多肽类激素作用中，特异性受体是其正常发挥生物学功能的基本因素。因此，受体的特异性测定在免疫生物学功能研究中就成为一项必不可少的检测项目。与特异性抗原 - 抗体反应的免疫组织化学染色等检测受体相比，放射配体分析的优点是能反映被测受体的生物学活性（如 k 值等）、受体类型（高、中、低亲和力）以及受体数量，而且实验结果较可靠。当前最大的问题是受体易在制备或储存的过程中降解、破坏，而且受体浓度较低，制备和纯化中的一些实际问题对受体测定均有影响。

1. 受体测定的影响因素 受体的放射配体分析与其他饱和实验分析一样，均受到反应体系的 pH 值、离子强度及温度等因素的影响，由于放射配体分析受体是采用活细胞直接结合分析的方法，因此，反应缓冲液应能提供细胞生存的必需条件，可以采用含有钙、镁及钾离子的 Hank's 液作为反应体系的基本液体，pH 值一般以 7.2～7.4 为宜。反应液的离子强度可由 NaCl（0.85%）提供。反应温度与所检受体类型有关，如多肽类受体的测定，可采用 4～37℃。一般情况下，温度越低，反应所需时间越长，非特异吸附相对较低；温度升高，反应所需时间相应缩短，但非特异吸附则随之升高；对于一种因子，可根据实验要求选择合适的温度，温度的控制以反应体系的非特异吸附 <20% 为宜；为防止非特异吸附，可在反应体系中增加非标记配体量，但实验所用非标记配体一般都较昂贵，因此，反应温度通常以 20～

25℃较常用，非特异适中，反应时间数小时内即可完成。除上述因素外，反应体系的细胞浓度也是直接影响测定结果的重要因素，在标记配体一定时，随着细胞浓度的增加，结合标记配体的能力呈 S 型上升，通常选择在反应曲线呈直线部分的 50% 细胞数，作为特异性受体测定所需的最佳细胞浓度。

2. **受体测定的竞争抑制曲线** 该曲线是决定特异性受体存在与否的关键。配体与受体的结合类似于 Ag-Ab 的结合，是一种可逆的反应过程，在这个反应体系中，如果有特异性受体存在，标记的配体（L*）即与受体（R）发生结合，当添加非标记的配体（L）时，L 可以竞争性抑制 L* 与受体结合，其反应式为 R+L+L* $\rightleftharpoons$ RL+RL*，在 L* 和 R 浓度一定时，增加 L，则 RL* 结合率随之下降。这一反应形式的存在，表明 L* 所结合的是与 L 结合的同一特异性受体，但由于受体反应体系的复杂性，细胞表面又存在着多种膜蛋白，经常出现与 L* 非特异结合的现象，这时采用非标记配基 L，则不能有效阻断 L* 结合，因为 L 和 L* 可能同时被非特异结合物吸附。因此一个细胞表面是否有特异性配体的存在，必须检测其竞争抑制反应。另一方面，可以通过竞争抑制曲线（图 3-3）寻找到合适的竞争抑制反应 L 浓度，一般以抑制最大结合量 50% 时所需的非标记 L 浓度为受体测定中的浓度。

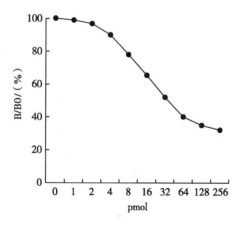

图 3-3 受体测定的竞争抑制曲线
B0：L 为 0 时的 L* 最大结合；B：L 非 0 时的 L* 结合量

3. **受体测定的饱和分析实验** 在一定的温度、反应时间及细胞数量的条件下，给予一系列浓度的标记配体与细胞受体反应，同时每一浓度的

标记配体反应管中加入具有 50% 竞争抑制作用的非标记配体，通常是标记配体的几十倍至数百倍的量，此反应的结果以只加标记配体反应管的 RL* 形成量为最大结合量（T）；加入特异性抑制配基 L，可以阻断 L* 与 R 的特异性结合，但不能阻断 L* 的非特异性结合，因此，加入 L 及 L* 管，测得的细胞结合 L* 量为非特异性吸附（N）；特异性受体 R 结合 L* 量（B）为 B=T−N。以结合量的 cpm 值为纵坐标，给予的标记配体浓度为横坐标，可绘制出一条 S 型饱和曲线（图 3-4），如果有特异性受体存在，曲线在适当的 L* 浓度时接近结合饱和量，该曲线可供进一步计算受体特性使用。

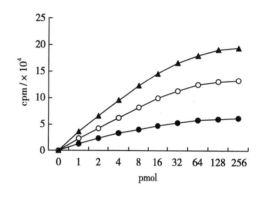

图 3-4 受体饱和分析曲线
▲：总结合量（T）；○：特异结合量（B）；●：非特异结合量（N）

4. **受体的特性分析** 当完成上述全部实验之后，受体的测定工作已经完成。继之是从上述实验的结果中，找出目的受体的有关特性参数，其中包括是高亲和力还是低亲和力受体，或二者皆有，受体的数量以及解离常数（K）是多少等。上述结果无法直观获取这些数据，必须经过一种特殊的转换方程式，才能求出所需数据，这就是 Scatchard 作图分析。简言之，以饱和曲线中每一标记配体浓度点的特异性 L* 结合量（B）与该浓度下未结合的游离 L* 浓度之比为纵坐标（B/F），结合量 L* 的摩尔浓度为横坐标，重新绘制出一种曲线图，这种曲线图可以是一条直线图，也可以是两条直线图。根据直线回归方程式，可以求出每一条直线的方程式 y=a+bx。受体的解离常数（K）就等于直线斜率的负倒数，即 K=−1/b，直线沿长线与 x 轴的交点就是细胞上该受体结合位点的最大摩尔数，第一条近似直线代表该受体为高亲和力受体，第二条直线表示该受体为低亲和力受体。实际计算中，由于投入的标记配体总量

（T），一般远大于结合细胞上的量（B），这时游离的配体量（F）等于 T−B，由于 B 较小，F 值近似 T 值，因此，在计算 B/F 时，通常是以 B/T 来代替，这时就简化了求算 F 的步骤，参见图 3-5。

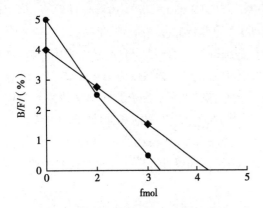

图 3-5　激活素受体 Scatchard 作图分析
●：高亲和力受体；■：低亲和力受体

表 3-1　Activin A 的 RIA 程序

单位：μl

	T	NBS	B₀	B	S
Buffer	—	400	300	200	200
Standard	—	—	—	100	—
Sample	—	—	—	—	100
Anti-Act	—	—	100	100	100
4℃孵育 24h					
^{125}I-Act	100	100	100	100	100
4℃孵育 12h					
GAR	—	100	100	100	100
4℃孵育 4h					

3 500r/min 离心 30min，除 T 管外，弃上清，测 T 管及各管的放射性计数（cpm），绘制标准曲线，从标准曲线上求出样品含量。

*T：总放射性计数管；NBS：非特异结合管；B₀：0 标准结合管或称最大结合管；B：标准管，S：样本管

第五节　应 用 举 例

一、人激活素 A 放射免疫分析

1. **实验材料**　Iodogen，Na^{125}I，Sephadex G25 层析柱，人激活素 A（Activin A，Act），兔抗人 Activin A 多克隆抗体（Anti-FS），羊抗兔 IgG（GAR），0.05mol/L pH 7.5 磷酸缓冲液（PB）及磷酸盐缓冲液（PBS）。

2. **Activin A 的 ^{125}I 标记**　采用氯胺 T 法进行标记，Sephadex G25 层析柱分离。

3. **实验流程**　Activin A 放射免疫分析过程按表 3-1 操作。

Activin A 放射免疫分析的标准曲线和交叉反应曲线见图 3-6。放射免疫测定中，一般要求非特异结合小于总放射计数率的 10%，批间变异系数 CV < 10%，组间变异系数 CV < 5%，样品回收率大于 85%，与相关肽的交叉反应尽可能低于 1%。

二、人卵泡抑素免疫放射分析

1. **实验材料**　重组人卵泡抑素（follistatin），Na^{125}I，Sephadex G25 凝胶层析柱，Iodogen，星形免疫试管，抗 follistatin 单克隆抗体，兔抗 follistatin 多克隆抗体，羊抗兔 IgG 抗体，0.04mol/L pH 7.4 PBS，0.05mol/L pH 9.5 碳酸盐缓冲液。

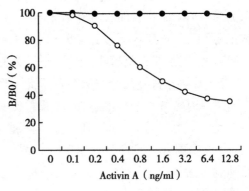

图 3-6　Activin A RIA 标准曲线及交叉反应测定曲线
○：Activin A 标准曲线；●：和相关肽的交叉反应曲线

2. **^{125}I 标记羊抗兔 IgG 抗体**　采用 Iodogen 法制备。

3. **实验流程**　取星形免疫试管，每管包被 0.2ml 单克隆抗体（2.5μg/ml），包被液为 0.05mol/L pH 9.6 的碳酸盐缓冲液，4℃过夜，以 0.02mol/L pH 7.4 PBS 内含 0.05% Tween20 洗三次，加入 0.04mol/L pH 7.4 PBS 稀释的 2% BSA 阻断非特异吸附，室温反应 1.5h，洗三次，加入 0.04mol/L pH 7.4 PBS 稀释的标准 follistatin 100μl，再加入 100μl 兔抗 follistatin 多克隆抗体（以 0.04mol/L pH 7.4 PBS 内含 0.1% Tween20、0.04% NaN₃、0.4% BSA 溶液，1：500 稀释），室温反应 2h，洗三次，加入 200μl ^{125}I 标记羊抗兔 IgG（100 000cpm），室温

反应2h，洗三次，在γ计数仪上测定反应管的放射计数率强度，绘制标准曲线，可在标准曲线上查出样品中的follistatin含量，其结果见图3-7。

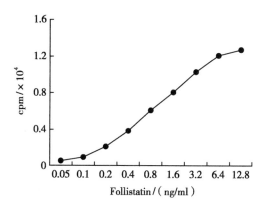

图3-7 Follistatin IRMA 标准曲线

本反应中，单克隆抗体提供了一个特异性结合位点，多克隆抗体增加了其反应的灵敏度，利用^{125}I标记二抗可进一步增加检测的灵敏度。由于本方法是利用单克隆抗体及多克隆抗体的双重优点，因此，具有高灵敏度，低交叉反应性等优点，组间变异系数CV控制在5%以内，批间变异系数CV小于8%，样品回收率大于90%。

三、关键问题及解决策略

1. 氯胺T标记过程，必须保证pH值的稳定，因此，常用0.05～0.5mol/L pH 7.5 PB缓冲液维持pH值的相对稳定。

2. 氯胺T标记过程包含了一个强的氧化和还原，可致某些多肽和蛋白质失活。因此，反应时间应控制在适度的范围内，一般以30～60s氧化时间为宜。氯胺T标记法多用于小分子蛋白（多肽）标记，标记率较高。

3. Iodogen法中，如果没有N_2气，也可采用CO_2温和地吹干，其效果类似。

4. Iodogen法在标记大分子蛋白质方面比氯胺-T法稳定，蛋白质活性保持较好，尤其是在^{125}I标记Ig时更具有优越性，^{125}I利用率通常在60%以上，蛋白质标记可达15 000cpm/ng蛋白。

5. 根据抗原的不同，免疫复合物分离的二抗法，一般可根据情况加入4%左右的PEG，促进Ag-Ab免疫复合物的沉淀形成。

6. 固相IRMA采用单克隆抗体包被时，高pH值缓冲液有时会损伤抗体的生物学活性，因此，包被液也经常采用pH 7.5磷酸盐缓冲液或pH 8.0硼酸盐缓冲液替代pH 9.5碳酸盐缓冲液。

（齐 妍 柳忠辉）

参 考 文 献

[1] 柳忠辉. 医学免疫学实验技术 [M]. 北京：人民卫生出版社，2008.

[2] Liu ZH, Shintani Y, Wakatsuki M, et al. Regulation of immunoreactive activin A secretion from cultured rat anterior pituitary cells[J]. Endocrine, J, 1996, 43（1）: 39-44.

[3] Wakatsuki M, Shintani Y, Abe M, et al. Immunoradiometric assay for follistatin: Serum Immunoreactive follistatin level in normal adult and pregnant women[J]. J Clin Endocrinol Metab, 1996, 81（2）: 630-634.

[4] Welp A, Manz B, Peschke E. Development and validation of a high throughput direct radioimmunoassay for the quantitative determination of serum and plasma melatonin（N-acetyl-5-methoxytryptamine）in mice[J]. J Immunol Methods, 2010, 358（1-2）: 1-8.

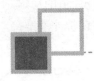

第四章　免疫细胞化学技术

免疫细胞化学技术是利用抗原抗体反应的特异性，借助抗体与细胞中抗原特异性结合，对抗原进行细胞水平定位，以便观察在生理、病理状态下细胞中抗原物质的分布以及表达情况。另外，免疫细胞化学技术与传统的组织化学技术或放射自显影技术联合应用，能够用于比较蛋白质抗原和其他标记物的位置，经过改进后的免疫染色技术还可用来分选和纯化细胞。当某种抗原在每个细胞中的数目多于 1 000 个分子时，用免疫细胞化学技术可检出该抗原。随着抗体标记技术和图像检测、数据处理及分析等方面的改进，该技术的灵敏度得到进一步提高。

第一节　免疫细胞化学基本原理

免疫细胞化学技术的基本原理是利用标记的特异性抗体结合并显示细胞中的抗原分子，为了便于细胞中抗原检测，一般将细胞黏附于固相支持物上，然后用固定剂将细胞及其组分固定，如果检测细胞内抗原，还需增强细胞膜的通透性，使抗体能够进入细胞与相应抗原结合，达到检测细胞中抗原分子的目的。本章主要介绍培养细胞的免疫细胞化学染色方法，虽然培养细胞的免疫染色方法较为简单，但如果抗体选择不合适或对照组设置不当，常可导致错误结果。因此，在设计实验方案和选择抗体时应特别注意。

一、免疫细胞化学技术基本流程

免疫细胞化学技术有三个主要步骤：细胞样本的制备、细胞样本的固定以及免疫染色和检测。

（一）细胞样本的制备

一般情况下，首先将细胞黏附于固相支持物上，目的是便于滴加溶液和洗涤。对于贴壁细胞，可以使其生长于载玻片、盖玻片及透光性能良好的塑料培养板上；对于悬浮细胞，可以用离心甩片法或用黏附剂将细胞黏附于玻片上。

（二）细胞样本的固定

细胞固定的目的是：①防止蛋白质抗原丢失；②提高细胞膜的通透性，使抗体进入细胞与抗原结合；③尽量使抗原保持能与抗体结合的特性；④维持细胞正常结构。常用固定剂有两大类：有机溶剂和交联剂。有机溶剂能够去除脂类物质，使细胞脱水，把蛋白质沉淀在细胞结构上，例如乙醇和丙酮。交联剂一般通过自由氨基基团把生物分子桥连起来，形成相互连接的抗原网络，例如多聚甲醛。两类固定剂均能使蛋白质抗原部分变性。因此，能够识别变性蛋白的抗体更为有用，有时只能用此类抗体才能得到满意的染色结果。

（三）免疫染色与检测

1. 免疫染色　免疫染色有直接法与间接法两种（图 4-1、表 4-1）。直接法使用已经标记的特异性抗体，将抗体直接加入经过固定的样品中，通过检测标记物来对待测抗原进行定位和定量。间接法是将未经标记的特异性抗体（一抗）加入样品中，再加入与一抗结合的标记二抗（或其他能与一抗结合的标记二级试剂），通过观察标记物来对抗原进行定位和定量。

间接法常用的二级试剂有蛋白 A、蛋白 G、抗 Ig 抗体（二抗）等。比较常用的是二抗，不仅各种标记二抗已经商品化，而且一个一抗分子能结合多个二抗分子，产生较强的信号。

（1）抗体标记物的选择：荧光素和酶是常用的标记物，能与抗 Ig 抗体、蛋白 A、蛋白 G 等二级试剂共价结合。标记的酶通过对底物进行酶促反应，通过产生颜色变化或沉淀来显示抗原的位置；荧光素可被特定波长的光激发，产生荧光来显示抗原的位置。两种方法应根据实验所需敏感性、

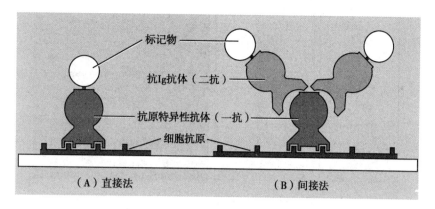

图 4-1 抗体直接染色法和间接染色法示意图

表 4-1 直接染色法和间接染色法的比较

方法	优点	缺点	应用
直接法	背景清晰	信号较弱 需要标记的 特异性抗体	检测和比较同 一细胞的两种 或多种抗原
间接法	通用性好,节省 费用,有商品化 二级试剂 信号较强	同时检测细 胞上两种抗 原较为繁琐	一种标记的二 级试剂可与多 种特异性抗体 配套使用

分辨率及实验条件来选择,如果实验要求操作简单,用同一条件观察大量样品,用酶标记法较好;如实验要求高分辨率,则应采用荧光素标记法;共聚焦显微镜比相差显微镜的分辨率更高,如考虑敏感性,最好选用共聚焦显微镜法,再依次为酶联法及荧光显微镜法,如考虑到价格因素,则酶联法为首选。表 4-2 简要列出荧光素和酶的特性。

表 4-2 细胞染色检测法

方法	优点	缺点	应用
荧光素	高分辨率,可 进行双标记、 活细胞染色 及细胞分选	需用荧光显微镜 结果保存时间短	高分辨率研究 双标记检测
酶	高灵敏度,只 需光学显微 镜,结果保存 时间长	低分辨率,细胞 内源酶的干扰, 不易双标,某些 底物有毒	低分辨率研究 快速检测抗原

(2)对照的设置:一般要求设立同种抗体对照来对结果进行评价。如果是多克隆抗体,对照最好为同一动物的免疫前血清,也可以用同一种属动物的非免疫血清。如为单克隆抗体,则对照组与实验组必须来源一致,如上清对应上清,腹水对应腹水或纯化抗体对应纯化抗体等。如有可能,还应设置阳性对照。在间接法中还需对二级试剂进行检测。在酶标法中还需设置不加任何抗体的空白对照,这样就可检出细胞内源性酶是否存在及其存在位置。

2. 免疫染色的检测

(1)酶标试剂:仅需适当底物和普通光学显微镜即可高灵敏度检出抗原。由于不溶性显色产物分布在酶的周围区域,这种检测方法的分辨率不如荧光技术。多种酶及底物可供选择,常选用辣根过氧化物酶(HRP)及二氨基联苯胺(DAB)。HRP 可与抗 Ig 抗体、蛋白 A、蛋白 G、亲和素、链霉亲和素等共价偶联,用于检测和显示一抗。

(2)荧光标记试剂:样品置于特定波长的激发光波下,其荧光染料的分子吸收光波后达到较高能量状态,当其回到基础状态时,发射出特定波长的发射光,即在显微镜下所看到的荧光(图 4-2)。由于样本中荧光染料发出的荧光集中于一点,荧光标记的分辨率较高,适合观察亚细胞结构。荧光显微镜下可观察到细胞中直径为 5nm 的纤丝结构,超过了普通光学显微镜的最好分辨率。然而,暴露于激发光后,荧光染料发生的淬灭现象是荧光标记法的主要缺陷。

各种荧光染料的激发及发射光谱不同,使用滤光片能够获得分辨率高、背景清晰的图像。光源通道上滤光片只能通过正确波长的激发光,激发样品中的荧光染料发射荧光,而观察通道上另一套滤光片仅能通过荧光染料的发射光,这样,观察到的是一个仅由发射光形成的图象,而背景是黑色的,这种图象的分辨率很高。由于各种荧光素的发射光谱并不重叠,可同时采用两种荧光

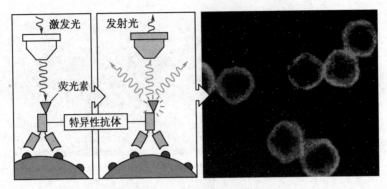

图 4-2　荧光标记抗体检测细胞表面抗原示意图（直接法）

标记抗体检测样本中的两种不同抗原。常用的荧光染料有异硫氰酸荧光素（FITC）、罗达明和德克萨斯红（Texas red）等，表 4-3 列出常用荧光染料的特性。

二、抗体的选择

由于免疫细胞化学技术是利用抗原抗体结合的特异性来检测细胞的抗原，选择合适的抗体非常关键，应该进行预实验来测试抗体，要求抗体：①能够识别固定后的抗原；②尽量避免与样本中其他成分发生交叉反应，难以避免时应设置对照来区分特异性染色和交叉反应。

（一）细胞样本固定方法与抗体选择

固定方法有两类，两类方法均能够使细胞抗原固定在原位，但均导致抗原表位发生改变。一类是脱水沉淀法，所用的固定液为亲水的有机溶剂，如甲醇、乙醇，能够迅速溶解脂类物质，因此能够产生通透效应，并且迅速使蛋白质脱水，导致细胞蛋白质沉淀于亚细胞结构上。另一类是交联法，所用的固定液为多聚甲醛，能够使蛋白的氨基酸基团与细胞内其他分子相互连接，交联成网状结构，从而使抗原固定在原位上，再经去污剂溶解脂类成分，增强细胞的通透性，交联法会影响识别某些氨基酸基团的抗体与抗原结合。

两类固定方法均能够导致抗原表位发生改变，影响抗体与抗原结合和染色效果。如果所用的抗体效果不佳，可以尝试下列方法：第一是试用上述固定机制不同的两类固定方法，抗体在一类固定方法中效果不佳，有可能在另一类固定方法中效果良好；第二是降低固定液的浓度，将固定液系列稀释后进行实验，本章介绍的实验步骤选用的是能够获得良好效果的低浓度固定液；第三是根据固定方法来制备抗体，先将抗原用固定液固定后，再去免疫动物产生抗体。

表 4-3　细胞染色常用荧光染料的特性

荧光染料	激发光波长 /nm	发射光波长 /nm	颜色
DAPI	358	461	蓝
Hoechst 33258	352	461	蓝
异硫氰酸荧光素（FITC）	495	525	绿
罗达明	552	570	红
Texas 红	596	620	红
别藻青蛋白	650	660	红
B- 藻红蛋白	546, 565	575	红
R- 藻红蛋白	480, 546, 565	578	红
CyDyes（Amersh）	489→743	506→767	绿→近红外
BODIPYdyes（M.P.）	500→589	506→617	绿→红
Oregon 绿（M.P.）	496→511	522→530	绿
瀑布蓝（M.P.）	400	425	蓝

（二）避免交叉反应和设置对照

在免疫细胞化学技术中，细胞样本中抗原表位十分复杂，而且固定容易降低抗原抗体结合的亲和力，也可能使抗体与其他物质发生交叉反应，因此选择合适的抗体非常重要。没有一个理想的方法能够筛选到不发生交叉反应的抗体，但是设置对照有助于选择最好的抗体。

1. **抗体的滴定** 滴定抗体以确定产生明显信号所需的最低抗体浓度，使血清中能够导致假阳性信号的物质浓度降至最低限度。

2. **设置同种型阴性对照抗体组** 这是所有免疫染色实验的基本步骤。阴性对照抗体应与实验抗体相对应，如果实验抗体为多抗，阴性对照抗体应为来源于同一种动物的多抗；如果实验抗体为单抗，则对照抗体应来源于同一种动物的同一类型单抗。比较对照抗体和实验抗体（两者浓度一致）的染色模式，二者的染色模式应该不同，如果二者的染色模式相同，即使染色强度不同，也不能说明染色是由于特异性抗原所造成的。

3. **抗原封闭实验** 抗原封闭可检测染色是否具有特异性。使用多抗时尤其重要，因为血清中含有多种非特异性抗体。在加入抗体到细胞样本之前，将饱和量的抗原加入到抗体溶液中。如果染色被封闭，说明染色结果是由抗原特异性抗体所致。解释结果时要谨慎，因为抗原封闭实验只能说明染色结果是特异性的实验抗体所致，但不能排除染色结果是由于实验抗体与细胞其他抗原发生的交叉反应所致。

4. **用免疫印迹法确定抗体的特异性** 免疫印迹是将蛋白质经过变性处理后固定于固相支持物上，然后用抗体进行检测。免疫印迹和免疫染色的区别是：在免疫印迹中，蛋白质完全变性；而在免疫染色中，许多蛋白质处于自然状态到完全变性之间。另外，在免疫染色法中，细胞仍基本上保持自然结构，但在免疫印迹中，细胞结构被完全破坏。尽管如此，免疫印迹是免疫染色的良好参照。例如将待检的细胞处理之后，用$100\sim150\mu g$总蛋白进行电泳，转印至膜上，用抗体进行染色。理想的实验结果应是单一的抗原条带，提示细胞中不含在变性状态下被该抗体识别的其他蛋白质；如果出现杂乱条带，则提示该抗体有交叉反应，应选择更合适的抗体。

5. **使用多种抗体检测细胞样本的抗原** 如果使用几种识别抗原不同部位的抗体（例如针对抗原不同区域产生多抗或识别抗原不同表位的单抗），得到的染色结果相似，则说明结果是由特异性抗原所致。使用两种不同抗体即能提供有力证据。

6. **抗原阴性细胞对照** 抗原阴性细胞指遗传背景相同，但仅仅不表达所检测抗原的细胞。理想的对照细胞是基因敲除鼠的细胞，如果相应染色结果在这类细胞不出现，而同时在检测的野生型细胞中出现，说明染色结果是由特异性抗原所致。如果有抗原缺陷的细胞系，可以用基因转染使抗原重新表达于该细胞系，注意抗原表达水平应与所研究的细胞相近。

7. **抗原 -GFP 融合蛋白显示抗原在细胞中的分布** 如果待检细胞能够转染并表达所研究抗原的 DNA，表达的抗原 -GFP 融合蛋白能够显示该抗原在细胞中的分布。比较原来的染色结果与表达融合蛋白细胞的绿色荧光显色结果，二者相似则能有力地说明特异性抗原的分布情况，如果两种结果不同，则无法说明问题，并对原先实验结果应持怀疑态度。

综上所述，要完全确定染色结果是由特异性抗原所致是非常困难的。推荐的方法是：用免疫印迹检测抗体的特性，用适当的阴性对照抗体，分别检测实验抗体和对照抗体的染色结果，利用多种识别抗原不同表位的抗体，如果有可能的话，与抗原 -GFP 融合蛋白的显示结果相比较。如果实验结果被设置的对照实验所支持，应该能够说明抗原的亚细胞分布情况。

（三）抗体类型与免疫染色

一般而言，多抗染色的信号较强，而单抗染色的背景清晰。只要注意其特点，两类抗体都可以应用（表4-4）。

1. **用多克隆抗体进行细胞染色** 多抗血清包含针对抗原多种表位的抗体，虽然可能存在空间位阻，但多抗能够与抗原的多个表位结合，产生信号较强，这是用多抗进行细胞免疫染色的主要优点。某些多抗血清针对的表位在固定过程中不易变性，因此多抗用于完全固定的样本染色时效果较好，尤其经甲醛固定的样本。

多抗血清除了特异性抗体外，还有较高浓度

的无关抗体,这些抗体可能造成非特异染色,使染色背景增高,因此必须设立阴性血清进行对照,因为即使未经免疫的动物血清,在高浓度时也能与细胞样本结合,产生染色背景。可能是抗体非特异性附着在固定后的细胞上,也可能是血清中抗体特异性结合(交叉反应)所致,由于这些抗体在血清中并非主要活性成分,因此稀释抗体可以使其信号降低以至不被检测出。降低染色背景的方法之一是滴定一抗,尽量减低无关抗体产生的染色信号;第二种是用丙酮处理制备的组织干粉预先吸收多抗血清;第三种方法是用免疫亲和层析法去除血清中的非特异性抗体。有时只有用免疫亲和层析法纯化的抗体,才能得到清晰染色结果。

2. 用单克隆抗体进行细胞染色　因为单抗纯度高、特异性强,用于细胞免疫染色的工作浓度范围宽、染色结果背景清晰。对于有机溶剂或甲醛固定的细胞,多数单抗也可以得到较好的染色结果,但少数单抗的染色结果不理想。这可能是抗原表位被覆盖在细胞结构之内,或者在固定过程中被破坏。

用单抗免疫染色时偶尔也出现交叉反应。这种交叉反应是特异性的,可能是细胞的不同组分存在共同表位。较为常见的是单抗与细胞内高浓度多聚体蛋白,如细胞骨架蛋白所致的交叉反应。交叉反应一般较弱,但如果抗原浓度较高且双价连接,交叉反应信号较强。应尽可能用针对同一抗原不同表位的单抗来检测抗原。

3. 用混合的单克隆抗体进行细胞免疫染色　用针对同一抗原多个表位的不同特异性的单抗混合进行细胞免疫染色能够增强染色信号,混合的单抗之间应没有竞争作用,但应注意,在混合抗体前,每一种单抗应分别经过测试。

（四）抗体染色的主要影响因素

用免疫细胞化学技术检测抗原时,有三个因素决定实验的成败:即抗原的表达量、被检抗原表位的易接近性、检测方法的种类。

影响检测信号强度的主要因素是抗原的表达量。弥散分布的抗原,即使其表达量较高时,也不易检测或难以与背景区分。相反在局部区域集中分布的抗原易被检测。近年来,随着信号检测和处理技术的发展,特别是共聚焦显微镜的应

表 4-4　抗体的选择

	多克隆抗体	单克隆抗体	混合单克隆抗体
信号强度	强	一般	强
特异性	一般,但有背景信号	高,但有交叉反应	高(避免使用有交叉反应的抗体)
优点	信号强	特异性高	信号强、特异性高
缺点	具有背景信号、需稀释抗体	信号较弱	每一种单抗应分别进行测试

用,已经能够对低表达量的抗原进行定性和定位检测,提高了结果的可信性。

第二个因素是抗原表位的易接近性。固定剂的种类、一抗特异性及抗原表位周围的结构能够影响抗原表位的易接近性。除了标记活细胞技术外,一般的免疫染色都要求固定细胞。理想的固定应该是使抗原固定,同时保持细胞的亚细胞结构,而且抗体能够与所有亚细胞结构成分接触,但是,还没有一种固定方法是完全理想的,样本经固定后,许多抗原表位被覆盖或改变,使抗体很难检测到相应的抗原。另外,有些抗体是特异性针对经特定固定剂处理的抗原,不能与其他固定剂处理的抗原结合,或者不能与部分变性以及未变性的抗原结合,反之亦然。最后,如果抗原表位被覆盖,或者与周围分子相互作用,妨碍一抗接近抗原表位,有时即使抗原高表达、分布集中,或者抗体性能良好,也可能使抗原检测失败。

免疫染色技术所用方法本身也决定了检测的灵敏度。当待检抗原量较少时,酶标抗体灵敏度较高,但其分辨率不够高;应用荧光标记抗体的分辨率高,可以观察亚细胞结构,但其灵敏度一般。荧光标记法的灵敏度不如酶标法,除非使用共聚焦显微镜。

第二节　实验操作和常见问题

一、细胞样本的制备

贴壁细胞和悬浮细胞均可用于免疫染色。贴壁细胞通常使其生长在合适的固相支持物上;悬浮细胞可以直接固定,也可以通过甩片或使用化学黏附剂将悬浮细胞黏附在固相支持物上。

（一）贴壁细胞

贴壁细胞的准备比较简单，可以使其生长于载玻片、盖玻片或塑料培养皿中。如果实验要求高分辨率或需拍照，细胞应生长于玻片上；如果实验的分辨率要求不高，或者是筛选大量样品，可将细胞生长于塑料培养皿中。

1. 贴壁细胞生长于盖玻片或载玻片上（细胞爬片法） 对大多数体外培养的细胞来说，盖玻片或载玻片均为适宜的支持物，其适合进行所有的固定及染色操作。盖玻片可放入培养细胞的组织培养皿中，不需特殊处理细胞就能够直接生长在其表面。

（1）试剂与材料：细胞培养的所有溶液；细胞培养设备。

（2）实验流程

1）在无菌条件下，将无菌处理的玻片放于适当的培养皿或培养板的孔中。盖玻片可以用金属镊子夹取，或者用无菌的吸管吸取。

2）将悬浮的细胞放入组织培养皿中，培养24h，让细胞黏附在玻片上。细胞浓度以占据培养孔30%为宜，细胞过密或重叠将影响测定结果。

3）如果细胞数目有限，可把细胞悬液直接滴在玻片上，静置4h后再轻轻加入培养液。继续培养约24h。

4）经过上述处理后，细胞可进行固定（见后述）。

2. 贴壁细胞直接生长在培养皿上 如果对分辨率要求不高，用于染色的细胞可直接生长在塑料组织培养皿上。这种方法易于操作，实用性强，但不适有机溶剂固定法。

（1）试剂与材料：细胞培养液；细胞培养设备。

（2）实验流程

1）将细胞悬液加至培养皿中，让细胞贴壁至少24h。

2）如果细胞数目有限，可先用记号笔在培养皿的背面划上圆圈，把细胞悬液加于圆圈内，静置4h后，轻轻加入培养液，这样可使细胞只黏附于圆圈部位。

3）细胞可进行固定。

* 注意事项：固定液中丙酮含量不能超过50%，否则塑料培养皿会出现皱纹状，影响透光性。如果用这种方法的分辨率不理想，则须使用盖玻片。

（二）悬浮细胞

悬浮细胞的样本制备一般可用甩片机将细胞甩在载玻片上（甩片法），或者用黏附剂将细胞黏附于盖玻片上（黏片法）。此后的操作步骤与贴壁细胞相同。有时需要在悬浮状态下进行细胞染色，例如准备用于细胞分选的样本。

1. 甩片法 甩片法是用离心方法将细胞甩至载玻片上。需要注意的是离心力可使细胞压瘪并扩张，使抗体更容易结合细胞内部结构，但也在一定程度上扭曲了细胞的正常结构。

（1）试剂与材料：PBS；甩片机。

（2）实验流程

1）用PBS洗涤细胞（1 000r/min，离心5min），细胞重悬于PBS中。调整浓度至 $0.5 \times 10^6 \sim 1 \times 10^6$/ml。

2）将载玻片固定于甩片机的转头上，然后加入 $0.1 \sim 0.5$ml 细胞悬液。

3）迅速使离心力达到 2 500r/min，离心 5～10min。

4）室温静置15min，使载玻片上的单层细胞在空气中干燥。

5）细胞可进行固定。

2. 黏片法 黏片法是使用化学黏附剂将悬浮细胞黏附于玻片上，常用黏附剂为多聚赖氨酸，通过其侧链粘连在固相支持物上，带正电荷的多聚赖氨酸与总体上带负电荷的细胞结合。

（1）主要试剂：1mg/ml L-多聚赖氨酸（平均分子量400 000），溶于蒸馏水中；PBS。

（2）实验流程

1）用蒸馏水配制 1mg/ml 多聚赖氨酸溶液，配制后不能长期存放，应每周新配一次。

2）在干净的载玻片、盖玻片或组织培养皿上滴加多聚赖氨酸，静置10min。

3）冲洗玻片或培养皿数次，放于支架上，空气干燥，然后室温保存。

4）1 000r/min 离心 5min，洗涤细胞，并重悬细胞于 PBS 中，重复一次。

5）重悬细胞于PBS中，调整浓度至 1×10^5/ml，滴加至固相支持物上，室温下静置10min。

6）细胞可进行固定。

* 注意事项：这种方法要注意两个问题。第一是过度黏附，此时细胞形态会严重扭曲，影响

对亚细胞结构的观察,应该降低黏附剂浓度。第二个是背景偏高,原因是多聚赖氨酸会与抗体结合。如果存在这个问题,在加入抗原特异性抗体之前,进行非特异性蛋白质封闭。

二、细胞固定

(一)贴壁细胞用有机溶剂固定(脱水法)

在有机溶剂中,乙醇和丙酮是常用的固定剂。

1. 主要试剂 PBS;甲醇、丙酮或新配制的甲醇和丙酮(1:1)的混合液。

2. 实验流程

(1)用 PBS 冲洗玻片或培养皿。

(2)吸掉或倒掉 PBS,但不要让细胞样本干燥。

(3)用有机溶剂固定、透化细胞,在室温下固定;如果在组织培养皿中进行细胞固定,则在室温下加入新配制的甲醇和丙酮的混合液。高浓度的丙酮会使塑料溶解。

(4)轻轻摇动玻片或培养皿,然后静置 2min。

(5)弃去固定液,用 PBS 冲洗。

(6)此时,样本可加入抗体进行免疫染色。

* 注意事项:①不同的固定剂对各种抗原的影响不同。如果缺乏有关所资料,建议开始时使用 50% 丙酮和 50% 甲醇混合液。②除上述有机溶剂,还可以用 5% 冰乙酸、95% 乙醇(酸化乙醇)于 −20℃下固定 5min,然后用常规方法洗涤。某些抗原用酸化乙醇溶液固定后,抗原与抗体结合的能力增强,因此有些实验室常用这种固定方法。但该固定法也可能破坏某些抗原,所以当检测一种未知特性的抗原或使用未知特性的一抗时,这种方法不应该是首选的固定方法。③用有机溶剂固定的细胞样本可在 −70℃保存。④固定完成之后,去除样本中的固定液,空气干燥(不用 PBS 洗),干燥后的样本于 −70℃密封保存,在解冻时必须小心,以防抗原被破坏。先将样本转移至 50% 甲醇和 50% 丙酮的混合液中(干冰预冷),然后将此混合液转移至室温下。当固定液温度达室温后,取出样本,用 PBS 冲洗,然后加入抗体。

3. 常见问题 主要问题是有机溶剂会扭曲细胞的某些特征,改用其他固定剂或其他固定方法可能改善,但在一定程度上,所有固定剂都存在这个问题。另一个方法是制备待检抗原 - 绿色荧光蛋白(GFP)融合蛋白的表达载体,转入待检细胞中,使抗原 -GFP 融合蛋白表达水平相近天然状态下抗原表达水平,然后进行观察。

(二)贴壁细胞用多聚甲醛固定(交联法)

纯净甲醛溶解在水溶液时,会自动聚合成多聚甲醛。甲醛易溶于脂类物质,能穿过细胞膜进入细胞内。多聚甲醛能交联细胞内的自由氨基基团,将细胞结构中各种成分交联成网状结构。抗体不能进入用多聚甲醛固定的细胞内,因此,样本经固定后必须用非离子去污剂处理,提高细胞样本的通透性。

* 注意事项:商品甲醛溶液不宜用于固定细胞,因为商品甲醛溶液实际上是甲醛和甲醇(或乙醇)的混合物,其中甲醇或乙醇的作用是防止甲醛分子聚合,使其保持单体状态。使用商品甲醛溶液处理细胞有两个缺陷:①不具有多聚甲醛固定细胞的优点;②细胞被甲醇或乙醇固定。

1. 主要试剂 4% 多聚甲醛溶液(临用前配制);PBS;含 0.2% TritonX-100 或 NP-40 的 PBS。

2. 实验流程

(1)用 PBS 配制 4% 多聚甲醛。

(2)用 PBS 洗涤玻片或培养皿。

(3)倒掉 PBS,但勿使样本干燥。

(4)加入 4% 多聚甲醛,室温下静置 10min。

(5)用 PBS 洗涤细胞两次。

(6)用含 0.2% TritonX-100 或 NP-40 的 PBS 溶液透化固定后的细胞 2min(室温),有些样本可能需要 15min,时间视具体抗原而定。

(7)PBS 洗涤细胞 4 次,洗涤时间不少于 5min。

(8)样本加入抗体进行免疫染色。

* 注意事项:多聚甲醛固定细胞是不稳定的,样本经多聚甲醛固定后应再用去污剂处理,如果样本在水溶液中浸泡的时间过长,则会使交联结构解体。

3. 常见问题 与有机溶剂固定细胞相比较,用交联剂如多聚甲醛能更好地保持细胞结构,但可能降低某些细胞蛋白的抗原性。经多聚甲醛固定后,与自由氨基结合的抗体可能丧失结合抗原的能力。如果抗体在其他实验中效果良好,但在多聚甲醛固定的样本中不能有效地工作,可以尝试逐步降低多聚甲醛的浓度。虽然这会使细胞各成分的交联程度降低,但有利于保持细胞结构,使抗体更好地与抗原表位结合。

（三）悬浮细胞用多聚甲醛固定

悬浮细胞染色通常用于检测细胞表面抗原，无需进行透化处理。因为细胞呈悬浮状态，洗涤过程需要离心，应注意离心时间不要过长、转速不要太高。

1. 主要试剂　4% 多聚甲醛（临用前配制）；PBS；含 0.2% Triton X-100 或 NP-40 的 PBS。

2. 实验流程

（1）用 PBS 配制 4% 多聚甲醛。

（2）用 PBS 洗涤细胞 2 次，1 000r/min 离心5min；重悬细胞。

（3）用 4% 多聚甲醛溶液悬浮细胞，细胞浓度约为 1×10^6/ml，室温下静置 15min，不时摇动；

（4）1 000r/min 离心 5min，用 PBS 重悬细胞，重复洗涤细胞 2 次。

（5）用含 0.2% Triton X-100 或 NP-40 的 PBS溶液透化细胞 2min（室温），有的抗原需 15min，具体时间视具体抗原而定。

（6）1 000r/min 离心 5min，用 PBS 重悬细胞，重复洗涤细胞 2 次。

此时的细胞样本可用于后续的免疫染色。

* 注意事项：在检测细胞表面抗原时，步骤（5）和（6）通常被省略。

三、免疫染色及检测

（一）用间接酶标法检测

间接酶标检测法是用未标记的一抗特异性结合细胞上的抗原，通过洗涤去掉未结合的抗体后，加入辣根过氧化物酶（HRP）标记的二级试剂与一抗结合，再经过洗涤后，HRP 的酶促反应使底物在抗原 - 抗体结合的部位产生棕色沉淀（图 4-3）。HRP 标记的二级试剂通常用于低分辨率的研究，其主要优点为灵敏度高、检测快速、仅需普通光学显微镜即可观察。

用于标记二级试剂的酶及其底物有数十种。考虑到价格因素，建议使用 HRP 及 DAB 来进行细胞染色。经过较长时间的孵育，HRP 酶促反应作用强且呈线性变化。DAB 是最常用 HRP 标记的底物，而且也最为敏感。反应产物为深褐色，不溶于水和酒精。在底物溶液中加入钴、镍等金属盐可提高敏感性，其反应产物为灰蓝色到黑色，亦不溶于水和酒精。这种产物易于照相或扫描，便于实验结果的保存和发表。

对照设置：每次实验至少需设两组对照。①加入同一种属、同一类型的无关抗体作为一抗以检测染色的特异性；②不加一抗以检测标记二抗的背景；③如有可能，还应设置阳性对照。

准备工作：最重要的准备工作是测定一抗和二抗的滴度。在免疫染色中最大的问题是调整一抗、二抗的加入量，使之产生有效信号，又避免非特异性染色。最好的办法是将抗体进行系列稀释（用含蛋白质的缓冲液，如 3% BSA 的 PBS），并观察其对细胞的染色效果，确定抗体的稀释度。每次制备的一抗都需重复测定滴度，而一旦确定了二级试剂的稀释度，就可以作为这批一抗的标准。

1. 试剂与材料　一抗溶液；二级试剂溶液（通常为商品化的 HRP 标记的抗 Ig 抗体）；3% BSA-PBS；DAB；0.05mol/L Tris 缓冲液；0.3%（mg/ml）氯化镍储存液，溶于蒸馏水中；30% H_2O_2；二甲苯；普通光学显微镜。

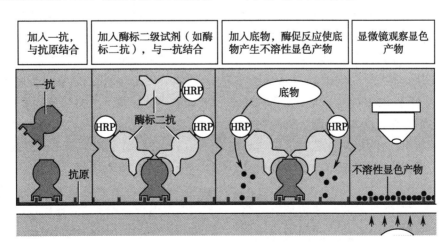

图 4-3　间接酶标检测法示意图

2. 实验流程

（1）将上述有固定细胞的盖玻片、载玻片或培养板置于湿盒中，例如，在培养皿上铺一层水饱和的滤纸，再将玻片置于滤纸上。如用24孔培养板，则需在盖板上铺一层湿润的滤纸来保持湿度。也可以将抗体溶液加在石蜡膜上，再将盖玻片或载玻片（样品面朝下）盖在抗体溶液上进行孵育。

（2）加入一抗，加入足够量的一抗使其覆盖细胞，但不要溢出盖玻片或载玻片边缘，通常加入10μl。抗体稀释液必须用含蛋白质的溶液，如3% BSA 的 PBS。如果特异性抗体的浓度是未知的，用不同稀释度（1:10，1:100，1:1 000，1:10 000）的抗体对样本进行实验。

（3）孵育，在室温下至少30min。孵育时间延长能够提高实验的灵敏度，可4℃孵育过夜。

（4）PBS 洗 3 次，每次 5min 以上，PBS 可以含1% Triton X-100 或 NP-40，有助于降低染色背景。

（5）加入 HRP 标记的抗 Ig 抗体。二抗用含蛋白质的溶液（如 3% BSA/PBS）进行稀释。商品化的二抗有建议的稀释度，但如果没有相关建议，可进行二抗稀释度测定。

（6）加入标记的二级试剂后在室温下孵育至少20min，但不应超过1h。

（7）用 PBS 洗 3 次，每次 5min 以上。

（8）最后一次洗涤时，准备底物 DAB。将 6mg DAB 溶于 10ml 0.05mol/L Tris 缓冲液中（pH 7.6），加1ml 0.3% W/V 的氯化镍（或氯化钴），再加 0.1ml 的 3% H_2O_2 溶液。如出现沉淀，用 Whatman 一号滤纸（或类似滤纸）过滤。

（9）将底物溶液加入样本。观察样品，在背景发生变化前，出现适量黑色沉淀时终止反应，常为 1～20min。在水中漂洗数次即可终止反应。

（10）滴加二甲苯，用光学显微镜观察结果。

＊注意事项：使用 HRP 酶标试剂时，稀释缓冲液及洗涤液均不应含有叠氮钠，因为微量的叠氮化合物也能破坏 HRP 的酶活性。一抗中的叠氮钠在洗涤后被充分稀释，一般不会影响到后续的酶活性检测。

3. 常见问题　最常见的两个问题是信号弱和背景差。背景问题的解决方法见"用间接荧光标记法检测"的相应部分。

信号弱的解决方法：

（1）延长酶与底物孵育时间，使酶与底物充分作用而增强信号。

（2）提高一抗和二抗的浓度能增强染色信号，但必须测试抗体的滴度。

（3）延长一抗和二抗的孵育时间。吸附在固相上的抗原与抗体结合所需时间较在溶液中的抗原要长，适当调整孵育时间，但少于 30min 几乎不能有效结合。

（4）换用荧光素标记的二级试剂，并用共聚焦显微镜，可明显提高灵敏度。

（二）用间接荧光标记法检测

间接荧光标记法运用未标记的检测抗体及荧光素标记的二级试剂，将检测抗体加入细胞中与细胞的抗原结合，洗去未结合的抗体，加入荧光素标记的二级试剂，然后在荧光显微镜或共聚焦显微镜下观察染色结果。

荧光素的选用：选择荧光素主要考虑与荧光显微镜的滤光片匹配。多数滤光片可与罗达明或 FITC 的特性相匹配。德克萨斯红可适合罗达明的滤光片，但其发射光谱不能与之精确匹配。藻胆蛋白容易制备，且产生的荧光比上述荧光染料强 30 倍以上，能与多种滤光片匹配，具有良好的应用前景。FITC 发射黄绿色荧光，但容易发生淬灭，应在封片剂中加入抗淬灭剂，例如 1,4-重氮基环 -[2,2,2-辛烷]（DABCO）。罗达明发射红光，不会像 FITC 那样容易发生淬灭，但罗达明耦合物高度疏水，因而背景较 FITC 深。德克萨斯红亦发射强红光，其发射光谱与罗达明较接近，而与 FITC 相差较远，也不容易发生荧光淬灭。进行双标记染色时，FITC 与德克萨斯红或罗达明之间的对比度最为明显。

1. 试剂与材料　一抗溶液；荧光素标记的抗 Ig 抗体；3% BSA-PBS；PBS；封片剂 Gelvatol 或 Mowiol；甘油；荧光显微镜或共聚焦显微镜。

2. 实验流程

（1）将有固定细胞样本的盖玻片，载玻片或培养板置于实验台面。

（2）加入一抗。加入足够量的一抗覆盖细胞，但不要溢出载玻片或盖玻片边缘，通常加入 10μl。

（3）盖玻片、载玻片或平皿的孵育，在室温下至少 30min。对于某些抗原抗体反应，延长孵育时间可提高检测的灵敏度。

（4）PBS 洗 3 次，每次 5min 以上。PBS 缓冲液中可以含 1% Tritonx-100 或 NP-40，有助于降低染色背景。

（5）加入荧光标记的抗 Ig 抗体。

（6）在室温下孵育至少 20min，但不应超过 1h。

（7）用 PBS 洗 3 次，每次 5min 以上。

（8）用含有抗淬灭剂的封片剂，如 Gelvatol 或 Mowiol 的甘油溶液，进行封片，用荧光显微镜或共聚焦显微镜进行观察并照相。

3. 常见问题

（1）荧光淬灭：荧光标记法的最严重问题是荧光淬灭。每一种荧光素激发和发射荧光的能力均有限，超过一定时间荧光将淬灭。可用两种方法来减缓荧光淬灭：一是尽量缩短样本在激发光下的暴露时间。在用 UV 光源之前用透射相差光进行调焦和观察，再切换到 UV 光源，尽快做出初步评价并照相。也可以运用不同发射波长的荧光染料对细胞 DNA 进行染色，应用其荧光进行调焦，减少 FITC 及罗达明暴露在激发光下的时间。例如在二抗孵育时或后续的洗涤液中，仅需加数微升（0.002%）Hoechst33258 或 DAPI 等，核酸即被染色。这些荧光染料的激发光和发射光的波长与 FITC 及罗达明不重叠。二是用抗淬灭剂处理染色后的细胞样本。抗淬灭剂的作用机制可能是清除激发荧光时产生的自由基，自由基能够破坏荧光素，导致荧光淬灭。DABCO 是最效的抗淬灭试剂之一，还有对苯二胺、N- 丙基没食子酸盐等。

（2）信号微弱：可通过以下三种方法来解决：一是提高一抗和二抗的浓度，增强染色信号，但必须测试抗体的滴度。二是延长一抗和二抗的孵育时间。三是改变荧光的检测方法，使用共聚焦显微镜观察，可提高检测的灵敏度。

（3）背景不好：细胞染色中的背景问题主要来自两个方面，即非特异性染色和特异性交叉反应。应对每一步都设置对照以判定背景问题产生的原因。对照应包括阴性对照抗体、不加一抗、不加标记的二级试剂。

1）非特异性染色：由非特异性吸附导致，即一抗或二抗与样品相互作用而发生吸附，与抗原的结合表位无关。可能的解决方法有：①将所有抗体溶液或二级试剂用 100 000g 离心 30min，去除蛋白聚合物。②滴定一抗和其他检测试剂，确定并使用能够产生合适信号的最低浓度。③细胞样本固定后，用饱和量并不被检测试剂结合的非特异性抗体封闭样品，有效的封闭液还包括 5% 与标记二抗来源相同的同种血清，3% 的 BSA 和 3% 的脱脂奶粉。④用上述封闭液稀释抗体和检测试剂。⑤细胞样本固定后，在所有的缓冲液及洗涤液中加入 2% 吐温 -20。⑥缩短一抗或标记试剂的孵育时间。⑦充分洗涤（延长洗涤时间，增加重复次数）。⑧改变检测方法。

2）交叉反应所致背景：由抗血清中无关抗体所致假阳性、交叉反应和样品中含有能与 Ig 结合的蛋白质。可能的解决方法有：①滴定抗体确定并使用能够产生合适信号的最低浓度。②用亲和层析法纯化抗原特异性抗体。③用适当丙酮处理的组织干粉吸收。④换用其他抗体。⑤用与标记抗体来源相同的同种动物的非免疫血清封闭样品，也可用 1% 的与标记抗体来源相同的同种动物的非免疫血清稀释特异性抗体（针对样品中存在的能与 Ig 结合的蛋白质）。

第三节 免疫细胞化学的衍生技术

基于上述免疫细胞化学技术的原理，衍生出各种研究抗原表达特性的方法。以下是其中常用的几种。

1. 多标记染色法 用于检测同一细胞的多种不同抗原。该方法应用两种及以上不同荧光染料标记的抗体分别检测不同抗原。由于在同一个样本使用多种标记，要求每一种（套）检测试剂仅能识别一种抗原。有 3 种方法能够达到这一目的。一种是用不同的荧光素直接标记一抗，即采用直接法对细胞样本进行染色。如 FITC 标记和 Texas 红标记的针对不同抗原的抗体直接染色。该方法简便快捷，对同时使用的抗体是否来自不同宿主或不同型别无要求，但没有放大效应，需要选择高亮的荧光素标记的、检测效力高的抗体。第二种方法根据抗体种属、类或亚类选择间接法。如使用针对两种抗原的抗体（一抗）分别是多克隆兔抗体和小鼠单抗时，可以应用 FITC 标记的羊抗兔 Ig 抗体和 Texas 红标记的羊抗小鼠

Ig 抗体，但必须严格检查不同来源的二抗不存在交叉反应。第三种方法是应用未标记的一抗与对应的二抗形成多个检测体系，分步结合、显色、洗脱灭活。比如基于酪胺信号放大技术（TSA）进行的多重荧光免疫组化，是利用二抗上带有的辣根过氧化物酶（HRP）催化邻近蛋白酪氨酸残基共价偶联荧光素，并通过微波处理洗去非共价偶联的抗体，保留共价结合的荧光素。再换一个一抗 - 二抗系统进行第二轮孵育，并共价结合另一个荧光素。等所有抗体孵育结束，荧光素都结合后即可进行多荧光检测。由于该方法每个体系都只有单一抗体孵育，因此无需担心二抗交叉反应，并不受实验设计是不同种属抗体选择匹配的限制，但是应考虑多次微波处理对后续检测抗原的抗原性影响。

2. **免疫细胞化学技术与放射自显影技术的联合使用** 细胞特征或抗原物质定位也可以用放射自显影和免疫细胞化学技术联合进行研究，其特点是同时进行抗原定位研究。细胞样本先进行放射性标记，然后进行固定和免疫染色（注意：此时样品和洗涤后的溶液应该作为放射性物品处理）。之后对细胞样品进行放射自显影，可以同时进行显影银粒和免疫染色观察。

放射自显影与免疫染色联合应用常用于研究 DNA 合成与抗原定位表达之间的关系。细胞用 ^{3}H-TdR 标记后，进行免疫染色和放射自显影，能够敏感而精确地研究正在进行 DNA 合成的细胞中抗原表达的位置。尽管如此，一般情况下可用双标记法进行这类研究，在细胞培养基中加入 BrdU 标记新合成的 DNA，接着用两种不同荧光素标记的抗体，其中之一针对 BrdU，而另一种针对所研究的抗原。

3. **细胞表面蛋白染色** 免疫细胞化学技术可检测细胞表面多种蛋白。为观察细胞表面抗原，需要注意的有两点，即抗原抗体结合应发生在细胞表面和怎样提高灵敏度。为了保证抗体与细胞表面抗原结合，应该用多聚甲醛固定，不要用去污剂透化细胞，防止细胞溶解，保证抗体不进入细胞内，因为细胞内存在未表达的抗原或潜在的交叉反应抗原。这种方法适用于观察细胞表面表达量丰富的蛋白。

但是，许多细胞表面抗原的浓度很低，甚至

每个细胞仅有 1 000 个抗原分子。因此有必要利用染色球体的光学特性进行观察。当贴壁细胞表面抗原表达量低时，在任何一点观察到的抗原分子数量很低。解决这个问题的方法是使之在悬浮状态下，观察球形细胞的外周边缘，球形细胞的外周边缘实际上包含了很多层焦平面。因此，即使该抗原在细胞表面均匀分布，在细胞中心部位，只有一层抗原染色，而边缘由许多层组成，使染色的强度增加，阳性细胞呈现出一染色环。

* 注意：贴壁细胞不能用胰蛋白酶或其他蛋白酶处理，因为可能破坏细胞表面抗原，因此建议用 EDTA 或 EGTA 可使贴壁细胞脱落、离散，然后按悬浮细胞染色方法进行免疫染色。

4. **应用免疫细胞化学技术进行细胞分选** 免疫细胞化学技术是利用抗体标记细胞，使之区别于非标记细胞。标记的细胞能够用荧光激活细胞分选仪（FACS）进行分选。FACS 技术参见本书相关章节。

5. **应用免疫细胞化学技术进行定量检测** 免疫细胞化学技术不可能对细胞的抗原进行精确定量，但在设置良好对照时可对其进行相对定量。解释实验结果时应该特别慎重，因为染色强度不仅与抗原量有关，还与抗原抗体结合的易接近性相关。例如，在早期对增殖细胞核抗原（PCNA，原称 cyclin，意思是在细胞分裂周期中出现）的亚细胞定位研究中，不同实验室均应用免疫细胞化学技术在 S 期的细胞核内观察到 PCNA，而在细胞周期的前期和后期均无该抗原表达，据此，人们设想 PCNA 抗原的表达在细胞周期中是受到调控的。然而，随着免疫印迹技术的应用，发现 PCNA 的表达水平在整个细胞周期几乎不变，而发生变化的是 PCNA 与一抗结合的易接近性。新近的研究应用其他固定方法，观察到 PCNA 在整个细胞周期中的染色强度并无变化，尽管其表达的亚细胞位置不同。为了检测某种抗原的相对量，必须确定与染色强度呈线性关系时的抗体浓度。如果两个细胞样本的某种抗原蛋白的实际上表达量相差 10 倍，而所用一抗的量仅够与低表达的抗原相结合，使两种细胞的抗原染色强度相似，可能得出"两个细胞样本表达相似量的抗原"的结论。为了避免类似的问题，最好用一抗的稀释度来比较抗原的表达量，即用染色最大值时一抗浓度的 50% 来表示抗原表达量。不同细胞的一抗浓度的 50% 可以相互比较。比较抗体反应浓度曲线线性部分的其他点，能确定实验系统中其他因素对结果的影响，例如二级试剂的浓度或其他检测试剂的浓度。

总之，不建议用免疫细胞化学技术进行定量，因为免疫印迹或其他免疫测定方法更为精确，而且结果容易解释。如果样品很难获得或样品中存在多种细胞，免疫细胞化学技术是唯一选择。

6. **生物素和链霉亲合素在免疫细胞化学技术的应用** 生物素 - 链霉亲合素是常用的标记和检测系统，也可以应用于免疫细胞化学技术。生物素化的一抗检测细胞表达的抗原，加入酶或荧光素标记的链霉亲合素或亲合素进行检测，链霉亲合素比亲合素更常用（由于其 PI 值较高），该方法又称为 ABC 法（avidin-biotin-peroxidase complex method）。由于用生物素标记和纯化每一种一抗过于繁琐，可以采用生物素标记二抗，即用间接法检测（见应用举例）。

第四节 应 用 举 例

1. **免疫酶染色卵白素 - 生物素 - 酶复合物染色法（ABC 法）** ABC 法是近年最常用的免疫酶染色方法，其各种改良的试剂盒均有商品化出售。本实验以间接 ABC 法检测小鼠巨噬细胞表面激活素ⅡA 型受体表达为例，实验采用鼠抗激活素ⅡA 抗体作为一抗，生物素标记的羊抗鼠 IgG 抗体作为二抗，用酶标亲和素显示抗原抗体结合。

（1）试剂与材料

1）培养液：10% FCS-RPMI 1640 培养液。

2）0.4% 胶原酶。

3）大鼠。

4）12 孔培养板。

5）鼠抗激活素ⅡA 型抗体。

6）生物素标记的羊抗鼠 IgG 抗体。

7）ABC 复合物。

（2）实验流程

1）无菌条件下取小鼠腹腔巨噬细胞，用培养液 10% FCS-RPMI 1640 调细胞浓度至 1×10^5/ml。

2）将多聚赖氨酸处理后的无菌盖玻片放在 12 孔培养液中，每孔加入巨噬细胞悬液 1ml，37℃，

5% CO_2 培养 24h。

3）取出盖玻片，经 1×PBS 漂洗三次，用 4% 多聚甲醛固定 10～30min。

4）采用 1% BSA 室温封闭 30min。

5）加入 50μl 鼠抗激活素ⅡA 型 IgG 抗体（1:600 稀释），室温反应 60min。

6）1×PBS 漂洗 3～4 次。

7）加入 50μl 生物素标记的羊抗鼠 IgG 抗体，室温避光反应 60min。

8）1×PBS 漂洗 3～4 次。

9）加入 1 滴 ABC 复合物，反应 20min。

10）1×PBS 漂洗 3～4 次。

11）加入 DAB 显色缓冲液，显微镜下观察显色 5min。

12）1×PBS 漂洗，终止反应，脱水，封片，显微镜下观察结果（图 4-4）。

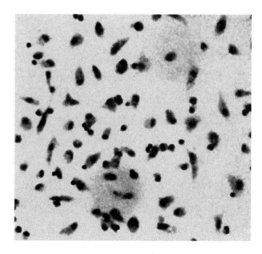

图 4-4 小鼠巨噬细胞免疫酶染色

2. **免疫酶染色碱性磷酸酶 - 抗碱性磷酸酶桥联染色法（APAAP 法）** APAAP 法是一种间接免疫染色的衍生技术（图 4-5）。其中的 APAAP 复合物是碱性磷酸酶（AP）与抗碱性磷酸酶抗体（AAP）结合的免疫复合物，作为显示检测抗体（一抗）的标记物。APAAP 法要求检测抗体（一抗）与抗碱性磷酸酶抗体（AAP）具有相同的 Fc 段，例如均为鼠 IgG 抗体。其原理是用兔抗鼠 IgG 抗体（二抗）起搭桥作用，其中一个 Fab 段与一抗结合，另一个 Fab 段与 APAAP 复合物中的 AAP 结合，通过 APAAP 复合物中的 AP 催化底物（本实验中为坚固红）显色来对抗原分子进行定性和定位。该方法由于使用免疫桥联技术，故灵敏度高，结果

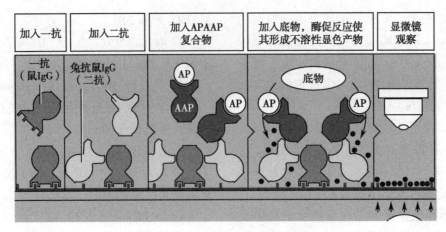

| 加入一抗 | 加入二抗 | 加入APAAP复合物 | 加入底物，酶促反应使其形成不溶性显色产物 | 显微镜观察 |

图 4-5　APAAP 免疫染色法原理示意图

易于判断，同时又减少了细胞内源性酶的影响。

（1）试剂与材料

1）一抗：单克隆抗体（鼠 IgG），抗体稀释用含 1% 牛血清白蛋白（BSA）的 TBS。

2）兔抗鼠 IgG 抗体（二抗），抗体稀释用含 1% 牛血清白蛋白（BSA）的 TBS。

3）APAAP 复合物。

4）碱性磷酸酶（AP）底物溶液：3mg 对硝基磷酸盐（PNP）溶于 5ml 10% 二乙醇胺缓冲液（9.7ml 二乙醇胺，10mg MgCl$_2$ 6H$_2$O，20mg NaN$_3$ 溶于蒸馏水），以 1mol/L HCl 校正为 pH 9.8，加水至 100ml，4℃保存。

5）TBS 缓冲液（0.05mol/L Tris-HCl，pH 7.6）：30.25g Tris，40.0g NaCl，11ml HCl，加蒸馏水至 500ml，调 pH 值至 7.6。

6）Mayer 苏木精复染液：0.1g 苏木精，5g 钾明矾，0.1g 柠檬酸，5g 水合氯醛，0.02g 碘酸钠，100ml 蒸馏水。将苏木精、钾明矾和碘酸钠溶于蒸馏水，再加温搅拌溶解，加柠檬酸和水合氯醛，混合后煮沸 5min，冷却后过滤备用。

7）丙酮。

8）坚固红。

9）普通光学显微镜。

（2）实验流程

1）取细胞爬片或甩片。

2）丙酮固定 5min，空气中干燥 10min，TBS 浸洗 5min；取出玻片仔细擦干，用蜡笔在细胞周围划一圆圈，加入的溶液不要溢出该圈。

3）在圆圈内滴加 20～50μl 一抗，放湿盒内 37℃温育 1h 或 4℃过夜，TBS 浸洗 5min，吸干。

4）滴加 10～50μl 二抗，放湿盒内 37℃温育 30～60min，TBS 浸洗 5min，吸干。

5）滴加 10～50μl APAAP 复合物，放湿盒内 37℃，30～60min，TBS 浸洗 5min，吸干。

6）滴加 10～50μl 底物显色液（临用前配制，取底物溶液 1ml 加坚固红 1mg，充分溶解后使用），放湿盒内 37℃温育 30min，TBS 浸洗 5min；擦干蜡笔圈外的水分。

7）加 Mayer 苏木精复染 1min，用自来水冲洗。空气中干燥。

8）高倍镜下观察：以细胞膜上或胞浆着红色为阳性细胞，无色者为阴性细胞，并计算阳性细胞百分率。

（翁秀芳　吴雄文）

参 考 文 献

[1] E Harlow，D Lane. 抗体技术实验指南 [M]. 沈关心，龚非力，译. 北京：科学出版社，2002.

[2] 柳忠辉，吴雄文. 医学免疫学实验技术 [M]. 2 版. 北京：人民卫生出版社，2014.

[3] Buchwalow IB，Böcker W. Immunohistochemistry：Basics and Methods[M]. Springer Verlag Berlin Heidelberg，2010.

第五章　T细胞表位预测与鉴定

现代免疫学发展促进了针对肿瘤及病毒感染性疾病等治疗性疫苗的诞生，这些疫苗以特异性抗原或其表位为基础，其主要目的是在体内有效诱导产生特异性细胞免疫应答，以达到治疗和预防疾病的目的。在这些疫苗中，多肽疫苗等亚单位疫苗均以抗原特异性T细胞表位为基础，其设计和研究有赖于相应抗原T细胞表位的鉴定。始于20世纪80年代末的抗原T细胞表位鉴定，包括细胞毒性T细胞（CTL）表位的鉴定和辅助性T细胞（Th细胞）表位的鉴定。随着免疫学、生物化学及生物信息学等研究的不断深入与发展，T细胞表位鉴定的新方法及新手段也在不断涌现，并逐渐得到完善和成熟，使得表位的鉴定越来越简便、快捷和准确，并在一定程度上促进了亚单位疫苗的研究与发展。

第一节　细胞毒性T细胞表位鉴定

CTL表位鉴定方法主要包括两种。一种是先获得抗原特异性CTL细胞克隆，再分别将蛋白质抗原的系列多肽片段与相应细胞（如TAP缺陷的人源性T2细胞、鼠源性RMA-S细胞等）一起孵育后用做靶细胞，通过检测CTL细胞克隆对靶细胞的细胞毒活性，鉴定出CTL表位。抗原特异性CTL细胞克隆可以从肿瘤浸润淋巴细胞、淋巴结细胞或荷瘤机体外周血单个核细胞（PBMC）、病毒感染后机体的PBMC、抗原（如蛋白质抗原、编码抗原或其片段的重组载体等）免疫后机体的淋巴结细胞或PBMC等中分离获得。抗原的系列多肽片段可根据抗原的氨基酸序列组成，采用表位预测的方法筛选、合成获得，或通过合成一定长度的交叠肽获得，也可以利用酸性缓冲液，将细胞表面MHC I类分子递呈的多肽洗脱下来，经分离、纯化后获得。

鉴定CTL表位的另一种方法是"反向免疫学"方法。该方法是在对已鉴定CTL表位的氨基酸序列组成、CTL细胞上T细胞受体（TCR）对表位多肽的识别与结合能力等数据分析基础上建立起来的，也是目前最常用的一种比较简单、快捷的CTL表位鉴定方法。其基本流程是：先根据已知抗原的氨基酸序列组成，通过合成交叠肽或通过表位预测获得系列多肽片段，通过测定多肽与MHC I类分子的亲和力进行初步筛选后，分别用筛选出的多肽体外刺激PBMC，通过CTL杀伤力检测实验分析各多肽体外诱导PBMC产生特异性CTL的能力，从而筛选、鉴定出CTL表位。

一、抗原特异性细胞毒性T细胞获取

从肿瘤浸润淋巴结、荷瘤机体或病毒感染后机体外周血分离，建立抗原特异性CTL细胞克隆的方法是：采用Ficoll-Paque密度梯度离心获得淋巴结细胞或PBMCs并进行体外培养，每周用 ^{60}Co照射自体肿瘤细胞、自体PBMCs或转染了相应抗原的细胞刺激一次并加入100IU/ml的重组白细胞介素-2（IL-2）、0.1μg/ml的抗CD3单抗等每周刺激、增殖一次；2～3次刺激、增殖后进行有限稀释，获得单细胞克隆。单细胞克隆经再次刺激、增殖后，通过细胞毒活性检测确定其抗原特异性，建立抗原特异性CTL细胞克隆。采用相似的方法，可从抗原免疫后机体的淋巴结或外周血获得、建立抗原特异性CTL细胞克隆。用于免疫的抗原可以是蛋白质抗原、编码抗原的重组载体等。此外，也可构建编码蛋白质抗原部分氨基酸序列的重组载体，用它们分别免疫机体后，通过检测是否诱导产生了抗原特异性CTLs，从而将CTL表位限定在抗原的某段氨基酸序列内，这样就可减少表位筛选时需合成的多肽片段的种类和数量。

二、抗原多肽片段的获取

（一）酸洗脱法

真核细胞能通过所表达的 MHC I 类分子将抗原的 CTL 表位以 MHC I 类分子、β2-微球蛋白（β2M）及 CTL 表位多肽所组成的复合物的形式递呈到细胞表面，用一定强度的酸性缓冲液可将表位多肽和 β2M 从细胞表面洗脱下来，通过分离、纯化即可获得细胞天然表达的 CTL 表位多肽。一般来讲，该方法所需的细胞数量要达到 10^{10} 个才能收集到足够用于实验研究的多肽片段。其基本步骤是：

1）培养 10^{10} 个细胞。

2）加入 50IU/ml 的 IFN-γ 孵育一段时间。

3）PBS 洗涤细胞 3 次。

4）用 pH 3.3 的枸橼酸-磷酸钠缓冲液室温处理细胞 1min 或用 0.1% 三氟乙酸（TFA）室温处理细胞 30min。

5）10 000g 离心，收集上清。

6）上清用 Sephadex G25 柱吸附、浓缩分子量低于 5kDa 的多肽片段。

7）用 60% 乙腈洗脱，收集洗脱液。

8）洗脱液中的多肽片段采用 RP-HPLC 进行分离，10%～60% 的含 0.1% TFA 的乙腈溶液进行梯度洗脱，分步收集各多肽片段。

9）冷冻干燥后 −70℃ 保存、备用。

（二）表位预测法

对已鉴定 CTL 表位的氨基酸组成分析发现，某一特定 MHC I 类分子或 MHC I 类分子家族所结合的 CTL 表位多肽的氨基酸组成有其特定的规律，即在某个氨基酸残基位置上，一般只能是某一个或某些氨基酸残基，这被称为基序（motif）或超基序（supermotif）。例如，HLA-A*0201 所能结合的多肽基序的特点是，多肽的第 2 位氨基酸残基为亮氨酸（L）或蛋氨酸（M），第 9 位氨基酸残基是缬氨酸（V）、异亮氨酸（I）或 L；HLA-A2 超基序的特点是，多肽的第 2 位和第 9 位氨基酸残基应是丙氨酸（A）、异亮氨酸（I）、亮氨酸（L）、蛋氨酸（M）、缬氨酸（V）或苏氨酸（T）。应用基序或超基序预测方法及其他 CTL 表位预测方法（如量化基序法），从抗原的氨基酸序列中筛选出符合条件的多肽片段作为候选表位，经多肽合

成、RP-HPLC 纯化、质谱分子量鉴定后即可获得候选多肽。

CTL 表位还可通过互联网上的表位预测程序来进行预测，常用的有"BIMAS"（网址：http://www-bimas.cit.nih.gov/molbio/hla_bind/）和"SYFPEITHI"（网址：http://www.syfpeithi.de/Scripts/MHCServer.dll/EpitopePrediction.htm）。"BIMAS"方法根据所预测的多肽-MHC 复合物的半解离时间来对多肽片段进行评分和排位；"SYFPEITHI"方法则同时考虑了主要锚定残基和次要锚定残基，并对预测的多肽片段进行评分和排位。在这两种方法的预测结果中，评分越高的多肽片段排位越靠前，其与 MHC I 类分子的亲和力可能会越高，是 CTL 表位的可能性也就越大。预测的方法是：打开网页；选择 MHC 分子、所需预测的表位多肽的氨基酸残基个数；输入抗原的氨基酸序列；点击"submit"或"run"获得预测结果。从预测结果中选择排位靠前的一些多肽，经合成、纯化、鉴定后，用于后续鉴定研究。

（三）交叠肽合成法

从蛋白数据库中获得抗原的氨基酸序列，确定所需合成的多肽片段的氨基酸残基个数，如 8 肽、9 肽或 10 肽等。然后，合成交叠肽，使相邻 2 段多肽有 7 个、8 个或 9 个氨基酸残基重叠。以 9 个氨基酸残基组成的 9 肽，第一段多肽在抗原氨基酸序列上的位置是 1～9，那第二段多肽在抗原氨基酸序列上的位置就可以是 2～10，从而使得这两段多肽有 8 个氨基酸残基重叠。

三、多肽亲和力测定

（一）肽结合实验（peptide binding assay）

TAP 缺陷的细胞（如 T2 细胞及 RMA-S 细胞等）表面表达少量的、空的 MHC I 类分子。在 26℃ 条件下培养时，细胞表面会积聚较多的空的 MHC I 类分子；当培养温度升至 37℃ 时，细胞表面空的 MHC I 类分子的数量就会迅速下降，但结合了多肽的 MHC I 类分子则会被稳定表达在细胞表面。通过测定细胞表面 MHC I 类分子的表达，就可间接反映多肽与 MHC I 类分子的亲和力。

（1）收集培养的 TAP 缺陷细胞，经无血清培养基充分洗涤 3 次后，用无血清培养基重悬细胞为 0.5×10^6～1×10^6/ml。

（2）加入 20～100μg/ml 的多肽溶液或不加多肽、3μg/ml β2M，轻轻混匀。26℃培养 14～16h 后，37℃孵育 2～3h。

（3）收集细胞，用 4℃含 2.5% 胎牛血清（FBS）的 PBS 洗涤细胞 2 次。加入 100μl 抗 MHC I 类分子的特异性单克隆抗体，轻轻混匀后，冰上孵育 20～40h。

（4）用 4℃含 2.5% FBS 的 PBS 洗涤细胞 2 次后，加入 100μl 1∶50 或 1∶100 稀释后的 FITC 标记的二抗，冰上孵育 20～40h。

（5）经 4℃含 2.5% FBS 的 PBS 洗涤细胞 2 次后，用 250μl 4℃的 PBS（含 2.5% FBS、1% 多聚甲醛）重悬细胞，流式细胞仪 488nm 测定平均荧光强度（MFI）。

（6）计算结果。

$$荧光指数（FI）=多肽孵育后细胞 MFI-未加多肽细胞 MFI$$

（二）肽结合竞争抑制实验（competitive inhibition assay）

不同的多肽片段与相应 MHC I 类分子的亲和力不同。在同一体系中，与 MHC I 类分子亲和力较强的多肽更容易与 MHC I 类分子结合，而这种结合又受多肽浓度的影响。提高其中一种多肽的浓度，将增加它与 MHC I 类分子结合的数量，并竞争性抑制另一多肽与 MHC I 类分子的结合。通过测定目标多肽竞争性抑制另一多肽与 MHC I 类分子的结合，可反映该多肽与 MHC I 类分子结合的相对亲和力。

1. 合成、制备荧光素标记的、能与相应 MHC I 类分子高亲和力结合的已知 CTL 表位多肽，用做参考多肽。

2. 用 PBS 洗涤相应 MHC I 类分子阳性的细胞系 2 次后，冰上放置 5min。用冰浴后的柠檬酸 -Na₂HPO₄ 酸性缓冲液处理细胞 90s，以便将 MHC I 类分子上结合的多肽洗脱下来。

3. 立即用含 2% FBS 的培养基洗涤细胞后，用含 2% FBS、1.5μg/ml β2M 的培养基重悬细胞。加入 150nmol/L 荧光素标记的参考多肽，加入不同浓度（0.5～100μmol/L）的目标多肽或不加目标多肽，4℃孵育 24h。

4. 用含 1% FBS 的 PBS 洗涤细胞 2 次后，用含 1% 多聚甲醛的 PBS 重悬细胞，流式细胞仪测定平均荧光强度（MFI）。

5. 以未用荧光素标记参考多肽及目标多肽孵育过的细胞为背景对照，计算结果：

$$抑制率=1-\left(\frac{目标多肽与参考多肽一起孵育后细胞\,MFI-背景\,MFI}{参考多肽单独孵育后细胞\,MFI-背景\,MFI}\right)\times100$$

目标多肽与 MHC- I 类分子结合的相对亲和力用 IC₅₀ 表示。

四、效应性细胞毒性 T 细胞体外诱导

1. PBMCs 的分离

（1）采集健康个体的外周血，加入适量肝素，充分混匀，获得抗凝外周血。需要注意的是，采集的外周血应在 8h 之内进行 PBMCs 分离，以保证 PBMCs 的活力。

（2）Hank's 液 1∶1 稀释抗凝外周血后，采用 Ficoll-Paque 密度梯度离心法分离 PBMCs。

（3）用红细胞裂解液裂解 PBMCs 中的红细胞后，用含 5% FBS 的 PBS 充分洗涤细胞 3 次。

（4）用含 10% 人 AB 血清或 FBS 的培养基重悬细胞。

2. 树突状细胞（DC）的制备

（1）将 PBMCs 铺于 6 孔细胞培养板，每孔加入 3ml 细胞，使每孔的细胞数为 1×10⁷ 个。

（2）37℃、5% CO₂ 孵育 2h 后，去掉未贴壁细胞，加入含 10% 血清的培养基、100ng/ml GM-CSF、1 000IU/ml IL-4。37℃、5% CO₂ 培养 7 天。

（3）流式细胞术分析 DC 表型。

3. 抗原递呈细胞（APCs）的准备

（1）无血清培养基充分洗涤 DC、TAP 缺陷细胞或自体 PBMCs 后，用无血清培养基重悬细胞为 0.5×10⁶～1×10⁶/ml。

（2）加入 20～100μmol/L 多肽、3μg/ml β2M，37℃孵育 3～4h。

（3）收集细胞，用无血清培养基洗涤 2～3 次，以去掉多余的多肽。经 γ 射线照射后，用含 10%

血清的培养基重悬细胞,用做 APCs。或用无血清培养基重悬细胞为 $0.5 \times 10^6 \sim 1 \times 10^6$/ml,加入 $50 \sim 100$μg/ml 丝裂霉素 C、50μmol/L 多肽。37℃ 培养 1h 后,用无血清培养基洗涤细胞 3 次。用含 10% 血清的培养基重悬细胞,用做 APCs。

4. 效应细胞的制备

(1) 将分离获得的 PBMCs 铺于 24 孔细胞培养板($2 \times 10^6 \sim 4 \times 10^6$/孔)。

(2) 选用以下几种比较常用的方法进行 CTLs 的诱导:

1) 多肽刺激:加入 $5 \sim 10$μg/ml 多肽,轻轻混匀,37℃、5% CO_2 继续培养。1 周后,采用同样的方法进行再次刺激。以后每间隔 1 周重复刺激 1 次。

2) 多肽孵育后 TAP 缺陷细胞刺激:PBMCs 的第一次刺激用 $5 \sim 10$μg/ml 多肽。1 周后,加入前述方法处理过的 TAP 缺陷细胞,使 TAP 缺陷细胞与 PBMCs 的数量比为 $1:1 \sim 1:20$;混匀后,37℃、5% CO_2 继续培养。以后每周重复刺激 1 次。

3) 多肽孵育后 DCs 刺激:加入前述方法处理过的 DCs,使 DCs 与 PBMCs 的数量比为 $1:1 \sim 1:20$。1 周后,用前述方法处理过的 DCs 或自体 PBMCs 进行再次刺激。以后每间隔 1 周重复刺激 1 次。

(3) 每次刺激后第 2 天,加入 $10 \sim 200$IU/ml 重组 IL-2(rIL-2)。每 $2 \sim 3$ 天更换一半培养基,补充 rIL-2 一次。

(4) 共刺激 $2 \sim 4$ 次,最后一次刺激后第 $3 \sim 5$ 天,收集细胞。用含血清的培养基重悬细胞,进行 CTL 活性的检测。

五、细胞毒性 T 细胞活性检测

常用的检测 CTL 活性的方法有 IFN-γ 测定、标准 ^{51}Cr 释放法和乳酸脱氢酶(LDH)释放法等。IFN-γ 检测可以采用流式细胞术、ELISA 以及酶联免疫斑点法(ELSPOT)技术等,酶联免疫斑点法(ELSPOT)技术可在单细胞水平分析检测 CTL 在特异性抗原刺激下分泌 IFN-γ 的情况,通过 CTL 释放 IFN-γ 的水平高低来反映 CTL 的功能,是一种简单、高灵敏度的效应细胞定量检测方法,ELSPOT 具体原理参见第二十一章(细胞因子检测)。但仅靠检测其 IFN-γ 的释放不能完全

代表 CTL 的真实功能,因此还需要进行 CTL 对靶细胞直接杀伤效应的检测,目前常用的方法包括标准 ^{51}Cr 释放法和乳酸脱氢酶(LDH)释放法。

标准 ^{51}Cr 释放法应用放射性同位素 $Na_2^{51}CrO_4$ 标记靶细胞,若效应细胞能杀伤靶细胞,则 ^{51}Cr 从靶细胞内释出。^{51}Cr 辐射 γ 射线,通过测定受损伤或死亡靶细胞释放到上清中 ^{51}Cr 的放射脉冲数(cpm),即可计算出效应细胞的细胞毒活性。本法结果准确、重复性好,但也存在不足:使用放射性的 ^{51}Cr 不利于安全操作及废物处置,且需特殊测定仪器。因此多年来人们一直试图寻找可以替代 ^{51}Cr 释放法的 CTL 活性测定方法,LDH 法因此诞生。LDH 释放法是检测效应细胞细胞毒活性的一种非放射性比色测定方法,可作为标准 ^{51}Cr 释放法的替代方法。乳酸脱氢酶(LDH)在胞浆内含量丰富,正常时不能通过细胞膜,当细胞受损伤或死亡时可释放到细胞外,此时细胞培养液中 LDH 活性与细胞死亡数目成正比,用比色法测定并与靶细胞对照孔 LDH 活性比较,可计算效应细胞对靶细胞的杀伤百分数。本法操作简便快捷,可用于 CTL 及 NK 细胞活性测定及药物、化学物质或放射引起的细胞毒性,现已有 LDH 法测定 CTL 活性试剂盒(promega)。不足之处在于较高浓度 FCS 中所含 LDH 可能干扰结果,自然释放率高于 ^{51}Cr 释放法,重复也较 ^{51}Cr 释放法稍差,研究者可以根据自己实验室条件和具体情况进行选择。^{51}Cr 释放法检测灵敏、准确,但由于其使用放射性同位素受到严重局限。此外,另一更安全、灵敏的检查方法 pMHC 四聚体或 pMHC 五聚体法应运而生,成为抗原特异性细胞检测的金标准。

ELISPOT 方法进行 CTL 的细胞功能检测依赖一定时间的肽诱导。另外,细胞因子在各种细胞中的产生并不均一,甚至有的细胞不产生,因此,往往会低估了抗原特异性 CTL 的总量。因此,研究人员设想能否通过 TCR 与 MHC I - 肽的相互作用来检测抗原特异性的 CTL。自 20 世纪 80 年代起,陆续有学者使用可溶性 MHC I 类分子来研究 T 淋巴细胞反应,但结果并不理想。究其原因,单价的 MHC- 肽分子与 TCR 的亲和力极低($\sim 10^{-5}$μmol/L),且解离快,形成的复合物半衰期不足 1min。因此,1996 年,美国斯坦福

大学 Altman 博士等人基于这些特点提出了可溶性 MHC I - 肽四聚体（MHC I -peptide tetramer）技术，由于该技术的特异性和高效性，目前已被广泛应用于抗原特异性 CTL 的定性和定量分析，成为研究细胞免疫的强有力工具。该技术主要原理是通过链霉亲和素将 MHC/ 多肽复合物单体四聚体（tetramer）化，可以使其与 TCR 保持在一个稳定的结合状态，这样的 MHC 四聚体增强了与 TCR 的亲和力，使得应用流式细胞术就可以在体外准确地检测抗原特异性 T 细胞。

Altman 等首先在体外将 15 个氨基酸残基的生物素酶底物肽（bo A substrate peptide，BSP）加在 HLA-A2（MHC I 类分子）重链的 C- 端形成融合蛋白，在体外按一定比例与 β2 微球蛋白（β2m）及特异的抗原肽共孵育，使其折叠成正确的构象，成为 pMHC 复合物。将生物素标记在底物肽的赖氨酸残基上，使用荧光色素标记链亲和素，而一个标记荧光素的链亲和素可结合四个生物素标记的 pMHC 复合物，因此结合形成四聚体，如图 5-1 所示。MHC I - 抗原肽四聚体与抗原特异性 CTL 上的 TCR 结合后，即可以通过流式细胞仪定量检出体内抗原特异性 CTL，并能将其分选出以供体外培养扩增和功能分析之用。MHC I 四聚体的出现大大提高了 MHC I 与 TCR 之间的亲和力，并提高了检测效率。该方法技术要求较高，不同表位需要的 pMHC 产品不同，因此一般都需要定制。目前，全球范围能制备该产品的公司不多，日本 MBL 公司、中国广州好芝生物 HelixGen MHC 四聚体、英国 Proimmune 公司基本是采用上述原理进行相关产品的定制，涉及技术专利略有不同。

pMHC 五聚体的设计原理与四聚体完全不同，五聚体是由一条肽链一端交联五个 MHC 分子，另一端交联五个检测标签分子，可以同时标记五个荧光分子；可以定制时标记上荧光信号，也可以仅标记生物素，使用时再标记荧光抗体，因而较四聚体具有检测信号更强、染色更灵活以及产品更稳定的优点。但也有人认为四聚体信号更稳定，各研究者可以根据自己需求进行合理选择产品。另外，还有一类多聚体是采用多糖交联，目前应用相对较少。随着四聚体、五聚体制备技术的成熟和研究需要，又相继研发了针对 CD4+ T 细胞、B 细胞、树突状细胞、NK 细胞的相关产品，详见下表 5-1。

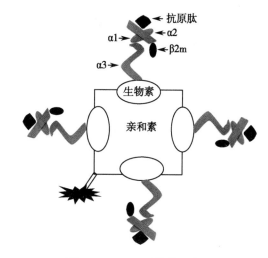

图 5-1　pMHC 四聚体示意图

1. 标准 ^{51}Cr 释放法检测 CTL 细胞毒活性

（1）收集靶细胞（CTL 克隆抗原特异性表位对应的肿瘤细胞株细胞），用含 10% FBS 的培养基重悬细胞为 $1 \times 10^6 \sim 2 \times 10^6$/ml，加入 100μCi $Na_2^{51}CrO_4$，37℃、5% CO_2 培养 60～90min。

（2）4℃、含 10% FBS 的 PBS 充分洗涤 3 次

表 5-1　不同免疫细胞检测对应的四聚体及应用领域

抗体	效应细胞	四聚体 & 五聚体	研究领域
CD11c，CD14	DC，MΦ	TCR Tetramer/pantamer	肿瘤细胞，DC 疫苗
CD19，CD20	B cell	Epitope Tetramer/pantamer	自身抗体产生细胞
CD3，CD161，IL18R	MAIT cell	MR1 Tetramer/pantamer	黏膜免疫
CD8，CD56	NK	HLA-E Tetramer/pantamer	NK 细胞治疗
CD3，CD191	NKT	CD1d Tetramer/pantamer	NKT 细胞治疗
CD3，CD4	Th，Treg	MHC-II Tetramer/pantamer	自身免疫和过敏疾病
CD3，CD8	CTL	MHC-I Tetramer/pantamer	CTL 效应功能

后，用含 10% FBS 的培养基重悬细胞为 1×10^5/ml 或 5×10^4/ml，用做靶细胞。

（3）于 96 孔 U- 型底细胞培养板，每孔加入靶细胞 100μl，使每孔的靶细胞数为 1×10^4 个或 5×10^3 个。每组设 3 个复孔。

（4）收集效应细胞，用含 10% FBS 的培养基

重悬细胞后，按 100∶1、50∶1、25∶1 和 12.5∶1 等的效 / 靶比，每孔加入效应细胞 50μl 或 100μl。

（5）250g 离心 4min，37℃、5% CO_2 孵育 4～6h。

（6）250g 离心 4min，每孔收集 50μl 或 100μl 上清，测定 γ 射线 cpm。

（7）计算特异性杀伤率

$$特异性杀伤率 = \frac{实验组 cpm - 靶细胞自释放 cpm}{靶细胞最大释放 cpm - 靶细胞自释放 cpm} \times 100$$

其中，靶细胞自释放为靶细胞加培养基，靶细胞最大释放为靶细胞加 2% Triton X-100。要求：每孔的总体积应相同；靶细胞自释放组 cpm 应小于靶细胞最大释放组 cpm 的 25%。

2. LDH 释放法检测 CTL 细胞毒活性

（1）收集靶细胞。

（2）用含 5% FBS 的培养基重悬细胞为 1×10^5/ml、2×10^5/ml 或 4×10^5/ml。

（3）于 96 孔 U- 型底细胞培养板每孔加入 50μl 靶细胞悬液（每组设 3 个复孔）。

（4）使每孔的靶细胞数为 0.5×10^4 个、1×10^4 个或 2×10^4 个。另设靶细胞最大释放组、靶细胞自释放组、培养基背景组和体积校正组。

（5）每孔补加培养基 50μl，培养基背景组和体积校正组均不加靶细胞，每孔加培养基 100μl。

（6）收集效应细胞，用含 5% FBS 的培养基重悬细胞后，按 100∶1、50∶1、25∶1 和 12.5∶1 等的效 / 靶比，每孔加入效应细胞 50μl。另设各效 / 靶的效应细胞自释放组，每组均设 3 个复孔，每孔加入效应细胞 50μl 及培养基 50μl。

（7）250g 离心 4min 后，37℃、5% CO_2 孵育 4h 以上。

（8）于靶细胞最大释放组和体积校正组各加入 10μl 10 × 裂解液，37℃、5% CO_2 孵育 45min，使靶细胞完全裂解。

（9）250g 离心 4min 后，各吸取 50μl 上清至 96 孔酶联板。每孔加入 50μl 底物溶液，室温、避光孵育 30min。

（10）每孔加入 50μl 终止液，用针头刺破大的气泡，于 1h 内测定 492nm 吸收值。

（11）结果计算

1）从实验组、靶细胞自释放组和效应细胞自

释放组的吸收值均值中减去培养基背景组吸收值均值；

2）从靶细胞最大释放组的吸收值均值中减去体积校正组吸收值均值；

3）按下式计算特异性杀伤率：

特异性杀伤率 =（实验组 - 效应细胞自释放 - 靶细胞自释放靶细胞最大释放 - 靶细胞自释放）× 100

3. ELISPOT 检测分泌 IFN-γ 的 CTL 细胞

（1）使用淋巴细胞分离液常规分离小鼠脾脏单核细胞，再用磁珠分选 $CD8^+$ T 淋巴细胞，并使用 5% NCS RMPI 1640 调节细胞浓度。

（2）预包被板活化：PVDF 板每孔加入 200μl 的无血清 RPMI 1640 培养基。室温静置 10min，倾倒。

（3）细胞加板。每一个细胞样品设立一个阳性对照（Con A）、一个阴性对照（培养液）、一个实验测试孔（添加刺激物），每组均设立 3 个复孔。每孔分别加入培养细胞 3×10^5 个 /100μl，阳性对照每孔加入 10μl Con A，终浓度 5μg/ml。另外，整块板还要加一个背景负对照（不含细胞，只加培养基和所有的检测试剂）。

（4）盖上板盖，于 37℃，5% CO_2 培养箱培养 24h。

（5）次日，倾倒孔内的细胞及培养基。

（6）裂解细胞：每孔加入 200μl 冰冷的去离子水，4℃冰箱冰浴 10min（低渗法裂解细胞）。

（7）洗板：每孔用 200μl 1 × Washing buffer 洗涤 5～7 次，每次 30s。最后一次，在吸水纸上扣干。

（8）检测抗体孵育：每孔加入 100μl 稀释好的生物素标记抗体，37℃孵育 1h。

（9）洗板：每孔用 200μl 1 × Washing buffer 洗涤 5 次，每次 30s。最后一次，在吸水纸上扣干。

（10）亲和素孵育：每孔加入 100μl 稀释好的酶标亲和素，37℃孵育 1h。

（11）洗板：每孔用 200μl 1×Washing buffer 洗涤 5 次，每次 30s。最后一次，在吸水纸上扣干。

（12）显色：按试剂制备说明书配好 AEC 显色液。每孔加入 100μl 的显色液，室温避光静置 15～45min（在 20～25℃，显色 25min 比较合适）。

（13）待斑点生长到适合的大小之后，以去离子水洗涤 2 遍，终止显色过程。将板倒扣在吸水纸上，拍干细小的水珠，之后取下保护层，放在通风的地方，室温静置 10～30min，让膜自然晾干。

（14）肉眼观察（图 5-2）。

（15）仪器定量分析。

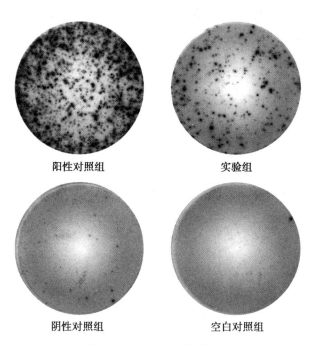

图 5-2　ELISPOT 检测结果

第二节　Th 细胞表位鉴定

与 CTL 表位鉴定方法相似，常用的鉴定抗原 Th 细胞表位的方法也分为两种。一种是先从患病机体（如肿瘤、病毒感染等）或抗原免疫后机体获得肿瘤浸润淋巴细胞（TILs）、淋巴结细胞或 PBMC。体外用抗原刺激后，进行有限稀释，或分离出 CD4⁺ T 细胞，进行有限稀释。然后再用 γ 射线照射后或丝裂霉素 C 处理后的与相应抗原或其片段孵育过的 PBMC、EBV 转化后 B 细胞、DCs 等作为 APC，用于刺激细胞，获得 CD4⁺ T 细胞克隆。最后，采用相同的刺激方法，用交叠肽从细胞上分离得到的多肽等刺激 CD4⁺ T 细胞克隆，通过细胞增殖、细胞因子分泌等检测确定 Th 细胞表位。

Th 细胞表位鉴定的另一种方法则是直接通过表位预测或合成交叠肽等获得候选多肽，经多肽结合实验初步筛选后，直接或与 PBMC、EBV 转化后 B 细胞、DC 等一起孵育后刺激 CD4⁺ T 细胞，通过细胞增殖检测、MHC 限制性分析及细胞因子分泌检测等确定 Th 细胞表位。

一、抗原特异性 CD4⁺T 细胞克隆建立

1. 分离获得 TIL、淋巴结细胞、PBMC：采用常规组织淋巴结分离方法如分离淋巴结后，100 目筛网研磨分离获得 TILs 或淋巴结细胞，淋巴细胞分离液密度梯度离心法获得 PBMC。

2. 加入 2～10μg/ml 抗原，37℃、5% CO_2 培养。1 周后，重复刺激 1 次。

3. 用与抗原孵育过的、照射后或丝裂霉素 C 处理后 APCs 的刺激细胞，每 1～2 周刺激 1 次。

4. 每次刺激后 1～2 天，加入 10～20IU/ml IL-2。

5. 稀释刺激后细胞，铺于 96 孔细胞培养板（0.3、1、3 或 10 个细胞 / 孔），加入 IL-2 和 APCs 进行刺激。重复刺激 2 次后，进行细胞增殖检测。

6. 用上述方法再次刺激阳性克隆，获得抗原特异性 CD4⁺T 细胞克隆。

二、抗原多肽片段的获得

1. 酸洗脱法

1）收集细胞，用 pH 3.0 的枸橼酸 - 磷酸钠缓冲液室温处理 1min 或用 0.1% TFA 室温处理细胞 30min。4℃、15 000r/min 离心 20min。收集上清，加入 10% TFA，重复离心。

2）上清用 SepPak 柱吸附、浓缩后，用 60% 乙腈进行洗脱，收集洗脱液。冷冻干燥后，−70℃ 保存、备用。

3）用含 0.1% TFA 的水溶解多肽，采用 RP-HPLC 进行分离，分步收集各多肽片段，冷冻干燥后 −70℃ 保存、备用。

2. 表位预测法　与 CTL 表位的预测一样，Th 细胞表位的预测也可采用基序法和超基序法及互

联网上的预测软件。例如，HLA-DR1 限制性 Th 细胞表位基序的特点是：多肽的第 1 位氨基酸残基为芳香族氨基酸或疏水性氨基酸，第 6 位氨基酸残基为不带电荷的氨基酸，而第 9 位氨基酸残基则为相对疏水的氨基酸。目前的 Th 细胞表位预测多采用网上的表位预测程序，如"TEPITOPE"（网址：http://www.imtech.res.in/raghava/propred/）和"SYFPEITHI"（网址：http://www.syfpeithi.de/Scripts/MHCServer.dll/EpitopePrediction.htm）。表位预测后，从预测结果中选择评分最高的一些多肽，经合成、纯化、鉴定后，用于后续鉴定研究。

3. 交叠肽合成法

1）从蛋白数据库中获得抗原的氨基酸序列，确定所需合成的多肽片段的氨基酸残基个数，如 14 肽、15 肽或 16 肽等。

2）确定相邻两段多肽间重叠的氨基酸残基个数，如 15 个氨基酸残基组成的交叠肽，相邻两段多肽有 5 个或 12 个氨基酸残基重叠；16 个氨基酸残基组成的交叠肽，相邻两段多肽有 12 个氨基酸残基重叠等。

3）合成多肽片段，RP-HPLC 纯化、质谱鉴定。

三、肽结合实验

1. 亲和层析纯化 MHCⅡ类分子

1）将抗 MHCⅡ类分子单克隆抗体连接到琼脂糖凝胶 CL-4B（sepharose CL-4B）上，装柱，制成抗体 -Sepharose CL-4B 亲和层析柱。

2）裂解后的细胞溶液过未活化的 Sepharose CL4-B 柱和蛋白 A-Sepharose 柱 2 次后，过抗体 -Sepharose CL-4B 亲和层析柱。用 10 个柱体积的 10mmol/L Tris-HCl PBS（pH 8.0，含 1% NP-40）、2 个柱体积的 PBS 和 2 个柱体积的含 0.4% n-Octyl-glucoside 的 PBS 洗柱。

3）用含 50mmol/L 二乙胺、0.4% n-Octylglucoside 的 0.15mol/L NaCl（pH 11.5）将 MHCⅡ类分子从柱上洗脱下来。收集洗脱液，加入 1/25 体积的 2.0mol/L Tris（pH 6.8），使洗脱液的 pH 降至 8.0。

4）浓缩洗脱液。

2. 采用多肽结合竞争抑制实验测定目标肽与 MHCⅡ类分子结合的相对亲和力

1）合成、制备荧光素或 ^{125}I 等标记的、能与相应 MHCⅡ类分子高亲和力结合的已知 Th 细胞表位多肽。

2）在有蛋白酶抑制剂存在的条件下，将目标多肽和 5~500nmol/L MHCⅡ类分子、1~10nmol/L 标记后 Th 细胞表位多肽一起室温孵育 48h。过凝胶柱，分离获得 MHCⅡ类分子 - 多肽复合物。

3）测定 MHCⅡ类分子 - 多肽复合物的荧光发射、计数 MHCⅡ类分子 - 多肽复合物的 γ 射线 cpm 等，计算抑制率，采用 IC_{50} 代表目标多肽与 MHCⅡ类分子结合的相对亲和力。

四、肽特异性 CD4$^+$T 细胞的诱导

1. 新鲜采集的外周血采用 Ficoll-Hypaque 密度梯度离心法分离、获得 PBMCs。PBMCs 用含 5% FBS 的 PBS 洗涤 3 次后，重悬于含血清的培养基，培养。或进一步分离、获得 CD4$^+$ T 细胞，培养。

2. 用无血清培养基洗涤分离、获得的 PBMCs 或 DCs，用无血清培养基重悬细胞后，加入 10~20μg/ml 多肽，37℃孵育 2h。无血清培养基洗涤后，γ 射线照射或用丝裂霉素 C 处理，用做 APCs。

3. 分离、培养的 PBMCs 或 CD4$^+$T 细胞用 2~20μg/ml 多肽或 APCs 刺激。1 周后，更换一半培养基，按 APCs 与 PBMCs 1:3~3:1 的比例加入 APCs 进行再次刺激。反复共刺激 2~3 个循环，每个循环约 1 周。

*注：这里的比例是指 APCs 与 PBMCs 的比例从 3:1 开始，逐渐增加 PBMC 的比例，至 APCs 与 PBMCs 的比例为 1:3，以下同。

4. 再次刺激后第 2 天，加入 10~120IU/ml IL-2。每 3 天补充 IL-2 一次。

5. 最后一次刺激终止后，测定细胞增殖情况、检测细胞因子释放。

五、细胞增殖实验

1. 将用前述方法建立的抗原特异性 CD4$^+$ T 细胞克隆、刺激后 PBMCs 或刺激后 CD4$^+$T 细胞铺于 96 孔细胞培养板，每组设 3 个复孔。按 1:2~10:1 的比例加入用前述方法制备的 APCs。

2. 共培养 2~5 天后，每孔加入 0.5~1μCi ^{3}H- 胸腺嘧啶核苷（^{3}H-thymidine，^{3}H-TdR），37℃、5% CO_2 孵育 16h。

3. 收集细胞于玻璃纤维纸上，测定 cpm 值。

六、MHC 限制性确定

Th 细胞表位的 MHC 限制性一般通过测定 MHC II 类分子特异性单克隆抗体对抗原诱导的 T 细胞增殖的抑制来确定，其基本方法与细胞增殖实验相同，并与细胞增殖实验同步进行。即在进行细胞增殖实验前，取部分 APCs，加入 MHC II 类分子特异性单克隆抗体，37℃、5% CO_2 孵育 30min，然后用之进行细胞增殖实验。抗体对细胞增殖的抑制率按下式计算：

$$抑制率（\%）=\left(1-\frac{加抗体组\ cpm\ 值}{未加抗体组\ cpm\ 值}\right)\times 100$$

七、IFN-γ 细胞因子分析

细胞毒性 T 细胞的功能细胞因子主要包括干扰素 γ、穿孔素和颗粒酶。以下主要介绍 IFN-γ 的测定。其余细胞因子检测方法类似。

1. 酶联免疫吸附试验（ELISA）

1）将用前述方法建立的抗原特异性 CD4+ T 细胞克隆、刺激后 PBMCs 或刺激后 CD4+ T 细胞铺于 96 孔细胞培养板，每组设 3 个复孔。按 1:2～10:1 的比例加入用前述方法制备的 APCs。共培养 18～24h 后，收集上清。

2）于 96 孔 ELISA 板，加入 100μl 稀释后捕获抗体，4℃ 孵育过夜。弃去孔内溶液，用含 0.05% Tween-20 的 PBS（PBST）洗涤 3 次后，用含 1% BSA 或 10% FBS 的 PBST 封闭。

3）洗涤后，加入稀释后上清 100μl，37℃ 孵育 1h。用 PBST 洗涤 3 次后，每孔加入新鲜稀释的酶标抗体，37℃ 孵育 0.5～1h，洗涤。

4）加入新鲜配制的底物溶液 100μl。37℃ 孵育 10～30h 后，加入终止液终止反应。

5）测定 415nm 或 450nm 吸光度值（A 值），绘制标准曲线，确定 cut off 值，根据样品 A 值计算测定样品的浓度。

2. 反转录 PCR（RT-PCR）

1）将用前述方法建立的抗原特异性 CD4+ T 细胞克隆、刺激后 PBMCs 或刺激后 CD4+ T 细胞铺于 96 孔细胞培养板，每组设 3 个复孔。按 1:2～10:1 的比例加入用上述方法制备的 APCs。共培养 18～24h 后，收集细胞。

2）提取细胞总 RNA，反转录 RNA 为 cDNA。

cDNA 稀释后，取一定体积的稀释后 cDNA，采用 PCR 法扩增 IFN-γ 特异性片段。扩增产物经琼脂糖凝胶电泳后，转膜，采用 Southern 杂交（Southern blotting）法进行半定量检测。

3）或以稀释后 cDNA 为模板，用 Real Time PCR 进行定量检测。

3. ELISpot

1）用 PBS 稀释包被抗体，于 ELISpot 板，每孔加入 100μl 包被抗体（抗 IFN-γ 抗体）溶液，4℃ 孵育过夜。甩掉多余抗体，用 PBS 洗板后，每孔加入 200μl 含 10% 血清的培养基进行封闭，室温孵育 30min。

2）将用前述方法建立的抗原特异性 CD4+ T 细胞克隆、刺激后 PBMCs 或刺激后 CD4+ T 细胞铺于已用抗体包被的孔中，每组设 3 个复孔。按 1:2～10:1 的比例加入用上述方法制备的 APCs。

3）其余方法同"CTL 活性检测"的 IFN-γ ELISpot 法。

4. 流式细胞分析法
CTL 的细胞因子检测还可用流式细胞法，这也是目前较为广泛采用的方法。具体参见第八章流式细胞术胞内细胞因子染色检测法。

第三节　MHC 分型

CTL 细胞和 Th 细胞对其相应表位多肽的识别受 MHC 分子限制，确定所鉴定表位的 MHC 限制性是 T 细胞表位鉴定中不可或缺的一项内容。而且，在基于 T 细胞表位的亚单位疫苗的研制和临床应用过程中，所涉及的 T 细胞表位的 MHC 限制性也是其选择研究个体或病人的一个重要指标。因此，在进行 T 细胞表位鉴定时，必须对所用的细胞、所涉及的机体等进行 MHC 分型（MHC typing），以确定所鉴定表位的 MHC 限制性。HLA 分型在同种异体移植中也有重要的应用价值。常用的 MHC 分型方法有血清学方法和聚合酶链反应-序列特异性引物（PCR-SSP）法等。

一、血清学方法

血清学方法一般用于 MHC I 类分子的分型，如 HLA-A、B、C。该方法常采用微量淋巴细胞毒实验（microlymphocytotoxicity test）或称补体依赖

的细胞毒实验(complement dependent cytotoxicity test),其基本步骤是:

1. 取外周血,分离 PBMCs。

2. 加入已知 MHC 抗血清,20℃孵育 60min 后,加入补体,37℃孵育 60min。

3. 加入染料,在倒置显微镜下观察结果,细胞着色则为阳性,表示待检 PBMCs 表面具有已知抗血清所针对的抗原。

要检测 MHC Ⅱ类分子,则需要从外周血中分离纯的 B 细胞,抗血清则需要用血小板吸收以除去其中的抗 MHC Ⅰ类分子的抗体。

此外,如果只需要检测特定的某一个或某两个 MHC 分子,则可以采用流式细胞仪检测特定 MHC 分子表达的方法来进行。

1. 取外周血,分离 PBMCs。

2. 用 4℃含 2.5% FBS 的 PBS 洗涤 2 次后,加入特定 MHC 分子特异性的单克隆抗体 100μl。轻轻混匀后,冰上孵育 20～40min。

3. 用 4℃含 2.5% FBS 的 PBS 洗涤 2 次后,加入 100μl 1:50 或 1:100 稀释后的荧光素标记的二抗。轻轻混匀后,冰上孵育 20～40min。

4. 用 4℃含 2.5% FBS 的 PBS 或 FACS buffer 洗涤 2 次后,用 4℃含 2.5% FBS、1% 多聚甲醛的 PBS 重悬细胞,流式细胞仪 488nm 测定平均荧光强度和阳性率。

二、聚合酶链反应 - 序列特异性引物法

PCR-SSP 是目前常规的几种在 DNA 水平上进行 MHC 分型的方法之一,其原理是:设计出一整套 MHC 座位各等位基因的序列特异性引物(sequence-specific primer,SSP),通过 PCR 特异性扩增待检组织细胞基因组 DNA 的相应靶序列,电泳后分析 PCR 扩增产物的带型,确定相应等位基因的型别。该方法的优点是快速、准确。但是,由于 MHC 分子的高度多态性,要确定同一等位基因中的各型别则必须设计多个引物对,其具体操作如下。

1. 获取待检组织、细胞,抽提基因组 DNA。

2. 以抽提的基因组 DNA 为模板,利用设计的一整套序列特异性引物,通过 PCR 进行特异性扩增。

3. 扩增产物进行琼脂糖凝胶电泳,分析扩增

产物的电泳条带,确定待检组织、细胞的 MHC 型别。

第四节 应用举例

1. 人肿瘤抗原 MAGE-A1 HLA-A*0201 限制性 CTL 表位的鉴定

(1)表位的预测与合成

1)根据 MAGE-A1 蛋白的氨基酸序列,通过"BIMAS"预测 9 个氨基酸残基组成的 HLA-A*0201 限制性 CTL 表位,部分预测结果见表 5-2。

表 5-2　MAGE-A1 HLA-A*0201 限制性 CTL 表位预测结果

序号	起始位点	后继氨基酸残基序列	评分 *
1	278	KVLEYVIKV	743.189
2	264	FLWGPRALA	189.678
3	151	LQLVFGIDV	168.552
4	92	CILESLFRA	138.237
5	194	FLIIVLVMI	110.379
6	188	IMPKTGFLI	74.293
7	105	KVADLVGFL	44.111
8	38	LVLGTLEEV	43.141
9	146	KASESLQLV	31.883
10	169	YVLVTCLGL	31.814
11	282	YVIKVSARV	27.995
12	269	RALAETSYV	19.658
13	174	CLGLSYDGL	15.701
14	101	VITKKVADL	11.485
15	301	ALREEEGV	10.619
16	18	AQQEALGLV	8.645
17	187	QIMPKTGFL	7.771
18	181	GLLGDNQIM	7.536
19	22	ALGLVCVQA	4.968
20	24	GLVCVQAAA	4.968

　*: Estimate of half time of disassociation of a molecule containing this subsequence.

2)选取评分较高且排位在前 5 位的序列作为候选 CTL 表位,它们分别是 MAGE-A1$_{278-286}$、MAGE-A1$_{264-272}$、MAGE-A1$_{151-159}$、MAGE-A1$_{92-100}$ 和 MAGE-A1$_{194-202}$。

3)选用已知的 HLA-A*0201 限制性 CTL 表位 hTRP-2$_{180-188}$(SVYDFFVWL)作为阳性对照。

合成多肽；RP-HPLC 纯化后纯度 >95%；质谱所测定分子量与理论值相符。

（2）多肽亲和力测定

1）用 DMSO 溶解各多肽为 20mg/ml，分装后 −20℃ 保存、备用。

2）收集培养的 T2 细胞，无血清培养基充分洗涤 3 次后，用无血清培养基重悬细胞为 $0.5 \times 10^6 \sim 1 \times 10^6/ml$。

3）加入 20μg/ml 的各多肽溶液或不加多肽、3μg/ml β2mol/L，轻轻混匀，26℃培养 14～16h 后，37℃孵育 2～3h。

4）收集细胞，用 4℃含 2.5% FBS 的 PBS 洗涤细胞 2 次。加入 100μl 抗 HLA-A2 单克隆抗体 BB7.2，轻轻混匀后，冰上孵育 20～40min。

5）用 4℃含 2.5% FBS 的 PBS 洗涤细胞 2 次后，加入 100μl 1:50 稀释后的 FITC 标记的羊抗鼠 IgG 抗体，冰上孵育 20～40min。

6）经 4℃含 2.5% FBS 的 PBS 洗涤细胞 2 次后，用 250μl 4℃的 PBS（含 2.5% FBS、1% 多聚甲醛）重悬细胞，流式细胞仪 488nm 测定平均荧光强度 MFI，计算荧光指数 FI，结果见图 5-3。

（3）多肽特异性 CTLs 的体外诱导

1）新鲜采集的 HLA-A*0201+ 健康人外周血用 Hank's 液 1:1 稀释后，采用 Ficoll-Paque 密度梯度离心法分离、获得 PBMCs。

2）用含 10% FBS 的 RPMI 1640 培养基调整细胞浓度为 $2 \times 10^6/ml$。于 24 孔细胞培养板，每孔加入细胞悬液 2ml，37℃、5% CO₂ 培养。

3）分别用 10μg/ml 的各多肽对 PBMCs 进行第一次刺激，另设不加多肽或用无关多肽刺激的阴性对照组。轻轻混匀后，37℃、5% CO₂ 继续培养。

4）1 周后，分别用 20μg/ml 的各多肽和 T2 细胞一起孵育，制备 APCs。10% FBS-RPMI 1640 培养基重悬 APCs 为 $4 \times 10^5/ml$。弃掉 PBMCs 旧培养基 1ml，加入相应 APCs 悬液 1ml（APCs 与 PBMCs 的数量比为 1:10）对 PBMCs 进行第二次刺激。

5）每次刺激后第 2 天，加入 10IU/ml 重组人 IL-2（rhIL-2），混匀后，37℃、5% CO₂ 继续培养。每 3 天更换一半培养基，补充 10IU/ml rhIL-2。如此反复刺激 2～4 个循环，每个循环约 1 周。

6）最后 1 次刺激后 3～5 天，收集细胞，用做 CTLs 活性检测的效应细胞。

（4）CTLs 活性检测

1）培养 HLA-A*0201+ 且表达 MAGE-A1 的肿瘤细胞系 LB373-MEL、用 HLA-A*0201+ 但不表达 MAGE-A1 的细胞系、表达 MAGE-A1 但不表达 HLA-A*0201 的细胞系作靶细胞对照；收集细胞，用含 10% FBS 的 RPMI 1640 培养基重悬为 $2 \times 10^6/ml$，加入 100μCi Na₂⁵¹CrO₄，37℃、5% CO₂ 培养 90min。

2）经 4℃、含 10% FBS 的 PBS 充分洗涤 3 次后，用含 10% FBS 的 RPMI 1640 培养基重悬细胞为 $1 \times 10^5/ml$，用做靶细胞。

3）于 96 孔 V- 型底细胞培养板，每孔加入靶

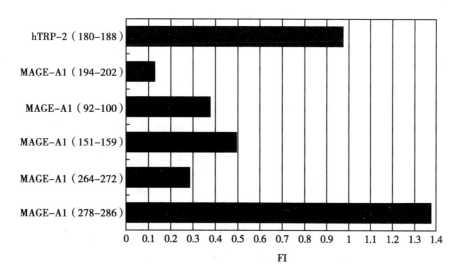

图 5-3 多肽亲和力测定结果

细胞 100μl，使每孔的靶细胞数为 1×10^4 个。每组设 3 个复孔。

4）按 100∶1、50∶1 和 25∶1 的效 / 靶比加入效应细胞悬液 100μl。

5）250g 离心 4min，37℃、5% CO_2 孵育 5h。

6）250g 离心 4min 后，每孔收集 100μl 上清，测定 γ 射线 cpm，计算特异性杀伤率。

2. 应用 PCR-SSP 方法进行 HLA-B27 分型

HLA 具有高度的多态性，每一个等位基因均有特异性的 DNA 序列，通过设计等位基因序列特异性引物（allelic sequence-specific primers），对样本进行 PCR 扩增，通过观察扩增产物出现与否，对样本的 HLA 型别作出判断。以下以 HLA-B27 分型为例，说明用 PCR-SSP 对样本进行 HLA 分型的操作步骤。

（1）试剂与材料

1）血样：0.2ml EDTA 抗凝血。

2）DNA 提取试剂：包括红细胞裂解液、白细胞裂解液（含蛋白酶 K）。

3）PCR 缓冲液：包括 HLA-B27 序列特异性引物、Taq 酶、dNTP 和内参照引物（表 5-3）。

4）PCR 扩增仪。

5）琼脂糖凝胶和电泳装置。

6）凝胶成像系统。

（2）实验流程

DNA 的提取

1）取 1ml RBC 裂解液入血样管中混匀，裂解 RBC。

2）4 000r/min 离心 2min。

3）重复步骤 1～2 两次，最后用棉签吸干管壁液体。

4）取 100ul WBC 裂解液入上述 WBC 管中混匀。

5）将 WBC 管于 60℃水浴消化 20min。

6）取出 WBC 管再于 100℃，3min～5min，灭活蛋白酶 K。

7）10 000r/min 离心 2min。上清即为富含 DNA 的 PCR 模板。

PCR 扩增

1）吸 2μl 模板 DNA 入装有 PCR 混合液的小管中（注意不要加到石蜡油层）。

2）将小管置于 PCR 仪内进行扩增：预变性 94℃，2min；（变性 94℃，12s，复性 62℃，1min）10 个循环，（变性 94℃，12s，复性 58℃，50s，延伸 72℃，30s）20 个循环。

电泳检测

1）吸取 PCR 产物 10μl 加到 2% 琼脂糖凝胶孔内。

2）将琼脂糖凝胶板置电泳槽内电泳 160V 20min 后取出，观察结果。

结果判断

根据内参扩增产物和 HLA-B27 扩增产物的出现来判断（图 5-4）：内参照产物出现，HLA-B27 扩增产物出现，样本为 HLA-B27 阳性；内参照产物出现，HLA-B27 扩增产物未出现，样本为 HLA-B27 阴性；内参照产物未出现，分型失败。

3. 应用 pMHC 四聚体染色法检测小鼠脾脏表位特异性 CD8⁺ T 细胞

（1）试剂与材料

1）细胞样本（如小鼠脾脏单细胞）。

2）四聚体荧光标记抗体（如 R-PE）。

3）荧光标记的细胞表面分子抗体，如 anti-mice CD44 FITC；anti-mice CD8 PerCP。

4）肽（储存在 50mg/ml 的 DMSO 中—可分装保存于 −20℃）。

5）PBS 缓冲液（含 2% FCS，0.1% 叠氮钠）。

6）4% Paraformaldehyde 多聚甲醛。

7）Fix buffer（含 1% 热灭活小牛血清 HI-FCS，2.5% 甲醛的 PBS）。

8）R10 培养液（RPMI 1640，含 10% HI-FCS，

表 5-3　HLA-B27 及内参照的特异性引物

扩增基因	引物	产物大小	参考文献
HLA-B27	上游：5'-GCT ACG TGG ACG ACA CGC T-3' 下游：5'-CAG TCT GTG CCT TGG CGT TGC-3'	144bp	Olerup O. HLA-B27 typing by a group-specific PCR amplification. Tissue Antigens，1994，43：253-256.
人生长激素基因	上游：5'-GCC TTC CCA ACC ATT CCC TTA-3' 下游：5'-TCA CGG ATT TCT GTT GTG TTT C-3'	429bp	

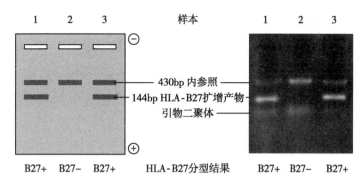

图5-4 PCR-SSP 的 HLA-B27 分型结果判断

10mM HEPES，2mM L- 谷氨酰胺，50mM 2-ME，100U/ml 青霉素，0.1mg/ml 链霉素）。

9）Brefeldin A（Sigma #15870）。

10）12mm×75mm 圆底管。

11）台式冷冻离心机，水平转子和配套管架。

12）冷冻微型离心机。

13）CO_2，37℃ 培养箱。

14）涡旋混合器。

（2）实验流程

1）淋巴细胞脉络丛脑膜炎病毒（LCMV）急性感染（Armstrong）及慢性病毒（Cl13）C57/B6 小鼠第 8 天，分离小鼠脾细胞。

2）将分离的脾细胞轻轻吹打混匀，将其转移到尖底离心管中，4℃ 离心 10min。

3）弃上清，加入 FACS 缓冲液 6ml，轻轻地重悬细胞，离心沉淀。

4）重复一次；加入 FACS 缓冲液 1ml，轻轻地重悬细胞沉淀，计数。

5）然后加入 FACS 缓冲液 5ml，轻轻地混匀（减少吹打次数），转移到 Ep 离心管中，室温 4 000r/min 离心 10min。

6）小心弃去上清，50μl 的 FACS 重悬细胞，在暗处加 1μg 订制的表位特异性 tetramer，混匀，置于 37℃ 暗盒中染色 30min。

7）再置于 4℃ 暗盒中染色 30min，暗处加入 20μl FITC-anti-CD8 抗体和 PerCP anti-CD44 抗体（用量根据细胞数确定，$20μl/10^6$ 为佳）。抗体混匀后，置于暗盒中染色 30min。

8）染色后的细胞 4 000r/min 离心 10min。

9）弃上清，用 1ml FACS 缓冲液重悬细胞，4℃ 4 000r/min 离心 10min。

10）将细胞转移到硅胶管中，离心去上清，加 400~500μl 的 FACS 缓冲液重悬细胞。

11）上机检测，结果如图 5-5 所示。

淋巴细胞脉络丛脑膜炎病毒（LCMV）急性感染（Armstrong）及慢性病毒（Cl13）C57/B6 小鼠第 8 天，流式细胞分析脾脏 CD8[+] T 细胞中 GP33[+] 病毒特异性 CD8[+]T 细胞的频率。红色框线代表

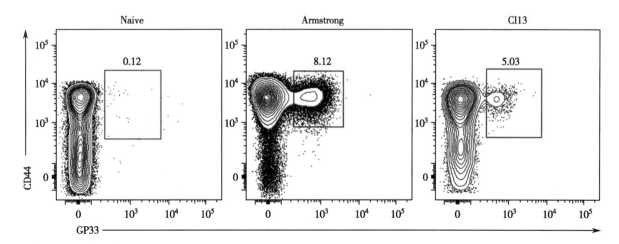

图5-5 四聚体（tetramer）技术检测抗原特异性细胞毒性 T 细胞（CTL）

GP33 tetramer＋CD44＋细胞群。GP33：LCMV病毒糖蛋白的 CTL 表位，代表其第 33-41 序列的氨基酸残基所构成的 H-2Db 限制性多肽表位（GP33-41，氨基酸序列为：Lys-Ala-Val-Tyr-Asn-Phe-Ala-Thr-Cys）（本图由许力凡博士提供）

（李晋涛　吴玉章）

参 考 文 献

[1] 柳忠辉. 医学免疫学实验技术 [M]. 北京：人民卫生出版社，2008.

[2] Miller MD，Yamamoto H，Hughes AL，et al. Definition of an epitope and MHC class I molecule recognized by Gag-specific cytotoxic T lymphocytes in SIVmac-infected rhesus monkeys[J]. J Immunol，1991，147，320-329.

[3] Czerkinsky C，Nilsson L，Nygren H，et al. A solid-phase enzyme-linked immunospot（ELISPOT）assay for enumeration of specific antibody-secreting cells[J]. J Immunol Methods，1983，65（1-2）：109-121.

[4] Reid SW，McAdam S，Smith KJ，et al. Antagonist HIV-1 Gag peptides induce structural changes in HLA B8[J]. J Exp Med，1996，184：2279-2286.

[5] Rammensee HG，Friede T，Stevanoviíc S. MHC ligands and peptide motifs：first listing[J]. Immunogenetics，1995，41：178.

第六章 免疫印迹

免疫印迹（immunoblotting）是 20 世纪 70 年代发展起来的一种将印迹技术与抗原 - 抗体特异性反应特异性相结合的检测技术，用于定性定量检测生物大分子（蛋白、核酸）的存在、分子大小及其与其他大分子的相互作用。1975 年 Edwin Southern 首创核酸转移和杂交技术—Southern blotting，即将 DNA 在凝胶中变性、转移至滤膜上与放射性同位素标记的 DNA 探针杂交，从而鉴定样品 DNA 特定序列，其中将 DNA 由凝胶转移至滤膜的过程称为印迹（blotting）。1977 年，斯坦福大学的 George Stark 成功将 RNA 样本转移至硝酸纤维素膜并以探针鉴定，为致敬 Southern 的发明，将之称为 Northern blotting。随后，1979 年 Friedrich Miescher 研究所的 Harry Towbin 将该方法应用于蛋白质分析，即把单向电泳分离的蛋白样品从凝胶转移至硝酸纤维素膜，而后以蛋白特异性抗体进行检测，称为蛋白质印迹（Western blotting）。除三种经典免疫印迹技术，近年又发展了新的 blotting 技术，如检测经 2D 电泳分离的蛋白翻译后修饰的 Eastern blotting；而分离蛋白后去除 SDS 令蛋白复性再以 DNA 探针检测蛋白质 -DNA 相互作用的印迹技术称为 Southwestern blotting。

综上，免疫印迹包括蛋白印迹（Western blotting）、DNA 印迹（Southern blotting）和 RNA 印迹（Northern blotting），是一种通过凝胶电泳分离蛋白 / 核酸大分子，而后将大分子从凝胶转移至固相介质（硝酸纤维素膜、PVDF 膜、尼龙膜等），最后经由特异性酶标抗体杂交及底物显色或特异性探针杂交放射自显影，从而定性和定量显示检测样品中蛋白 / 核酸的技术。它综合了凝胶电泳分离不同分子量大分子和抗原抗体反应高度特异性及敏感性等优点，是现代生命科学用于鉴定蛋白质、核酸大分子的分子量、组织细胞表达、蛋白 - 蛋白或蛋白 - 核酸相互作用的一种常用、有效的方法。

第一节 免疫印迹基本原理

免疫印迹分为蛋白印迹、DNA 印迹和 RNA 印迹，其原理近似。其基本技术流程包括：生物大分子的电泳分离，分离样本的印迹（转膜），大分子的特异性免疫检测三个步骤。

一、蛋白印迹

蛋白印迹（protein blotting/Western blotting）用于分离和检测生物样本中的特定蛋白，其基本原理是：通过凝胶电泳按分子量大小分离混合蛋白质样本，将带有分离蛋白质条带的凝胶在特殊虹吸或电场装置印迹（blot）至固相介质（滤膜）上，使凝胶中已分离的各蛋白条带转移，并以非共价键形式吸附在固相介质的相应位置；而后根据抗原 - 抗体特异性结合的原理，将针对特定蛋白的特异性抗体作用于滤膜，使目的蛋白与抗体特异性结合，最后利用二抗偶联的酶降解底物生成有色沉淀物或发光产物，或偶联的同位素发生放射自显影，从而定性定量检测目的蛋白（图 6-1）。目前免疫特异性检测的技术有许多新方法，使检测更为敏感和直观。

二、DNA 印迹

DNA 印迹（Southern blotting）技术主要用于检测基因组中某一特定 DNA 片段，其基本原理是：首先由限制性内切酶作用于染色体基因组，获得若干大小不一 DNA 片段，通过琼脂糖凝胶电泳各 DNA 片段根据大小不同得以分离。在印迹装置中，DNA 在碱性缓冲液中变性为单链 DNA（ssDNA），利用毛细效应将 DNA 条带转移

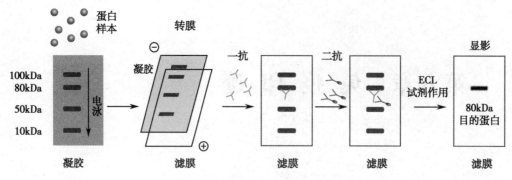

图 6-1 Western blotting 原理图

到硝酸纤维素滤膜或尼龙膜, 随后以同位素或地高辛标记的目的基因特异性 DNA 探针与滤膜孵育, 最后通过放射自显影法或酶标抗体底物显色法使目的 DNA 条带显示在胶片上。Southern blotting 在阐明免疫球蛋白和 T 细胞抗原受体 (TCR) 的多样性中发挥了至关重要的作用。

三、RNA 印迹

与 Southern blotting 相对应, RNA 印迹 (Northern blotting) 用于检测样本中特异性 mRNA 分子。mRNA 首先被变性成为非折叠线性形式, 而后根据片段大小由凝胶电泳予以分离, 而后转移至硝酸纤维素膜上。滤膜随之与同位素标记的 DNA/RNA 探针杂交, 通过放射自显影, 显示特异性 mRNA 分子的存在。Northern blotting 技术通常用于检测特定 mRNA 的细胞表达水平。

第二节 蛋白质印迹实验流程

Western blotting 用于检测蛋白质, 其技术流程分为蛋白质电泳分离、蛋白印迹 (转膜) 和免疫检测三个步骤。

一、蛋白质电泳分离

待检的蛋白质样品通常来自细胞培养上清、细胞或组织匀浆, 含有多种杂蛋白, 为避免相互干扰, 首先须将蛋白有效分离, 以利后续的蛋白印迹和免疫检测, 根据蛋白的大小、带电荷不同, 最经典方法是以 SDS- 聚丙烯酰胺凝胶电泳 (SDS-PAGE) 分离。

1. 样本处理 蛋白质样本首先经过离心 (4℃, 15 000r/min 离心 30min) 除去不溶物, 而后加 SDS

上样缓冲液 (含 SDS、DTT、溴酚蓝指示剂), 100℃变性 3~5min, 缓冲液中带有强负电荷的 SDS 结合带有弱电荷的蛋白质, 掩盖蛋白质自身的电荷量, 消除不同蛋白之间的电荷差异; SDS 还可断开分子内和分子间的氢键, 破坏蛋白质分子的二级和三级结构; DTT 可以破坏半胱氨酸残基之间的二硫键, 消除蛋白结构之间的差异。在 pH 8.6~8.8 的 Tris- 甘氨酸不连续 SDS- 聚丙烯酰胺凝胶电泳过程中, 已消除自身电荷量、结构差异的各种蛋白质的泳动只和其分子量大小相关, 从而将样本内蛋白质按分子量大小依次分离。

电泳样品中总蛋白质浓度不能超过凝胶系统的装载能力, 采用微型电泳系统时, 每一个加样孔内的总蛋白量不能大于 5μg, 目的蛋白量在 10ng 左右较好, 蛋白量过高将出现拖尾或蛋白带融合现象。蛋白质样本如经过浓缩, 须采用合适缓冲液透析除盐后上样, 否则在高盐状态下电泳将出现电泳带扭曲的现象。

2. 凝胶选择 根据目的蛋白质分子大小可以选择合适的凝胶浓度, 一般情况下, 用于免疫印迹的 SDS-PAGE 凝胶浓度与所分离的蛋白质分子量间的关系如表 6-1 所示。为提高样本分辨率, 通常采用高一级凝胶浓度, 将获得更好的结果。

表 6-1 凝胶浓度与蛋白分子量的关系

凝胶浓度	分离蛋白质范围 (MW)
8%	> 50 000
10%	30 000~200 000
12%	20 000~150 000
14%	10 000~100 000
17%	5 000~100 000

表 6-2　分离胶的制备

单位: ml

试剂	电泳凝胶浓度			
	7.5%	10%	12.5%	15%
30% Acrylamide-0.9% BIS	3.75	5	6.25	7.5
1.5mol Tris-HC (pH 8.8)	3.75	3.75	3.75	3.75
H₂O	6.85	5.6	4.35	3.1
10% SDS	0.15	0.15	0.15	0.15
TEMED	0.007 5	0.007 5	0.007 5	0.007 5
2.0% Ammonium Persulfate	0.5	0.5	0.5	0.5
Total volume	15	15	15	15

为使电泳后蛋白质从电泳凝胶中转移至固相支持膜上,还须考虑凝胶的浓度及厚度。凝胶的百分含量和交联度越低,转移越容易,最软的凝胶可产生最好的转移效率,但凝胶浓度过低可导致电泳带变宽、融合,降低分辨率。凝胶越薄,转移效率也就越高,但过薄的凝胶易碎,导致操作困难。多数情况下采用 0.5~1mm 厚凝胶。为提高蛋白上样量和检测敏感度,可适当增加凝胶厚度,但不宜超过 2mm。常用的不连续 SDS-PAGE凝胶配制方法参见表 6-2 和表 6-3。

表 6-3　浓缩胶的制备

单位: ml

试剂	厚胶	薄胶
10% Acrylamide-2% BIS	3.6	2.4
0.5mol Tris-HCl (pH 6.8)	2.25	1.5
H₂O	2.85	1.9
10% SDS	0.8	0.06
TEMED	0.009	0.006
2.0% Ammonium Persulfate	0.225	0.15
Total volume	9	6

3. 预染蛋白标准蛋白　为显示电泳的分离效率、转膜效率以及样本泳动情况,SDS-PAGE凝胶电泳需要使用普通蛋白标准品条带或预染标准蛋白(prestained protein marker/ladder)同时电泳作为对照。由于普通蛋白质标准条带须经蛋白质染色后才能确认电泳参数,无法简便即刻了解蛋白电泳和转膜情况,已基本被淘汰。目前广泛使用预染彩色蛋白标准品(rainbow marker),系由 5~10 个蓝染、橙染、绿染的重组蛋白(10~

200kDa)组成的混合物,如表 6-4 及表 6-5 所示。在凝胶电泳中随蛋白质的迁移,彩色蛋白标准品各分子量条带分离并显示不同色彩,可直接提示泳动及分离情况,当目的分子量 marker 迁移到合适位置(距凝胶底部 1/3 处),同时相邻两条 marker达到足够分辨距离时,即可停止电泳,取出凝胶。蛋白质样本转膜后的转膜效率和目的蛋白质分子量,均可通过彩色标准品直接推算。目前还开发了预染发光 marker,综合了预染 marker 和发光marker 的优势,既能通过预染 marker 检测转膜效率,又能在胶片上与目的蛋白同时曝光。

表 6-4　常用高分子量蛋白彩色 marker

标准蛋白质	分子量	颜色
Myosin	200 000	青
Phosphorylase b	97 400	茶
BSA	69 000	红
Ovalbumin	46 000	黄
Carbonic anhydrase	30 000	橙
Trypsin inhibitor	21 500	绿
Lysozyme	14 300	赤紫

表 6-5　常用低分子量蛋白彩色 marker

蛋白质	标准分子量	颜色
Carbonic anhydrase	36 400	紫
Soybean trypsin inhibitor	26 600	橙
Lysozyme	16 000	红
Aprotinin	8 400	蓝
Insulin	3 800	蓝

4. SDS-PAGE 实验流程

（1）实验材料：丙烯酰胺，N，N′- 亚甲双丙烯酰胺，SDS，Tris Buffer，TEMED，过硫酸铵，2× 加样缓冲液［100mmol/L Tris-HCl（pH 6.8），200mmol/L DTT，4% SDS，0.2% 溴酚蓝，20% 甘油］，Tris-Glysine 缓冲液（25mmol/L Tris，250mmol/L Glysine，0.1% SDS），SDS-PAGE 电泳装置。

（2）实验流程

1）安装电泳装置和玻璃板。

2）配置分离胶：按照所需浓度和体积依次混合 H_2O，30% 丙稀酰胺，1.5mol/L Trid（pH 8.8），10% SDS，10% 过硫酸铵，最后加入 TEMED，立即快速混匀。

3）迅速在两玻璃板间隙灌入分离胶溶液，留出积沉胶所需体积和梳子齿长高度。小心在胶上覆盖一层去离子 H_2O，垂直放置于室温中，约 30min 使胶凝聚。

4）倒出分离胶上方覆盖液体，尽量吸干。

5）配置 5% 浓缩胶，依次混合 H_2O，30% 丙烯酰胺，1.5mol/L Trid（pH 6.8），10% SDS，10% 过硫酸铵，最后加入 TEMED，立即快速混匀。

6）在分离胶上方灌入浓缩胶，并插入梳子，避免气泡，再灌入适量浓缩胶填满梳子齿间缝隙，垂直放置于室温。

7）蛋白样品首先以 Bradford 比色法测定蛋白质浓度，不同蛋白样本调节为相同蛋白含量，加入等体积 2× 加样缓冲液（含溴酚蓝指示剂），100℃加热 3min 使蛋白变性。冷却后，10 000r/min 离心 3min，取上清加样。

8）取出浓缩胶中梳子，以 H_2O 去除未聚合丙烯酰胺。将凝胶装置固定于电泳装置中，在上、下槽均加满 Tris-glysine 电泳缓冲液。

9）加样 10～20μl。

10）将电泳装置通电，电压 8V/cm，当溴酚蓝前沿进入分离胶后，电压提高到 15V/cm，电泳至溴酚蓝到达胶底部，约 2～4h。分离胶浓度为 8% 时，溴酚蓝条带大概在 30kD 位置；胶浓度为 12% 时，约在 20kD 位置；胶浓度为 15% 时，大概在 10kD 位置。

11）关闭电源，取出玻璃板，撬开玻璃板，小心取出凝胶。

二、蛋白质印迹

经 SDS-PAGE 凝胶分离的蛋白质条带，须从凝胶转移到固相支持物上，便于后续免疫检测。固相支持物需要具有牢固结合蛋白质、不影响蛋白质抗原活性、本身是免疫反应惰性物质等特点，较常用的支持物有硝酸纤维素膜（nitrocellulose）或 PVDF 膜，滤膜的选择与缓冲液详见表 6-6 及表 6-7。

蛋白质印迹（转膜）主要采用两种方法：电泳印迹（electrophoretic transfer）和微量过滤印迹（microfiltration），又称点印迹（dot blotting）。电印迹法较普遍，快速且高效，又分为槽式 / 湿印迹（tank transfer）和半干印迹（semi-transfer）两种。槽式 / 湿印迹必须将凝胶和滤膜完全浸没于缓冲液中；而半干印迹装置中，凝胶和滤膜只与浸透了缓冲液的滤纸和电极接触，相对电场强，转移效率高。当不需要分离蛋白时（无杂蛋白），点印迹较为简便，其可重复多次印迹蛋白，特别适合于蛋白定量和多蛋白样品比较，但需要负压抽吸装置进行多次印迹。在无条件的实验室也可采用单纯扩散法。

1. 半干式电印迹流程

（1）实验材料：转移装置，硝酸纤维素膜（0.45μm 孔径），滤纸（Whatman 3MM），印迹缓冲液（0.025mol/L Tris，0.052mol/L 甘氨酸，20% 甲醇，0.037% SDS）。

表 6-6 滤膜的选择

滤膜种类	孔径	结合能力 /（μg·cm⁻²）	用途
硝酸纤维素滤膜	0.45μm 0.2μm	80～100	常规蛋白印迹
加固硝酸纤维素滤膜	0.45μm 0.2μm	80～100	硝纤膜固化在合成支持物上，便于操作
测序用 PVDF 膜	0.2μm	170～200	高机械张力和化学稳定性，用于蛋白测序
免疫印迹用 PVDF 膜	0.2μm	150～160	高机械张力和化学稳定性，用于蛋白印迹

表 6-7 滤膜和 buffer 的选择

应用	转移 buffer	膜	建议印迹装置
蛋白测序	Towbin-CAPS	硝酸纤维素膜（0.45 或 0.2μm）或 PVDF	槽式转移
高分子量蛋白	Towbin-SDS pH 严格要求	硝酸纤维素膜（0.45 或 0.2μm）或 PVDF 需高质量、小孔径膜	槽式转移
小蛋白和多肽	Towbin-CAPS	硝酸纤维素膜（0.2μm）或 PVDF	槽式转移
碱性蛋白（PI > 9） 跑变性胶	CAPS BSN	硝酸纤维素膜（0.45 或 0.2μm）或 PVDF	槽式或半干转移
碱性蛋白（PI > 9） 跑非变性胶	CAPS 0.7% 乙酸	硝酸纤维素膜（0.45 或 0.2μm）或 PVDF	槽式转移
糖蛋白	Towbin，CAPS	硝酸纤维素膜（0.45 或 0.2μm）或 PVDF	槽式或半干转移
蛋白聚糖	Towbin，BSN	硝酸纤维素膜（0.45 或 0.2μm）或 PVDF	槽式或半干转移

　　Towbin buffer：25mmol/L Tris，192mmol glycine（pH 8.3），20%（v/v）methanol，有时加 0.025～0.1%（w/v）SDS；BSN（Bjerrum and Schafer-Nielsen）buffer：48mmol/L Tris，39mmol/L glycine（pH 9.2），20% methanol；CAPS buffer：10mmol/L CAPS，pH 11，10% methanol，适于 > 50kD 高分子量蛋白，glycine 干扰蛋白测序时

（2）实验流程

1）Tris/ 甘氨酸 -SDS- 聚丙烯酰胺凝胶电泳结束后，取出凝胶，在 Tris/ 甘氨酸缓冲液中漂洗数秒。

2）安装印迹装置（图 6-2）：戴手套操作，将阳极（石墨电极板）平放，蒸馏水淋洗，阳极板上放 3 张印迹缓冲液浸透的 3mm 厚滤纸，用玻棒或滚筒轻轻碾压去除气泡，将印迹缓冲液浸透的硝酸纤维素膜放在滤纸上，再将凝胶平放在硝酸纤维素膜上，最后在凝胶上面加盖 1～3 张印迹缓冲液浸透滤纸，碾除气泡。滤纸、硝酸纤维素膜大小必须与胶一致，并精确对齐，否则多余的边缘互相接触会导致短路。在滤膜和凝胶一角剪角或以铅笔作标记。

3）在滤纸顶部压上阴极板，连接电极，根据凝胶的面积按 $0.65mA/cm^2$（微型胶常用 1～$2mA/cm^2$）接通电流（如 14×14mm 凝胶电流 < 0.3A），经 1～1.5h 电转印，电流降至相对平稳（如 14×14mm 凝胶电流降至 0.1A）时，切断电源，取出膜放置

在 20mmol/L pH 7.5 Tris-HCl 缓冲液内，室温漂洗 10min。凝胶可进一步采用考马斯亮蓝染色，观察蛋白残留量等。半干电转印装置如图 6-2 所示。

2. 湿式电印迹流程

（1）实验材料：PVDF 滤膜，滤纸（Whatman 3MM），足够大的塑料槽放置转移装置，印迹缓冲液（0.025mol/L Tris，0.052mol/L 甘氨酸，20% 甲醇），封闭液（5% 脱脂奶粉 -PBS）。

（2）实验流程

1）戴手套安装印迹装置（图 6-3）：剪 2～3 张与压板大小相仿的滤纸，浸湿转移缓冲液后，放于压板阴极端的海绵衬垫上方。将 SDS-PAGE 胶放于滤纸上方，注意始终保持湿润。将 PVDF 膜剪成相似大小，浸湿后放于胶上方。将 2～3 张滤纸放于硝酸纤维素膜上方。注意：上述滤纸、胶、膜、滤纸叠加过程中，用玻棒或滚筒轻轻碾压，务必去除气泡，放上浸湿的海绵衬垫，夹紧夹板。

2）安装转移装置，放于槽中，注满转移缓冲

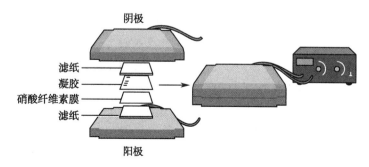

图 6-2 半干式电印迹装置

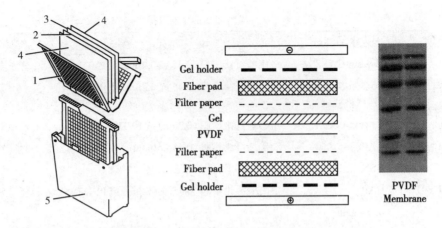

图6-3 蛋白槽式(湿式)印迹装置
1. 多孔塑料夹板；2. 凝胶；3. PVDF滤膜；4. 滤纸；5. 电泳槽

液，将整个电泳槽放在盛满碎冰的大型塑料槽中，调整电流03～0.5A，电转印1～3h。

3）关闭电源，取出硝酸纤维素膜，放置在20mmol/L pH 7.5 Tris-HCl缓冲液内，室温漂洗10min。凝胶则可进一步采用考马斯亮蓝染色，观察蛋白残留量等。

3. 关键问题及解决策略

1）甲醇可增强蛋白与膜的结合效率，但是降低大蛋白的结合效率。对于非SDS胶或等电聚焦胶可不用甲醇。使用高质量分析纯的甲醇，否则将增加缓冲液导电率影响转移。SDS影响蛋白转移到硝酸纤维素膜的效率，因此缓冲液中含SDS时建议使用PVDF膜。

2）采用PVDF膜时，必须先经甲醇激活后才能使用，最好将PVDF膜放置在少量甲醇中浸透1min，再用电转印液漂洗5min，最后浸在电转印液中约30min，即可用于转膜。如果不经电转印液充分浸透，甲醇激活后立即应用常常因膜非特异性吸附不均匀，出现点状染色污染的背景现象。

3）接触硝酸纤维素膜、胶和滤纸时，必须戴手套，防止手指来源蛋白的污染。

4）在胶以及硝酸纤维素膜的左上角或右上角剪一角作为方向标记。

5）槽式转移时，若整个印迹装置没有夹紧，则蛋白将放射状地从胶上转移，导致拖带。

6）不建议用过低电流，但是电流过高使加热不均匀，会导致转移条带扭曲。最佳转移电压取决于丙烯酰胺胶浓度、胶厚度、胶的缓冲系统以及蛋白的分子量和形状。

7）目的蛋白的分子量越大，需要的转膜时间越长，目的蛋白分子量越小，转膜时间越短。蛋白从SDS胶中移出较快，但从非SDS胶中移出较慢。

8）转膜效果可观察预染蛋白质marker，通常分子量最大的1～2条带较难全部转到膜上。也可用丽春红染色液对膜进行染色，以观察转膜效果。也可用考马斯亮蓝快速染色液对完成转膜的SDS-PAGE胶进行染色，观察蛋白的残留情况。

9）电转印（半干/湿式）可将50%～70%的蛋白从凝胶中转印至膜上，如果转印效率过高，不仅影响剩余凝胶的蛋白质染色，也可导致在高电流长时间作用下，蛋白质从膜上进一步向滤纸中转移，致使膜上结合蛋白质的实际含量下降。

10）如使用高电流快速转膜时，常导致电泳液过热现象，应在冰浴内进行。

三、免疫检测目的蛋白

在这一步骤中，转移至膜上的蛋白条带中的待测蛋白首先与加入的特异性抗体发生特异性结合，而后再与二抗结合，最终通过二抗上偶联的酶作用于化学底物或发光底物，使待测蛋白结合部位的膜显色或发光，从而对转印在滤膜上的待测蛋白进行定性或定量分析。免疫检测原理相似：利用抗原-抗体作用的特异性，针对结合于膜上的待测蛋白，首先加入蛋白特异性抗体（一抗），洗涤去除未结合一抗，而后加入酶标记的抗第一抗体的第二抗体（二抗）。根据二抗上偶联的酶（辣根过氧化物酶HRP或碱性磷酸酶AP）、荧光基团、同位素等的不同，最终显色分为酶底物显色或发光、底物荧光和放射自显影。目前最为常用的是一抗、HRP 标记二抗加底物化学发光法。为增强酶标二抗的效率，常联合使用生物素 - 亲和素系统，使酶分解底物显色效率增高数倍。

1. 抗体的选择 免疫检测的成功与否和抗体识别抗原表位的特异性和效率相关，凝胶电泳常导致蛋白质抗原部分变性，所选抗体应满足对电泳后抗原表位的识别，单克隆抗体只能识别特定构象抗原表位，不易识别变性后表位，因此免疫印迹常采用多克隆抗体。杂交背景与应用抗体的量相关，合适效价的抗体才能获得清晰的杂交背景和显著的目的条带。免疫印迹使用的抗体效价与间接 ELISA 法确定抗体效价相当或高一个数量级。

2. 封闭 抗体作用之前，需对转印膜进行空白位点封闭防止免疫试剂的非特异性吸附。一般采用异源性蛋白质或去污剂，常用 5% 脱脂奶粉、0.5%～2% BSA，10% 血清（马 / 羊）和 0.2% Tween-20 等。封闭液应与检测试剂相适应，如以葡萄球菌蛋白 A（SPA）为检测试剂，就不宜用全血清封闭；尽可能降低非特异背景。常用 5% 脱脂奶粉和 2% BSA 封闭。封闭基本流程如下。

1）漂洗的转印膜，立刻放入含 5% 脱脂奶粉的 0.05mol/L pH 7.5 Tris-HCl 封闭液内，在摇床上室温平缓摇动 1～2h，或 4℃过夜。一定要注意膜的保湿，避免干燥，否则易产生较高的背景。

2）以 0.05mol/L，pH 7.5 Tris-HCl-0.05% Tween20 洗液，漂洗一次，5～10min。

注意：封闭 PVDF 膜需要比硝酸纤维素膜更高的奶粉或 BSA 浓度。封闭后的膜可冷冻长期保存，使用时用过量封闭液漂洗 10min，而后检测。脱脂奶粉含有少量的生物素和碱性磷酸酶残留，在使用生物素 - 亲和素系统和碱性磷酸酶标记的二抗时，背景或本底水平会增高。

3. 抗体特异结合 主要采用间接免疫法，即先加入未标记特异性抗体（Ab1）与膜上蛋白结合，再加入酶、放射性同位素等标记的二抗（Ab2），最后以酶底物、化学发光底物或放射自显影显色。

（1）材料：一抗（特异性抗体），二抗（酶标抗体），抗体稀释液［TBS：Tris-NaCl（pH 7.5）或 TBST：Tris-NaCl（pH 7.5）-0.05% Tween］。

（2）方法

1）将封闭后的滤膜放入杂交袋中，加入抗体稀释液稀释的 1ml Ab1（<10cm×8cm 膜），封口机封口，4℃孵育过夜或室温摇动孵育 2～4h。

2）洗液洗膜 3 次，每次 5～10min。

3）加入酶标记 Ab2，室温摇动孵育 2h。或者加入偶联了生物素的 Ab2，室温摇动孵育 2h，洗涤后，加入亲和素 -HRP，可显著放大酶标 Ab2 的效应。

4）洗膜 3～6 次，每次 5～10min。

4. 显色 / 显影 根据 Ab2 偶联的酶或发光分子的不同，显色 / 显影方法分为酶底物显色、酶底物化学发光 ECL、底物荧光法以及放射自显影法，以前两种为常见。二抗上偶联的酶分解普通底物 DAB 可显色；分解化学发光底物如 luminol 可产生可见光；荧光素异硫氰酸盐标记的二抗在紫外光下产生荧光；放射元素如 ^{125}I 标记的二抗可放射自显影。放射自显影法虽然较敏感，但因环境污染问题已极少使用。酶底物显色中，Ab2 上偶联碱性磷酸酶（AP）或辣根过氧化物酶（HRP）。AP 使用 5- 溴 -4- 氯 -3 吲哚磷酸 / 四唑氮蓝（BCIP/NBT）为底物，在酶结合蛋白位点产生深蓝色沉淀物，根据蓝色强弱来判定蛋白量。HRP 标记 Ab2 根据底物不同，又分为二氨基联苯胺（DAB）显色法和增强化学发光（ECL）法。DAB 显色法中，HRP 作用于底物 H_2O_2，释放的 O^- 使显色剂 DAB 生成棕色沉淀物，如在底物溶液中加入钴或镍离子可产生黑色，进一步提高检测的敏感性，DAB 反应快，易过度显色，使背景过深，需要及时终止。ECL 法利用 HRP 催化化学发光底物 luminol，在暗室内形成肉眼可见化学发光带，通过感光 X 光胶片记录或仪器直接读取结果，具有敏感度高、背景浅、操作简便、结果易于保存且无放射性污染等优点，目前最为常用。碱性磷酸酶 - 底物（AP-BCIP/NBT）方法的蛋白检测灵敏度达 100pg，辣根过氧化物酶 - 底物（HRP-DAB）的蛋白检测灵敏度达 250pg，辣根过氧化物酶 - 底物化学发光 ECL 方法（HRP-H_2O_2-luminol）的蛋白检测灵敏度达 300pg 乃至更高（fg），而 ECL（AP-AMPPD）法的蛋白检测灵敏度可达 1pg。

（1）辣根过氧化物酶 -ECL 化学发光显色

1）取 Western blot 用 ECL 试剂 A 和 B，使用

之前在暗室内将 A、B 液各 1ml 等量混合，加 2μl 30% H₂O₂。

2）在暗室内将 Ab2 抗体作用后的印迹膜放入显色盒，加混合显色液 2ml，约 1min，出现明显发光带。

3）将印迹膜移入暗盒内，用保鲜膜包好，上面铺一张 X 光感光胶片，大约曝光 30～60s，取出 X 光片，显影、定影，结果可永久保存。该步骤现已常常应用仪器直接读取发光条带，以图片形式直接反映结果，操作简便。

（2）辣根过氧化物酶（HRP）-DAB 法

1）DAB 贮液配制：10ml pH 7.6 50mmol/L 的 Tris-HCl 缓冲液溶解 6mg DAB。临用前加入 5μl 30% 的 H₂O₂。

2）加入增强金属离子的二氨基联苯胺（OPD）底物液配制：在 9ml 的 50mmol/L pH 7.6 Tris-HCl 缓冲液中溶解 6mg OPD，加入 1ml 0.3% NiCl₂ 或 CoCl₂（w/vol），形成少量沉淀，取上清用于显色。

3）显色：Ab2 作用后印迹膜放入 DAB 显色液中，室温 1～5min，可见明显棕褐色显色带。以 OPD 显色呈黑色。

4）终止：用 Tris-HCl 缓冲液漂洗即可终止。立即拍照或扫描记录，经日照会褪色。

（3）碱性磷酸酶（AP）-BCIP/NBT 法

1）BCIP/NBT 贮液配制：NBT，10ml 70% 的乙醇中溶解 0.5g NBT。BCIP，10ml 100% 二甲基甲酰胺中溶解 0.5g BCIP。贮存液 4℃保存，稳定保存一年。

2）AP 液：0.1mol/L NaCl，5mmol/L MgCl₂，0.1mol/L Tris-HCl（pH 9.5）。

3）底物显色液：取 66μl NBT 贮液与 33μl BCIP 加入到 10ml AP 缓冲液中，充分混匀，临用前 1h 内配制。

4）显色：Ab2 作用后的印迹膜放入 AP-BCIP/NBT 显色液，室温下 1～5min，现蓝色显色带，背景极浅时约需 30min。

5）终止：用 20mmol/L EDTA（pH 8.0）的 Tris 缓冲液漂洗，终止反应。

注意：免疫印迹检测的敏感性取决于蛋白上样量与免疫检测系统的敏感度，酶免疫方法通常可检出 20fmol 的蛋白，即分子量为 50 000 的蛋白 1ng。因此凝胶电泳时蛋白上样量应保证被测蛋白量不低于 1ng，如过低应纯化和浓缩后再行免疫印迹检测。

第三节 核酸印迹的免疫检测

一、DNA 印迹

DNA 印迹（Southern blotting）技术用于检测基因组中的特定 DNA 片段。

（一）试剂

（1）限制性核酸内切酶、抗地高辛抗体 - 碱性磷酸酶。

（2）琼脂糖、硝酸纤维素膜或尼龙膜。

（3）变性液：1.5mol/L NaCl；0.5mol/L NaOH。

（4）中和液：1mol/L Tris-Cl（pH 8.0）；1.5mol/hL NaCl。

（5）转移液（20×SSC）：3mol/L NaCl；0.3mol/L 柠檬酸钠（pH 7.0）。

（6）标记探针。

（7）2×洗液：2×SSC，0.1% SDS。

（8）1×缓冲洗液：0.1mol/L 马来酸，0.15mol/L NaCl（pH 7.5），0.3% Tween20。

（9）1×封闭液：1%（W/V）封阻剂溶于 1×马来酸溶液 [0.1mol/L 马来酸，0.15mol/L NaCl（pH 7.5）]。

（10）1×检测液：0.1mol/L Tris-HCl，0.1M NaCl（pH 9.5）。

（二）方法

1. DNA 片段电泳分离　待测 DNA 样品，以限制性内切酶酶切，再经琼脂糖凝胶电泳分离。可先以溴化乙锭（EB）观察 DNA 条带位置，在凝胶旁置一个标尺照相。切除无用部分，并于凝胶的左下角切除作标记。将凝胶浸泡于碱性液内室温 1h 使之变性；对于较大的 DNA 片段（大于 15kb），可在变性前用 0.2mol/L HCl 预处理 10min 使其脱嘌呤后，再进行碱变性处理。将凝胶用去离子水漂洗 1 次，然后浸泡于适量的中和液中 30min，2 次。而后如图 6-4 所示，安放印迹装置。

2. DNA 印迹　毛细管转移印迹装置：在转印槽中，倒入 20×SSC 溶液，槽中置一固相支持物，在固相支持物上从下向上依次置入两张与凝胶等宽的滤纸，将滤纸纵向自固相支持物垂于转印槽中（简称"桥"），底面在上的凝胶，滤膜（与凝胶等大），滤纸（与凝胶等大），吸水纸（略小于滤纸，5～8cm 高），上压 400～800g 重物。凝胶四周用 Parafilm 膜包围防止短路。滤膜事先用 10×SSC 浸湿至少 5min。滤纸事先用 20×SSC 浸湿。转膜 8～18h，使凝胶中的 DNA 转移到上方的滤膜上。取出滤膜于 2×SSC 摇洗 5min，滤纸吸干。置 80℃ 真空烤箱烘烤 2h 固定 DNA。对于较大 DNA 片段，紫外交联每面 3min 提高转膜效率。

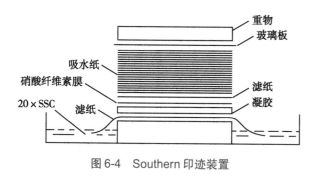

图 6-4　Southern 印迹装置

3. DNA 印迹的免疫检测

（1）预杂交和杂交

1）将膜浸湿于 6×SSC 2min，同时预热预杂交液和杂交炉至预杂交温度。

2）杂交膜封于杂交袋，按 0.2ml/cm² 膜面积加入预杂交液，65℃ 预杂交约 3h。

3）用于 Southern blotting 的探针常用 DNA 探针和寡核苷酸探针。探针标记又可分为放射性标记和非放射性标记，非放射性常用高辛标记探针。杂交时各种探针的用量：DNA 探针，5～25ng/ml；寡核苷酸探针，0.1～10pmol/ml。双链 DNA 探针提前在杂交缓冲液中 100℃ 变性 10min 后迅速冰浴，单链探针无需变性。将处理后的探针加入杂交液温浴至杂交温度。杂交温度的选择根据杂交液的不同而不同。注意：应用寡核苷酸探针时，杂交温度 Tm=4×(G+C)+2×(A+T)，杂交温度比 Tm 低约 10℃。

4）弃去预杂交液，将含探针的杂交液注入杂交袋，至少 3.5ml/10cm²，65℃ 水浴杂交过夜或置入杂交炉滚动过夜。

（2）封闭：杂交后膜以 2×SSC 洗液洗 2 次，每次 15min；0.5×SSC 洗 2 次，每次 15min；而后以 1×缓冲液洗 3min。加入 1×封闭液摇动孵育 60min。

（3）抗体检测：加入封闭液稀释的碱性磷酸酶（AP）标记的抗地高辛抗体（若用显色法抗体稀释 5 000 倍；若用 CSPD 发光法稀释 10 000 倍；若用 CDP-Star 发光法稀释 20 000 倍），室温摇动 30min。而后以 1×缓冲液洗膜 2×15min。以 1×检测液平衡膜 1×5min。

（4）底物显色

1）AP 的底物有两种，NBT/BCIP 显色底物和发光底物（CSPD 和 CDP-Star）。CSPD（disodium 3-(4-methoxyspiro{1, 2-dioxethane-3, 2'-(5'-chloro)tricyclo[3.3.1.13, 7]decan}-4-yl)phenylphos-phate）是一种灵敏的化学发光底物，CDP-Star 是其改进产品，发光速度更快（10 倍于 CSPD）且更强。底物液 CSPD 或 CDP-Star 用 1×检测液稀释 100 倍，将膜浸于底物液室温避光静置 5min；回收剩余的 CSPD 液或 CDP-Star 液避光保存于 4℃ 可反复应用 3～5 次。

2）以纤维纸挤去膜上多余液体，用杂交袋封好于 37℃ 预激活 15min（用 CDP-Star 则无需），然后将膜固定于压片夹，进行曝光。

3）若用显色法，新鲜配置显色剂（45μl NBT 和 35μl BCIP 溶于 10ml 1×检测液），将膜浸于显色剂中避光反应 4～16h，终止晾干即可。

注意：应用化学发光底物只能使用尼龙膜。

二、RNA 印迹

RNA 印迹（Northern blotting）技术用于检测特异性 mRNA。RNA 经甲醛或乙二醛-二甲基亚砜变性后，在琼脂糖凝胶中电泳，可分离和解旋成单链 RNA，将 RNA 从凝胶上转移到具有吸附单链 RNA 特性的硝酸纤维素膜上，再行免疫检测。常见的 RNA 变性凝胶电泳有两种：①乙二醛和二甲基亚砜使 RNA 变性后，进行凝胶电泳，RNA 可直接由凝胶转移到硝酸纤维素膜上。②通过甲醛变性凝胶电泳。

1. 甲醛变性凝胶电泳分离 RNA

1）制胶（50ml）：琼脂糖 0.75g，DEPC-H2O 35ml，10×MOPS 5.5ml，甲醛 10ml，EB 2.5μl。

2）将制备好的胶置入电泳槽，加电泳缓冲液 1×MOPS 450ml，100V 电压预电泳 5min。

3）取总 RNA，加 RNA 甲醛电泳完全加样液（按 RNA：Loading Dye＝1：4）；65℃变性 10min，立即置冰上 5min；将样本点于胶孔中，60V 电压下电泳 2～3h。

4）电泳结束后处理凝胶，DEPC 水冲洗凝胶 3 次，20×SSC 浸泡凝胶 40min。

2. RNA 印迹

1）毛细管转移印迹装置，同 Southern blotting，转膜 4～18h。

注意：甲醛琼脂糖凝胶质地脆弱，小心操作凝胶防止凝胶碎裂。一旦建立转膜系统后，要防止滤膜和凝胶错位。防止吸水纸倒塌和完全湿透，要及时更换吸水纸。

2）转膜结束后，取出滤膜，边角剪一小角做标记。滤膜于 2×SSC 摇洗 5min，用滤纸吸干。

3）置 80℃真空烤箱烘烤 2h 固定 RNA，进行后续杂交检测。

3. 免疫检测

1）将转移后滤膜用紫外交联照射（正面朝上）3min 或于 80℃（120℃）烤箱烘烤 2h。

2）预杂交和杂交方法同 Southern blotting，预杂交和杂交温度的选择：DNA 探针应用 50℃，RNA 探针应用 68℃，寡核苷酸探针应用温度同 Southern blotting 方法中所述。

3）杂交后膜的处理方法同 Southern blotting。

注意：用于 Northern blotting 的所有试剂和溶液必须保证不含 RNA 酶，否则会导致 RNA 降解。

第四节　免疫印迹技术的应用

Western blotting 技术的应用非常广泛，最主要用于定性定量检测目的蛋白，常用于疾病病人血清抗体的诊断、分型检测。而 Southern 和 Northern blotting 技术常用于生物样本中核酸的存在与定量检测，在研究基因转录特性、法医痕迹残留方面发挥重要作用。

1. 自身免疫病病人血清抗核抗体种类检测　抗核抗体（ANA）是系统性红斑狼疮（SLE）的重要特征，SLE 病人血清中含有大量抗自身核抗原的抗体（ANA），检测病人 ANA 类型有助于 SLE 发病机制和防治对策的研究。制备动物或人来源的标准可提取性核抗原（ENA）多肽，将含有多种抗原多肽的 ENA 蛋白溶液首先通过 SDS-PAGE 分离，转移至硝酸纤维素滤膜，而后与不同 SLE 病人血清（含有 ANA）作用，酶标显色后，与正常人比较，可得到 SLE 病人的 ENA 多肽谱，可提示病人针对哪些自身核抗原产生抗体。

2. 临床结核病早期诊断的血清学诊断　结核的早期诊断是当前我国结核病防治的重中之重。针对临床结核杆菌流行菌株的主要表面蛋白抗原（血清抗体主要识别的抗原），按照 10～15 个氨基酸大小重叠合成多个候选多肽，将不同多肽进行适当组合，或将全蛋白通过 SDS-PAGE 分离并印迹至滤膜上，或通过负压抽吸装置直接印记在硝酸纤维素膜上（点印迹，dot blotting），而后与不同结核病人血清孵育，酶标二抗作用底物显色后，可判断不同病人血清抗体识别的抗原肽种类；比较健康人、潜伏结核、活动性结核病人血清对于固定结核蛋白／多肽的反应性，筛选得到可以区分结核感染状态的，具有较高敏感性和特异性的结核菌蛋白或多肽，将上述蛋白或多肽适当组合，制备为 ELISA 或 ELISPOT 试剂盒中的特定刺激抗原，可用于结核早期诊断。

3. AIDS 病诊断与检测　获得性免疫缺陷综合征（AIDS）的早期检测和监控对于控制 AIDS 传播意义重大。感染 HIV-1 后，病人血清中最先出现 p24 抗原，诱导生成抗 p24 抗体，2～6 周后，病人针对 HIV-1 表达的其他抗原（gp160，gp120，gp41，p66，p55，p51，p31，p24，p17 等）不断产生相应抗体。临床 AIDS 诊断，除直接检测病原核酸，常使用 ELISA 初筛法和 Western blotting 确认法。ELISA 法快速价廉，用于 AIDS 抗体初筛检测，而通过 Western blotting 定性和定量检测病人血清抗体所识别的 HIV 抗原，在艾滋病临床诊断上发挥重要作用。

4. 其他

1）Northern blotting 是检测乙肝病毒（HBV）中间转录体的经典方法。HBV 基因组为不连续环状双链 DNA，经转录后可产生四种不同的 mRNA 转录中间体：3.5kb、2.4kb、2.1kb 和 0.7kb（通常难以检测到）。研究 HBV 复制规律或研究抗病毒药物的有效性，均有赖于 Northern blotting 检测 HBV 转录体的量和变化。

2）Southern blotting 检测生物样品的 DNA 指

纹。Southern blotting 常用于检测生物样品中的 DNA 大小和特性（如突变、重排），其重要应用之一是用于刑侦检测。由于个体差异，每个生物个体基因组序列特别是 MHC 基因存在多态性，用一种限制性内切酶酶切后，不同个体产生不同数目的酶切 DNA 片段。提取不同人样品 DNA，以 EcoRI 酶切后行琼脂糖凝胶电泳，而后进行 Southern blotting，最后 DNA 探针杂交，得到不同人样品中的 DNA 指纹图谱。由于每个人的基因特别是 MHC 基因的 DNA 指纹图谱各不相同，使其成为个人的特异性标志。通过比对，可明确尸体的属性以及犯罪嫌疑人遗留的血迹等痕迹的属性，成为现代刑侦检测中至关重要的检测手段。

第五节 应 用 举 例

本节以三基序蛋白 22（TRIM22）的蛋白印迹检测为例，介绍完整的 Western Blot 的实验过程。

1. 试剂与材料 硝酸纤维素膜（0.45m），Towbin 印迹缓冲液（0.025mol/L Tris，0.052mol/L 甘氨酸，20% 甲醇，0.037% SDS），TBST 缓冲液（pH 7.5 Tris-HCl-0.05% Tween20），脱脂奶粉，兔抗 TRIM22 多克隆抗体（Santa Cruz），HRP- 山羊抗兔 IgG（DAKO），鼠抗人 GAPDH 抗体（Santa Cruz），ECL SuperSignal West Pico Chemiluminescent Substrate 试剂盒（Pierce），X 感光胶片，显影液，定影液。

2. 实验流程

（1）蛋白质电泳分离：pTRIM22 质粒转染 HepG2 肝细胞，取 48h 上清液，测定蛋白含量后浓缩，在 12% 聚丙烯酰胺凝胶电泳（SDS-PAGE）上样，以积层胶 120V、分离胶 150V，泳动 3h。根据预染蛋白 marker 相应分子量条带判断目的条带到达积层胶下 1/3 处时停止电泳，取出凝胶。

（2）蛋白质转膜：采用湿转法，以印迹缓冲液漂洗凝胶，而后在湿式电转印夹内，依次铺好事先用印迹缓冲液浸透的滤纸、硝纤膜、凝胶、滤纸，硝纤膜和凝胶预先剪角作记号，排除所有气泡，合紧电转印夹，插入电泳槽，将电泳槽反复提插数次以排除气泡，加满印迹缓冲液，置冰浴，

300mA、约经 1.5h，取出硝酸纤维素膜。

（3）特异性抗体免疫检测：硝酸纤维素膜适当修剪，在 TBST 缓冲液内漂洗三次，每次 10min。而后放入封闭液（5% 脱脂奶粉 -TBST）漂洗，37℃ 2h。随后在杂交袋中，加适量兔抗 TRIM22 多抗溶液（1 : 500，TBST 稀释），以浸没滤膜为宜，4℃平摇过夜，漂洗 3 次。加入 HRP- 羊抗兔 IgG（1 : 2 000，TBST 稀释）室温平摇 2h，漂洗 3 次。

（4）化学发光：在暗室中，滤膜加入适量新鲜配置的 ECL 底物液，避光反应 2～5min，出现发光条带。

（5）显影定影：在暗盒内，将胶片压于滤膜的蛋白面，曝光 2min，取出至显影液中，至目的条带出现，置于定影液中。最后用流水冲洗胶片。干燥后扫描分析。

3. 结果 如图 6-5 所示，空质粒转染上清未检测到目的条带，转染 pTRIM22 质粒的 HepG2 细胞上清可见分子量为 55kD 的目的条带，15 位半胱氨酸突变的 TRIM22 质粒转染肝细胞也可测得 55kD 的目的条带，提示经质粒转染的 TRIM22 蛋白可在肝细胞中表达。

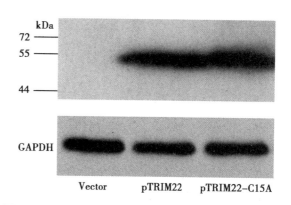

图 6-5 Western blotting 检测 TRIM22 在肝细胞 HepG2 中的表达

以空载体质粒、pTRIM22 质粒及第 15 位保守的半胱氨酸突变成丙氨酸的 pTRIM22 质粒分别转染人肝细胞 HepG2，取转染 2 天细胞上清，经浓缩后以蛋白印迹检测 TRIM22 的表达，以看家基因 GAPDH 为对照

（徐 薇）

参 考 文 献

[1] Sambrook J, Russell DW. Molecular Cloning[M]. 3th ed. New York: Cold Spring Harbor Lab Press, 2001.

[2] Gao B, Duan Z, Xu W, et al. TRIM22 inhibits the activity of Hepatitis B virus (HBV) core promoter, which is dependent on nuclear-located RING domain[J]. Hepatology, 2009, 50: 424.

[3] Walker JM. The protein protocols handbooks[M]. 3th ed. New York: Humana Press, 2009.

第七章　免疫沉淀技术

免疫沉淀（immunoprecipitation，IP）是利用抗原 - 抗体特异性反应富集靶蛋白或其他生物大分子的一种方法。抗体与细胞裂解液或其他溶液样本中相应的抗原结合后，再与蛋白 A/G（protein A/G）或二抗偶联的琼脂糖（agarose）或琼脂糖凝胶（sepharose）微珠孵育，通过离心得到微珠 - 蛋白 A/G- 抗体 - 靶蛋白复合物沉淀，经过洗涤后再从复合物中将抗原、抗体和微珠解离，从而达到富集抗原及其结合蛋白的目的。

经典的免疫沉淀是可溶性抗原与其抗体产生可见沉淀反应的血清学实验。后来发展为用固相化蛋白 A 或蛋白 G 微珠等来吸附富集抗原 - 抗体复合体，达到检测微量抗原及其结合蛋白的目的。免疫沉淀主要有两方面的应用：其一是对靶蛋白的分离或富集。在细胞生物学研究中，有时要对细胞膜分子、胞内分子或表达产物进行定性或定量，当靶蛋白表达水平不高时，用细胞裂解液或表达上清直接进行 SDS- 聚丙烯酰胺凝胶（PAGE）电泳和免疫印迹（Western blotting）检测很难检测到该蛋白，因此可用特异性识别靶蛋白的抗体进行免疫沉淀，富集靶抗原。免疫沉淀所获得的蛋白可通过 SDS-PAGE 电泳和免疫印迹检测，富集到足够的量之后还可以进行银染观察；其二是检测蛋白质 - 蛋白质相互作用免疫共沉淀技术，是研究蛋白质间相互作用的最基本和最常用实验方法之一。由于免疫沉淀反应中蛋白质能保持其天然构象，所以能保持与它相互作用蛋白之间的结合，因此在用抗体沉淀靶蛋白之后，能将与之结合的相互作用蛋白也一同沉淀下来，然后通过 SDS-PAGE 电泳分离，再结合免疫印迹或质谱分析加以鉴定。在内源蛋白含量过低或是缺乏有效抗体的情况下，还可以在细胞内过表达含有 c-Myc 或 HA 等标签的目的蛋白，然后用针对标签的抗体进行免疫共沉淀。

在免疫沉淀技术的基础上，近年又发展出几种不同的实验方法，如沉降（Pull-Down）实验是亲和纯化的一种形式，与免疫沉淀实验类似，不同之处在于富集的过程利用亲和作用代替了抗原抗体相互作用。在 Pull-Down 实验中，带有标签的融合诱饵蛋白能特异性结合在固相化的亲和载体上，再与含有推测猎物蛋白的样品共孵育，使猎物蛋白结合到亲和支持物上，进而通过反复洗涤去除不能结合的成分，达到富集诱饵 - 猎物复合体的目的。Pull-Down 实验最常用的标签为谷胱甘肽 S- 转移酶（GST）和多组氨酸（6×His），分别可使用固相化的谷胱甘肽和 / 或镍金属螯合物进行富集。免疫共沉淀和 Pull-Down 技术在鉴定已知蛋白相互作用实验中已被广泛应用，但也存在假阳性率较高的问题，同时依赖高质量的抗体。因此如将免疫沉淀物用于后续质谱分析，往往会因为非特异性结合而导致噪音。串联亲和纯化（tandem affinity purification，TAP）是一种针对这一新问题而发展的新技术，这一技术通过两步特异性亲和纯化，来尽可能排除非特异性结合，因而能得到与靶蛋白质真实相互作用的蛋白质。如果免疫共沉淀的对象不是蛋白质复合物，而是 DNA- 蛋白质复合物（染色质），这样的共沉淀实验被称为 DNA 免疫沉淀或染色质免疫沉淀（chromatin immunoprecipitation，ChIP），可以用来研究细胞内 DNA 与蛋白质相互作用，或是确定基因组上组蛋白的修饰。此方法是先用甲醛固定 DNA- 蛋白质相互作用，然后将染色体用超声的方法打断，之后用针对蛋白质的抗体将和靶蛋白特异性结合的 DNA 片断选择性共沉淀下来，再通过将相关 DNA 片断纯化、用定量 PCR 方法测定 DNA 片段的含量，或是通过序列测定来寻找与靶蛋白特异性结合的基因组 DNA 序列。

第一节　免疫沉淀与免疫共沉淀

　　免疫沉淀实验首先是将抗体加入细胞裂解液共孵育，使之与裂解液中相应的靶蛋白结合，再用蛋白 A/G 或二抗偶联的 Agarose 或 Sepharose 微珠孵育，得到微珠 - 蛋白 A/G- 抗体 - 靶蛋白复合物沉淀，经过洗涤后，重悬于电泳上样缓冲液，煮沸使抗原与抗体从微珠解离，收集上清中富集的靶蛋白再进行电泳分离和鉴定。免疫沉淀法一般由 6 个基本步骤组成（图 7-1）：①裂解细胞；②抗原 - 抗体免疫复合物形成；③抗原 - 抗体复合物沉淀；④免疫复合物洗涤；⑤ SDS-PAGE 分离抗原 - 抗体复合物；⑥免疫杂交检测。

　　免疫沉淀分为非变性条件与变性条件裂解细胞，非变性条件指的是利用非离子去污剂如 Triton X-100、NP-40 等试剂来裂解细胞，使裂解后的细胞内蛋白能保持天然状态，并同时保留细胞内存在的蛋白质 - 蛋白质相互作用，因此可用于检测生理条件下相关的蛋白质 - 蛋白质间相互作用，称为免疫共沉淀（co-immunoprecipitation，co-IP），是以抗体和抗原特异性结合作用为基础，用于研究蛋白质相互作用的经典方法。其基本过程与免疫沉淀相同。若细胞中有其他蛋白分子与目的蛋白相结合，这些蛋白就会和目的蛋白一起被沉淀到蛋白 A/G-Agarose/Sepharose 微珠中。

经变性 PAGE 电泳，复合物组分被分开后经免疫印迹法，用特异性抗体检测可能的靶蛋白。

一、试剂与材料

　　非变性细胞裂解液：50mmol/L HEPES（pH 7.4），300mmol/L NaCl，5mmol/L EDTA，1% Triton X-100，0.02%（W/V）叠氮钠（NaN₃）。

　　或选用 RIPA：50mmol/L Tris-HCl（pH 7.4），150mmol/L NaCl，1mmol/L EDTA，1% NP40，0.5% deoxycholate（sodium salt），0.1% SDS。

　　使用前加入工作浓度蛋白酶抑制剂 1μg/ml leupeptin，1mmol/L PMSF，1μg/ml 牛胰蛋白酶抑制剂（aprotinin）。如果针对蛋白质磷酸化检测，需在使用前加入磷酸酶抑制剂。

二、实验流程

1. 裂解细胞

　　（1）悬浮细胞：1 400r/min，4℃离心 2min 收集细胞，用预冷 5ml PBS 洗涤两遍，然后按每毫升 10^7 个细胞的用量用预冷的细胞裂解液裂解细胞，冰上放置 20～60min，12 000r/min 离心 20min，回收上清，即为细胞的蛋白裂解液。

　　（2）贴壁细胞：取预冷的 5ml PBS 漂洗两次，加入细胞裂解液 1ml（90mm 平皿），直接裂解细胞并移入 1.5ml 离心管中 4℃，12 000r/min 离心 20min 回收上清，即为细胞的蛋白裂解液。细胞

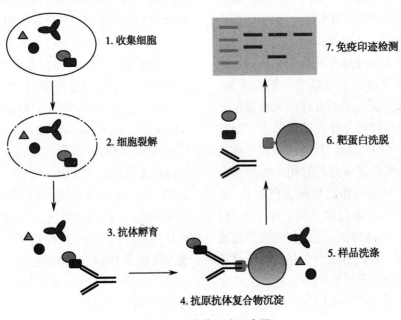

图 7-1　免疫共沉淀示意图

裂解液短期可 4℃保存或于 −80℃长期保存。

2. 沉淀抗原 - 抗体复合物

（1）蛋白 A/G-Sepharose 准备：50%（V/V）蛋白 A/G-Sepharose 微珠，存放在含 0.1%（W/V）叠氮钠的 PBS 中，使用前用裂解缓冲液置换其溶液。取适量蛋白 A/G-Sepharose 离心后弃上清，用 2～5 倍体积细胞裂解液洗涤 3 次，仍按 50%（V/V）悬浮。

（2）裂解物预清除（可选做）：裂解物预清除可以帮助减少蛋白质非特异性结合到免疫球蛋白和 Agarose 或 Sepharose 微珠。用无关抗体或血清预清除，以去除蛋白质与免疫球蛋白的非特异性结合，可使最终实验结果背景降低、信噪比提高。但如果最后蛋白质是由免疫印迹实验检测，预清除则非必要，除非是污染蛋白质对靶蛋白质产生明显干扰。在 EP 管中加入 100～500μg 细胞裂解物和 1～5μg 无关抗体或抗血清，4℃孵育 30～60min，然后加入 10～50μl 50% 蛋白 A/G 凝胶琼脂糖珠，4℃振荡孵育 30min，微型离心机 12 000r/min 4℃离心 5min，保留上清液备用。

（3）免疫沉淀：在上清中加入 1～5μg 识别靶蛋白的抗体，4℃孵育 1～2h，然后加入 10～50μl 蛋白 A/G-Agarose，于 4℃温和振荡 1h 或过夜。微型离心机 4℃，12 000r/min 离心 5s，弃上清。用 1ml 冰冷裂解缓冲液重悬洗涤沉淀物 3 次。最后一次离心后彻底吸弃上清液。

3. 靶蛋白的检测（见免疫印迹实验）。

三、技术关键

1. 所有溶液冰浴，整个过程在冰上操作，防止蛋白质在操作过程中降解。

2. 裂解缓冲液的选择 细胞裂解的方法有多种，在裂解过程中，不但要尽可能释放细胞内蛋白，还要保证蛋白的完整性。因此针对不同的蛋白，对去污剂的选择应有所不同。对于胞内可溶性蛋白质的实验，多数采用非离子去污剂，非离子去污剂对蛋白质活性影响较小，常用的有 Triton X-100、NP-40 和 Tween20。去污剂因能破坏细胞膜磷脂双层结构，可能破坏膜蛋白之间的结合，所以在进行膜蛋白实验时，需要选择 Brij 35 等较为温和的去垢剂；如果要检测蛋白质磷酸化，则可在细胞裂解液中加入丝氨酸 / 苏氨酸蛋白磷酸酶抑制剂（50mmol/L NaF, 25mmol/L glycerophosphate）或酪氨酸蛋白磷酸酶抑制剂（1mmol/L Na_3VO_4）；如果用免疫共沉淀研究蛋白质间相互作用，需要去除裂解液中的离子去污剂如 SDS 和 deoxicholate，因为它们可能破坏蛋白质之间的相互作用。

3. 蛋白酶抑制剂 细胞裂解破碎时会释放出细胞内蛋白酶，可能使靶蛋白降解。不同蛋白对蛋白酶的敏感度差别较大，细胞表面蛋白和分泌性蛋白通常比细胞内蛋白具有更好的抵抗性，变性蛋白比天然构象蛋白更容易被降解。因此，裂解细胞时应当采取适当措施，尽可能降低细胞提取物中的蛋白酶活性：①采用低温提取；②在细胞裂解液中适当添加蛋白酶抑制剂，常用的蛋白酶抑制剂参见表 7-1。

4. 免疫沉淀抗原 - 抗体复合物 免疫沉淀选用结合了 A 或 G 蛋白的亲和树脂，由于抗体 Fc 段与 A 蛋白或 G 蛋白结合能力不同（表 7-2），因

表 7-1 常用蛋白酶抑制剂的特性

抑制剂	靶蛋白酶	有效浓度	贮存液
EDTA	金属蛋白酶	1mmol/L	0.5mol/L（pH 8.0）
PMSF	丝氨酸蛋白酶	100nmol/L	100mmol/L 溶于乙醇或异丙醇。常温保存
Leupeptin	纤溶酶，胰蛋白酶，木瓜蛋白酶，组织蛋白酶	1～2μg/ml	3mg/ml 溶于纯水，−20℃保存
Aprotinin	激肽释放酶，胰蛋白酶	1～2μg/ml	10mg/ml 溶于 0.01mol/L HEPES（pH 8.0）
Pepatatin	胃蛋白酶 组织蛋白酶 D	1μg/ml	1mg/ml，溶于乙醇
TLCK	胰蛋白酶	50μg/ml	1mg/ml（TLCK 10mg，1mmo/L HCL1μl，纯水 10ml，−20℃保存）
TPCK	胰凝乳蛋白酶	100μg/ml	1mg/ml（TPCK 10mg，纯水 7.5ml，甲醇 2.5ml，1mmol/L HCl 1μl，−20℃保存）

表7-2 IgG的种属来源和A/G蛋白的结合能力

种属	Ig 亚型	Protein A	Protein G
Human	IgG1、IgG2、IgG4	+++	+++
	IgG3	+	+++
	IgD	−	−
	IgD	+	−
	Fab	+	+
	ScF$_v$	+	−
Mouse	IgG1	+	++
	IgG2a、IgG2b、IgG3	+++	+++
	IgM	−	−
Rat	IgG1	+	++
	IgG2a	−	+++
	IgG2b	−	+
	IgG2c	+++	+++
Goat	IgG1	−	+++
	IgG2	+++	+++
Sheep	IgG1	+	+++
	IgG2	+++	+++
Cow/Bovine	IgG1	+	+++
	IgG2	+++	+++
Horse	IgG（ab）	+	−
	IgG（c）	+	−
	IgG（T）	−	+++
Rabbit	Total Ig	+++	+++
Dog	Total Ig	+++	+
Cat	Total Ig	+++	+
Pig	Total Ig	+++	+
Guinea pig	Total Ig	+++	+
Chicken	Total Ig	−	−

+++：强结合；++：中等结合；+：弱结合；−：不结合

此需要根据所用的抗体选用合适的树脂进行免疫沉淀。另外，抗原抗体孵育时间不宜太长，特异性免疫结合一般在60min内即达到最大值，孵育时间过长会导致非特异性结合增加。

5. 常见问题 见表7-3。

第二节 沉 降 技 术

沉降技术（Pull-Down）是近年研究蛋白质相互作用的一种常用技术，其特点是利用已知蛋白标签与诱饵蛋白制备融合蛋白，以此融合蛋白钓取猎物蛋白。该方法不需预先制备诱饵蛋白的抗

表7-3 常见问题、原因及解决方法

问题	原因	解决方法
高背景	去污剂不溶性的蛋白残留	离心后立即搜集上清。若沉淀有悬浮发生，再次离心
	洗涤不充分	提高洗涤溶液用量，离心前反复颠倒充分混匀，或在每次离心前放置1～3min
	蛋白与抗体非特异性结合或非特异性蛋白质与微珠结合	裂解液用琼脂糖微珠或无关抗体预清除
	太多抗体导致非特异性结合	预试抗体用量，尝试使用更少的抗体
	细胞裂解液中含有太多细胞或太多蛋白质，导致洗脱液中有很多多余的（假阳性）蛋白质	减少细胞数量/裂解液使用，我们推荐使用10～500μg细胞裂解液
没有检测到靶蛋白	样品中不表达或低水平表达靶蛋白质	检查靶蛋白质的表达量，以确保它会在样品的细胞中表达。如果靶蛋白低水平表达，增加裂解液的使用量。但是，这可能导致增加非特异性结合，所以开始免疫沉淀之前最好预先清除裂解液
	没有足够的抗体捕获靶蛋白	检查抗体的建议使用量。抗体浓度可能需要增加
	抗体没有结合免疫吸附磁珠	确保您使用的微珠与抗体亚型匹配
	使用的裂解液不正确	检查抗体是否能检测变性蛋白质或天然蛋白质，并确保使用正确的裂解液
	靶蛋白没有从微珠上洗脱	确保使用的洗脱缓冲液正确，离心前放置1～3min

体，方便、简捷，可以用来检测诱饵蛋白与猎物蛋白在细胞外的结合情况，因此在筛查或研究新发现的相互作用的蛋白中被广泛采用。其缺点是所用蛋白标签与诱饵蛋白制备的融合蛋白为原核细胞产物，可能存在活性欠缺，或者会因融合蛋白空间构象改变影响诱饵蛋白与猎物蛋白的结合，因此，沉降技术仅仅是研究蛋白质相互作用的技术手段之一。沉降技术常用的有GST沉降和His-Tag沉降技术，这里以GST沉降技术为例介绍（图7-2）。

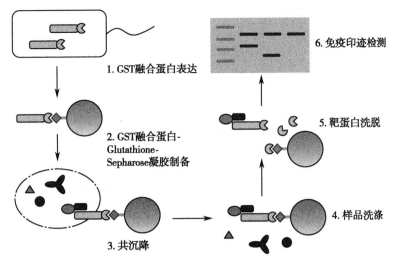

1. GST融合蛋白表达
2. GST融合蛋白-Glutathione-Sepharose凝胶制备
3. 共沉降
4. 样品洗涤
5. 靶蛋白洗脱
6. 免疫印迹检测

图7-2 GST免疫沉降

一、实验流程

1. GST 诱饵融合蛋白制备 表达 GST 诱饵融合蛋白的大肠杆菌经超声波破碎，12 000r/min，4℃离心 30min，取上清，加入 2ml 柱床体积的 Glutathione-Sepharose 4B 凝胶，4℃旋转混合 1h，1 000r/min 离心 3min，弃上清，10 倍柱床体积的 PBS 洗凝胶 3 次，即为制备的 GST 诱饵融合蛋白 -Glutathione-Sepharose 4B 凝胶。

2. 含有猎物蛋白的细胞裂解液制备（见前一节）。

3. 共沉降实验 每 200～500μg 细胞裂解液中加入 20～50μl Glutathione-Sepharose 4B 凝胶预清除，4℃旋转混合 60min；2 000r/min，4℃离心 5min，回收上清液。

之后在上清中加入 20～50μl GST 诱饵融合蛋白 -Glutathione-Sepharose 4B 凝胶，4℃旋转混合 1～2h，2 000r/min，离心 30s，弃上清，并用 20 倍凝胶体积的 1×PBS 洗涤凝胶 3 次。

4. 猎物蛋白检测 加入 20μl 2×SDS 上样缓冲液，100℃煮沸 3～5min，1 000r/min 离心 1min，之后进行 SDS-PAGE 电泳和 Western blotting 检测。

二、技术关键

1. 常用融合标签和结合配体 见表7-4。

2. 在操作的每一步预留样品，用于免疫印迹分析 细胞裂解液（检测靶蛋白的表达水平）；洗脱前微珠（用于检测诱饵蛋白的含量）；洗涤液（检测 GST 融合蛋白和靶蛋白在洗涤过程中是否丢失）；洗脱后微珠（检测微珠中是否有 GST- 融合蛋白和靶蛋白残留）。在用免疫印迹检测靶蛋白的同时，要检测 GST- 融合蛋白的含量，确保样品中所用的 GST- 融合蛋白的量一致，同时能明确 GST- 融合蛋白在操作过程中是否有降解。

3. 常见问题与分析 见表7-5。

表 7-4 常见融合标签和结合配体

融合标签蛋白	亲和配体
Glutathione S-transferase（GST）	Glutathione
Poly-histidine（polyHis or 6xHis）	Nickel or cobalt chelate complexes
Biotin	Streptavidin

表 7-5 常见问题及分析

问题	原因	解决方法
没有检测到靶蛋白	GST- 融合蛋白表达水平低	将预留的细菌裂解液和结合有 GST- 融合蛋白的微珠样品加入 SDS-PAGE 上样缓冲液，煮沸 5～10min 后电泳，用考马斯亮蓝染色或抗体杂交的方法检测 GST- 融合蛋白的诱导表达水平和结合在微珠上的含量。如果 GST 融合蛋白表达水平低，重新选用对数期生长大肠杆菌，优化诱导表达条件
	细胞裂解液中靶蛋白表达量低	使用预留的细胞裂解用 Western blotting 检测靶蛋白的表达量，如果靶蛋白表达水平低，建议增加细胞用量。

续表

问题	原因	解决方法
不是最佳结合条件	通过调节盐离子浓度和去垢剂种类或浓度来优化 GST- 融合蛋白和靶蛋白的结合条件	
靶蛋白没有从微珠上洗脱	可通过分析洗涤液和洗脱后微珠中的 GST- 融合蛋白含量来判断蛋白复合物是否被洗脱。确保洗脱液的正确离子强度和 pH 值，并通过延长洗脱时的孵育时间和多次洗脱的方法保证洗脱充分	

第三节　串联亲和纯化技术

串联亲和纯化技术（tandem affinity purification，TAP）是由 Rigaut 等于 1999 年建立的研究体内蛋白质相互作用的新技术，用于在接近细胞真实生理状态的条件下纯化细胞体内的蛋白质复合体。其设计原理是将靶蛋白的基因与两个标签基因（如蛋白 A 和钙调蛋白结合肽段，中间用烟草病毒蛋白酶识别位点链接）融合后转化至酵母菌或转染至哺乳动物细胞内（图 7-3），待该靶蛋白被适度表达并与其相互作用蛋白质形成复合体后，利用两套亲和性柱层析系统（分别利用 IgG 和钙调素偶联微珠）依序将蛋白质复合体分离纯化出来（图 7-4）。

纯化产物经 SDS-PAGE 或液相层析（liquid chromatography，LC）等技术分离复合物中的蛋白质，利用质谱分析鉴定该复合体中蛋白质组成。此系统可降低传统免疫沉淀和沉降技术中常见的假阳性率，并能通过构建一系列的靶蛋白质（野生型或突变型），进一步探讨在不同生理状态下，该蛋白质复合体的功能、结构及调节路径等分子机制。

依据所选细胞种类和蛋白质表达量的不同，一次顺序纯化一般需要 $1 \times 10^8 \sim 1 \times 10^9$ 个细胞，通常能得到 $20 \sim 30$ mg 总蛋白，富集到大约 $5 \sim 20$ pmol 靶蛋白复合体，可以进行考马斯亮蓝、银染检测和质谱分析。

一、试剂与材料

1. IgG Sepharose 6 Fast Flow matrix。
2. AcTEV protease。

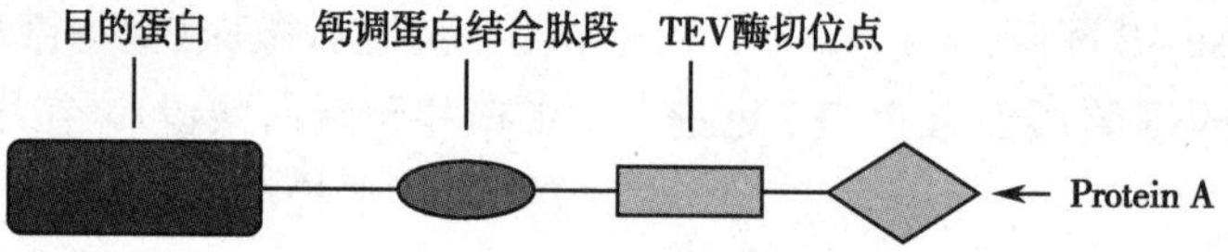

图 7-3　TAP 标签示意图

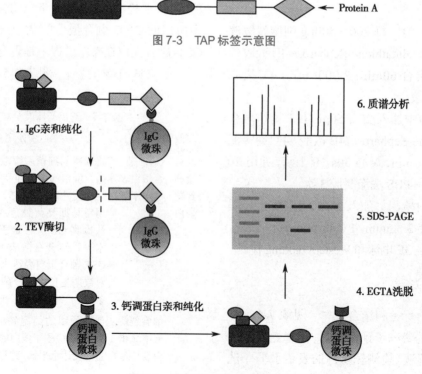

图 7-4　蛋白质顺序纯化技术流程

3. Calmodulin Affinity Resin。

4. 相关缓冲液

（1）NP-40 缓冲液见表 7-6。

表 7-6　NP-40 缓冲液

试剂	液体总量（3L）	终浓度
Na_2HPO_4（FW142）	2.56g	6mmol/L
$NaH_2PO_4*H_2O$（FW138）	1.66g	4mmol/L
NP-40（100%）	30ml	1%
NaCl	26.3g	150mmol/L
EDTA（0.5mol/L）	12ml	2mmol/L
NaF	6.3g	50mmol/L
Leupeptin	12mg	4μg/μl
Na_3VO_4（100mmol/L）	3ml	0.1mmol/L

注：TAP 缓冲液是在 500ml NP-40 缓冲液中加入 1.3ml benzamidine（0.5mol/L）和 5.0ml PMSF（0.1mol/L）

（2）IPP150 缓冲液见表 7-7。

表 7-7　IPP150 缓冲液

试剂	液体总量（100ml）	终浓度
Tris-Cl（1mol/L，pH 8.0）	1ml	10mmol/L
NaCl（5mol/L）	3ml	150mmol/L
NP-40（10%）	1ml	0.1%

注：用水将最终体积调整至 100ml

（3）TEVCB 缓冲液见表 7-8。

表 7-8　TEVCB 缓冲液

试剂	液体总量（50ml）	终浓度
Tris-Cl（1mol/L，pH 8.0）	0.5ml	10mmol/L
NaCl（5mol/L）	1.5ml	150mmol/L
NP-40（10%）	0.5ml	0.1%
EDTA（0.5mol/L）	50μl	0.5mmol/L
DTT（1Mmol/L）	25μl	1.0mmol/L

注：用水将最终体积调整至 50ml。在使用前添加 DTT

（4）CBB 缓冲液（0.1% 和 0.02%）见表 7-9。

表 7-9　0.1% CBB 缓冲液

试剂	液体总量（100ml）	终浓度
NP-40（10%）	1ml	0.1%
Tris-HCL（1mol/L，pH 8.0）	1ml	10mmol/L
NacL（5mol/L）	3ml	150mmol/L

续表

试剂	液体总量（100ml）	终浓度
Magnesium acetate（1mol/L）	100μl	1mmol/L
Imidazole（1mol/L）	100μl	1mmol/L
$CaCl_2$（1mol/L）	200μl	2mmol/L
β-Mercaptoethanol（β-ME）（14.3mol/L）	70μl	10mmol/L

注：用水将最终体积调整至 100ml。在使用前将 β-ME 添加到 CBB 缓冲液中。0.02% CBB 缓冲液与 0.1% CBB 缓冲液相同，只是使用了 200μl 的 10% NP-40

（5）CEB 缓冲液见表 7-10。

表 7-10　CEB 缓冲液

试剂	液体总量（10ml）	终浓度
Tris-HCL（1mol/L，pH 8.0）	0.1ml	10mmol/L
Nacl（5mol/L）	0.3ml	150mmol/L
Imidazole（1mol/L）	10μl	1mmol/L
Magnesium acetate（1mol/L）	10μl	1mmol/L
EGTA（0.5mol/L）	400μl	20mmol/L
β-Mercaptoethanol（β-ME）（14.3mol/L）	7μl	10mmol/L

注：用水将最终体积调整至 100ml。在使用前将 β-ME 添加到 CBB 缓冲液中

二、实验流程

1. 细胞裂解及蛋白样品的制备

（1）悬浮细胞：1 400r/min，4℃离心 5min，用预冷的 PBS 洗三次，按 1ml/10⁷ 个细胞加入 NP-40 裂解液，冰箱内垂直摇床裂解 60min，12 000r/min，4℃离心 20min，回收上清，即为细胞的蛋白裂解液。

（2）贴壁细胞：用预冷的 PBS 洗三次，加入 NP-40 裂解液 1ml（90mm 培养皿），冰上放置 10～60min，吹打细胞并移入 15ml 离心管中，12 000r/min，4℃离心 20min，回收上清，即为细胞的蛋白溶解液。细胞裂解液短期可 4℃保存或 −80℃长期保存。

2. IgG 亲和层析

（1）取 500μl IgG- 琼脂糖微珠和 NP-40 裂解液 1:1（V/V）混合，加入到上一步得到的上清中，4℃摇床孵育 3h。

（2）4℃，1 200r/min 离心 2min，缓慢除去上清，注意不要触及底部沉淀。

（3）用预冷的 IPP150 缓冲液洗沉淀三次，每次 10ml。

3. TEV 酶切

（1）将上一步得到的沉淀转移至 1.5ml 离心管中，用预冷 TEVCB 缓冲液洗涤 3 遍，每次 1ml。

（2）加入含有 20 个单位 AcTEV 蛋白酶的 TEVCB 缓冲液 1ml，室温反应 2h 或 4℃摇床过夜。

（3）12 000r/min 离心 1min，收集上清（约 1ml），转移至 15ml 离心管中。

4. 钙调蛋白亲和纯化

（1）将 6ml 0.1% CBB 缓冲液加入上一步得到的 IgG 纯化洗脱液中。

（2）取 250μl 的钙调蛋白亲和微珠，用 1ml 0.1% CBB 缓冲液洗涤三遍。

（3）微珠与 0.1% CBB 缓冲液 1:1（V/V）混合，加入到 IgG 纯化洗脱液中，4℃摇床孵育 3h。

（4）1 200r/min 离心 2min，10ml 0.02% CBB 缓冲液洗沉淀 3 次。

5. EGTA 洗脱

（1）将上一步得到的钙调蛋白微珠沉淀转移至 1.5ml 离心管，加入 100～200μl 的 CEB 缓冲液，4℃摇床孵育 2h。

（2）1 200r/min 离心 2min，收集上清，用于 SDS-PAGE 或免疫印迹分析。

6. SDS-PAGE（见第六章）。

7. 考马斯亮蓝染色或银染。

8. 质谱分析蛋白质复合物的组成。

三、技术关键

1. 实验设计 在开始 TAP 实验前，需要考虑以下几点：①确认靶蛋白中不存在 TEV 酶的识别位点 EXXYXQ（G/S）；②根据不同蛋白质的结构，确定 TAP 标签位于靶蛋白的 N- 端还是 C- 端，以不影响靶蛋白的正常折叠和功能为准则；③靶蛋白的表达量。通常不推荐使用过表达来进行 TAP 纯化，这会影响细胞的生理环境，提高实验假阳性，因此使用内源性启动子较为合适；④选择适合的 TAP 标签。最初的 TAP 标签由 Protein A 和钙调蛋白组成，但此标签分子量较大，可能会影响靶蛋白的折叠；由 Protein A 和 Flag 等组成的

TAP 标签，在保持高亲和力的同时减少对靶蛋白的干扰，可以从优选择；⑤对照。最好的对照是含有 TAP 标签但不含有靶蛋白的细胞株，提高实验特异性。

2. 由于整个实验过程较长、步骤较多，建议在每步洗脱时留取少量洗脱液，在实验结果不理想时可以帮助发现和解决潜在的问题。

第四节 DNA 沉淀

真核细胞的基因组 DNA 以染色质的形式存在。染色质免疫共沉淀（chromatin Immunoprecipitation，ChIP），也称结合位点分析法，是基于体内分析发展的表观遗传信息研究的主要方法。ChIP 不仅可以检测体内反式因子与 DNA 的动态作用，还可以用来研究组蛋白的各种共价修饰与基因表达的关系。近年来，ChIP 与芯片检测或测序等其他方法的结合，扩大了其应用范围，是深入分析转录调控的一种非常有效的工具：ChIP 与基因芯片相结合建立的 ChIP-on-chip 方法已广泛用于特定反式因子靶基因的高通量筛选；ChIP 与体内足迹法相结合，用于寻找反式因子的体内结合位点。ChIP 是研究体内 DNA 与蛋白质相互作用的方法，它的基本原理是在活细胞状态下固定蛋白质 -DNA 复合物，并将其随机切断为 1kb 左右的染色质小片段，然后通过免疫学方法沉淀 DNA- 蛋白复合体，特异性地富集与靶蛋白结合的 DNA 片段，通过对目的片断的纯化与检测（图 7-5），从而获得蛋白质与 DNA 相互作用的信息。

一、试剂与材料

1. SDS Lysis Buffer 100mmol/L NaCl、50mmol/L Tris-HCl（pH 8.1）、5mmol/L EDTA 及 1% SDS，使用前加蛋白酶抑制剂。

2. NLB 50mmol/L Tris-HCl（pH 8.0）、10mmol/L EDTA 及 1% SDS，使用前加蛋白酶抑制剂。

3. TE Tris-HCl（10mmol/L，pH 8.0）与 1mmol/L EDTA。

4. 高盐洗液 0.1% SDS，1% Triton X-100，2mmol/L EDTA，20mmol/L Tris-HCl，pH 8.1，500mmol/L NaCl。

5. 洗脱液 NaHCO$_3$（0.1mol/L）及 1% SDS。

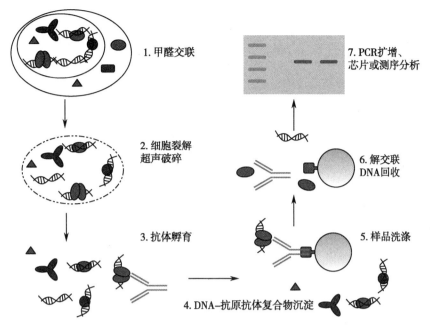

1. 甲醛交联

2. 细胞裂解
超声破碎

3. 抗体孵育

4. DNA−抗原抗体复合物沉淀

5. 样品洗涤

6. 解交联
DNA回收

7. PCR扩增、
芯片或测序分析

图 7-5　ChIP 基本流程图

二、实验流程

1. 细胞的甲醛交联与超声破碎

（1）在 10cm 培养皿细胞中（9ml 培养基），加入 243μl 37% 甲醛，使得甲醛的终浓度为 1%，室温孵育 10min。

（2）终止交联：加 450μl 2.5mol/L 甘氨酸于平皿中，使甘氨酸终浓度为 0.125mol/L，混匀后在室温下静置 5min。

（3）收集细胞：①贴壁细胞。吸尽培养基，用预冷的 10ml PBS 清洗细胞 2 次。用细胞刮刀收集细胞于 15ml 离心管中。2 000r/min，4℃离心 5min，收集细胞。②悬浮细胞。转移细胞至 15ml 离心管中，2 000r/min，4℃离心 5min，收集细胞。用预冷的 10ml PBS 清洗细胞 2 次。

（4）弃上清，根据细胞量，加入预冷并含有新鲜添加蛋白酶抑制剂的 SDS Lysis Buffer（每 1×10^6 个细胞加 100μl），冰上孵育 10min。

（5）1 000r/min，4℃离心 10min，小心弃上清。

（6）用含有新鲜蛋白酶抑制剂的 1ml 细胞核裂解液 NLB 重悬沉淀，冰上孵育 10min。

（7）超声破碎：40% 功率，0.7S 冲击，1.3S 间隙，超声时间根据细胞数确定，见表 7-11。冰上操作，避免出现泡沫。

表 7-11　细胞超声时间与条件

细胞数	总时间/s	条件（开-停-功率）
10 000	90～115	0.7s-1.3s-40%
25 000	120～150	0.7s-1.3s-40%
50 000	150～180	0.7s-1.3s-40%
100 000	180～210	0.7s-1.3s-40%
500 000	210～240	0.7s-1.3s-40%

2. 除杂及抗体孵育

（1）4℃高速离心 15min，将上清转移到一个新的管子中。

（2）检测 DNA 含量（A_{260}），染色质含量一般要求至少 750ng/μl，A_{260}/A_{280} 在 1.4～1.6 之间。

（3）将上清稀释到 300μl，加入 50μl ProteinA/G Agarose/Salmon Sperm DNA 微珠，4℃旋转孵育 1～2h。

（4）3 000r/min，4℃离心 5min，将上清转移到新管子中，加入相应抗体，4℃旋转孵育过夜。

3. 免疫复合物的沉淀及清洗

（1）孵育过夜后，每管中加入 50μl 蛋白 A/G Agarose/Salmon Sperm DNA 微珠。4℃旋转孵育 2h。

（2）4℃，3 000r/min 离心 2min。

（3）取 15μl 上清作为 Input 对照，放在冰上待用。其余上清小心弃去。

（4）加入 1ml 高盐洗液，室温旋转孵育 10min。

（5）室温 3 000r/min 离心 2min，小心弃上清，再加入 1ml 高盐洗液，此过程重复 2 次，总共洗 4 次。

（6）小心弃上清，用 TE 同上法洗涤 2 次。

（7）用 300μl 含蛋白酶 K（20μg/μl）的洗脱液重悬微珠以及 Input 对照样品，55℃孵育 2h。

（8）解交联：每管中加入 20μl 5mol/L NaCl（NaCl 终浓度为 0.2mol/L）。混匀，65℃解交联过夜。

4. DNA 样品的回收与纯化　室温高速离心 5min，将上清转移到新的离心管。然后按照通用 DNA 纯化方法提取 DNA。

5. PCR 分析　用半定量 PCR 或 real-time PCR 检测目的 DNA 的含量。也可以将得到的 DNA 样品用于基因组 DNA 芯片或测序分析，按照提供服务的公司要求准备样品。

三、技术关键

1. 细胞计数应准确，否则会影响 Input 结果。

2. 用含 SDS 溶液重悬细胞时要选用小枪头，并在液面下吹打，避免气泡产生。

3. 超声　ChIP 中最重要的一部分，合适的条件需要摸索，可以一次尝试不同次数的超声。

4. 加入 Salmon Sperm DNA 或 Protein A/G 之前要先混匀，因为 Salmon Sperm DNA 很黏稠，若不混匀，会导致微珠的量不一样，影响实验结果。

5. 洗涤过程的最后一步要尽量吸净残留液体。

6. 含微珠的样品离心时，有的说明书上推荐是 1 000r/min，45s，可根据情况调整，但要注意转速不能太快，防止微珠破碎（如果采用的是磁珠则不存在这个问题）。

7. 解交联后在进行下面步骤之前建议先离心，把蒸发到离心管盖子上的部分离心下来。

8. 注意抗体的性质。建议仔细查看抗体的说明书，特别是多抗。

9. 为防止蛋白的分解、修饰，溶解抗原的缓冲液中必须加蛋白酶抑制剂，低温下实验。每次实验之前，首先考虑抗体/缓冲液的比例。抗体过少就不能检出抗原，过多则不能沉降在微珠上，残存在上清。缓冲剂太少则不能溶解抗原，

过多则抗原被稀释。

10. 进行 real-time PCR 之前离心样品，以保证取样准确。1～10μl 的枪取 3μl 以上才比较准确，所以考虑好自己 PCR 反应体系的配置。

第五节　RNA 结合蛋白免疫共沉淀

基因调控在细胞复杂的生命历程（如发育、分化以及对环境的应答）中发挥重要作用。随着对 RNA 功能的认识，人们对 RNA-蛋白质相互作用越来越感兴趣。对其的研究不仅涉及到转录、翻译、剪切等比较透彻的领域，在一些新的领域如 RNA 干扰、非编码 RNA 功能等也有所涉及。RIP（RNA 结合蛋白免疫共沉淀）类似 ChIP（染色质免疫共沉淀），用来鉴定与特定 RNA 结合的细胞核或细胞质蛋白（图 7-6）。

一、试剂与材料

1. 完全 RIP 裂解液　100μl 裂解液（150mmol/L KCl，25mmol/L Tris pH 7.4，5mmol/L EDTA，0.5mmol/L DTT，0.5% NP40）现加 0.5μl 蛋白酶抑制剂，0.25μl RNA 酶抑制剂。

2. RIP 免疫共沉淀缓冲液　860μl RIP 清洗液，35μl 0.5mol/L EDTA，5μl RNA 酶抑制剂。

3. 蛋白酶 K 缓冲液　117μl RIP 清洗液，15μl 10% SDS，18μl 蛋白酶 K（10mg/ml）。

二、实验流程

（一）制备细胞裂解液

1. 收集细胞　①贴壁细胞：用 10ml 预冷 PBS 洗细胞 2 次，将细胞从培养瓶中刮下，转移至离心管中，计数，4℃，1 500r/min 离心 5min，弃上清收集细胞。②悬浮细胞：收集细胞到 15ml 离心管中，计数，4℃，1 500r/min 离心 5min。弃上清，用 10ml 预冷 PBS 洗 2 次。

2. 加入准备好的 RIP 裂解液，混匀，在冰上放置 5min。每份样品留存 200μl 细胞裂解液转移至无核酸酶的离心管中，-80℃保存。

（二）准备磁珠

1. 上下颠倒将磁珠完全混匀，转移 50μl 磁珠至离心管。

2. 加入 500μl RIP 清洗液，混匀。

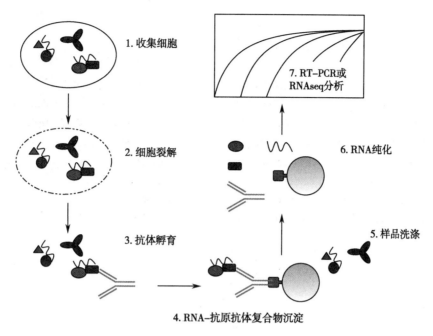

1. 收集细胞

2. 细胞裂解

3. 抗体孵育

4. RNA-抗原抗体复合物沉淀

5. 样品洗涤

6. RNA纯化

7. RT-PCR或RNAseq分析

图7-6 RIP基本流程图

3. 将离心管置于磁性分离器中,弃上清。

4. 再加入500μl RIP清洗液,混匀。

5. 再次将离心管置于磁性分离器中,弃上清。加入100μl RIP清洗液,以及5μg抗体。

6. 室温旋转孵育30min。

7. 离心,并将离心管置于磁性分离器中,弃上清。用500μl RIP清洗液洗2次。

(三)免疫共沉淀RNA结合蛋白-RNA复合物

1. 每管加入900μl RIP免疫沉淀缓冲液。

2. 将第一部分已制备好的RIP裂解液解冻,4℃,14 000r/min离心10min。取出100μl上清至准备好磁珠的离心管内,使终体积为1ml。4℃旋转孵育过夜。

3. 剩下上清取出10μl作为Input,-80℃冻存。

4. 每管用500μl RIP清洗液洗6次。

(四)纯化RNA

1. 用150μl蛋白酶K缓冲液重悬磁珠。

2. Input样品也加入蛋白酶K缓冲液,至总体积150μl。

3. 在55℃振荡孵育30min。

4. 离心,将离心管置于磁性分离器中,转移上清至新管子中,再加入250μl RIP清洗液。

5. 各管加入400μl酚:氯仿:异戊醇。涡旋混匀15s,14 000r/min离心10min。

6. 小心转移350μl液相到新管中。加入400μl氯仿。涡旋15s,14 000r/min离心10min。

7. 小心转移300μl液相到新管中,每管加入50μl盐溶液Ⅰ,15μl盐溶液Ⅱ,5μl沉淀增强剂以及850μl纯乙醇,混匀后-80℃保存过夜以沉淀RNA。

8. 4℃,14 000r/min离心30min,小心弃上清。

9. 用80%乙醇清洗沉淀一次。4℃,14 000r/min离心15min。小心弃上清,干燥沉淀。

10. 用10~20μl DEPC水重悬,并置于冰上。

(五)分析免疫共沉淀的RNA

RNA可以用NanoDrop等仪器检测浓度,然后用实时荧光定量RT-PCR、芯片分析或RNA测序等方法来进行检测分析。

注:

(1)蛋白酶抑制剂和RNA酶抑制剂要现配现用。

(2)所用枪头,离心管要RNA酶灭活处理,避免RNA降解。

(3)样品避免反复冻融。所用抗体要确保质量,最好先做IP实验。

(鲁林荣)

参 考 文 献

[1] Wang D, Zheng M, Lei L et al. Tespal is involved in late thymocyte development through the regulation of TCR-mediated signaling[J]. Nat Immunol, 2012, 13: 560-568.

[2] Van Wijk SJ, Fiškin E, Dikic I. Selective monitoring of ubiquitin signals with genetically encoded ubiquitin chain-specific sensors[J]. Nat Protoc, 2013, 8: 1449-1458.

[3] Andrew L, Connie W, Adam F. Making yeast cell extracts for purifying TAP-tagged protein[J]. Cold Spring Harb Protoc, 2011, 1: 440-443.

[4] Carey MF, Peterson CL, Smale ST. Chromatin Immunoprecipitation（ChIP）[J]. Cold Spring Harb Protoc, 2009（9）: pdb.prot5279.

[5] Keene JD, Komisarow JM, Friedersdorf MB. RIP-Chip: the isolation and identification of mRNAs, microRNAs and protein components of ribonucleoprotein complexes from cell extracts[J]. Nat Protocols, 2006, 1: 302-307.

第八章　流式细胞术

流式细胞术（flow cytometry，FCM）是一项结合单克隆抗体、免疫荧光标记、激光、计算机分析、电子技术以及流体力学的现代细胞分析及分选技术，可以对液流中的单个细胞或生物微粒进行多参数定量分析和分选，具有快速、准确、灵敏、可定量等优点，被广泛运用于细胞生物学、免疫学、血液学、肿瘤学及临床检验学等各个学科领域。虽然对各种细胞的分子特征进行检测时，可以采用免疫荧光、免疫组化和流式细胞术等多种实验技术，但免疫荧光技术得到的是细胞的组织分布特征，免疫组化技术得到的是细胞的形态特征，而流式细胞术能够在单细胞水平上快速高效地检测这些细胞的多种生物学特征，同时还可以对其中某些特征进行定量分析，因而有着不可替代的优势。目前，流式细胞术和免疫荧光、免疫组化等技术在细胞生物学、细胞与分子免疫学等研究中优势互补，得到广泛应用。

流式细胞术主要通过快速测定库尔特电阻、荧光、光散射和光吸收来定量检测细胞表型分子（细胞膜受体和表面抗原）、细胞体积、DNA 含量、蛋白质含量、酶活性等许多重要参数。根据这些参数的不同，还可将不同性质的细胞分开，以获得供生物学和医学研究用的纯细胞群体。流式细胞术涉及液流技术、细胞计数技术、光学技术、数据采集和分析技术等原理。其特点是：①测量速度快，最快可在 1s 内测量数万个细胞；②测量参数多，可以对同一个细胞同时做有关物理、化学特性的多参数测量，并可进行统计学处理；③技术综合性强，包括了样品的液流技术、细胞的分选和计数技术，以及数据的采集和分析技术等；④既是细胞分析技术，又是精确的分选技术，细胞分析技术是根据细胞的物理和化学特性，对细胞的表型分子和细胞内分子进行分析，细胞分选技术是根据某些理化性质从混合细胞群中分选出目的细胞。

第一节　流式细胞仪的原理

流式细胞仪，又称荧光激活细胞分选器（fluorescence activated cell sorter，FACS），是利用流式细胞术的原理，将经荧光染色或标记的单细胞悬液放入样品管中，用高压（或负压）将其压入流动室内，流动室内充满鞘液，在鞘液的包裹和推动下，细胞被排成单列，以一定速度从流动室喷嘴喷出，在与细胞液流呈 90℃ 方向上，激光束照射液流，使细胞产生散射光和荧光，通过光学系统检测并接收这些光学信号，同时将其转换成电脉冲信号，电脉冲信号经过计算机处理，得出每个细胞的多种信息参数。1973 年 BD 公司与美国斯坦福大学合作，研制开发并生产了世界上第一台商用流式细胞仪 FACS I，从此，许多厂家不断研制生产出自己的流式细胞仪，流式细胞术进入了一个飞速发展的时代。流式细胞仪主要由流动室、液流驱动系统、激光光源及光学系统、信号检测与存储显示分析系统、细胞分选系统等部分组成。

一、流动室和液流驱动系统

流动室由样品管、鞘液管和喷嘴等组成，常用光学玻璃、石英等透明、稳定的材料制作。流动室的设计和制作均很精细，是液流系统的心脏，单细胞悬液在细胞流动室里被鞘液流包围，通过流动室内一定孔径的孔（检测区在该孔的中心），细胞在此与激光垂直相交，在鞘液流约束下，细胞成单行排列依次通过激光检测区。控制鞘液流的装置是在流体力学理论的指导下由一系列压力系统、压力感受器组成，只要调整好鞘液压力和标本管压力，鞘液流包绕样品流并使样品流保持在液流的轴线方向，就能够保证每个细胞通过激光照射区的时间相等，从而使激光激发的荧光信息准确无误。流动室的工作原理如图 8-1 所示。

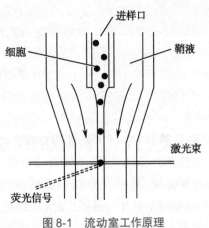

图 8-1 流动室工作原理

二、激光光源及光学系统

流式细胞仪的光学系统由激光光源、若干组透镜、小孔和滤光片组成。大致可分为流动室前和流动室后两组，流动室前的光学系统由透镜和小孔组成，一般为 2 片透镜和 1 个小孔。透镜和小孔的主要作用是将激光光源发出的横截面为圆形的激光光束聚焦成横截面较小的椭圆形激光光束，使激光能量呈正态分布，以使通过激光检测区的细胞受照强度一致，最大限度减少杂散光的干扰；流动室后的光学系统主要由多组滤光片组成，滤光片的主要作用是分离不同波长的荧光信号，然后由相应的光电倍增管检测。

流式细胞仪通常以激光作为激发光源。经过聚焦整形后的光束，垂直照射在样品流上，荧光染色的细胞在激光束的照射下，产生散射光和激发荧光，这两种信号同时被前向光电二极管和 90° 方向的光电倍增管接收，荧光信号的接收方向与激光束垂直，经过一系列二向色性反射镜和带通滤光片的分离，形成多个不同波长的荧光信号。当激光器发出的光经过聚焦透镜整合，照到细胞流上，细胞除发出前散射光和侧散射光外还发出不同颜色的荧光，分别被不同探测通道检测，得到相应的参数信息。

流式细胞仪配备的激光光源主要有两种，一种是氩离子气体激光管，激发光波长是 488nm，另一种是氦氖离子气体激光管，激发光波长是 633nm。有些流式细胞仪还有第三种激光，为 407nm。其中，488nm 激光光源常用的荧光染料有异硫氰酸荧光素（FITC）、藻红蛋白（PE）、碘化丙啶（PI）、花青素（CY5）、叶绿素蛋白（preCP）、藻红蛋白-德克萨斯红（ECD）等，它们的激发光和发射光波长如表 8-1 所示。目前台式流式细胞仪大多采用氩离子气体激光器，BD 公司的 FACSCalibur 可增配小功率半导体激光器（波长 635nm），从而拓宽了其染料的应用范围。

三、检测信号的存储和放大系统

当细胞携带荧光素标记物，通过激光照射区时受到激发，可产生不同波长、代表细胞内不同物质的荧光信号，荧光信号由光电接收器接收，转变为电信号，表征为电压脉冲的高度、面积和宽度。电脉冲信号经 A/D 转换成数字信号并传送到计算机，进行储存、作图和统计分析。

四、检测结果的分析系统

放大后的荧光信号，经过分析系统的处理，结合流式细胞仪专用软件的分析，可以获得流式细胞检测结果图，由计算机显示出来。分析过程涉及多种专业术语，简述如下。

表 8-1 流式细胞术常用的荧光染料

激发波长/nm	发射光峰值/nm	检测通道和颜色	荧光染料	用途
488	525	FL1 绿	FITC	标记抗体
488	519	FL1 绿	Alexa Fluor 488	标记抗体
488	575	FL2 橙红	PE	标记抗体
488	630	FL2 橙红	PI	核酸标记
488	675	FL3 深红	PE-Cy5	标记抗体
488	675	FL3 深红	PerCP	标记抗体
635	660	FL4 远红外光	APC	标记抗体

1. **前向散射和侧向散射** 流式细胞仪接受的光信号包括散射光信号和荧光信号。其中,散色光信号分为:①前向角散射(forward scatter, FSC):与被测细胞的大小有关,确切地说与细胞直径的平方呈正相关。②侧向角散射(side scatter, SSC):指与激光束正交90°方向的散射光信号,与被测细胞内部的颗粒密度和精细结构有关,对细胞膜、胞质、核膜的折射率较敏感。散射光不依赖任何细胞样品的制备技术(如染色),因此被称为细胞的物理参数(或称固有参数)。光散射测量最有效的用途是从复杂的群体中筛选出物理性状相对均一的细胞亚群,因此,常用来区分外周血白细胞的主要群体,如图8-2应用参数FSC-SSC区分人外周血淋巴细胞、单核细胞和中性粒细胞,而不需要任何化学标记。

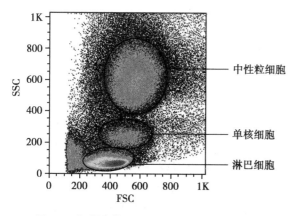

图8-2 运用参数FSC-SSC区分外周血细胞

2. **自发荧光与特征荧光** 相对于散射光信号反映的物理参数,荧光信号则主要用于反映细胞内外抗原。细胞表达的荧光主要包括两部分:①自发荧光。不经染色的细胞经激发光照射后所发出的荧光,其荧光强度较弱;②特征荧光。经特异染色后的细胞携带的荧光染料受激发光照射后所发出的荧光。自发荧光信号为噪声信号,在一定程度上会干扰对特异荧光信号的分辨和测量。

3. **设门、荧光通道和荧光补偿** 设门(gating)是指在点阵图中把所感兴趣的细胞划出,以便进行进一步分析。在溶血全血样品的FCS和SSC点阵图中,可以划出淋巴细胞区、单核细胞区和中性粒细胞区。在此基础上,分别进行荧光参数分析。在免疫学研究中,常常需要同时在同一样品进行多种分子标记。因此,需要进行多种颜色荧光检测,比如绿色、黄色和红色等。每种颜色占用一个特定波长的检测器(光电倍增管),每种颜色的检测器称为一个荧光通道(fluorescence channel)。现在有些高档的流式细胞仪设置多达13个荧光通道,也就是说可以在单个细胞同时进行13种不同分子的检测。荧光补偿(fluorescence compensation)是荧光光谱重叠校正的通用术语。同时检测2种或2种以上颜色的荧光,如同时检测FITC和PE时,由于这两种荧光染料的发射光波长范围有重叠,在FL1出现来自PE的荧光信号,而在FL2也出现FITC的荧光信号,为此通过电补偿方式分别从FL1和FL2减去来自PE和FITC的信号。这就是所谓荧光补偿,如图8-3所示。

4. **直方图与点阵图** 在流式细胞术中数据的显示最常用的形式为直方图(histogram)和点阵图(dot plot)。直方图用来显示细胞或其他检测物的单一参数。例如,从5参数的流式细胞仪的一个样品数据里我们可以生成5个直方图,其中包括FSC、SSC、FL1、FL2和FL3(图8-4)。从每个直方图我们可以抽提以下信息:某一参数的分布是单峰、双峰或多峰形式,如果是锐的单峰形式说明所属样品的每个细胞就某一参数而言相

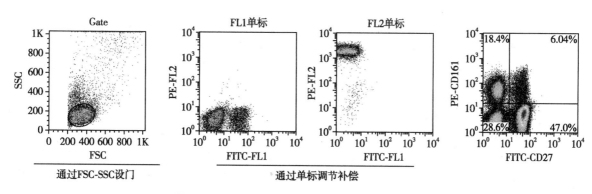

图8-3 FITC和PE双荧光检测的设门和荧光补偿

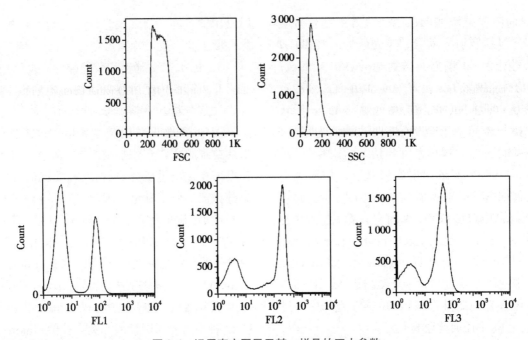

图 8-4　运用直方图显示某一样品的五大参数

FSC（Forward Scatter）、SSC（Side Scatter）、FL1（Green Fluorescence）、FL2（Orange Fluorescence）和
FL3（Red Fluorescence）

当均一。此外，从直方图中我们还可以根据平均荧光强度得出该荧光标记抗体所结合分子的密度。为了显示每一参数与其他参数的相关性，我们需要点阵图。点阵图所显示两个参数相互交错的二维密度分布。图 8-5 所显示的绿色荧光标记（FL1）的分子 A 和蓝色荧光标记（FL4）的分子 B 的相关性。我们可以把它分为 4 个区，左上区（UL）显示样品表达 A 分子细胞的相对数，右下区（LR）显示表达 B 分子细胞的相对数，左下区（LL）显示既不表达 A 分子也不表达 B 分子的细胞相对数，右上区（UR）显示既表达 A 分子也表达 B 分子的细胞相对数。

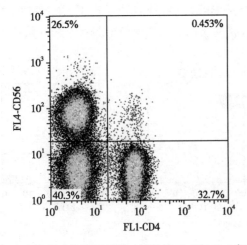

图 8-5　运用点阵图显示某一样品的 FL1 和 FL4 参数

五、细胞分选系统

在细胞流动室上安装超声压电晶体，通电后超声压电晶体发生高频震动，可带动细胞流动室高频震动，使细胞流动室喷嘴流出的液流束断成一连串均匀的液滴，每秒钟形成上万个液滴，每个液滴中包含着一个样品细胞。当含细胞的液滴逐个通过激光束时，受到两种检测器的检测，如果液滴中含有细胞就会激活干涉检测器（interference detector），只有带有荧光标记细胞的液滴才会激活荧光检测器（fluorescence detector）。当带有荧光标记的液滴通过激光束时，将两种检测器同时激活，引起液滴充电信号，使鞘液带上负电荷，由于液滴带有负电荷，移动时就会向正极移动，进入到荧光标记细胞收集器中，获得比较纯的目的细胞悬液。

用流式细胞仪进行分选时，首先要进行设门。可用于设门的参数包括细胞的形态、细胞的死活、表面分子的表达、细胞内基因表达、细胞功能、DNA 含量、特殊的 DNA 序列、RNA 的含量和酶的活性等。当所标记的目的细胞在流动室与激光相遇形成检测点时，在检测点所产生的信号被信号检测器所捕捉，这些光信号通过一系列的模式转换，成为计算机荧屏上特定的点，这种点常常落在我们事先设定的"门"里，然后，计算机发出指令，经过时间延迟（检测点到液柱断裂点的时间）后，给液柱加上正电荷或者负电荷。因此，包含目的细胞的液滴就带有正电荷或者负电荷，因为液柱断裂之前是有电荷的，在液柱末端形成的液滴也就带上与液柱相同性质的电荷。然后，带有电荷的液滴在偏转板所形成的电场中，负电荷液滴向带正电荷的偏转板偏转进入收集管，而带正电荷的液滴向带负电荷的偏转板偏转进入收集管，不带电荷的液滴滴入废液管，从而通过电偏转的原理实现了细胞的分选。分选细胞的纯度决定于液滴中所含有的细胞数，液滴中含有单个细胞的比例越高，其分选细胞的纯度越高，因此，决定分选细胞纯度的因素很多，其中包括：细胞悬液的分散程度和细胞悬液的密度以及仪器的设置等。细胞分选原理如图 8-6 所示。

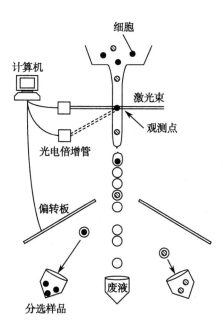

图 8-6 细胞分选原理图

第二节 流式细胞术的应用

流式细胞术在免疫学、细胞生物学、分子遗传学、微生物学、分子生物学以及临床肿瘤学、临床血液学等诸多领域都有广泛应用。该方法通过测量细胞的多种参量来获取信息。细胞参数分为结构参量和功能参量两大类。结构参量主要用于描述细胞的化学组分和形态特征；功能参量主要是描述细胞整体的理化和生物特性。这些参量有的需要经荧光标记方可测定，有的并不需要荧光标记。DNA 以及 RNA 的含量，蛋白总含量、胞内 pH 值和细胞大小等为结构参数；细胞周期动力学、细胞表面抗原、特殊细胞的生物活性等则为功能参数。根据所要检测的参数不同，流式细胞术可有以下应用。

一、免疫细胞的表型分析

许多免疫细胞从其外观形态上难以相互区分，比如淋巴细胞都是以致密的核及少量细胞质组成的小而圆的细胞为特征。然而这些细胞却是由功能各异的不同细胞亚群所组成，不同细胞群体表达特定的表面分子。例如，B 淋巴细胞上表达 CD19 分子，T 淋巴细胞表面表达特异的 CD3 分子。T 淋巴细胞又可进一步按其表达的不同表面标志细分成不同的亚群，如 $CD4^+CD8^-$ 和 $CD4^-CD8^+$ 亚群。因此可利用这些特征性的表面标志，将细胞分为不同的群或亚群。淋巴细胞亚群的数量与比例反映了人体免疫功能状态，对其进行分析的意义在于辅助临床疾病的诊断，探索疾病的发病、病程及预后，指导临床治疗，移植后排斥反应监测，化疗后免疫力监测等。

免疫细胞发育分化和激活过程中，其表面标志也不断发生变化。如胸腺细胞（发育过程中的 T 淋巴细胞），在发育的不同阶段从不成熟到成熟，其表面标志经历了从双阴性（$CD4^-CD8^-$）到双阳性（$CD4^+CD8^+$），直到单阳性（$CD4^+CD8^-$ 或 $CD4^-CD8^+$）相对成熟的细胞群体的过程。静止的 T 淋巴细胞不表达或低水平表达 CD69 分子，活化后其表达 CD69 分子数量明显增加。因此，可以通过检测这些表面标志的变化来判定细胞在发育分化过程中所处的状态，以及研究影响细胞活化状态的因素。

二、免疫细胞的分选

免疫细胞是一组极不均一的群体，所以在研究免疫细胞功能时，常常需要把某些特异的细胞分选和纯化。虽然免疫细胞分选的方法很多，但用 FACS 来纯化大量特定的细胞群是目前最快捷有效的手段。例如，$CD4^+CD25^+$ T 淋巴细胞是一群具有免疫调节（免疫抑制）功能的细胞群。在对其特点及功能进行研究时，首要的问题是分离该细胞群。用相应的荧光标记单抗与其结合，再用 FACS 进行分离，就能得到纯度很高的 CD4$^+$CD25$^+$ T 淋巴细胞群。

三、细胞内细胞因子的检测

机体许多细胞特别是淋巴细胞，在受到外界刺激后会分泌细胞因子来调节自身或其他细胞的功能，检测细胞内细胞因子的含量，可以部分反映细胞的功能。由于在生理条件下，单个细胞内细胞因子含量较少，不容易被流式细胞仪检测到，所以通常给予一定量的多克隆刺激剂（如PMA），同时阻断细胞因子向胞外分泌（如莫能霉素），这样就可以检测微量的胞内细胞因子。

四、可溶性分子的检测

近年推出了一种基于流式细胞仪检测平台的液相多重蛋白定量测定技术（cytometric beads array, CBA），它是利用一系列荧光强度不同的微球，同时分析样本中多种可溶性成分的检测方法。每种 CBA 微球大小一致，分别具有特定的荧光强度，并且包被有适用于特定分析的特异性抗体（如针对其他抗体或可溶性蛋白的抗体），提供了类似 ELISA 微孔板的捕获表面，可检测特异性的目的蛋白。与 ELISA 技术相比，CBA 技术最重要的特点是能同时检测单一样本中的多个目的蛋白，检测所需样本量小、灵敏度高。CBA 技术原理是将不同的捕获抗体包被在不同荧光强度的微球上，形成捕获微球，后者和待测样品溶液混合后，微球上的特异性抗体就与样品中相应的抗原或蛋白结合，再加入荧光标记的检测抗体，形成三明治夹心复合物，就可以被流式细胞仪检测。

CBA 技术的每一种微球可以检测一种细胞因子，这种塑料微球大小均一、质材均匀，但掺入不同荧光染料，在流式细胞仪的 650nm 波长上显示出不同的平均荧光强度（mean fluorescence intensity, MFI），从而根据不同的 MFI 实现不同微球的二维定位；不同的微球表面包被不同的高亲和性和高特异性的细胞因子抗体（捕获抗体），以结合检测物中相应的细胞因子，从而实现不同 MFI 的微球捕获不同的细胞因子。细胞因子的含量是通过 PE 标记的检测抗体（针对同一细胞因子与捕获抗体不同表位）在 FL2 的 MFI 标准曲线计数出来的。图 8-7 显示了一次代表性实验结果。

五、细胞增殖检测

采用流式细胞仪检测淋巴细胞增殖的方法，包括 CFSE（carboxyflurescein diacetate succinimidyl ester，羧基荧光素双乙酸盐 - 琥珀酰亚胺酯）标记法、BrdU（bromodeoxyuridine，溴脱氧尿嘧啶核苷）掺入法和单克隆抗体标记分析细胞周期相关蛋白等。

CFSE 是活细胞染料，其标记细胞增殖检测技术已经在世界各地的免疫学实验室广泛应用。染色原理是：CFSE 为非极化分子，能自动穿过细胞膜进入细胞内，在细胞内酯酶的作用下，转变为阴离子化 CFSE，并与细胞内蛋白质上赖氨酸侧链及可利用的氨基发生不可逆的结合。CFSE本身无色无荧光，被细胞内的酯酶分解后产生高强度的荧光，该荧光产物与胞内的氨基结合长时间留存于细胞内并可被乙醛固定。未结合的试剂与副产物扩散至胞外基质中被洗去。CFSE 结合物在静止细胞内经过大约 24h 的平衡后，能在细胞内保留数个月，并且随着细胞分裂而倍减。当使用流式细胞仪 FL1（488nm 波长的激光激发，525nm 滤色镜检测，激发光和散射光波长范围与FITC 相近）进行荧光强度检测时，细胞分裂的每一代都有一个明显可见的波峰。此技术有以下优点：能追踪所标记的细胞在体内外的分裂，分裂代数可达 8 代，在小鼠淋巴细胞迁移实验中，CFSE 注射进入小鼠体内后，被标记淋巴细胞的检测可长达 8 周，完全可以替代 BrdU 或 ^{3}H-TdR 等传统方法来检测细胞的增殖；可同时用其他颜色标记的抗体标记增殖细胞膜内、外分子，从而对细胞在增殖分裂过程中的表型及功能变化进行分析；可通过流式细胞仪把所需要的细胞分选出来进一步研究。图 8-8 显示 CFSE 检测的实验结果。

六、其他应用

1. DNA 和 RNA 的测量和分析　DNA 和 RNA 的含量可以用多种荧光素标记后测出。对细胞内 DNA 含量的测定可用于细胞生物学方面的研究

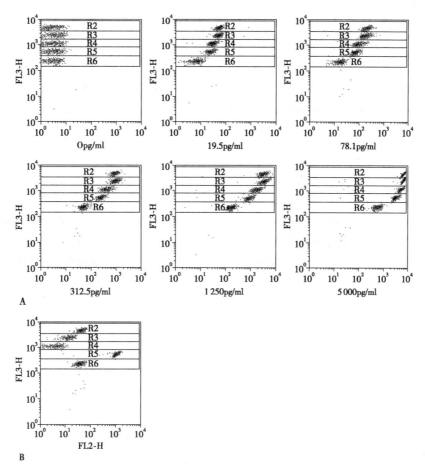

图 8-7 CBA 技术检测多种细胞因子
A. 标准曲线；B. 样本管

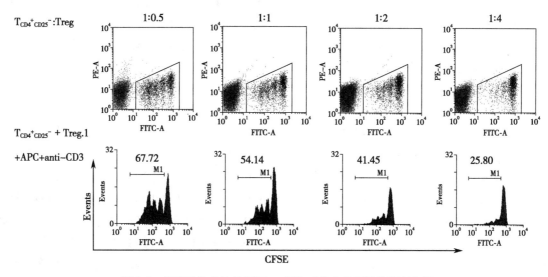

图 8-8 CFSE 染色法检测 Treg 细胞对效应 T 细胞的抑制作用

和临床肿瘤学的诊断；测量 RNA 的含量可用于血液中网织红细胞的检测和计数；DNA 和 RNA 含量的测定可以用于区别细胞周期中的 G0 和 G1 期。常用的荧光素有吖啶橙（acridine orange，AO）、派洛宁 Y（pyronine Y，PY）、HO（hoechst）系列和色霉素 A3（CA3）等。利用 HO/CA3 双染色还可分析 DNA 的碱基组成。结合 BrdU 单克隆抗体免疫荧光也可以测定细胞内 DNA 合成。

2. 蛋白质总量测定 用 FCM 可以测定细胞中蛋白的总含量，以检测一个细胞群体生长和代谢的状态，或区别具有不同蛋白含量的细胞亚群，如血液中白细胞的分类。检测总蛋白的常用荧光素为异硫氰基荧光素（fluorescein isothiocyanate，FITC），FITC 以共价键方式与蛋白上带正电的残基结合。

3. 特殊配体测定 配体是与不同的细胞结构特异结合很强的各种大分子和小分子，通过对特异性的荧光标记配体的测定可以获得不少有关结构参量和功能参量的信息。例如用标记的外源凝集素可检测细胞表面糖；用标记多聚阳离子可检测细胞表面电荷；用标记的激素、生长因子、神经递质和病毒等可检测细胞受体；用标记的大分子、微生物等可检测细胞的内吞性；用荧光素标记的亲和素以及带有 dUTP 的生物素衍生物的 DNA 探针与靶细胞的 DNA 杂交能够检测原位的特殊基因等。这方面的应用范围广，已经成为研究细胞和组织中的抗原、基因和各种生化过程的强有力的新技术。用于这方面工作的荧光探针主要有 FITC、罗丹明系列（如四甲基异硫氰基罗丹明 TRITC、异硫氰基罗丹明 X-RITc 和美国德克萨斯红等）、藻胆蛋白系列等。由于各种荧光素具有不同的光谱特性，在使用中要注意正确地使用激光光源和滤片。

4. 细胞活力测定 FCM 用来判断细胞死活的常用荧光素有两大类：一类是能透过活的细胞膜进入细胞内而发出荧光的物质，例如醋酸酯荧光素（flourescein diacetate，FDA）可被活细胞持留而发出黄绿色荧光；若细胞有损伤则会从细胞中流失，观察不到荧光。另一类是不能透过活细胞膜，但能对固定的细胞及膜有破损的细胞核进行染色，例如碘化丙啶（propidium iodide，PI）和溴化乙锭（ethidium bromide，EB）就是常用的第二类荧光探针。

Annexin V/PI 双染法检测细胞的凋亡，其原理是在细胞凋亡早期，位于细胞膜内侧的磷脂酰丝氨酸（PS）迁移至细胞膜外侧，而磷脂结合蛋白 V（Annexin V）是一种钙依赖性的磷脂结合蛋白，它与 PS 具有高度的结合力。因此，Annexin V 可以作为探针检测暴露在细胞外侧的磷脂酰丝氨酸。故利用对 PS 有高度亲和力的 Annexin V，将其标记上荧光素（如 FITC），同时结合使用 PI 拒染法（因坏死细胞 PS 亦暴露于细胞膜外侧，且对 PI 高染）进行凋亡细胞双染色，之后用流式细胞仪即可检测凋亡细胞。

第三节 新型流式细胞术

一、量化成像分析流式细胞仪

传统流式细胞仪可以通过细胞的散射光信号和荧光信号，帮助研究人员分析细胞群体的各类数据，但传统流式细胞仪中细胞只是一个抽象化的数据点，无法提供可视化的细胞形态、结构及分子定量和定位信息。科研人员还需要通过显微镜来观察细胞，难以实现高速检测和提供细胞群体的量化、统计数据。在此背景下，量化成像分析流式细胞仪融合流式细胞检测技术和荧光显微成像技术应运而生，不仅满足高速检测和细胞群体量化统计分析，还可以从中分析单个细胞的图像，获得细胞形态、结构以及分子定位的完整数据。

1. 基本原理 量化成像分析流式细胞仪主要是在传统流式细胞仪的基础之上，融合了荧光显微成像技术。仪器系统平台依然由液流系统、光学系统和检测系统三大部分组成，与传统流式细胞仪一致，细胞在鞘液的包裹下逐个通过检测窗口。在光学系统中，该仪器的激发光源分为两部分，一部分用于产生明场细胞图像，另一部分与传统流式细胞仪相似，用于产生荧光细胞图像。检测系统由于要采集高速运动的流体细胞的高质量图像，因此与传统流式细胞仪的 PMT（photo-multiplier tube）检测方式不同，采用的是基于时间延迟积分（time delay integration，TDI）技术的 CCD 采集技术，物镜收集到的光学信号通过滤光片被分成不同波段投射到 CCD 的相应检测通道上，产生明场细胞图像、暗场细胞图像和多个荧光通道的细胞图像，从而实现细胞群体的量化成像分析。

2. 常见应用 细胞周期的细致分析：量化成像流式细胞仪基于对每个细胞进行成像，不仅可以通过染料结合 DNA 进行细胞 G0/G1 期、S 期和 G2/M 期的区分，还可以根据 M 期细胞核形态的不同将 M 期中前期、中期、后期和末期细胞进行区分，因此可以计算出细胞周期中 G0/G1 期、S 期、G2/M 期及 M 期中前期、中期、后期和末期细胞的比例，更为细致地分析细胞周期，显著增强流式细胞仪对细胞周期的分析能力。

细胞凋亡的核形分析：细胞形态在细胞凋亡过程中变化显著，然而传统流式细胞仪由于无法提供细胞形态信息，只能借助细胞凋亡过程中的关键分子来指征细胞凋亡的不同时期。量化成像流式细胞仪能够观察细胞形态变化，因此只需要 PI 染色区分活细胞与坏死细胞或凋亡细胞，便可进一步根据细胞核形态的成像结果区分坏死细胞和凋亡细胞，使得细胞凋亡的检测更加简便易行。

关键分子的定位分析：传统的流式细胞仪只能检测关键分子在细胞整体中荧光强度，无法可视化定位分析关键分子，无法区分位于细胞不同亚结构的荧光信号。量化成像流式细胞仪提供关键分子标记后的细胞荧光成像结果，不仅可以观察关键分子的定位，还可以进行不同位置关键分子荧光信号的量化统计分析，在细胞转录调控、细胞信号转导和细胞因子表达等研究领域有重要应用前景。

二、质谱流式细胞仪

传统流式细胞仪主要通过偶联荧光素的抗体对细胞进行多指标的检测分析，但是由于荧光基团发射光谱较宽，相互之间往往会发生重叠，限制了检测通道的数量，而且多通道检测常常有串色影响，需要复杂的补偿计算调节。为了突破以上限制，融合流式细胞检测技术和质谱检测技术的质谱流式检测技术得到开发，该技术偶联非放射性的镧系金属元素作为标签抗体，丰富的镧系金属元素标签之间质量谱几乎无重叠，而且常规环境中几乎不存在镧系金属，因此造就质谱流式检测技术可以实现多通道（最多 135 个通道）、几乎无补偿、低背景噪音和高精度分析的独特优势。

1. **基本原理**　由于质谱检测技术使用镧系金属元素标记的抗体，而非传统流式细胞技术使用的荧光素标记抗体，因此质谱流式细胞仪与传统流式细胞仪最大的区别在于其检测系统不再依赖激光器和 PMT，而是基于电感耦合等离子体

（inductively coupled plasma，ICP）质谱技术开发的检测系统。偶联金属元素的抗体或者特异性染料标记细胞表面或者胞内分子后，基于传统流式细胞技术的液流系统分离制备单细胞悬液，雾化单细胞后再通过 ICP 质谱技术检测单细胞的原子质量谱，最后将细胞携带的不同金属标签产生的原子质量谱信号数据转换为细胞表面和胞内分子表达量的数据，再通过不同的软件算法进行数据分析，从而实现对细胞表型和信号网络的更多通道、更灵敏、更精准的量化分析。在此基础上融合组织细胞成像技术的组织成像质谱流式仪也得以快速发展。

2. **多元化数据分析方法**　质谱流式细胞仪检测通道的倍增使得收获的检测数据量激增，常规流式细胞术分析软件难以满足有效使用，需要首先对数据进行降维处理，然后再根据实验目的进行有效信息数据的提取。目前已有一些商业化的处理网站或者软件，如 Cytobank（https://www.cytobank.org/），及 SPADE、viSNE 和 PCA 等软件可以使用。

3. **应用领域**　由于质谱流式细胞仪较传统流式细胞仪具有更高灵敏度和更多检测通道，因此可以更加精细、全面地对细胞群体进行分型分析、胞内信号网络分析或细胞间互作网络分析。在造血细胞发育、免疫细胞亚群、系统生物学比较分析和药物筛选等多个领域具有广泛应用前景。

第四节　应用举例

一、小鼠胸腺细胞表面 CD4 及 CD8 分子检测

1. **样本来源**　小鼠胸腺细胞。

2. **实验试剂**　FITC 标记的抗鼠 CD4 抗体及其同型对照（FITC 标记的小鼠 IgG1 抗体），PE 标记的鼠抗 CD8 抗体及其同型对照（PE 标记的小鼠 IgG2a 抗体）。

3. **实验流程**

（1）收集细胞（约 $5 \times 10^4 \sim 1 \times 10^5$ 个），用 PBS 洗两次，用 100μl PBS 重悬细胞。

（2）加入适量 Fc 受体阻断剂（与抗体匹配的动物的血清或 IgG），4℃避光放置 30min。

（3）加入适量的特异性表面标记荧光抗体或独特型对照抗体，4℃避光放置30min。

（4）用PBA（PBS＋0.5%叠氮钠）洗两遍，用400μl PBA重悬细胞，上机检测。

（5）上机时，先打开总电源，再打开FACS-Calibur电源，然后打开电脑。

（6）关上压力阀，按Prime以排出管道内的气体。

（7）样品检测完后，先用Bleach清洗外道2min，然后清洗内道4min。

（8）用蒸馏水清洗外道2min，然后清洗内道4min，按Prime三次。

（9）此时仪器自动转为STANDBY状态，换2ml三蒸水。必须在仪器处于"STANDBY"状态5min后，打开压力阀，再依次关掉计算机、稳压电源，以延长激光管寿命。

4. **实验结果**　参见图8-9。

A图：横坐标表示FL1通道检测的FITC标记的小鼠IgG1，纵坐标表示FL2通道检测的PE标记的小鼠IgG2a。根据同型对照的位置设定双阴性区。

B图：横坐标表示FL1通道检测的FITC标记的CD4分子，纵坐标表示FL2通道检测的PE标记的CD8分子。左上（UL）区代表CD4⁻CD8⁺的单阳性细胞群，右上（UR）区代表CD4⁺CD8⁺双阳性细胞群，左下（LL）区代表CD4⁻CD8⁻双阴性细胞群，右下（LR）区代表CD4⁺CD8⁻的单阳性细胞群。

5. **实验分析**　胸腺中存在不同发育分化阶段的胸腺细胞，这些不同分化阶段的胸腺细胞表面CD4及CD8分子的表达存在着差异。①存在着四种亚群：CD4⁻CD8⁻的双阴性细胞群（5.6%），CD4⁺CD8⁺的双阳性细胞群（74.3%），CD4⁺CD8⁻的单阳性细胞群（16.1%）和CD4⁻CD8⁺单阳性细胞群（4.0%）；②在这四种亚群中以CD4⁺CD8⁺的双阳性细胞群为主（占75%）。

6. **注意事项**

（1）尽量选择直接标记的荧光抗体，间接荧光标记的抗体非特异性荧光干扰因素多。如果同时要检测两种以上的分子，尽可能选择荧光颜色相互干扰少的标记抗体。

（2）处理样本时，要制备合格的单细胞悬液，如果两个或多个细胞粘连在一起或细胞碎片过多都将影响FCM结果，进而导致实验失败。如果要检测细胞表面的分子，要尽量选取新鲜的样本，保持细胞活性，缩短操作时间；否则，荧光抗体会非特异性结合于死细胞表面，产生假阳性结果。

（3）实验中需设立同型对照，以去除非特异性结合；设立空白对照，以去除自发荧光；设立实验对照，以去除本底荧光。增加样本检测结果的准确性和客观性。

（4）实验过程中，要注意荧光抗体的避光，防止发生荧光淬灭。样本细胞的数量和抗体的比例浓度都要适当，否则可能影响实验结果。

（5）细胞与抗体相互作用后，一定要用缓冲液洗涤2次，以去除游离的抗体。

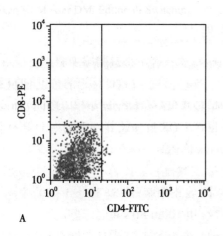
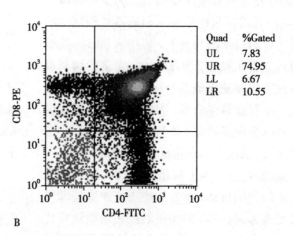

图8-9　小鼠胸腺细胞亚群测定的密度图
A. 同型对照；B. CD4/CD8抗体分析小鼠胸腺细胞

（6）上样前应充分混匀悬液以防止细胞聚集。

二、小鼠脾脏淋巴细胞胞内 IFN-γ 检测

1. 抗体

（1）FITC 标记抗 CD4 单抗，1×10^6 细胞悬于 100μl PBS 缓冲液中，加稀释后的抗体 1μl。

（2）FITC 标记抗 DX5 单抗，1×10^6 细胞悬于 100μl PBS 缓冲液中，加稀释后的抗体 1μl。

（3）PE 标记抗 IFN-γ 单抗，1×10^6 细胞悬于 100μl 穿膜缓冲液中，加稀释后的抗体 5μl。

（4）PE 标记同种型 IgG 对照，1×10^6 细胞悬于 100μl 穿膜缓冲液中，加稀释后的抗体 5μl。

2. 淋巴细胞刺激剂

（1）PMA

储存液：PMA 溶于 DMSO，浓度为 0.1mg/ml，−20℃ 保存；

工作液：储存液 1:100 稀释于 RPMI 1640 或 PBS（无菌，无 NaN₃）中，此时为 1μg/ml；

工作浓度：30ng/ml；

细胞培养：每 100μl 反应体系加 3μl 工作液。

（2）离子霉素（ionomycin）

储存液：ionomycin 溶于 DMSO，浓度为 1mg/ml，−20℃ 保存；

工作液：储存液 1:20 稀释于 RPMI 1640 或 PBS（无菌，无 NaN₃）中，此时为 50μg/ml；

工作浓度：1μg/ml；

细胞培养：每 100μl 反应体系加 2μl 工作液。

（3）莫能霉素（monensin）

储存液：monensin 溶于甲醇，浓度为 5mg/ml。为加速溶解，可置于 40～43℃ 水浴。4℃ 保存至少 4 个月；

工作液：储存液 1:500 稀释于 RPMI 1640 或 PBS（无菌，无 NaN₃）中，此时为 0.1mg/ml；

工作浓度：1.7μg/ml；

细胞培养：每 100μl 反应体系加 1.7μl 工作液。

3. 细胞培养、洗涤的实验材料

（1）RPMI 1640 培养液：RPMI 1640 培养液，按照配制说明配制。新生小牛血清，56℃ 灭活 30min，经 0.22μm 微孔滤膜除菌，20ml 分装冻存于 −20℃，工作终浓度为 10%～15%（V/V），青霉素 100μg/ml，链霉素 100μg/ml。

（2）PBS 缓冲液：KH_2PO_4 0.144g，NaCl 9g，$Na_2HPO_4 \cdot 12H_2O$ 1.062g，溶于 1 000ml 蒸馏水中。

（3）PBA 缓冲液：PBS 缓冲液 + 0.1% NaN_3 + 0.1% BSA。

（4）固定缓冲液（fixation buffer）：PBS + 4% Paraformaldehyde。

（5）穿膜缓冲液（permeabilization buffer）：PBS + 0.1% Saponin + 0.09% NaN_3。

4. 检测方法

（1）小鼠脾脏细胞的分离：取小鼠脾脏，100 目金属网研磨，得到单细胞悬液。用 PBS 洗涤两遍，调整细胞浓度为 10^7/ml，培养于完全 RPMI 1640 培养基中。

（2）刺激培养：加入刺激剂 PMA，离子霉素（ionomycin）以及蛋白转运抑制剂莫能霉素（monensin）至终浓度分别为 30ng/ml、1μg/ml、1.7μg/ml。37℃，5% CO_2 刺激培养 4h。

（3）表型抗体染色：收获细胞于 EP 管中，100μl/管，PBA 缓冲液洗两遍。小鼠脾细胞重悬于 100μl PBA 缓冲液中，并加入新鲜大鼠血清或者大鼠 IgG，放置 30min 以封闭细胞表面 Fc 段受体，然后加入 FITC 标记抗表面标记 CD4 或 DX5 的抗体，4℃，避光染色 30min。用 PBA 洗三次，加入 100μl 固定液，4℃，避光固定 30min。

（4）穿膜和胞内细胞因子抗体染色：用穿膜液洗一次，重悬于 100μl 穿膜液中，加入新鲜大鼠血清或者大鼠 IgG 封闭 30min 后，分别加入 PE 标记抗 IFN-γ 抗体，染色 1h 或过夜。

（5）检测：穿膜液和 PBA 各洗一遍后重悬于 PBA 中，用流式细胞仪检测，结果见图 8-10。

5. 注意事项
检测胞内细胞因子或蛋白时，封闭抗体的应用必不可少。因为大多数的免疫细胞表面都表达 Fc 受体，能和抗体的 Fc 段结合。封闭抗体的作用就是阻断荧光标记的单克隆抗体的 Fc 段与免疫细胞表面 Fc 受体结合所产生的非特异性结果。可加入灭活正常兔血清，4℃，孵育 30min。

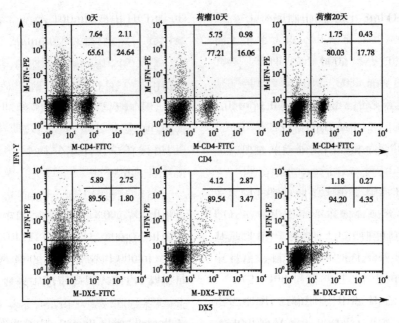

图 8-10 小鼠脾脏淋巴细胞胞内 IFN-γ 检测

（魏海明）

参 考 文 献

[1] Sack U，Tarnok A，Rothe G. Cellular Diagnostics：Basic Principles，Methods and Clinical Applications of Flow Cytometry[M]. Basel：KARGER，2009.

[2] 刘爱平. 细胞生物学荧光技术原理和应用 [M]. 合肥：中国科学技术大学出版社，2007.

[3] 柳忠辉，邵启祥. 常用免疫学实验技术 [M]. 北京：高等教育出版社，2013.

[4] 柳忠辉. 医学免疫学实验技术 [M]. 北京：人民卫生出版社，2008.

第九章 免疫细胞迁移检测

细胞迁移（cell migration）是免疫细胞普遍具有的一种细胞运动形式，免疫细胞通过迁移可以从中枢免疫器官到达外周免疫器官，也可以通过迁移从免疫器官到达各种组织、器官局部参与抗感染免疫应答、炎症反应以及抗肿瘤免疫应答等。细胞迁移既是细胞自身具备的能力，也受外界环境因素的调控，例如血液中的淋巴细胞归巢（lymphocyte homing）不仅需要淋巴细胞表面的归巢受体（homing receptor），还需要高内皮微静脉（high endothelial venule，HEV）表面相应的黏附分子，才能介导特定淋巴细胞穿透血管内皮细胞层进入外周免疫器官特定区域定居。淋巴细胞再循环（lymphocyte recirculation）过程中，定居于外周免疫器官的淋巴细胞，可以通过输出淋巴管经淋巴干、胸导管再次进入外周血液循环，伴随血液流动重新分布于全身淋巴组织和器官中，形成周而复始的淋巴细胞再循环，既可以补充和维持外周血淋巴细胞数量，也可以在机体受到外界刺激因素影响时，借助血液循环和刺激因素的诱导，快速到达损伤或感染局部，发挥免疫效应。

因此，免疫细胞迁移在机体免疫监视、稳态维持、炎症性疾病发生发展以及肿瘤形成与发展过程中均具有重要作用。免疫细胞的迁移一般起始于细胞对胞内外微环境刺激的应答，通过细胞表面受体接收细胞外信号刺激后，激活细胞内一系列信号转导分子，再传递给细胞趋化性执行单位——细胞骨架，使细胞骨架分子的结构、分布、状态以及活性等发生改变，最终完成细胞迁移。免疫细胞在感受到外部环境因素的诱导时，可以发生定向迁移——细胞趋化，例如，组织局部感染后的细菌产物——中性粒细胞趋化肽 N- 甲酰甲硫氨酰 - 亮氨酰 - 苯丙氨酸（n-formylmethionyl-leucyl-phenyl-alanine，fMLP）等物质从感染中心到周边，形成一定的浓度梯度，诱导中性粒细胞

从 fMLP 低浓度区向 fMLP 高浓度区的感染中心部位趋化，迁移到局部的中性粒细胞发挥吞噬细菌抗感染免疫的作用。

关于免疫细胞迁移的检测方法，研究者根据不同的研究目的和研究材料，相继研发了多种检测手段，例如基于显微镜细胞计数的细胞小室（transwell chamber）法、基于单细胞运动轨迹研究的微流控芯片（microfluidic chip）技术、基于 Boyden chamber 原理的微电子细胞芯片检测技术（xCELLigence）等。在此仅介绍细胞小室法以及微流控芯片技术。

第一节 细胞小室法

细胞小室（transwell chamber），中文文献中常使用 Transwell 小室的书写形式，是一种膜型滤器，也可以认为是一种具有细胞通透性的网状支架，细胞培养小室底部具有细胞通透性的膜结构是细胞小室的重要结构单元，不同公司的产品，其小室膜结构的材质可以不同，但其细胞通透性基本相似。常用的膜材料有聚对苯二甲酸乙二酯（PET）、聚碳酸酯（PC）以及聚四氟乙烯（PTFE）等，各类材料的基本特性如表 9-1 所示。

表 9-1 Transwell 膜材料特性

特点	聚酯（PET）	聚碳酯（PC）	聚四氟乙烯（PTFE）
光学特性	透明	半透明	湿润时透明
组织培养处理	有	有	有
膜厚度	10μm	10μm	10μm
基质包被性	有	有	有
胶原处理	无	无	有

另外，Transwell 小室的膜材料具有不同的孔径，应用不同孔径和经过不同方式处理的小室滤

膜,可以进行不同种类细胞的细胞迁移、细胞趋化、细胞侵袭以及细胞共培养等多方面的研究。除此之外,Transwell 小室也应用于建立模拟生物屏障研究,如模拟机体血-脑屏障、肠黏膜屏障、血视网膜屏障、胎盘屏障以及腹透屏障,借此进行体外的相关生物屏障研究。本小节主要介绍 Transwell 小室在细胞迁移中的应用。

一、实验原理

基于原始的 Boyden 测定系统,Transwell 小室外形为可放置在孔板内的小杯子,将 Transwell 小室放入培养板中,形成一个由细胞渗透膜——一般为聚碳酸酯膜(polycarbonate member)分隔的双腔系统,小室膜上部分称为上室,小室与培养板间称为下室,其中间的滤膜具有细胞渗透性,孔径为 0.1~12.0μm,能够满足细胞在膜内正常的生长繁殖,允许精确的可重复入侵检测,还可以根据需要,在上室内加 Matrigel 人工基底膜或其他膜性物。细胞接种于上室,其细胞趋化性可通过测量滤膜上层到运动最远的细胞之间的距离而确定,亦可通过计数滤膜不同面上的细胞数、滤膜底部的细胞数或是下室中的细胞数进行计算(图 9-1)。

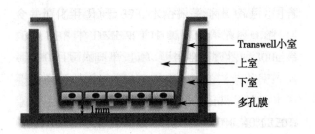

图 9-1 Transwell 小室模式图

二、实验流程

1. **预先平衡小室** 以 24 孔板小室为例,将 600μl 细胞正常生长所需培养液加入下层小室,再放入 Transwell 嵌套,置于细胞培养箱内至少 1h。

2. **制备细胞悬液** 分离免疫细胞(制备过程见第十章),重悬后计数,调整细胞浓度至 $1×10^5$~$10×10^5$/ml。

3. **细胞接种** 取 100μl 细胞悬液加入已经预先平衡的 Transwell 上层小室中,下层小室中为细胞正常生长所需培养液,或者培养液中加入某种趋化因子,放回细胞培养箱中,根据不同细胞选择相应的培养时间。

4. **结果判定** 检测穿过渗透膜的细胞数。

(1)直接计数法

1)"贴壁"细胞计数:细胞穿过膜后,可以附着在膜的下室侧,擦除膜上层小室细胞后,对下层细胞进行染色,常用的染色方法包括 0.1% 结晶紫、Giemsa 以及荧光染料等,再通过显微镜镜下观察计数。

2)非"贴壁"细胞计数:有时细胞穿过膜后不附着在膜上,可以收集下层培养液,用流式细胞仪计数或者直接用计数板在显微镜下计数。

(2)间接计数法:主要用于穿过细胞数过多,而无法通过显微镜直接获得准确细胞数。

1)MTT 法:在擦除上层小室内细胞后,在 24 孔板中加入 500μl 含 0.5mg/ml MTT 的完全培养基,将小室置于其中,膜浸没在培养基中,37℃孵育 4h 取出。24 孔板中加入 500μl DMSO,将膜浸入 DMSO 中,振荡 10min,充分溶解甲瓒颗粒,取出小室,可将 24 孔板内液体移入 96 孔板,于酶标仪检测 A_{570nm} 值。

2)荧光试剂检测法:在擦除上层小室内细胞后,采用荧光染料使细胞染色,再将细胞裂解,检测荧光值。

3)结晶紫染色:在擦除上层小室内细胞后,将小室放入装有 600ml 0.1% 结晶紫的 24 孔板染色 1h,33% 醋酸脱色,将结晶紫完全洗脱下来,洗脱液可在酶标仪上测 A_{570nm} 值。

注:

(1)需要注意避免在下层培养液与小室间产生气泡。

(2)预先平衡可以提高细胞的贴附效率。

(3)根据细胞类型选择相应的 Transwell 膜和孔径。

第二节 微流控芯片技术

微流控芯片(microfluidic chip or microfluidics),亦称芯片实验室(Lab-on-a-chip,LOC)或微流控芯片实验室,是在微全分析系统(miniaturized total analysis systems,μ-TAS)的基础上快速崛起的一

项新概念技术。近年来，微流控芯片技术已经广泛应用于药物、细胞运动行为等方面的研究。

一、实验原理

微流控芯片技术是将传统的化学技术，如样品预处理或制备、反应、操控、分离、检测等，以及生物学技术，如细胞培养、分选、裂解、内容物分析（DNA 或蛋白）等一系列基本单元微缩集成到一块几平方厘米的芯片上，由微通道进行相互连接，以微阀或微泵对整体进行操控，从而实现传统常规化学或生物实验室由多种仪器联合才能完成的各种功能。采用微机械泵、电水力泵和电渗流等方法驱动芯片中缓冲液的流动，形成微流路，并通过微型通道的层流装置中的化学物质的混合产生浓度梯度，将含有特定趋化因子的溶液及其稀释液从各自的入口同时加入微流控芯片装置中，使其在主梯度通道中相互混合并在通道中扩散成稳定的浓度梯度。因此，总体来说，微流控芯片的优点主要集中在五个方面：①集成小型化与自动化；②高通量；③检测试剂消耗量小；④样本量少、污染少。微流控芯片技术因其独特的优势，在生命科学领域具有十分广泛的应用，包括细胞表面修饰后行为、细胞趋化性、细胞分泌、细胞凋亡、生物屏障、神经元行为、单细胞分辨率代谢组学、药物作用分析以及三维细胞培养等。

微流控芯片作为细胞迁移研究的新技术平台，在微米级的通道内精确控制物质的浓度梯度、调节溶液温度和 pH 值等细胞生存微环境的诸多要素，模拟细胞在体内生长的微环境，并且可以通过实时监测研究细胞的趋化迁移。可以通过 2D 和 3D 微流控芯片，从平面和立体的不同角度，研究药物或因子浓度梯度、电刺激或者细胞间相互作用等条件下细胞迁移运动的轨迹。

二、微流控芯片制备

（一）材料

制备微流控芯片所用的材料大致可以分为刚性材料与弹性材料两种。如单晶硅、无定性硅、玻璃、石英等，以及环氧、聚脲、聚氨、聚苯乙烯和聚甲基丙烯酸甲酯等刚性材料和弹性材料二甲基硅氧烷（PDMS）等。常用的微流控分析芯片材料特性如表 9-2 所述。

（二）PDMS 芯片制备

PDMS 具有良好的透气性、光学透明性和柔韧性以及较高的生物相容性，适用于细胞培养和相关研究（图 9-2）。因此，我们以 PDMS 微流控芯片为例，介绍其制作方法。

1. 通过透明掩模 SU-850 光刻胶（MicroChem，MA）的 1∶1 接触光刻法，在硅晶片（～100μm 高）上对该设计进行负图案化，完成模具制作。

2. 配胶　在塑料杯中按 10∶1 的比例称量 PDMS 基料与固化剂，并快速搅拌混匀 3～5min。

3. 倒胶　将 PDMS 倒入模具中，置于真空干燥器中抽吸 30min。

4. 干燥　放入 85℃ 烘箱中 1h。

5. 切割　冷却至室温后，在通风橱内用刀具将 PDMS 芯片从模具中剥离。

6. 打孔　使用 6mm 的打孔器制作细胞注入口、趋化因子入口和废液口。

7. 清理　用胶带小心除去 PDMS 芯片和载

表 9-2　微流控芯片常用材料特性

材料种类	优点	缺点
硅材料	化学惰性、光洁度及热稳定性好；可使用光刻和蚀刻等成熟技术进行模具加工	易碎，价格贵；不能透过紫外光，电绝缘性能稍差
玻璃石英材料	电渗性及光学性好；宜于化学方法表面改造，可使用光刻和蚀刻技术进行模具制备	不适合深宽比大的通道制备，成本较高，键合难度较大
有机聚合物	低成本；可见光与紫外光通透性较好；适合化学方法表面改性；可通过铸造成型，适合激光溅射等方法制备深宽比大的通道	耐高温性能差，导热系数低，表面改性方法不够成熟
PDMS	无毒、价廉，化学惰性；使用方便、不易损坏；可高保真地制备微流控芯片；能透过 300nm 以上紫外及可见光；较高的生物相容性	不耐高温，热系数低，表面改性方法有待提高

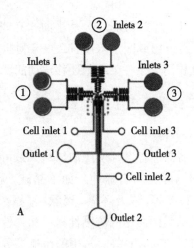
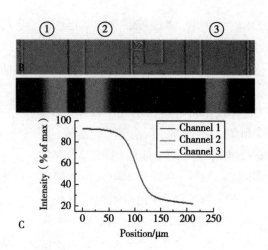

图 9-2 微流体装置图示

A. D³-Chip 微流体芯片示意图；B. D³-Chip 及加入通道内处于 docking 结构的细胞图像；
C. FITC- 右旋糖酐梯度荧光图像

玻片上的灰尘，将其放入等离子体清洗机中用空气等离子体处理 90s。

8. 贴合 取出后迅速将 PDMS 含通道的一面与玻璃片贴合形成密封完整的微流体通道，即完成 PDMS 微流控芯片的制作。

9. 镜检 用显微镜观察芯片通道是否合格。

10. 保持亲水性 完成的微流体装置通过填充去离子水，以保持 PDMS 通道的亲水性。

应用举例中采用的 PDMS 三通道微流体装置图解如下：

注：

(1) 制备环境需在无尘净室内进行。

(2) 在用等离子清洗的时候注意观察光的颜色，以淡粉色为宜。

(3) 注意切割时的力度，避免模具损坏。

(4) 制备好的芯片应存放于湿盒内，4℃保存。

三、结果观察

可通过终点成像，或通过时差显微镜进行实时监测和细胞跟踪，可以使用 NIH ImageJ 等软件对细胞迁移及迁移轨迹进行跟踪和数据采集。

第三节 应用举例

一、Transwell 法检测小鼠中性粒细胞迁移

1. 细胞来源 小鼠外周血中性粒细胞。

2. 试剂与材料

(1) 小鼠中性粒细胞磁珠分选试剂盒。

(2) 5% FCS-RPMI 1640。

(3) fMLP (10nmol/L)。

(4) CSFE (1μmol/L)。

(5) 孔径为 3μm 的 Transwell 小室。

(6) 细胞培养瓶、吸管及试管等。

(7) 分选用磁极。

(8) CO_2 细胞培养箱、超净台。

(9) 倒置荧光显微镜。

3. 实验流程

(1) 预先平衡小室。将 600μl 细胞正常生长所需培养液加入 24 孔板下层小室，再放入 Transwell 嵌套，置于细胞培养箱内至少 1h。

(2) 分离中性粒细胞。采用小鼠中性粒细胞磁珠分选试剂盒分离外周血中性粒细胞。将分选后的中性粒细胞与 CFSE (1μmol/L) 37℃ 共孵育 30min，调整标记细胞浓度为 1×10^6/ml。

(3) 下层小室内加入 fMLP (10nmol/L) + 5% FCS-RPMI 1640 或 5% FCS-RPMI 1640，之后将平衡好的 Transwell 小室放入孔内加入 CFSE 孵育后 100μl 细胞悬液，37℃，5% CO_2 的恒温培养箱内孵育 45min。

(4) 取出小室，直接在倒置显微镜下观察下层小室内细胞，并进行拍照。观察 9 个视野，计数细胞数量，取均值 (图 9-3)。

注：中性粒细胞分离后，尽可能在 2 小时内进行实验。

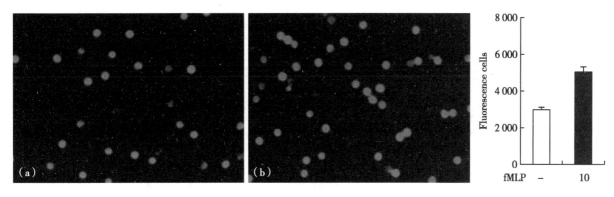

图 9-3　Transwell 小室法检测小鼠中性粒细胞趋化

二、微流控芯片技术检测 fMLP 诱导人中性粒细胞迁移

1. **细胞来源**　人外周血中性粒细胞。

2. **试剂与材料**

（1）PDMS 基料与固化剂。

（2）人中性粒细胞磁珠负选分离试剂盒。

（3）0.4% BSA-RPMI 1640。

（4）Fibronectin（0.25mg/ml）。

（5）Activin A（10ng/ml）。

（6）fMLP（100nmol/L）。

（7）D3-Chip PDMS 模具。

（8）细胞培养瓶、吸管、试管等。

（9）分选用磁极。

（10）CO_2 细胞培养箱、超净台。

（11）显微摄影系统。

（12）等离子清洗机、真空泵及烤箱等。

（13）刀具、打孔器等。

3. **实验流程**

1）PDMS 芯片：按照前述方法采用三通道 PDMS 微流控芯片（D3-Chip PDMS）模具制备微流控芯片，显微镜观察芯片通道是否完整，填充去离子水，以保持 PDMS 通道的亲水性，放入 4℃ 湿盒内备用。

2）分离中性粒细胞：采用人中性粒细胞磁珠负选分离试剂盒从外周血负向分选获得中性粒细胞。将分选后的细胞在 0.4% BSA 的 RPMI 1640 培养液中孵育 1h，并在分离后 4h 内完成实验。

3）芯片的前处理：从芯片废液口注入 0.25mg/ml 的纤连蛋白（fibronectin）溶液，静置 1h，使其充分包被微流控芯片的所有通道。将芯片废液口处的溶液吸出，并添加 50μl 含有 0.4% BSA-RPMI 1640 培养液静置 30min。

4）细胞上样：将芯片置于显微镜载物台上，从废液口吸弃掉通道内的培养液，在细胞口加入中性粒细胞悬液，使其排列在 docking 结构内；在远端加药口，分别加入含 fMLP（100nmol/L）、Activin A（10ng/ml）及 fMLP（100nmol/L）+Activin A（10ng/ml）的培养液，在近端加药口加入培养液。

5）数据采集：通过延时显微镜以 6 帧/min 的速度记录芯片中的细胞迁移，共 15min。

6）结果分析：使用 NIH ImageJ 软件中的"手动跟踪"插件跟踪细胞。使用 Chemotaxis Migration and Tool 软件（ibidi GmbH，德国）进一步分析中性粒细胞的迁移轨迹，并计算细胞的趋化指数（C.I.）和迁移速度（V）。对于每个实验，我们分析 50～70 个细胞（图 9-4）。

$$C.I. = \frac{\Delta x}{d}$$

Δx：细胞向趋化剂产生的浓度梯度方向形成的直线距离；d：总的迁移距离。

三、微流控芯片技术检测人中性粒细胞穿透血管内皮细胞层

1. **细胞来源**　人外周血中性粒细胞，人脐静脉血管内皮细胞株（HUVEC）。

2. **试剂与材料**

（1）PDMS 基料与固化剂。

（2）人中性粒细胞磁珠负选分离试剂盒。

（3）0.4% BSA 的 RPMI 1640。

（4）Fibronectin（0.25mg/ml）。

（5）Activin A（10ng/ml）。

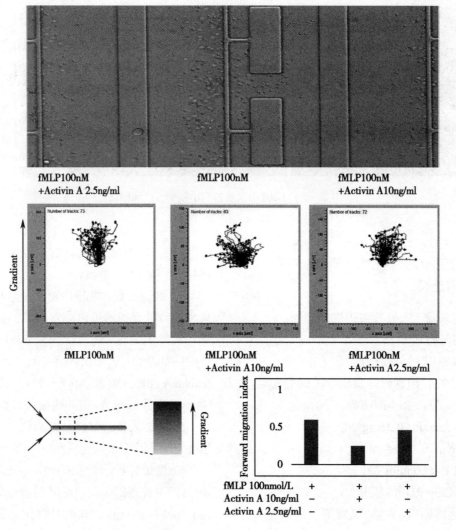

图 9-4　微流控芯片技术检测人中性粒细胞趋化

（6）fMLP（100nmol/L）。

（7）D3-Chip PDMS 模具。

（8）细胞培养瓶、吸管、试管等。

（9）分选用磁极。

（10）CO_2 细胞培养箱、超净台。

（11）显微摄影系统。

（12）等离子清洗机、真空泵及烤箱等。

（13）刀具、打孔器等。

3. 实验流程

（1）PDMS 芯片：按照前述方法采用三通道 PDMS 微流控芯片（D3-Chip PDMS）模具制备微流控芯片，显微镜观察芯片通道是否完整，填充去离子水，以保持 PDMS 通道的亲水性，放入 4℃湿盒内备用。

（2）细胞准备

1）分离中性粒细胞：采用人中性粒细胞磁珠负选分离试剂盒从外周血负向分选获得中性粒细胞。将分选后的细胞在 0.4% BSA 的 RPMI 1640 中孵育 1h，并在分离后 4h 内完成实验。

2）HUVEC 细胞：采用 10% FBS＋DME/F 培养液，常规培养 HUVEC 细胞，实验前用 1% FBS＋DME/F 培养液重悬细胞。

（3）芯片的前处理

1）预先接种 HUVEC 细胞：从废液口注入 HUVEC 细胞，使得细胞沉降在 docking 结构外侧，放入细胞培养箱内孵育 1h。

2）从芯片废液口注入 0.25mg/ml 的纤连蛋白（Fibronectin）溶液，静置 1h，使其充分包被微流控芯片的所有通道。将芯片废液口处的溶液吸出，并添加 50μl 含有 0.4% BSA 的 RPMI 1640 培养液静置 30min。

（4）细胞上样：将芯片置于显微镜载物台上，

从废液口吸弃掉通道内的培养液,在细胞口加入中性粒细胞悬液,使其排列在 docking 结构内;在远端加药口,分别加入含 fMLP(100nmol/L)、Activin A(10ng/ml)及 fMLP(100nmol/L)+Activin A（10ng/ml)的培养液,在近端加药口加入培养液。

（5）数据采集:通过延时显微镜以 6 帧/min 的速度记录芯片中的细胞迁移,共 15min。

（6）结果分析:同前(图 9-5)。

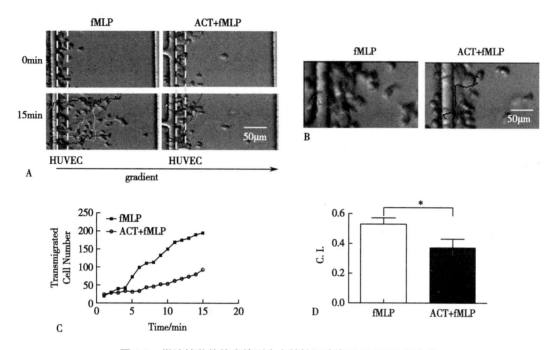

图 9-5　微流控芯片技术检测人中性粒细胞穿透 HUVEC 细胞层

（崔雪玲）

参 考 文 献

[1] Wu J, Wu X, Lin F. Recent developments in microfluidics-based chemotaxis studies[J]. Lab Chip, 2013, 13: 2484-2499.

[2] Xie D, Liu Z, Wu J, et al. The effects of activin A on the migration of human breast cancer cells and neutrophils and their migratory interaction[J]. Exp Cell Res, 2017, 357: 107-115.

[3] Qi Y, Ge J, Ma C, et al. Activin A regulates activation of mouse neutrophils by Smad3 signalling[J]. Open Biol, 2017, 7(5): 160342.

第十章 常用免疫细胞分离

免疫细胞（immunocyte）泛指所有参与免疫应答或与免疫应答相关的细胞，包括淋巴细胞（T淋巴细胞、B淋巴细胞及 NK 细胞）、抗原提呈细胞（单核细胞、巨噬细胞及树突状细胞）以及多形核白细胞等。分离和制备免疫细胞是免疫学研究和临床应用中最常用、也是最基本的核心技术之一。免疫学的快速发展依赖于免疫细胞分离技术的不断更新和完善，而伴随着细胞和分子免疫学等的迅猛发展，也不断有新的免疫细胞分离技术出现，新的免疫细胞分离技术又会进一步推动免疫学研究和应用进入新高度。因此，研发新的免疫细胞分离技术具有重要的应用价值，受到了生物医学领域的广泛重视。

免疫细胞分离技术正向着越来越"精细"的方向发展，免疫细胞亚群乃至微量免疫细胞分离和鉴定技术也已成熟并在实验室得到应用，如通过免疫磁珠可以获得大量高度纯化的各种免疫细胞亚群，通过流式细胞仪可以分选到表达特定抗原的免疫细胞群体。当然，某些常规免疫细胞分离方法，如通过密度梯度离心分离外周血单个核细胞等技术也非常简便和实用，仍被广泛应用，目前更多应用免疫磁珠分选或流式细胞仪分选的前期富集。总之，可供选择使用的免疫细胞分离技术很多，但重要的是要根据研究所需分离的免疫细胞的自身特点、研究内容的要求以及所在实验室的条件，选择最切合实际的免疫细胞分离方法。

第一节 基于细胞表面标志物的流式细胞分选

随着免疫细胞亚群研究的细化及对分离细胞纯度越来越高的要求，利用流式细胞术（方法见第八章）进行细胞分选（cell sorting）是目前分离复杂细胞群体中特定细胞亚群的首选方法。流式细胞术采用相应的细胞标记物的荧光抗体标记细胞群体，分析特定细胞亚群并进行高纯度分选，满足后续细胞功能学研究。细胞标记物（cell marker）是鉴定和分离特定细胞亚群的主要依据，选择合适的细胞表面标记物对于细胞分离至关重要。然而，细胞（尤其是免疫细胞）的表面标记物往往有多种，同一标记物也会在不同细胞上表达。因此，为提高分选细胞的特异性，选择合适的细胞表面标记物十分必要，通常会选择两种以上的抗体用以筛选特定细胞亚群。随着激光技术的飞速发展以及荧光染料的持续开发，目前可对特定细胞进行数十种标志物抗体的标记，进一步提高免疫细胞亚群分离和研究的精度。

因此，本文梳理了常见免疫细胞的表面标记物（表 10-1），为利用流式细胞术进行特定免疫细胞亚群分选提供依据。

表 10-1 常见的用于免疫细胞分选的细胞表面标记物

免疫细胞	表面标记物
CD4⁺ T 淋巴细胞	CD3、CD4
CD8⁺ T 淋巴细胞	CD3、CD8
B 淋巴细胞	CD19、CD20、CD79α/β
NK 细胞	人：CD16、CD56、NKG2D、NKp46；CD3 阴性 小鼠：NK1.1（C57BL/6）、CD49b、NKG2D、NKp46；CD3 阴性
经典树突状细胞	人：CD1c、CD11c、CD141、CD209、MHC II 小鼠：CD11c、MHC II
浆细胞样树突状细胞	人：CD123、BDCA-2、BDCA-4；CD11c 和 CD14 阴性 小鼠：CD11c、B220、BST-2、Siglec-H；CD11b 阴性
单核细胞	人：CD14、CD16、CD64 小鼠：CD11b、CD115、Ly-6C

续表

免疫细胞	表面标记物
巨噬细胞	人：CD11b、CD68、CD163 小鼠：CD11b、F4/80、CD68
中性粒细胞	人：CD15、CD16、CD66b 小鼠：CD11b、Ly-6G、Gr-1

第二节　免疫磁珠分选细胞

免疫磁珠分选（magnetic cell sorting）免疫细胞是一种高效简便的免疫细胞分离和纯化的方法，目前已广泛应用于各种细胞分选，如造血干细胞等的分离和纯化。该法通过免疫细胞表面的抗原与连接着磁珠的特异性抗体相结合，在外加磁场中，与免疫磁珠相结合的免疫细胞被吸附于磁场中，使这些细胞与其他不能结合磁珠的细胞分离。免疫磁珠法分为正选法和负选法：如果磁珠结合的细胞是所要分离获得的细胞，即为正选法；如果磁珠结合的是不需要的细胞，即为负选法。这需要根据具体实验的需要进行选择。免疫磁珠分选免疫细胞的纯度和获得率与磁珠所连接单抗的特异性和磁珠的特性有密切关系，体积小的磁珠一般来说对分离细胞的后续培养影响小，如德国 Miltenyibiotec 的磁珠直径为 50nm 左右，是一种高效能的磁珠；大磁珠的缺点是可能会影响分选的细胞的生物学活性，不利于分离后的细胞培养。随着相关技术以及仪器设备的发展，通过磁珠分选细胞越来越简便，且纯度和获得率越来越高，而对细胞的影响也越来越小。目前市场上可购买到不同厂家生产的分选各种细胞的磁珠，每种产品均能提供详细的分选规程，因此，通过磁珠分选细胞越来越方便。本节以分选 CD14+ 单核细胞为例，介绍细胞分选过程。

一、试剂与材料

1. 制备的人外周血单个核细胞（分离方法见本章第三节）。
2. 1×PBS，含 0.5% BSA 和 0.5mmol/L EDTA。
3. FITC 标记的 CD14 抗体（CD14-FITC）。
4. 商品化鼠抗人 CD14 免疫磁珠（IgG2a），用 0.1% BSA 和 0.05% 叠氮钠（sodium azide）稀释。
5. 磁性细胞分选器（提供高能磁场）。

6. 分选柱（根据厂家提供，可以选择分选不同细胞量的规格）。

二、实验流程

1. 离心收集待分离细胞，将细胞悬浮于 PBS（10^7 细胞悬浮于 80μl PBS）。
2. 加入免疫磁珠（每 10^7 细胞加入 20μl），充分混悬细胞后，置 6～12℃孵育 15min。
3. 加入原体积 10～20 倍的 PBS，混悬细胞后，1 700r/min 或 300g 离心 10min，弃上清，收集细胞并将细胞悬浮于 PBS（10^8 细胞悬浮于 500μl PBS）。
4. 根据所分选的总细胞量选择不同规格的阳性分离柱（如有些磁珠可分离的最大阳性率为 10%，因此，如果目的细胞亚群的阳性率大于 10%，建议采用更大的分选柱或者将总细胞量减低，使得停留在柱中的阳性细胞不大于所选用的分离柱最大总细胞量的 10%），将分离柱安装入磁场中。
5. 用 1×PBS 洗分离柱，每次自然流尽，共洗柱 3 次（所用 PBS 的量也需根据所选择分离柱的规格确定）。
6. 从磁场中取下分离柱，加 1×PBS（所用 PBS 的量也需根据所选择分离柱的规格确定），用针芯推尽液体，冲出阳性结合的细胞，用培养基洗 1 次，待用。通过流式细胞仪鉴定其表型和阳性率。

三、问题及解决策略

1. 实验者在操作前认真阅读相应的说明书。
2. 若分离细胞用做培养，需在超净台中完成所有操作过程。
3. 此法分离的细胞纯度一般可以达到 80%～99%，获得率在 60%～90%，取决于目的亚群在总细胞中的百分比，一般说来，5% 的亚群分选纯度可达到 95% 以上，稀少亚群一次分选的纯度达不到 90%，需要进行二次分选才会达到。尽管低于流式细胞仪（FACS）的分选效率，但此法设备简单，且所用时间较短，获得率高，因而目前已经得到推广。
4. 阳性选择后，如需用第二种表面标志继续分离，可用剪切酶剪切与细胞结合的磁珠，再次进行下一轮分选。如需进行细胞功能分析，也可经培养 12～24h，使结合的磁珠生物降解后进一步使用阳选的细胞做研究。

5. 分选下的阳性细胞可用荧光标记的抗体通过 FACS 鉴定纯度；需注意荧光抗体针对的抗原表位要选择与分选时所用的磁珠包被抗体不同的表位。

6. 待分选细胞中如有贴壁细胞，建议在分选前先贴壁培养去除，或者提高 EDTA 浓度。

7. 抗体包被磁珠对死细胞常有非特异性结合。因而分选前应去除死细胞。

8. 新鲜分离骨髓细胞，先用胶原酶、DNA 酶、胰酶联合消化，可使细胞团块解聚，从而提高分离效率。

9. 上分离柱前，需充分振荡，混悬细胞，打散细胞团块，或者采用厂家提供的筛网过滤团块，否则会发生堵塞。

10. 在加入免疫磁珠的同时或之前，阻断 F_C 受体，可降低非特异性结合，提高纯度。

第三节 外周血单个核细胞的分离

单个核细胞包括淋巴细胞和单核细胞等，对于人外周血的单个核细胞，根据其细胞浓度（1.075～1.090）与其他细胞（红细胞和多核白细胞浓度为1.090，血小板为 1.030～1.035）不同的特点，采用密度介于 1.075～1.092 之间而近于等渗的溶液（分层液）进行密度梯度离心，使不同密度的细胞按相应密度梯度分布，从而将单个核细胞分离出来。最常应用的分层液是 Ficoll 分层液，其主要成分是一种合成的蔗糖聚合物称聚蔗糖，由于高浓度的 Ficoll 溶液黏性高，常添加泛影葡胺（urografin）以配制成密度合适的理想分层液，故又称为 Ficoll-Hypaque 分层液。

人和动物单个核细胞的密度不一，分离时需用不同密度的分层液（表 10-2），分离人外周血单个核细胞常用密度为 1.077±0.001 的分层液，大鼠、小鼠和马分别选用 1.083、1.088 和 1.090 的分层液。本文以人外周血单个核细胞的分离作为应用举例介绍分离细胞的具体操作过程。

一、试剂与材料

1. 无菌肝素液 无菌生理盐水配制的含125～250U/ml 肝素抗凝液，4℃保存备用。

表 10-2 淋巴细胞分层液常用密度

人	1.077 0±0.000 1
大鼠	1.083 0±0.000 1
小鼠	1.092 0±0.000 1
兔	1.096 5±0.000 1
狗	1.079 0±0.000 1
牛	1.086 0±0.000 1
豚鼠	1.085 0±0.000 1
马	1.091 0±0.000 1

2. 淋巴细胞分层液（Ficoll-Hypaque，密度1.077g/L±0.001g/L）。

3. Hank's 平衡液或生理盐水或 PBS，pH 7.2～7.4，4℃避光保存备用。

4. RPMI 1640 为含有 10% 胎牛血清的完全培养液。

5. 15ml 或 50ml 聚丙烯锥形离心管。

6. 台盼蓝染液。

7. 低温离心机、无菌滴管、吸管、血细胞计数器、倒置显微镜及超净台等。

二、实验流程

1. 无菌采集新鲜血液，用肝素抗凝（每毫升血液加入 0.1ml 肝素液），若血量大，可先离心，室温 2 000r/min 或 400g，20min，取上层血浆及红细胞交界面的白细胞。

2. 用等体积 PBS 或 Hank's 液稀释全血或富含白细胞的血液。

3. 取等体积淋巴细胞分层液加入 15ml 锥形离心管，升至室温（18～25℃）。

4. 将离心管倾斜 45°，用玻璃吸管吸取稀释后的血液样品，在分层液面上 1cm 处沿着管壁缓慢铺到淋巴细胞分离液上面，注意勿打乱液层界面。

5. 配平后置于水平离心机，在室温（最适温度为 18～20℃），2 000r/min 或 400g 离心 20min，存放 2h 以上的血液应离心 30min。

6. 将离心管平稳取出，离心后最下层是红细胞和粒细胞，中间层是分层液，最上层是血浆、稀释液等。血浆层与分层液交界处为一混浊的灰白色层，富含单个核细胞（包括淋巴细胞和单个核细胞）。

7. 用毛细吸管轻轻插入到单个核细胞层，沿着管壁吸取该层，放入另一已预先盛有 10ml 生理盐水或 Hank's 液或 RPMI 1640 完全培养液的试管中。也可先将上层血浆以及稀释液吸弃，换毛细吸管吸取该层细胞入另一试管中。

8. 将所获得的稀释单个核细胞，在室温，1 500r/min 或 250g 离心 10min，弃上清。重复洗涤 1～2 次，除去血小板、分离介质和抗凝物质。

9. 通过台盼蓝染色检查细胞活力后，计数细胞，根据需要用 PBS 或合适的培养基将细胞稀释备用。

三、问题与解决策略

1. 一般每毫升健康成人血可分离获得 $1×10^6$～$2×10^6$ 单个核细胞。该法分离的活细胞应在 95% 以上。

2. 操作流程 2 中，等体积稀释血液可降低红细胞的凝聚，提高淋巴细胞收获量，该步骤也可省略。

3. 为保持淋巴细胞的活性，采血后应该尽快分离细胞。

4. 本操作流程也适用于分离组织中的单个核细胞，对于未经抗凝处理的血液，可先用链激酶溶解血凝块，然后分离。

5. 小动物如小鼠等可从眼眶取血或断头取血，抗凝，用 PBS 1∶1 稀释血液以增加回收率。

6. 很多研究需要应用小鼠脾脏、胸腺、淋巴结来源的单个核细胞，对于这类细胞，常规方法是制备小鼠脾脏、胸腺、淋巴结的单细胞悬液，用红细胞裂解液溶解其中的红细胞，洗弃裂解液后获得的细胞，再经过 Ficoll-Hypaque 分层液进行密度梯度离心，可去除其中的死细胞和剩余的红细胞，即可制备不同来源的小鼠单个核细胞。

第四节 T、B 淋巴细胞分离

分离获得的单个核细胞中含有单核细胞、NK 细胞、T 及 B 淋巴细胞等，不同的实验常需要再从中分离不同的细胞群体，故需采用不同的方法获得。对所分选细胞的 T、B 淋巴细胞亚群的选择性分离和纯化技术是免疫学研究和应用中最常用的实验之一。这些方法的选择仍要根据所开展的研究、所需要分离的细胞做不同的选择。比如小鼠 T、B 淋巴细胞可以采用尼龙毛柱法富集，也可采用细胞毒实验去除淋巴细胞中的 T、B 细胞以及单核巨噬细胞等辅佐细胞，以获得目的细胞。此外，人 T 淋巴细胞还可采用花环形成分离法获得。当然，应用免疫磁珠法或流式细胞术分选免疫细胞亚群是最理想的方法，也是目前广泛应用的方法。本节将选择性介绍几种经典的分离 T、B 淋巴细胞的技术供研究者参考应用。

一、尼龙毛柱法富集 T 和 B 淋巴细胞

该法利用 T、B 淋巴细胞以及辅佐细胞包括单核巨噬细胞等对尼龙毛不同的黏附特性，将 T、B 细胞分离出来（B 细胞和辅佐细胞易于黏附于尼龙毛纤维表面，而 T 细胞的黏附力较弱）。此法最大的缺点是获得的 T、B 细胞纯度不高，而其优点是简单易行。

（一）试剂与材料

1. 尼龙毛柱。

2. 蒸馏水。

3. 50ml 玻璃注射器。

4. 含 10% 或 20% 胎牛血清的 RPMI 1640 培养基。

5. 0.85% 冰冷生理盐水。

6. 0.2mol/L 盐酸。

7. 分离获得的人外周血单个核细胞或小鼠脾脏来源的单个核细胞。

8. 尼龙毛柱固定支架、镊子、烧杯、铝箔、漏斗、一次性手套等。

（二）实验流程

1. **尼龙毛柱的准备** 将尼龙毛 50g 浸泡于装有 0.2mol/L 盐酸的烧杯（操作过程中需戴一次性手套），加热至沸腾 5～10min，用大量蒸馏水漂洗 10 遍以上（漂洗至第 10 遍时用 pH 计测其 pH 值以判断是否洗干净），洗净后将尼龙毛摊在铺有纱布的方盘内，37℃温箱干燥 2～3 天后，贮藏在带盖的方盘内。将尼龙毛撕匀，取 50ml 玻璃注射器，拔去注射芯，在注射器头上套一段带夹子的胶管。用小镊子将其填塞于注射器，约 20ml 的体积。将填好尼龙毛的注射器连同注射器芯一起包好，高压灭菌。

2. 过柱分离细胞

（1）将 20% 胎牛血清的 RPMI 1640 培养基预热至 37℃。

（2）将尼龙毛柱固定在支架上，倒入 37℃ 的细胞培养液，关闭阀门一定时间，然后打开阀门，放掉细胞培养液，清洗几次尼龙毛，关上阀门。共需用 25～50ml 培养液。

（3）将待分离的细胞液用预先加温的培养液配制成 $5×10^7$/ml 的悬液。

（4）将细胞液加入尼龙毛柱，使之刚没过尼龙毛柱。盖上注射器，37℃ 温育 45～60min。

（5）打开下口阀门，缓慢放流（1 滴/min），可用 5～10ml 预热的培养基洗柱。收集流出液至离心管，1 000r/min 或 200g 离心 10min，收集 T 细胞。

（6）通过台盼蓝染色检查 T 细胞活力，计数细胞，然后根据需要用 PBS 或合适的培养基将细胞稀释备用。

（7）关闭尼龙毛柱下口，于柱内加入 0.85% 冰生理盐水，振荡，并套上注射器芯，打开下口，快速推出注射器内液体，即获得黏附于尼龙毛上的 B 淋巴细胞及少量单核巨噬细胞等。

（8）为进一步富集 B 淋巴细胞，可以利用单核巨噬细胞的易于黏附特性，将单核巨噬细胞和 B 细胞分开。将上述（7）中获取的细胞计数，加到含 10% 小牛血清的 RPMI 1640 培养基中，调整细胞浓度为 $5×10^6$/ml，置于 6 孔板中。37℃，5% 培养箱中培养 4～6h 后，用 PBS 轻轻洗涤，收集未黏附细胞，即为 B 淋巴细胞。

（9）通过台盼蓝染色检查 B 细胞活力，计数细胞，然后根据需要用 PBS 或合适的培养基将细胞稀释备用。

（三）问题与解决策略

1. 应根据富集的细胞量选择所用的尼龙毛柱，一般情况下，若分离少于 $1.5×10^8$ 个细胞，需用 12ml 尼龙毛柱；$1.5×10^8$～$3×10^8$ 个细胞，需用 20ml 尼龙毛柱；此法用于富集 T 淋巴细胞的回收率约为 20%～30%，纯度约 50%～70%。建议最好采用免疫磁珠或流式细胞仪分选 T 或 B 淋巴细胞及其亚群。

2. T 淋巴细胞也常有一部分被吸附，吸附的多少与尼龙毛的质量和装柱的松紧也有关系。

二、补体介导细胞毒剔除 B 细胞及辅佐细胞富集 T 细胞

许多有关小鼠的实验研究中，在制备脾脏等来源的小鼠单个核细胞后，需要去除表达 MHC Ⅱ 类分子的细胞，包括 B 细胞以及辅佐细胞等，以富集 T 淋巴细胞。应用抗 MHC Ⅱ 类分子的抗体与脾脏等来源的小鼠单个核细胞中表达 MHC Ⅱ 类分子的细胞结合后形成抗原 - 抗体复合物，再加入新鲜补体以杀伤这些细胞，就可以获得富集的 T 淋巴细胞。此法相对简单易行，但 T 细胞的纯度仍然不高。此法也可以用于人 T 淋巴细胞的富集。

（一）试剂与材料

1. 小鼠脾脏来源的单个核细胞。

2. 已知具有激活补体细胞毒活性的抗 -Ia-E 单克隆抗体（或多种抗体的混合物）。

3. RPMI 1640，含 10% 胎牛血清的完全培养基。

4. 兔血清补体（贮存于 -70℃ 低温冰箱，需在使用前稀释使用）。

5. 15ml 聚丙烯离心管。

6. 离心机、超净台等。

（二）实验流程

1. 用 RPMI 1640 完全培养基稀释抗体，此处所用的抗体是无需纯化的抗体，杂交瘤细胞培养上清来源的抗体或腹水来源的抗体均可直接使用。一般情况下，培养上清做 2 倍或 4 倍稀释，腹水作 1 500～5 000 倍稀释，而纯化的单抗使用剂量为 1～10μg/ml。

2. 取 2 支 15ml 聚丙烯离心管（分别标记为第一和第二管），将小鼠脾脏来源的单个核细胞悬浮于 1ml 稀释抗体中，细胞浓度为 $1×10^7$/ml，取第三支 15ml 离心管（标记为第三管）将细胞悬浮于 1ml 培养基中作为补体对照。37℃ 温育 30min。

3. 加入 10ml 培养基，混匀后 1 000r/min 或 200g 离心 10min，弃上清，收集细胞。

4. 用不含血清的完全培养基稀释兔血清（1:6～12）并过滤消毒。

5. 将 1ml 补体加入到第一和第三管的细胞中并混匀，第二管仅加入完全培养基作为抗体对照，37℃ 温育 30min。

（1）每管加入 10ml 培养基，混匀后 1 000r/min 或 200g 离心 10min，弃上清，洗 3 遍后收集细胞。

（2）通过台盼蓝染色检查细胞活力，通过流式细胞仪检测表型来鉴定细胞。

注：建议待分离的细胞用含有 10% 胎牛血清的完全培养基预洗，以减少非特异性抗体的作用。

三、通过补体细胞毒作用剔除小鼠 T 淋巴细胞富集 B 细胞

补体介导细胞毒作用也可用于 B 淋巴细胞的分离，所采用的方法和前述方法完全相同，只是所用的抗体针对 T 淋巴细胞或其亚群。如采用抗 Thy-1 特异性抗体，可以从小鼠单个核细胞中去除 T 淋巴细胞；用抗 CD4 或 CD8 抗体，则可以将相应 T 细胞亚群去除。要进一步富集 B 淋巴细胞，可以利用单核巨噬细胞的易于黏附特性，将单核巨噬细胞和 B 细胞分开。

B 淋巴细胞的分离纯化除此法外还有多种方法，如直接免疫吸附法等，但这些方法的细胞收获率均较低，且有些方法容易活化 B 细胞。因此，建议采用免疫磁珠或流式细胞仪分选 B 淋巴细胞。

第五节　中性粒细胞分离

作为天然免疫细胞的重要组成部分，中性粒细胞在炎症发生的过程中发挥着重要作用。要探讨其机制，常需分离小鼠腹腔以及外周血中性粒细胞和人外周血中性粒细胞进行研究。但是，若未经诱导，从一只小鼠腹腔内能分离到的中性粒细胞少于 10^6。因此，若需要制备大量中性粒细胞，则需要进行诱导。本节将重点介绍一种诱导和大量制备小鼠腹腔中性粒细胞的方法。

一、试剂与材料

1. 酪蛋白。

2. 1×PBS（pH 7.2，含 0.9mmol/L CaCl₂ 以及 0.5mmol/L MgCl₂）。

3. 1×PBS（含 0.02% EDTA）。

4. 70% 酒精。

5. Percoll 分层液：由 10ml 10×PBS（pH 7.2）加入 90ml Percoll 原液配制。

6. 10ml 注射器。

7. 小的外科剪、镊子。

8. 15ml 或 50ml 聚丙烯离心管。

9. 离心机。

10. 10ml 超速离心管。

二、实验流程

1. 配制酪蛋白液　将 9g 酪蛋白缓慢加入 100ml 热的 1×PBS（pH 7.2，含 0.9mmol/L CaCl₂ 及 0.5mmol/L MgCl₂），同时摇动容器。125℃ 高压灭菌 1h，4℃ 保存 1~2 周，在使用前加热至室温。

2. 制备小鼠腹腔细胞

（1）用 10ml 注射器将 1ml 酪蛋白液注射至小鼠腹腔，第二天重复注射 1 次。

（2）第 2 次注射后 3h 用 70% 酒精消毒小鼠腹部，暴露腹壁。

（3）用 10ml 注射器（21 号针头）将 5ml 1×PBS（含 0.02% EDTA）注射至小鼠腹腔。

（4）轻揉小鼠腹部，然后用同一个注射器轻轻将腹腔液吸至 15ml 离心管。

（5）若需制备更多细胞，可重复以上（3）和（4）多次。

（6）1 000r/min 或 200g 离心 10min，弃上清，用 1×PBS 洗 3 遍后收集细胞。

（7）将细胞悬浮于 1ml 室温 1×PBS 中，计数细胞并通过台盼蓝染色检查细胞活力。

3. 通过连续密度梯度离心法分离中性粒细胞

（1）将 1ml 收集的腹腔细胞（5×10⁷/ml）与 9ml Percoll 置于 10ml 超速离心管中混合。

（2）超速离心混合液（4℃，25 700r/min 或 60 650g），吸弃含有巨噬细胞和淋巴细胞的第 1 层液体，收集第 2 层中的细胞（图 10-1）。

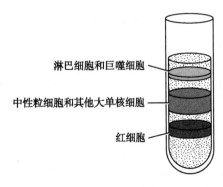

淋巴细胞和巨噬细胞

中性粒细胞和其他大单核细胞

红细胞

图 10-1　超速离心后处于不同层面的细胞

（3）将所获得的细胞加 10ml 1×PBS，室温，1 000r/min 离心 5min，弃上清。

（4）通过台盼蓝染色检查细胞活力后，计数细胞后根据需要用 PBS 或合适的培养基将细胞稀释备用。

注：

（1）此法与制备小鼠腹腔巨噬细胞的过程不同。

（2）人外周血中性粒细胞可采用右旋糖苷法分离。

第六节　小鼠骨髓造血干细胞及基质干细胞分离

干细胞（stem cells，SC）是一类具有自我复制能力的多潜能细胞，在一定条件下，可以分化成多种功能细胞。骨髓中含有造血干细胞（hematopoietic stem cells，HSC）和基质干细胞（stromal stem cells，MSCs）。造血干细胞是指具有自我更新能力并能分化为各种血细胞前体细胞，最终生成各种血细胞成分，包括红细胞、白细胞和血小板的一类干细胞，它们在适当条件下也可以分化成其他细胞。骨髓基质干细胞具有成纤维样细胞外观、贴壁生长的培养特点，可分化为成骨细胞、软骨细胞、脂肪细胞和成肌细胞等多种间充质细胞，所以又称其为骨髓间充质干细胞（mesenchymal stem cells，MSCs）。小鼠骨髓造血干细胞及基质干细胞常常应用于干细胞的各个方面的研究，分离和培养小鼠骨髓造血干细胞及基质干细胞是开展相关研究的基础。

HSC 约占小鼠骨髓细胞的 $1/10^5$，目前常用的分离技术是流式细胞术（分离方法见第八章）和免疫磁珠分选（分离方法见本章第二节）。有 12～14 种表面表型可用于分离纯化小鼠 HSC，目前还没有一个表面标记可以单独分出 HSC，常是多个表面标记共同使用。不同的实验需求使用的分选方案不同，分离纯化小鼠骨髓 HSC 最常用的标记是 LSK，但在该群体 HSC 仅占 20%，还有一些造血祖细胞。因此，很多方案是在 LSK 的基础上再加上其他标记，如 CD34 和 Flk2 标记通常与 LSK 联用分选 LT-HSC（CD34$^-$Flk2$^-$LSK$^+$）、ST-HSC（CD34$^+$Flk2$^-$LSK$^+$）和 MPP（CD34$^+$Flk2$^+$LSK$^+$）。

基质干细胞的分离主要是利用了其贴壁的特性，定期换液除去不贴壁细胞，从而达到纯化的目的。本节主要介绍基质干细胞的分离方法。

一、试剂与材料

1. 淋巴细胞分层液（密度为 1.082 的 Percoll 液）。
2. PBS，pH 7.2～7.4，4℃ 避光保存备用。
3. 胰蛋白酶，2.5g/L，4℃ 保存备用。
4. 完全 DMEM（2mmol/L L 谷氨酰胺，10×10^4U/L 个青霉素和 25μg/L 两性霉素）。
5. 15ml 或 50ml 聚丙烯锥形离心管。
6. 台盼蓝染液。
7. 21 号针头注射器、25cm^2 的塑料培养瓶、低温离心机、无菌滴管、吸管、血细胞计数器、倒置显微镜及超净台等。

二、实验流程

1. 用 21 号针头注射器插入 3～4 周龄小鼠的股骨干，10ml 含 20% 胎牛血清的完全 DMEM 冲洗骨髓腔。
2. 用密度为 1.082 的 Percoll 液分离，2 000r/min，30min 离心后，取中间的单个核细胞层，PBS 洗两次，接种于 DMEM 培养基。
3. 接种于 25cm^2 的培养瓶中，37℃，50ml/L CO$_2$ 浮箱静置培养。
4. 于接种 2 天后进行第 1 次换液，将未贴壁的细胞全部弃掉，以后 3～4 天更换培养液 1 次。
5. 原代培养的细胞达 80% 融合时，即可用 2.5g/L 胰酶将贴壁细胞消化分离（37℃，3～5min），然后按 1∶2 传代，并记为 P1；传代培养过程中隔日换液，直至贴壁细胞彼此融合，再重复以上操作，传代培养记为 P2，余类推。
6. MSC 的鉴定　取生长状态良好的 MSC 胰酶消化，PBS 洗涤 3 次，分别加入荧光标记的抗体，4℃ 孵育 30min，PBS 洗去未标记的抗体，应用流式细胞仪检测细胞表面抗原表达。

三、问题与解决策略

1. 除了用密度梯度离心法分离单个核细胞外，还可以使用全骨髓培养法，即取小鼠的股骨和胫骨，直接用培养基冲出骨髓，一定要尽量把干垢端的骨髓冲干净。冲洗后不离心直接接种在培养瓶里，24～48h 后去悬浮细胞，再接下来的每

3~4天换液1次,直到需要传代。

2. 随着对MSC表面抗原认识的深入,有学者利用免疫方法如流式细胞术、免疫磁珠法等对其进行分离纯化,但经过流式或磁珠分选后的细胞出现了增殖缓慢等问题,且此法耗费较大。

3. MSC贴壁培养得到的细胞不均一,但是多能分化能力和增殖力好,Percoll分离得到的细胞较为均一,多能分化性和增殖力不如贴壁培养,可添加bFGF和/或表皮生长因子增强其增殖能力。

4. 骨髓基质干细胞的培养一定要用塑料培养瓶,不能用玻璃的。因为基质细胞不易贴玻璃,而且质量好的培养瓶都涂有一层促细胞贴壁的物质。

5. 分离培养结果的差异可能是由于标本来源、采用的分离方法不同从而导致所获得的细胞不同,或者用来检测的细胞代数不同,或者培养过程中用的胎牛血清不同,使MSC获得或失去这些表面标记物的表达。

(顾 炎)

参 考 文 献

[1] 柳忠辉,邵启祥. 常用免疫学实验技术 [M]. 北京:高等教育出版社,2013.

[2] J.E. 科利根, B.E. 比勒, D.H. 马古利斯,等. 精编免疫学实验指南 [M]. 曹雪涛,译. 北京:科学出版社,2009.

第十一章　树突状细胞功能检测

1973 年，洛克菲勒大学（Rockefeller University）的 Ralph Marvin Steinman 及 Zanvil A Cohn 在小鼠脾脏中发现一种具有独特的树枝状突起形态的细胞，将之命名为树突状细胞（dendritic cell，DC）。随着对不同组织来源 DC 研究的深入，目前已知的 DC 亚群包括存在于淋巴组织、血液和非淋巴组织的经典 DC（conventional DC，cDC）及分泌Ⅰ型干扰素的浆细胞样 DC（plasmacytoid DC，pDC）。其中，经典 DC 的主要作用是诱导针对入侵抗原的特异性免疫应答并维持自身耐受，而浆细胞样 DC 的主要作用则是针对微生物，特别是病毒感染产生大量的Ⅰ型干扰素并激发相应的 T 细胞。鉴于 DC 的发现及其在免疫应答中的重要作用，Ralph Marvin Steinman 与 Bruce A Beutler 及 Jules A Hoffmann（后二位为天然免疫识别机制的重大发现者）共同获 2011 年诺贝尔生理学或医学奖。本章主要介绍小鼠和人的经典 DC 分离、培养方法以及功能检测。

第一节　树突状细胞分离纯化

Steinman 于 1973 年首先报道了在小鼠脾脏中发现的一种新的贴壁细胞，它在脾脏贴壁细胞中所占的比例小于 1%，细胞轮廓不规则，具有树枝状的突起，故称为树突状细胞。此后发现，DC 不但存在于脾脏等外周淋巴器官中，也存在于外周血中。为了在体外研究 DC 的功能，需要对体内的 DC 细胞（主要是外周血、脾脏、淋巴结）进行分离、纯化。分离纯化 DC 的方法主要有两种：基于细胞物理性状的分离方法（如贴壁法）和基于细胞表面标记的分离方法（如 MACS 和 FACS 分离法）。

一、小鼠脾脏树突状细胞的分离

小鼠脾脏中的 DC 是研究最多的淋巴组织 DC。

脾脏 DC 的特征为组成性表达 MHCⅡ类分子和 CD11c。该群细胞可进一步分为三群：主要分布于边缘区的 $CD4^+CD8^-CD11b^+$ DC，主要分布于 T 细胞区的 $CD4^-CD8^+CD11b^-$ DC 和双阴性的 $CD4^-CD8^-CD11b^+$ DC，其中，$CD8^+$ DC 表达 CD1d 和 DEC-205。根据需要可选择不同的方法将脾脏 DC 分选出来。

（一）贴壁法

小鼠脾脏 DC 在体外可黏附于玻璃或塑料表面，但培养 18～24h 后，其黏附能力逐渐丧失，借此可与巨噬细胞分离。该方法无需特殊试剂，不需要进行密度梯度离心，操作简便、省时。但用此种方法获取的 DC 数量少、纯度低，而且分离所得的 DC 处于不同的分化阶段，无法满足精确实验的需要。

1. **试剂与材料**

（1）小鼠脾脏细胞悬液。

（2）红细胞裂解液 0.02mol/L Tris-HCl（pH 7.2）；0.14mol/L NH_4Cl。

（3）RPMI 1640 培养液。

（4）胎牛血清。

（5）15ml 和 50ml 聚丙烯锥底离心管。

（6）离心机。

（7）100mm 细胞培养皿。

（8）倒置显微镜。

2. **实验流程**

（1）将小鼠脾脏通过胶原酶 D 消化或钢网研磨制备脾细胞悬液，将其通过 30μm 的尼龙网过滤后去除细胞团块，得到单细胞悬液。Tris-NH_4Cl 裂解红细胞后，用含有 5% 热灭活胎牛血清的 RPMI 1640 将脾脏细胞悬液调节细胞浓度至 $1×10^7$/ml。

（2）将脾脏细胞悬液分装于 100mm 平皿内，每板 10ml，于培养箱内培养，使树突状细胞和巨噬细胞黏附于培养皿表面。

（3）1～3h 后弃去无黏附作用的淋巴细胞（主要是 T 细胞和 B 细胞），用 RPMI 1640 培养基清洗 2 次，弃尽液体，补充含有 10% 热灭活胎牛血清的 RPMI 1640。

（4）于培养箱内继续培养 18～20h，收集脱壁的细胞悬液即为富集的 DC。

（二）磁珠分选法

小鼠 DC 表面均表达 CD11c，因此，将包被了磁珠的 CD11c 抗体与小鼠淋巴组织或非淋巴组织细胞悬液共孵育并置于磁场后，结合了 CD11c 抗体的细胞将留在分选柱中，脱离磁场后可分离得到 CD11c 阳性的 DC。该方法简单易行，若操作得当，细胞纯度可以达 95% 以上，但需购置相应分选设备及试剂。本方法以 CD11c 磁珠为例，介绍利用磁珠分选（MACS）法纯化小鼠脾脏 DC 的方法。

1. 试剂与材料

（1）小鼠。

（2）解剖手术器材。

（3）CD11c 磁珠。

（4）RPMI 1640 培养液。

（5）胎牛血清。

（6）含 2mmol/L EDTA 和 1% 胎牛血清的预冷的 PBS。

（7）磁性分离装置：MACS Separation Columns，MACS 分离磁铁。

2. 实验流程

（1）将小鼠脾脏通过胶原酶 D 消化或钢网研磨制备脾细胞悬液，将其通过 30μm 的尼龙网过滤后去除细胞团块，得到单细胞悬液。

（2）计数细胞，离心，弃尽上清后，每 10^8 细胞加 400μl PBS 重悬细胞。

（3）将重悬好的 400μl 细胞悬液中加入 100μl CD11c 磁珠。混匀后于 4℃孵育 15～20min。

（4）用预冷的 PBS 离心洗涤 1 次，弃尽上清后，用 500μl PBS 重悬细胞。

（5）离心期间，将 MACS 分离磁铁安装到 MACS 支架上，并将 MS 分选柱放到磁体中，在分选柱下置一支离心管。用预冷的 MACS 缓冲液冲洗分选柱 3 次，每次 0.5ml，弃洗脱液。

（6）将细胞悬液上样到分选柱上。

（7）用 MACS 缓冲液冲洗分离柱，每次 0.5ml，洗 3 次。第一个 0.5ml 应缓慢加入以免扰动分选柱中的细胞。

（8）从磁体上取下分选柱，置于一个干净无菌的 15ml 离心管上。在分离柱中加入 1ml 完全 RPMI 1640，将活塞塞进分离柱并洗脱阳性细胞，收集的细胞即为纯化的 DC（纯度 95% 左右）。

3. 关键问题

（1）死细胞会非特异结合磁珠，因此操作中要注意减少死细胞的产生。若死细胞过多，可以通过密度梯度离心或死细胞清除试剂盒来去除。

（2）缓冲液中务必加入 EDTA 或类似物，维持细胞呈单细胞悬液状态，减少由于多个细胞粘连在一起而造成的非特异标记。

（3）为获得高纯度的 DC，可以利用 Fc 受体阻断试剂（即 CD16/32 抗体）或小鼠免疫球蛋白来阻断 DC 表面的 Fc 受体，从而避免 Fc 受体介导的磁珠结合，提高 DC 的纯度。

（4）与磁珠孵育最好在 4℃进行，温度过高或孵育时间过长会导致磁珠非特异黏附。

（5）不同公司的磁珠抗体及分选柱有多种，需根据分选细胞种类和数量的不同加以选择。

（三）流式细胞术分选

DC 表面表达多种相对特异性的表面物质，可根据实验需要，选用某些特定表面标志的单克隆荧光抗体作标记，明确目的细胞群，通过流式细胞仪做自动分选。

该方法可以根据多个标记进行细胞分选，弥补了 MACS 分选的不足，而且分离得到的 DC 细胞纯度更高。但是采用流式细胞术（FCM）分选存在的主要问题是 DC 的种类很多，发育的过程和表面特征性标志目前尚未完全清楚。因此，在做 DC 分离时，必须视标本来源及目的细胞选择合适的单克隆抗体（如 CD4、CD8、CD11c、33D1、DEC-205、CD80、CD86、CD40 和 MHCⅡ类分子等）进行标记。另外，进行流式分选必须购置具有分选功能的流式细胞仪，价格昂贵，对操作人员的技术也有较高要求。

二、人外周血树突状细胞的分离

（一）贴壁法

DC 具有轻度黏附特性。在经过分离液处理培养一定时间（24h 内）就自动从塑料平皿上脱落下来,而单核细胞和巨噬细胞可长时间黏附,借此可分离出 DC。这种方法无需特殊试剂,操作简便,但获取 DC 量少、纯度低,目前已很少使用。

1. 试剂与材料

(1) 24h 内获得的白细胞。

(2) RPMI 1640 培养液。

(3) HBSS。

(4) FBS。

(5) 14.5% 的碘葡酰胺溶液,室温。

(6) 聚蔗糖 - 泛影葡胺溶液(Ficoll-Hypaque)。

(7) 4℃预冷的 PBS,无 Ca^{2+} 和 Mg^{2+}。

(8) 15ml 和 50ml 聚丙烯锥底离心管。

(9) 100mm 细胞培养皿。

2. 实验流程

(1) 将新鲜的肝素化血样置于 50ml 离心管中,加入等量 PBS。对于通过白细胞成分采集得到的白细胞,其血样与 PBS 以 1:4 比例稀释,混匀。

(2) 用移液管吸取聚蔗糖 - 泛影葡胺溶液(每 10ml 血样 /PBS 混合液加入 3ml 聚蔗糖 - 泛影葡胺溶液),伸入样品管底部,缓缓地将聚蔗糖 - 泛影葡胺溶液加入血样 /PBS 混合液底部。18~20℃,2 500r/min 持续离心 30min。注意启动时应缓慢加速。

(3) 吸弃含血浆和大部分血小板的最上层,小心地将中层的单个核细胞移入新的离心管。加入适量(达到细胞层 3 倍体积的量)的 HBSS 洗细胞,18~20℃,1 200r/min 离 10min,弃上清。重复洗涤细胞后,用完全 RPMI 1640 调整细胞浓度为 1×10^7/ml。

(4) 将单个核细胞悬液铺 100mm 细胞培养皿中,每板 10ml(≤1×10^8),37℃孵育过夜。

(5) 轻轻晃动培养皿,收集未贴壁细胞。沿皿壁向培养皿中加入预热的培养基,轻轻晃动皿,收取残留的未贴壁细胞。重复洗涤 3 遍。将所有的未贴壁细胞置于新的培养皿中孵育 30min 后,轻轻旋动培养板获取未贴壁细胞。若有需要可以重复一次。

(6) 室温 200g 离心,弃上清,用完全 RPMI 1640 重悬细胞。计数并调整细胞浓度为 1×10^7/ml。

(7) 室温下,在 15ml 锥底离心管中加入 4ml 14.5% 无菌碘葡酰胺溶液,将 8ml 细胞悬液缓慢加在碘葡酰胺溶液上,形成一明显界面。室温 2 500r/min 离心 10min。注意缓慢加速。

(8) 将无菌 Pasteur 吸管伸入培养基中,小心收集液面交界处的细胞以及顶部约 1ml 的碘葡酰胺。

(9) 将细胞移入新的 50ml 锥底离心管,加入至少 2 倍体积的预冷 PBS,轻柔混匀。

(10) 1 200r/min 离心 10min。用完全 RPMI 1640 培养基洗涤细胞 2 次,台盼蓝拒染法计数活细胞,用完全 RPMI 1640 培养基重悬并调整细胞浓度为 1×10^7/ml。

(11) 再次将细胞悬液铺于 100mm 细胞培养皿上进一步去除单核细胞,每板 10ml 悬液,37℃孵育 1h。轻轻晃动培养板,收取悬浮细胞即为树突状细胞。

(二) MACS 法

根据人树突状细胞表面表达的相对特异性表面标志,将包被了磁珠的抗体与淋巴组织、血液或非淋巴组织细胞悬液共同孵育并置于磁场后,结合了相应抗体的细胞将留在分选柱中,脱离磁场后可分离得到相应的 DC。不同组织来源的人源 DC 具有不同的特征。例如,CD141(BDCA-3)表达于人外周血中占很小一部分的 $CD11c^{dim}CD123^-$ CD1c(BDCA-1)$^-$CD4$^+$ 髓系 DC(约占所有外周血单个核细胞的 0.04%),而 CD1c(BDCA-1)则可用于分选人外周血中占绝大部分的 $CD11c^{high}CD123^{low}$ 髓系 DC(约占所有外周血单个核细胞的 0.6%)。另外 DC-SIGN 则用于分离分布于皮肤、黏膜以及淋巴组织,包括扁桃体、淋巴结、脾脏等处的 DC。DC-SIGN 也表达于单核细胞来源的 DC,但不表达于外周血 DC 亚群。因此,可根据实验需要选择合适的分选方式。这里介绍两步法分离外周血中成熟的 DC(其主要特征是高表达 CD83)。

1. 试剂与材料

(1) 抗凝人外周血。

(2) 包被磁珠的单抗,包括抗 CD3、CD14、CD19 和 CD56。

(3) CD83-PE。

(4) 包被磁珠的抗 PE 抗体。

(5) 预冷的 PBS,含 2mmol/LEDTA 和 1% 胎牛血清。

(6) 聚蔗糖 - 泛影葡胺溶液(Ficoll-Hypaque)。

（7）磁性分离装置。

（8）15ml 聚丙烯锥底离心管。

2. 实验流程

（1）Ficoll 密度梯度法（或其他合适的方法）分离人外周血得到单个核细胞。台盼蓝计数活细胞，用预冷 PBS 调整细胞浓度为 2×10^7/ml，置于 15ml 底离心管中。

（2）磁性分离非 DC 细胞：在细胞悬液中加入混合单抗的磁珠（抗 CD3、CD14、CD19 和 CD56），4℃，20min 后，离心洗涤 2 次，用预冷 PBS 调整细胞浓度至 2×10^7/ml，用磁性分离装置分离磁珠包被的细胞。

（3）计数未结合抗体的细胞，用完全 RPMI 1640 培养基重悬细胞至 2×10^7/ml。

（4）将单个核细胞悬液铺于 100mm 细胞培养皿上，每个平皿 10ml。37℃孵育过夜后，收取未贴壁细胞，调整浓度至 1×10^7/ml。

（5）磁性分离 DC 细胞：加入适量抗 CD83 单抗，4℃孵育 30min，预冷 PBS 离心洗涤后，加入包被磁珠的抗 PE 抗体，4℃孵育 15min 后，预冷 PBS 离心洗涤后，调整细胞浓度至 2×10^7/ml。

（6）磁性装置分离磁珠包被的细胞，用新鲜培养基重悬获得的细胞，即为表达 CD83 的 DC。

第二节　树突状细胞的培养

由于 DC 在体内数量极少（它在脾脏贴壁细胞中所占的比例小于 1%），从体内分离 DC 耗时而且细胞产量很低，大大阻滞了对 DC 的研究。因此，从前体细胞诱导培养大量 DC 方法的建立，对于研究 DC 的生物学功能具有重要的意义。

一、小鼠骨髓前体细胞培养树突状细胞

1992 年，Inaba 等利用小鼠骨髓中的前体细胞加外源性细胞因子组合来定向诱导培养树突状细胞获得成功，从而使体外研究树突状细胞的分化、发育及功能调控成为可能，也为对其进行遗传性状的修饰及用于体内免疫治疗奠定了基础。

小鼠骨髓中含有大量的造血干细胞，可通过 GM-CSF 和 IL-4 定向诱导 DC 的前体细胞向 DC 分化发育。由该方法可获得用于研究的足量的、分化发育状态基本一致的树突状细胞，这是目前最常用的小鼠树突状细胞的获得方法。需要注意的是，尽管天然存在的小鼠 DC 包括 CD4$^+$CD8$^-$、CD4$^-$CD8$^+$ 和 CD4$^-$CD8$^-$ 3 个亚群，但目前通过体外培养只能产生 CD4$^-$CD8$^-$ 这一亚群；此外，不同实验室依据自己的经验在应用该方法的过程中也有不同程度的改进。

1. 试剂与材料

（1）5～6 周龄小鼠。

（2）解剖手术器材。

（3）室温以及 4℃ 的 RPMI 1640 培养基。

（4）红细胞裂解液 0.02mol/L Tris-HCl（pH 7.2）；0.14mol/L NH$_4$Cl。

（5）小鼠 GM-CSF 和 IL-4。

（6）用于流式细胞仪检测 DC 的抗体。

（7）100mm 培养皿、6 孔培养皿、1ml 注射器以及 15ml 和 50ml 聚丙烯锥底离心管。

2. 实验流程

（1）无菌取小鼠股骨和胫骨，置于 4℃ 的 RPMI 1640 培养基中，用 1ml 注射器将骨骺端戳穿后，多次吸取 RPMI 1640 培养基，反复冲洗骨髓腔，直至骨头变白，以获得足够的骨髓细胞。

（2）将获得的骨髓细胞通过筛网（去除颗粒）过滤后收于离心管内，室温 1 000r/min 离心 5min，弃上清。

（3）加入 3～10ml 的红细胞裂解液裂解红细胞。室温静置 3min 后，室温 1 000r/min 离心 5min，弃上清。

（4）用 RPMI 1640 洗涤骨髓细胞 2 次，室温 1 000r/min 离心 10min。计数活细胞，用完全 RPMI 1640 培养基调整细胞浓度至 1×10^6～2×10^6/ml。

（5）加入小鼠重组 GM-CSF 至终浓度为 10～20ng/ml，小鼠重组 IL-4 至终浓度 1ng/ml 将细胞悬液 4ml/孔接种于 6 孔板。

（6）3 天后，可见板底长出集落。轻轻地摇动培养板，使未贴壁的细胞悬浮于液体中，倾斜培养板，移出培养基后，将 RPMI 1640 轻轻地沿孔壁加入孔中，轻轻摇动培养板后吸出洗涤液，最后每孔加入 4ml 含 10～20ng/ml rmGM-CSF 和 1ng/ml rmIL-4 的完全 RPMI 1640 培养基。

（7）在第 5 天到第 8 天期间（此时已产生足够的聚集体），每 1～2 天半量换液一次（倾斜培养板，移出 2ml 培养基后，每孔沿孔壁加入 2ml 含

10～20ng/ml rmGM-CSF 和 1ng/ml rmIL-4 的完全 RPMI 1640 培养基。

（8）第 8 天后，收集脱离的细胞，于室温 280g 离心 10min，弃上清。用含 10～20ng/ml rmGM-CSF 和 1ng/ml rmIL-4 的完全 RPMI 1640 培养基重悬，细胞浓度为 1×10^6/ml。然后铺 100mm 培养皿，每个培养皿 10ml。

（9）在细胞转移后 24～48h 内，每 24h 轻轻摇晃培养皿，收集非贴壁、非增殖、成熟的 DC，转移至另外的收集管中用于后期的研究。

（10）若实验对 DC 的纯度要求较高，可采用 CD11c 磁珠分选的方法进行纯化（参见第一节相关内容）。

3. 关键问题

（1）选用的小鼠最好为 5～6 周的雄性鼠，骨头比较粗大，诱导的 DC 量多；运输后需要休息至少 5d；不要使用应激或脱水的小鼠。

（2）用于裂解红细胞的氯化铵的用量和作用时间根据经验决定。

（3）收集 DC 的时间取决于实验需要。

二、人树突状细胞的培养

人源 DC 的培养主要是由外周血单核细胞或 CD34⁺ 前体细胞与不同的细胞因子组合进行定向诱导产生。目前诱导 DC 产生的细胞因子组合有多种，如 IL-4 联合 GM-CSF、TNF-α 联合 GM-CSF、IFN-α 联合 GM-CSF、IL-15 联合 GM-CSF、单独 TSLP（thymic stromal lymphopoietin，胸腺基质淋巴细胞生成素）进行诱导等，由此产生的 DC 特性也各不相同。目前最常用的方法是 GM-CSF 和 IL-4 联合诱导外周血单核细胞和 TNF-α 联合 GM-CSF 诱导 CD34⁺ 前体细胞产生 DC。

（一）从外周血分离单核细胞诱导生成树突状细胞

外周血单核细胞在 GM-CSF 和 IL-4 的作用下可以诱导分化成具有典型细胞学和功能特征的 DC。该方法的 DC 产出率高，可满足实验及临床需要，是目前应用最广泛的人 DC 培养方法。但该方法相对繁琐，耗时较长。

1. 试剂与材料

（1）PBS。

（2）聚蔗糖 - 泛影葡胺溶液（Ficoll-Hypaque）。

（3）FBS，加热灭活（56℃，1h）或者不加热均可。

（4）室温和 37℃ 的完全 RPMI 1640。

（5）磁珠包被的抗人 CD14 抗体。

（6）含 2mmol/L EDTA 和 1% 胎牛血清的预冷的 PBS。

（7）室温的 14.5% 的碘葡酰胺溶液。

（8）重组人 GM-CSF、重组人 IL-4 及重组人 TNF-α。

（9）磁性分离装置。

（10）15ml 或 50ml 聚丙烯锥底离心管、6 孔培养板。

2. 实验流程

（1）Ficoll 密度梯度法（或其他合适的方法）分离人外周血得到单个核细胞。台盼蓝计数活细胞，用完全 RPMI 1640 调整细胞浓度为 1×10^7/ml。

（2）加入磁珠包被的抗人 CD14 抗体，4℃，孵育 20min 后，离心洗涤，用预冷 PBS 调节细胞浓度至 2×10^7/ml，用磁性分离装置分离磁珠包被的细胞。

（3）洗脱阳性细胞，用含有 800U/ml 的 GM-CSF、500U/ml IL-4 的 RPMI 1640 调整细胞浓度至 1×10^6/ml。将细胞悬液 4ml/ 孔接种于 6 孔板。

（4）在培养的第 3 天，倾斜培养板，吸弃 50% 的上清（注意不要触及细胞），加入等量含有 800U/ml 的 GM-CSF 和 500U/ml IL-4 的 RPMI 1640。

（5）第 5 天，加入含有 100U/ml TNF-α、800U/ml GM-CSF、100U/ml IL-4 的 RPMI 1640 培养基。

（6）到第 8 天或第 9 天用吸管吹吸，收取细胞用于后续研究。

注意事项：TNF-α 具有促进 DC 成熟的作用，可根据实验需要决定是否加入该因子，也可选用其他试剂，如 LPS 或抗 CD40 做促成熟之用。

（二）从脐带血获取 CD34⁺ 细胞培养树突状细胞

DC 前体（CD34⁺ 细胞）在体外具有进一步分化的潜能，在 GM-CSF 和 TNF-α 的联合作用下，CD34⁺ 细胞可被定向诱导分化成树突状细胞。利用该方法培养 DC 会产生两种不同的亚群：CD1a⁺CD14⁺/⁻ 的 LC 样 DC（Langerhans cell，朗格汉斯细胞）和 CD1a⁻CD14⁺ 的髓系 DC。c-kit 配体能够增加培养体系中所有髓系 DC 的数量，而 TGF-β

可以促进 LC 样 DC 的发育，该方法受血样来源影响较大。在临床治疗过程中，也可通过给病人提前应用 G-CSF 增加外周血中 DC 前体的比例，从外周血中分离 CD34$^+$ 细胞来诱导培养 DC 用于细胞治疗。

1. **试剂与材料**

（1）脐带血。

（2）PBS。

（3）含 2mmol/L EDTA 和 1% 胎牛血清预冷 PBS。

（4）聚蔗糖 - 泛影葡胺溶液（Ficoll-Hypaque）。

（5）FBS。

（6）完全 RPMI 1640 培养液，室温和 37℃。

（7）磁珠包被的混合单抗（抗 CD3、CD14、CD19 和 CD56）。

（8）磁珠包被的抗人 CD34 抗体。

（9）重组人 GM-CSF、重组人 TNF-α。

（10）磁性分离装置。

（11）15ml 或 50ml 聚丙烯锥底离心管、6 孔培养板。

2. **实验流程**

（1）Ficoll 密度梯度法（或其他合适的方法）分离人脐带血中的单个核细胞。台盼蓝计数活细胞，用预冷 PBS 调整细胞浓度为 1×10^7/ml。

（2）在细胞悬液中加入磁珠包被的混合单抗（抗 CD3、CD14、CD19 和 CD56），4℃ 孵育 20min 后离心洗涤，用预冷 PBS 调节细胞浓度至 2×10^7/ml，用磁性分离装置分离磁珠包被的细胞。

（3）收取阴性细胞，加入磁珠包被的抗人 CD34 抗体，4℃ 孵育 20min 后离心洗涤，用预冷 PBS 调节细胞浓度至 2×10^7/ml，用磁性分离装置分离磁珠包被的细胞。

（4）洗脱阳性细胞，用含有 800U/ml 的 GM-CSF、100U/ml TNF-α 的 RPMI 1640 调整细胞浓度至 $1 \times 10^5 \sim 3 \times 10^5$/ml，将细胞悬液 4ml/ 孔接种 6 孔板。

（5）在培养的第 3 天，倾斜培养板，吸弃 50% 的上清（注意不要触及细胞），加入等量含有 800U/ml 的 GM-CSF、100U/ml TNF-α 的 RPMI 1640。

（6）在后续的培养过程中，每 3 天半量换液，加新鲜的培养基和细胞因子。一般在 11～14 天即可收取细胞作为非成熟 DC 用于后续研究。若需要成熟 DC，可联合应用 CD40L 和 TNF-α 或 LPS 等促进其成熟。

第三节　树突状细胞表型和功能检测

DC 是目前公认的体内功能最强大的专职抗原提呈细胞（professional antigen presenting cell，APC），在免疫应答的首要环节—抗原提呈过程中扮演着重要角色，是唯一能够活化初始 Th 细胞的 APC，成为适应性免疫应答的始动者；同时，DC 也在诱导机体的免疫耐受中发挥重要作用。在免疫稳定状态下，分布于外周非淋巴组织的 DC 处于非成熟状态，主要功能为识别和摄取抗原。与其功能相适应，非成熟 DC 表面表达低水平的 MHC Ⅱ类分子和共刺激分子，高表达一系列受体以便于识别与病原体相关的物质，包括多种 Toll 样受体（Toll like receptor，TLR），C 型凝集素如甘露糖受体、DEC205 等。一旦发生感染或组织损伤，非成熟 DC 就会向炎性部位迁移，摄取加工抗原，并释放大量的炎性因子，激发天然免疫应答，避免感染的扩散。相应地，非成熟 DC 发生了一系列的变化，获得了成熟表型及功能：①丢失用于吞噬的受体；②高表达 MHC Ⅱ类分子和共刺激分子，包括 CD40、CD80 和 CD86；③形态发生改变；④启动抗原处理机制，包括溶酶体相关的膜蛋白（DC-LAMP）的水平增加。同时，成熟 DC 的趋化因子受体表达谱发生变化，CCR1、CCR5 和 CCR6 等的表达降低，而 CCR7 的表达会增高，从而促使 DC 从外周组织沿传入淋巴管迁移至邻近的次级淋巴组织，与初始 T 细胞相遇，诱导其活化并增殖成为抗原特异性的效应 T 细胞，从而启动免疫应答。因此，DC 在非成熟期和成熟期的表型和功能各不相同。

一、表型检测

DC 在不同的阶段具有不同的表型和功能。因此，根据其表面分子表达谱，联合运用多种荧光素标记的单抗，通过流式细胞仪的方式来检测和鉴定 DC 及其亚型。DC 主要表达的分子有 CD11c、MHC Ⅰ 和 MHC Ⅱ类抗原，共刺激分子如 CD80、CD86 和 CD40，黏附分子如 ICAM-1、VCAM-1，趋化因子受体如 CCR6、CCR7 和 CXCR4 等，并且随着 DC 的成熟，MHC 分子、共刺激分子和黏附分子表达明显增强，趋化因子受体表达谱发生重要变化。其中，CD83 的表达往往作为衡量人源 DC 成熟程度的一个重要指标。以上标志均可利用免疫荧光技术做 FACS 分析，来检测和鉴定 DC 及其成熟状态（亚型）的变化。

1. 试剂与材料

（1）待测细胞悬液，浓度为 2×10^7/ml。

（2）阻断抗体 IgG 或 Fc 受体阻断试剂（即 CD16/32 抗体）。

（3）荧光素标记的目的单克隆抗体及相应对照抗体。

（4）PBS。

（5）2% 甲醛溶液。

（6）流式检测专用试管。

（7）流式细胞仪。

（8）离心机。

2. 实验流程

（1）准备 3 支 1.5ml 离心管，每管中加入 2×10^7/ml 细胞悬液 50μl，做好标记。

（2）每管加入适量 IgG 或 Fc 受体阻断试剂（即 CD16/2 抗体），4℃ 孵育 10min。

（3）在其中两管分别加入同一种荧光素标记的同型对照抗体和目的抗体，避光，4℃ 孵育 15min。

（4）每管加入 1ml PBS，1 500r/min 离心 3min 后迅速倒掉上清，用手指轻弹管底，使细胞沉淀变松。

（5）每管加入 1ml PBS 后，移入流式检测专用试管中，4℃ 避光待检（可保存≤4h）。

（6）用流式细胞仪进行检测并分析结果。

3. 关键问题

（1）每管细胞数量应大于 10^4 个。

（2）死细胞会非特异地结合抗体，操作中要注意减少死细胞的产生。若死细胞过多，可通过利用 PI 或 7AAD 标记来排除死细胞的干扰。

（3）若标记结束后无法直接检测，可以用 2%～4% 多聚甲醛固定后置于 4℃，1 周内检测。

二、吞噬功能检测

DC 在非成熟期具有较强的吞噬功能，而成熟 DC 的吞噬功能减弱，因而 DC 吞噬功能的变化通常可作为检测 DC 成熟程度的重要指标之一。

1. 试剂与材料

（1）待测细胞悬液，细胞浓度 2×10^7/ml。

（2）荧光素标记的大分子蛋白质，如 BSA-FITC。

（3）预冷 PBS。

（4）流式细胞仪。

2. 实验流程

（1）准备 3 支 1.5ml 离心管，每管中加入 2×10^7/ml 细胞悬液 50μl，做好标记。

（2）在其中两管分别加入荧光素标记的大分子蛋白质（如 BSA-FITC）200mg/ml，避光，将其中一管放入冰水混合物中，作为阴性对照，另外一管置于 37℃，孵育 3h。

（3）每管加入 1ml 预冷 PBS，1 500r/min 离心 3min。迅速倒掉上清后，手指轻弹管底，使细胞沉淀变松。

（4）每管加入 1ml PBS 后，移入流式检测专用试管中，4℃ 避光待检（可保存≤4h）。

（5）用流式细胞仪进行检测，分析各组的 FITC 平均荧光强度来反映其吞噬功能的强弱。

三、一氧化氮分泌能力检测

某些 DC 亚群受到特定刺激后会产生一氧化氮（nitric oxide，NO）发挥负向免疫调节作用。NO 由一氧化氮合成酶（nitric oxide synthases，NOS）催化 L-精氨酸与氧分子经多步氧化还原反应而生成。NOS 目前已知有 3 种异构体，分别为神经元型（neuronal NOS，nNOS）、内皮型（endothelial NOS，eNOS）及诱导型（inducible NOS，iNOS）。前两者为固有表达的酶，依赖于钙离子，正常状态下存在于神经组织及内皮细胞等细胞上。而 iNOS 的激活不依赖于钙离子，可被多种刺激因素如外来抗原、细胞因子或细菌内毒素所诱导。体内高出生理浓度的 NO 一般是 iNOS 被活化的结果。由于 NO 极不稳定，在水溶液中很快被氧化成 NO_2^- 和 NO_3^-，所以一般用测定 NO_2^-/NO_3^- 浓度的方法反映 NO 的活性。通常用已知浓度的 $NaNO_2$ 溶液作为标准品计算浓度。

Griess 法测定 NO_2^-/NO_3^- 含量简便易行，是目前使用最普遍的方法。但该法灵敏度不高，一般为 10^{-8}～10^{-7}mol/L 水平。采用高效液相色谱法测定 NO_2^-/NO_3^-，可提高灵敏度，并能同时将

NO_2^- 和 NO_3^- 区分开。另外,因灵敏度低,样品不宜做高倍稀释,故所需的样品量较大。

1. 试剂与材料

(1)树突状细胞培养上清。

(2)2mmol/L $NaNO_2$(Sigma),4℃保存。

(3)Griess 试剂。

(4)96 孔平底细胞培养板。

2. 实验流程

(1)根据实验需要将 DC 不同处理后培养 24~72h,取各组上清 100μl 分别加入 96 孔平底板中。

(2)将 $NaNO_2$ 溶液倍比稀释(终浓度从 125μmol/L 至 1μmol/L)后,各取 100μl 加入 96 孔平底板中。

(3)在待测孔和 $NaNO_2$ 标准孔中加入 100μl Griess 试剂。先加入氨基苯磺酰胺(sulfanilamide),然后再加入萘乙二胺(naphthylenediamine)。

(4)用酶联仪检测 $NaNO_2$ 标准孔和各待测孔的光吸收值,测量波长为 500nm。用 $NaNO_2$ 标准孔的光吸收值和对应的浓度做一标准曲线(在 0~125μmol/L 范围内应呈线性相关)。用此标准曲线计算出各待测样品 NO_2^- 值。结果以 NO_2^- 浓度值(μmol/L)或标准化换算后的 NO_2^- 摩尔值表示,即 10^5 个细胞或 1mg 蛋白质样品的 NO_2^- 摩尔数(nmol/10^5 细胞或 nmol/mg 蛋白质)。

3. 关键问题

(1)本方法检测 NO_2^- 灵敏度为 1μmol/L 左右。

(2)测定细胞培养介质中的 NO_2^-/NO_3^- 时,培养液成分中应不含酚红,因为酚红在酸性环境中呈现的红色会干扰比色测定。培养液中污染的少量 NO_2^-/NO_3^- 可通过平行测定扣除背景。

四、细胞因子产生能力检测

DC 活化后会分泌多种细胞因子和趋化因子,如 IL-1β、IL-6、TNF-α、IL-12、IL-10、MIP-3β 及 RANTES 等。用不同的方法可以研究细胞因子的表达、含量及生物学活性,包括定量 RT-PCR 方法检测细胞表达细胞因子 mRNA 水平;Western blotting 检测胞内细胞因子蛋白表达;用 ELISA 方法检测血清、体液、培养液等各种液相中细胞因子水平;采用抗细胞因子抗体细胞内标注后流式细胞术检测产生细胞因子的细胞,ELISpot 也可以检测产生细胞因子的细胞,以及用各种生物学方法定量研究细胞因子的生物学活性等。

值得注意的是,在比较评价不同方法检测的细胞因子 mRNA 水平、蛋白质含量或生物学活性的结果时应当十分慎重。因为细胞因子 mRNA 表达水平的高低并不一定代表其蛋白质含量也相应发生变化。例如,某些细胞因子的 mRNA 表达水平并未增加,但由于不同因素影响了 mRNA 的降解,使 mRNA 半衰期延长,翻译的细胞因子蛋白质增多。又如,细胞因子 mRNA 表达虽然增加,但 mRNA 的降解也增加,翻译的细胞因子蛋白质并未相应增加。同样,细胞因子蛋白质含量的增加或减少也并不一定表示其生物学活性有相应改变。因为 ELISA 方法检测的仅仅是细胞因子蛋白质,一些无活性蛋白质同样能被检出。真正反映细胞因子活性状态的应当是由生物学活性检测法测出的结果。因此,应根据不同的目的选用不同的方法,最好用几种方法检测同样的样品,比较所得结果可以了解更多的信息。

生物活性检测法检测细胞因子在生物体内的活性状态,如促进或抑制细胞生长或形成集落、诱导细胞趋化运动、细胞毒性、抗病毒作用、诱导细胞表达膜分子、刺激细胞分泌其他细胞因子或分子等。由于一种细胞因子常常具有多种生物活性,而不同细胞因子又可能有相似的生物活性,所以在选择生物学活性的检测方法时,应当选择最能反映该细胞因子生物学作用的方法(如用抗病毒实验检测 IFN 的生物学活性、用细胞毒实验检测 TNF 的生物学活性等),或者根据实验需要选择适当的方法。还应考虑到待测样品中可能存在的其他有类似生物学活性的细胞因子效应并加以区分。

五、抗原提呈功能检测

DC 最重要的特征是具有刺激初始 T 细胞活化的功能,这种功能的鉴定主要是通过检测其抗原提呈来实现的。目前检测小鼠 DC 抗原提呈功能最常用的体系是抗原特异性 TCR 转基因小鼠来源的 T 细胞在该抗原存在的情况下与 DC 共孵育后检测其增殖情况。最常用的抗原特异性 TCR 转基因小鼠是 DO11.10 和 OT-I、OT-II 小鼠。其中 DO11.10 小鼠为 BALB/c 背景,其 T 细胞携带 MHC I 类分子限制的、针对 $OVA_{323-339}$ 肽的转基因

TCR，这种 TCR 可以被抗体 KJ1-26 识别。而 OT-Ⅰ和 OT-Ⅱ小鼠为 B6 背景，T 细胞分别为 MHC Ⅰ类和 MHC Ⅱ类分子限制的、针对 $OVA_{257-264}$ 肽和 $OVA_{323-339}$ 肽的转基因 TCR，该 TCR 可以被抗 Vα2 或 Vβ5 抗体识别。利用此种 TCR 转基因小鼠来源的 T 细胞，可以检测 DC 对 MHC Ⅱ类分子和 MHC Ⅰ类分子提呈抗原的能力。现在以 DO11.10 小鼠来源的 T 细胞为例，介绍 DC 的抗原提呈功能的检测。该方法利用流式细胞仪进行检测，步骤简单、省时，克服了以往检测 T 细胞增殖采用 MTT 法或 ^{3}H-TDR 掺入法中 MTT 法灵敏度低、同位素标记易造成污染的缺点。

1. 试剂与材料

（1）DO11.10 小鼠。

（2）DC 细胞。

（3）OVA 17 肽。

（4）包被磁珠的 CD4 抗体。

（5）CD4-FITC 或 KJ1-26-PE。

（6）7AAD。

（7）预冷 PBS，含 2mmol/L EDTA 和 1% 胎牛血清。

（8）完全 RPMI 1640 培养基。

（9）红细胞裂解液 0.02mol/L Tris-HCl（pH 7.2）；0.14mol/L NH_4Cl。

（10）磁性分离装置。

（11）3μm 荧光标记的珠子（可选）。

（12）96 孔圆底板。

（13）流式细胞仪。

2. 实验流程

（1）常规取 DO11.10 小鼠脾脏制备脾脏细胞悬液，用 NH_4Cl 溶液裂解红细胞，再用预冷 PBS 洗涤细胞，调整细胞浓度为 2×10^8/ml。

（2）加入包被磁珠的 CD4 抗体，4℃孵育 20min，离心洗涤，用预冷 PBS 调节细胞浓度至 2×10^7/ml，用磁性分离装置分离磁珠包被的细胞。

（3）洗脱阳性细胞，用完全 RPMI 1640 培养基调整细胞浓度为 1×10^6/ml 后，加入 OVA 17 肽至终浓度为 200～400nmol/L。

（4）按 100μl/孔接种 96 孔圆底培养板。设立 T 细胞空白对照组，每组设立 3 个复孔。

（5）取与 T 细胞相同背景的小鼠 DC 细胞，用完全 RPMI 1640 培养基离心洗涤后，用完全 RPMI

1640 培养基调整浓度，使 DC 与 T 细胞的浓度之比分别为 1∶5、1∶10、1∶20。

（6）将不同浓度的 DC 按 100μl/孔加入已经接种了 T 细胞的 96 孔圆底板中。设立 DC 空白对照组。T 细胞和 DC 的空白对照组加入等量完全 RPMI 1640 培养基。将培养板放入细胞培养箱中培养。

（7）培养 3～4 天后终止。小心收集含有 T 细胞的上清 150μl/孔，然后加入含有 CD4-FITC 或 KJ1-26-PE 和 7AAD 的标记液，10μl/孔，4℃孵育 15min，加入 PBS 至 200μl，移至流式上样管。

（8）FACS 高速上样。分析结果时，以 7AAD 阴性、CD4 或 KJ1-26 阳性的细胞作为活细胞，计算活细胞相对数。

（9）细胞培养上清可以用来检测 IL-2 和 IFN-γ 的浓度，反映 T 细胞的活化及增殖情况。

注意事项：此方法检测的是增殖后 T 细胞的组间相对数。为求得 T 细胞的绝对数量，可以在流式细胞仪上样之前，加入 1×10^5 个 3μm 荧光标记的珠子作为内参照，计数细胞后，利用公式：活细胞绝对数 =（活细胞相对数/珠子相对数 $\times 10^5$），计算 T 细胞绝对数。

六、混合淋巴细胞反应

反应性 T 细胞受到同种异体淋巴细胞（主要是 DC）表面异体组织相容抗原的刺激作用（主要是通过直接识别机制）发生增殖反应。本方法常用于临床鉴定组织相容性。另外，利用 ^{3}H-TdR 掺入法检测 T 细胞增殖灵敏度高，但容易造成同位素污染，逐渐被其他方法取代。

1. 试剂与材料

（1）反应细胞：来自脾、淋巴结、胸腺的淋巴细胞或纯化的 T 细胞和 T 细胞亚群。

（2）刺激细胞：同种异体小鼠脾细胞（H-2 位点不同）或人同种异体 PBMC，经照射或丝裂霉素 C 处理，或去除 T 细胞。

（3）96 孔圆底培养板。

（4）^{3}H 标记甲基胸腺嘧啶（^{3}H-TdR）。

（5）100% 乙醇。

（6）闪烁液。

（7）多孔收集器。

（8）玻璃纤维滤纸。

（9）β 液闪仪。

（10）液闪管。

2. 实验流程

（1）反应细胞的制备：根据预计细胞浓度准备反应细胞，然后倍比稀释至每孔 0.5×10^5、1×10^5、2×10^5 和 4×10^5 个细胞，每孔 100μl，各浓度设置 3 个复孔，每实验组应设立 3 个复孔。

（2）刺激细胞的制备：为避免刺激细胞中 T 细胞的增殖反应，可通过照射或丝裂霉素 C 处理抑制细胞增殖，或者去除 T 细胞。①丝裂霉素 C 处理：调整细胞浓度至 1×10^6/ml，加入丝裂霉素 C，至终浓度 25μg/ml，37℃、5% CO_2 孵育 30min。完全培养基离心洗涤 3 次去除残余丝裂霉素 C（丝裂霉素 C 应避光保存，用时新鲜配制）。②也可用射线照射（10～20Gy）灭活 T 细胞的方法。③从刺激细胞中去除 T 细胞：因小鼠外周 T 细胞均表达细胞表面抗原 Thy-1，因此可利用抗 Thy-1 单克隆抗体加补体的方法去除 T 细胞。还可进一步利用 Percoll 密度梯度离心法富集 APC，或者利用 MACS 阴性分选去除 T 细胞。

（3）每孔加入 100μl 经照射或丝裂霉素 C 处理或去除 T 细胞的刺激细胞（反应细胞与刺激细胞的比例应预先滴定）。单独反应细胞和单独刺激细胞作为阴性对照。

（4）37℃、5% CO_2 培养 5～7 天，结束培养前 18h 每孔加入 1μCi ^{3}H-TdR。

（5）用半自动样品收集器收集样品，并用 β 液闪仪检测 cpm 值。

（6）计算 Δcmp 值：用实验组（刺激组）3 个复孔的 cmp 平均值减去对照组（未加刺激剂组）3 个复孔的平均值，得出实验组的 Δcmp 值。

注意事项：反应时间依细胞类型和实验条件而定。

（王全兴）

参 考 文 献

[1] Steinman RM，Cohn ZA. Identification of a novel cell type in peripheral lymphoid organs of mice. I. Morphology，quantitation，tissue distribution[J]. J Exp Med，1973，137：1142-1162.

[2] 曹雪涛. 免疫学技术及其应用 [J]. 北京：科学出版社，2010.

[3] Ardavín C. Origin，precursors and differentiation of mouse dendritic cells[J]. Nat Rev Immunol，2003，3：582-590.

[4] Inaba K，Steinman RM，Pack MW，et al. Identification of proliferating dendritic cell precursors in mouse blood[J]. J Exp Med，1992，175：1157-1167.

[5] Caux C，Massacrier C，Vanbervliet B，et al. CD34$^+$ hematopoietic progenitors from human cord blood differentiate along two independent dendritic cell pathways in response to granulocyte-macrophage colony-stimulating factor plus tumor necrosis factor alpha：II. Functional analysis[J]. Blood，1997，90：1458-1470.

[6] Zhang M，Tang H，Guo Z，et al. Splenic stroma drives mature dendritic cells to differentiate into regulatory dendritic cells[J]. Nat Immunol，2004，5：1124-1133.

[7] Shi L，Luo K，Xia D，et al. DIgR2，dendritic cell-derived immunoglobulin receptor 2，is one representative of a family of IgSF inhibitory receptors and mediates negative regulation of dendritic cell-initiated antigen-specific T-cell responses[J]. Blood，2006，108：2678-2686.

[8] Saparov A，Kraus LA，Cong Y，et al. Memory/effector T cells in TCR transgenic mice develop via recognition of enteric antigens by a second，endogenous TCR[J]. Int Immunol，1999，11：1253-1264.

第十二章　常见 T 细胞亚群诱导分化

T 细胞全称 T 淋巴细胞，其在免疫系统中扮演着重要的角色。T 细胞来源于骨髓中的造血干细胞，其前体主要在胸腺内分化成熟，小部分在扁桃体内成熟。成熟后的 T 细胞通过淋巴和血液循环系统，分布到机体的免疫器官和组织中，从而发挥免疫功能，包括：识别和靶向病原体感染的细胞，并将其清除。T 细胞的类型与其发挥免疫功能密切相关，如记忆性 T 细胞能够在机体再次面对同一特异性抗原时产生迅速的二次免疫反应；细胞毒性 T 细胞能够直接对特定的靶细胞产生杀伤作用；效应性 T 细胞可以通过释放免疫反应相关细胞因子来调节功能免疫，对其他免疫细胞活性产生影响等。因此，T 细胞的作用在免疫系统中十分关键，而通过不同的 T 细胞表面标志来分离、鉴定和研究不同亚群的 T 细胞则十分必要。

第一节　常见 T 细胞亚群分类

T 细胞是一个异质性较高、表型与功能不均一的细胞群体，其关于 T 细胞亚群划分的原则和命名尚无统一的标准。根据 T 细胞表面受体（T-cell receptor，TCR）的不同，可分为 αβ T 细胞 γδ T 细胞；按细胞表面分化抗原（cluster of differentiation，CD）的不同，可分为 CD4$^+$ 和 CD8$^+$ 两大亚群；根据其免疫效应功能，可将 T 细胞分为辅助性 T 细胞（helper T cells，Th）、细胞毒性 T 细胞（cytotoxic T cell，CTL 或 Tc）等；根据所处的活化状态不同；可将 T 细胞分为初始 T 细胞（naïve T cell）、效应 T 细胞和记忆性 T 细胞。本章主要聚焦于部分经典的 CD4$^+$ T 细胞和 CD8$^+$ T 细胞亚群。

1. 初始 T 细胞、效应 T 细胞和记忆性 T 细胞　初始 T 细胞是指未受抗原刺激的成熟 T 细胞。初始 T 细胞富集在次级淋巴器官（如脾脏、淋巴结等），通过血液循环和淋巴循环执行免疫监

视功能。效应 T 细胞可表达高水平、高亲和力的 IL-2R 和黏附分子。效应 T 细胞能够向周围炎症组织迁移，存活期较短，但不参加淋巴细胞再循环。记忆性 T 细胞存活期长，能够长期对机体产生保护效应。记忆性 T 细胞对再次进入机体的相同抗原能产生比未致敏 T 细胞更迅速、更强烈的免疫应答，从而有效发挥免疫防御功能，并能防止长期寄生的低致病性病原体损伤机体。

从初始 T 细胞向效应 T 细胞的分化模型中，存在三个步骤：① TCR 信号激活并引发细胞因子受体的表达；②通过特定细胞因子受体的信号差异性地促进谱系特异性"主"转录因子的表达，其促进与特定 T 细胞表型相关基因的表达和抑制；③表型特异性转录因子诱导表观遗传变化并维持 T 细胞表型。

2. CD4$^+$ 辅助性 T 细胞　CD4$^+$ T 细胞作为效应 T 细胞的重要成分，参与免疫应答的各个阶段，并在免疫调节中发挥关键作用。初始 CD4$^+$ T 细胞是效应细胞和记忆 CD4$^+$ T 细胞亚群的前体，其细胞胞体小、含有细胞质少，能够表达 CD45RA、CCR7、CD62L、CD127 和 CD132 等 T 细胞标志物，但不表达功能活化相关的标志物如 CD25、CD69 或 CD45RO。根据表达的趋化因子、转录因子及分泌细胞因子的不同，CD4$^+$ T 细胞可分为 Th1、Th2、Th9、Th17、Th22、调节性 T 细胞（regulatory T cells，Treg）及滤泡辅助 T 细胞（T follicular helper cells，Tfh）。

不同的 Th 细胞亚群，分泌的细胞因子和发挥的免疫效应有所不同。其中，Th1 细胞主要分泌 IL-2、IFN-γ 和 TNF-β，发挥的免疫效应包括：活化巨噬细胞；诱导 B 细胞活化，分泌调理性抗体；抗胞内寄生微生物等。Th2 细胞主要分泌 IL-4、IL-5、IL-6 和 IL-10 等，发挥的免疫效应包括：诱导 B 细胞活化，分泌中和性抗体；抗胞外寄

生微生物；中和毒素等。Th9 细胞通过分泌 IL-9、IL-10 和 IL-21 等发挥免疫学作用；Th17 细胞通过分泌 IL-17 参与固有免疫和某些炎症的发生；Th22 通过分泌 IL-22 参与多种炎症性疾病；Tfh 细胞通过分泌 IL-21 发挥作用。Treg 细胞可保持免疫系统受控，一旦发生了免疫反应，这类细胞可确保反应得到终止。这种调节机制抑制了免疫活性，从而防止过度免疫反应。正常运作的 Treg 细胞对预防自身免疫病至关重要。

3. CD8⁺ 细胞毒性 T 细胞 CD8⁺ T 细胞是适应性免疫的一个重要分支，可识别感染因子在与宿主细胞结合后释放的抗原，生物学功能为特异性杀伤肿瘤细胞，攻击颗粒性抗原和异常的自身细胞，不受补体与抗体的影响，可连续杀伤靶细胞。其杀伤靶细胞主要包括两种机制：细胞裂解（分泌穿孔素、颗粒酶、颗粒溶解素和淋巴毒素）和细胞凋亡（Fas/FasL）。细胞毒性 T 细胞的主要表面标志是 CD8，也被称为杀手 T 细胞。

依据分泌的细胞因子不同，Tc 细胞活化后可主要分化为若干亚群：Tc1、Tc2、Tc17 及 CD8⁺ 调节性 T 细胞等。其中，Tc1 细胞主要由 IL-12 和 IFN-γ 诱导 CD8⁺ T 细胞分化而成，Tc2 细胞主要由 IL-4 诱导 CD8⁺ T 细胞分化而成，Tc17 细胞主要由 IL-6 和 TGF-β 诱导的 CD8⁺ T 细胞分化而成。CD8⁺ 的 Tc 细胞亚群与 CD4⁺ 的 Th 细胞亚群在细胞因子分泌谱上存在着相似之处：Tc1 与 Th1 均分泌 IL-2、IFN-γ 等Ⅰ型细胞因子，Tc2 与 Th2 均分泌 IL-4、IL-5、IL-6 和 IL-10 等Ⅱ型细胞因子，而 Tc17 与 Th17 均分泌 IL-17、IL-21 等细胞因子。

第二节 CD4⁺ T 细胞亚群诱导分化

一、Th1、Th2 和 Th17 细胞诱导分化

Th1 细胞产生 IFN-γ、粒细胞 - 巨噬细胞集落刺激因子（granulocyte-macrophage colony-stimulating factor，GM-CSF）、IL-2 和肿瘤坏死因子（tumor necrosis factor，TNF-α/β）。细胞内细菌、真菌和病毒的感染可导致 DC 和自然杀伤细胞产生细胞因子，从而诱导初始 T 细胞向 Th1 分化。IL-12、IL-18 和 IFN-γ 促进 Th1 分化，而 IL-4、IL-10 和 TGF-β 抑制 Th1 分化。在活化时，Th1 的关键转录因子是 T-bet，其可通过促进 IFN-γ 和 IL-12Rβ2 表达来增强 Th1 表型。

Th2 细胞能够产生 IL-4、IL-5、IL-9、IL-10 和 IL-13，主要作用为对抗细胞外多细胞寄生虫的免疫反应，其发挥功能的协同细胞为肥大细胞、嗜酸性粒细胞及嗜碱性粒细胞，以及产生 IgE 的 B 细胞和分泌 IL-4/IL-5 的 T 细胞等，Th2 细胞主要的转录因子为 STAT6 和 GATA。在体内，Th2 分化需要由嗜碱性粒细胞、嗜酸性粒细胞、肥大细胞、NKT 细胞或已分化的 Th2 细胞产生的 IL-4 来诱导驱动。初始 T 细胞能够表达共刺激分子（CD28 和 ICOS），并介导 IL-4R/STAT6 信号传导，从而促进 IL-4 转录和转录因子 c-Maf 和 GATA3 的产生。c-Maf 通过促进 IL-4 和抑制 IFN-γ 的产生来帮助初始 T 细胞向 Th2 分化。GATA3 主要是通过促进 IL-5 和 IL-13 的产生，促进初始 T 细胞向 Th2 细胞分化。在体外，Th2 细胞分化的关键步骤是在 T 细胞活化期间存在外源性 IL-4 供给，并且不存在 IFN-γ 刺激。

Th17 细胞能够产生 IL-17A/F、IL-21、IL-22、IL-26、GM-CSF 和 TNF-α，其主要功能为对抗细胞外细菌及霉菌的免疫反应，其分化受到 IL-1β、IL-6、IL-23 和 TGF-β 的诱导。而Ⅰ型干扰素、IFN-γ 和 IL-4 的存在会影响 Th17 细胞分化。Th17 细胞发挥功能的协同细胞为中性粒细胞，能够产生 IgG/IgA/IgM 的 B 细胞以及分泌 IL-17 的 CD4⁺ T 细胞等，其主要的转录因子为 STAT3、维甲酸相关核孤儿受体 γt（retinoid-related orphan nuclear γt，RORγt）等。Th17 细胞借助其效应性细胞因子 IL-17 与 TNF-α 一起通过诱导黏附分子、促炎细胞因子如 IL-6、趋化因子、前列腺素 E2 和基质金属蛋白酶的表达来产生强烈的炎症反应。

为了诱导 Th1、Th2 和 Th17 细胞的分化，首先需要采用非特异性或特异性活化的方式使 Naïve T 细胞活化。非特异性 Th 细胞反应常采用包被的抗 CD3 和可溶性抗 CD28 诱导，或者在抗原提呈细胞的辅助下采用可溶性抗 CD3 抗体进行诱导。而抗原特异性 Th 细胞反应常见的类型有两种，一种是以同种异型细胞作为抗原诱导的同种异型反应性 T 淋巴细胞反应，另一种则为可溶性抗原在同型的抗原提呈细胞的提呈下诱导的 TCR 转基因小鼠来源 CD4⁺ T 淋巴细胞反应。

为了获得具有不同细胞因子分泌特点与功能特征的 Th 细胞，一般可在诱导 Th 细胞反应时加入外源性细胞因子，同时联合应用细胞因子阻断性抗体以使 Naïve T 细胞向特定方向分化。简而言之，Th1 的诱导需要加入 IFN-γ、IL-12 与抗 IL-4 抗体，Th2 的诱导需要加入 IL-4、抗 IFN-γ 与抗 IL-12 抗体，而 Th17 的诱导需要加入 TGF-β、IL-6、抗 IFN-γ 与抗 IL-4 抗体。在相应的培养条件下诱导 4 天以上，即可培养出相应的 Th1、Th2 和 Th17 细胞。为了鉴定 Th1、Th2 和 Th17 细胞是否已被成功诱导，可以采用的方法主要有两种：①采用诱导时的活化方式对细胞进行再刺激，一段时间后（一般为 24h）检测上清中 Th1、Th2 和 Th17 相关的细胞因子（Th1 为 IFN-γ 与 IL-2，Th2 为 IL-4、IL-5 与 IL-13，Th17 为 IL-17）；②采用 T 细胞非特异性活化剂佛波酯（PMA）、联合离子霉素（Ionomycin）和蛋白转运抑制剂（Brefeldin A）再刺激细胞 4h，通过胞内染色检测细胞内各种细胞因子的表达情况。

这里我们以抗 CD3 和抗 CD28 抗体联合诱导非特异性 CD4+ T 细胞反应产生 Th1、Th2 和 Th17 为例进行介绍。

1. 试剂与材料

（1）C57BL/6J 小鼠（雌性，6~8 周龄，SPF 级）。

（2）RBC 裂解液。

（3）抗 CD3 抗体。

（4）抗 CD28 抗体。

（5）rm IL-12。

（6）rm IL-4。

（7）抗 IL-4 抗体。

（8）抗 IL-12 抗体。

（9）抗 IFN-γ 抗体。

（10）含 10% FBS 的 RPMI 1640 完全培养基（额外加入 2mmol/L L- 谷氨酰胺，10mmol/L HEPES，1mM 丙酮酸钠，下同）。

（11）PMA。

（12）Ionomycin。

（13）Brefeldin A。

（14）96 孔圆底细胞培养板。

（15）流式细胞仪。

2. 实验流程

（1）包被：诱导分化的前一天，用终浓度为 5μg/ml 抗 CD3 抗体包被 96 孔圆底细胞培养板，4℃过夜。

（2）初始细胞的制备：取 C57BL/6J 小鼠的脾脏并制成单细胞悬液，采用磁珠分选 CD4+ 细胞，获得 Naïve T 细胞后用含 10% FBS 的 RPMI 1640 调整细胞浓度为 2×10^6/ml，在 96 孔圆底细胞培养板的每孔中加入 50μl 的 Naïve T 细胞（1×10^5 个），每组设 3 复孔。

（3）每孔加入终浓度为 2μg/ml 的抗 CD28 抗体。

（4）诱导 Th1 时：加入终浓度为 10ng/ml IL-12 和 10μg/ml 抗 IL-4。

（5）诱导 Th2 时：加入终浓度为 10ng/ml IL-4、10μg/ml 抗 IFN-γ 和 10μg/ml 抗 IL-12。

（6）诱导 Th17 时：加入终浓度为 2ng/ml TGF-β、10ng/ml IL-6、20μg/ml 抗 IFN-γ 和 10μg/ml 抗 IL-4。

（7）用含 10% FBS 的 RPMI 1640 将每孔的总体积均补至 200μl，混匀后将 96 孔圆底细胞培养板置于 37℃，5% CO_2 的细胞培养箱中培养 4 天。

（8）培养 4 天后收集分化的 Th1、Th2 和 Th17 细胞，鉴定相应的细胞因子分泌情况。可采用：

1）将分化的细胞采用诱导时相同的活化方式对细胞进行再刺激，活化 24h 后收集上清，ELISA 检测上清中 Th1、Th2 和 Th17 相关的细胞因子（Th1 为 IFN-γ、IL-2，Th2 为 IL-4、IL-5、IL-13，Th17 为 IL-17）。

2）采用胞内染色法检测细胞内各种细胞因子的表达情况，即将细胞采用 5ng/ml PMA、500ng/ml Ionomycin 和 10μg/ml Brefeldin A 共存在的条件下再刺激 4h，然后采用荧光标记的抗细胞因子抗体进行胞内染色标记，通过流式细胞仪上样检测分析。

3. 关键问题

（1）本实验中的各种细胞因子与阻断性抗体起决定性作用，将会直接影响 Th 细胞的分化方向与分化效率，因此应确保各种细胞因子与抗体的良好活性，应注意保存在 -20℃或 -80℃的环境，同时应避免反复冻融。

（2）有研究表明 IL-23 和 IL-21 对 Th17 的分化发育与功能具有重要促进作用，也可加入诱导体系中，更好地诱导 Th17 的分化。

二、Th9 和 Th22 细胞诱导分化

细胞因子白细胞介素（interleukin，IL）-9 曾被归为 Th2 细胞的特征性细胞因子，而近年来研究者们发现，TGF-β 和 IL-4 可以共同作用来诱导产生以分泌 IL-9 和 IL-10 为主的新型 CD4⁺ T 细胞亚群，这种新型 T 细胞亚群不表达 Th1、Th2、Treg、Th17 等已知 T 细胞亚群的转录因子如 GATA-3、Foxp3 及 RORγt，其中 GATA-3 在 Th9 分化初期一度出现。它的主要转录因子是 PU.1 和干扰素调节因子 4（interferon response factor4，IRF4），这种 T 细胞亚群被命名为 Th9 细胞，在多种炎症性疾病如过敏性炎症中发挥重要作用，它对抗寄生虫感染特别是线虫起着重要作用，成为近年来的研究热点。其中，Th9 细胞的特征性细胞因子 IL-9，是 T 细胞、肥大细胞和造血干细胞的重要生长因子，其通过阻止细胞凋亡发挥作用。

Th22 细胞亦为较新定义的一类 CD4⁺ T 细胞功能亚群，其表达 CCR6、CCR4 和 CCR10 趋化因子受体，特征性产生 IL-22、IL-13，不产生 IL-4、IL-17 与 IFNγ。IL-6 与 TNF 共同作用能够诱导初始 CD4⁺ T 细胞向 Th22 细胞分化，而 TGF-β 则能抑制 Th22 的分化。IL-22R 则主要在皮肤、消化道、呼吸道等与外界相通的上皮组织细胞中表达，尤其是在皮肤的角质形成细胞中有着高表达，而骨髓、外周血单个核细胞、胸腺或脾脏中均无 IL-22R 的表达。因此，Th22 细胞主要参与皮肤的自稳调节和病理状态。在正常情况下，与其他细胞亚群互相调控，使机体处于平衡状态。

这里我们介绍一种联合运用抗 CD3 抗体与抗 CD28 抗体来活化 Naïve T 细胞并诱导 Th9 和 Th22 细胞的极化实验。

1. 试剂与材料
（1）C57BL/6J 小鼠（雌性，6～8 周龄，SPF 级）。
（2）RBC 裂解液。
（3）抗 CD3 抗体。
（4）抗 CD28 抗体。
（5）含 10% FBS 的 RPMI 1640 完全培养基。
（6）抗 IFN-γ 抗体。
（7）Brefeldin A。
（8）PMA。
（9）Ionomycin。

（10）96 孔圆底细胞培养板。
（11）流式细胞仪。
（12）用于 Th9：rm IL-4、rm IL-2 及 rh TGF-β1。
（13）用于 Th22：抗 IL-10 抗体、rm IL-1β、rm IL-23、rm IL-6、FICZ 及 Galunisertib。

2. 实验流程
（1）包被：诱导分化的前一天，用终浓度为 5μg/ml 抗 CD3 抗体包被 96 孔圆底细胞培养板，4℃过夜。

（2）初始细胞的制备：取 C57BL/6J 小鼠的脾脏并制成单细胞悬液，采用磁珠分选 CD4⁺ 细胞，获得 Naïve T 细胞后用含 10% FBS 的 RPMI 1640 调整细胞浓度为 2×10^6/ml，在 96 孔圆底细胞培养板的每孔中加入 50μl 的 Naïve T 细胞（1×10^5），每组设 3 个复孔。

（3）每孔加入终浓度为 2μg/ml 的抗 CD28 抗体。

（4）诱导 Th9 时：加入终浓度为 10ng/ml 的 TGF-β1、10ng/ml IL-4、20ng/ml IL-2 以及 10μg/ml 抗 IFN-β 抗体进行培养。

（5）诱导 Th22 时：加入终浓度为 10ng/ml 的 IL-1β、30ng/ml 的 IL-6、20ng/ml 的 IL-23、400nmol/L 的 FICZ、10μmol/L 的 Galunisertib、10mg/ml 抗 IL-4 抗体、10mg/ml 抗 IL-10 抗体以及 10mg/ml 抗 IFN-γ 抗体进行培养。

（6）用含 10% FBS 的 RPMI 1640 将每孔的总体积均补至 200μl，混匀后将 96 孔圆底细胞培养板置于 37℃，5% CO_2 的细胞培养箱中培养 3 天。

（7）培养 3 天后收集分化的 Th9、Th22 细胞，鉴定相应的细胞因子 IL-9、IL-22 的分泌情况。常用的方法：

1）将分化的细胞采用诱导时相同的活化方式对细胞进行再刺激，活化 24h 后收集上清，ELISA 检测上清中 IL-9、IL-22 的水平。

2）采用胞内染色法检测细胞内各种细胞因子的表达情况，即将细胞采用 5ng/ml PMA、500ng/ml Ionomycin 和 10μg/ml Brefeldin A 共存在的条件下再刺激 4h，然后采用荧光标记的抗 IL-9、IL-22 抗体进行胞内染色标记，通过流式细胞仪上样检测分析。

三、滤泡辅助性T细胞诱导分化

滤泡辅助性T细胞（T follicular helper cells，Tfh）是主要负责辅助B细胞的T细胞亚群。Tfh上表达的CD40L^{hi}和ICOS^{hi}分别与B细胞上的CD40和ICOSL结合，以及Tfh所分泌的IL-21，它们在刺激B细胞的增殖、分化以及免疫球蛋白类别的转换中起着十分重要的作用。此外，表达CXCR5的Tfh在淋巴滤泡处FDC产生的CXCL13趋化下，被募集到淋巴滤泡并与B细胞共定位和相互作用。因此，CXCR5成为Tfh迁移、定位重要的"转运分子"（trafficking molecules），也是Tfh细胞重要的表面标志。Bcl-6目前认为是可能控制初始T细胞分化为Tfh的关键转录因子。

这里我们介绍一种联合运用抗CD3抗体与抗CD28抗体来活化Naïve T细胞并诱导Tfh细胞的分化方法。

1. **试剂与材料**

（1）C57BL/6J小鼠（雌性，6～8周龄，SPF级）。

（2）RBC裂解液。

（3）抗CD3抗体。

（4）抗CD28抗体。

（5）抗IL-4抗体。

（6）抗IL-12抗体。

（7）抗IFN-γ抗体。

（8）抗TGF-β抗体。

（9）rm IL-6。

（10）rm IL-21。

（11）含10% FBS的RPMI 1640完全培养基。

（12）96孔圆底细胞培养板。

（13）流式细胞仪。

2. **实验流程**

（1）包被：诱导分化的前一天，用终浓度为1μg/ml抗CD3抗体包被96孔圆底细胞培养板，4℃过夜。

（2）初始细胞的制备：取C57BL/6J小鼠的脾脏并制成单细胞悬液，采用磁珠分选CD4$^+$细胞，获得Naïve T细胞后用含10% FBS的RPMI 1640调整细胞浓度为2×10^6/ml，在96孔圆底细胞培养板的每孔中加入50μl的Naïve T细胞（1×10^5），每组设3个复孔。

（3）每孔加入终浓度为1μg/ml抗CD28抗体。

（4）每孔加入终浓度为20μg/ml抗IFN-γ抗体，20μg/ml抗IL-4抗体，20μg/ml抗IL-12抗体，20μg/ml抗TGF-β1抗体，100ng/ml的IL-6和50ng/ml IL-21。

（5）用含10% FBS的RPMI 1640将每孔的总体积均补至200μl，混匀后将96孔圆底细胞培养板置于37℃，5% CO$_2$的细胞培养箱中培养4天。

（6）培养4天后收集分化的Tfh细胞，进行鉴定。

四、调节性T细胞诱导分化

胸腺来源的调节性T细胞（regulatory T cells，Treg）是一类具有较低增殖能力，能够抑制免疫反应的细胞群，在免疫病理、移植物耐受、阻止自身免疫反应和维持机体免疫平衡方面发挥重要作用。Treg细胞在体内外具有调节功能，根据其表面标记、产生的细胞因子和作用机制的不同，Treg细胞可分为两类：一类是自然Treg细胞，即天然生成CD4$^+$ Treg细胞，另一类为适应性Treg细胞，它包括Tr1细胞、Th3细胞及CD8$^+$ Treg细胞等多种亚型。它们作为免疫调节剂的作用和抑制T细胞应答的有效能力一直是自身免疫的研究焦点。

体内自然产生Treg约占外周血CD4$^+$ T细胞的10%。在体外研究发现，Treg细胞可以通过初始T细胞活化，同时受到抗CD3抗体、抗CD28抗体、IL-2、TGF-β和IL-10等共刺激信号的刺激诱导产生。这样产生的Treg细胞称为iTreg，它能够表达Treg的表面标志CD25，也能表达Foxp3。

1. **试剂与材料**

（1）C57BL/6J小鼠（雌性，6～8周龄，SPF级）。

（2）RBC裂解液。

（3）抗CD3抗体。

（4）抗CD28抗体。

（5）rh TGF-β。

（6）rm IL-2。

（7）含10% FBS的RPMI 1640完全培养基。

（8）96孔圆底细胞培养板。

（9）流式细胞仪。

2. **实验流程**

（1）包被：诱导分化的前一天，用终浓度为2.5μg/ml抗CD3抗体包被96孔圆底细胞培养板，4℃过夜。

（2）初始细胞的制备：取 C57BL/6J 小鼠的脾脏并制成单细胞悬液，采用磁珠分选 CD4$^+$ 细胞，获得 Naïve T 细胞后用含 10% FBS 的 RPMI 1640 调整细胞浓度为 2×10^6/ml，在 96 孔圆底细胞培养板的每孔中加入 50μl 的 Naïve T 细胞（1×10^5），每组设 3 个复孔。

（3）每孔加入终浓度为 2μg/ml 的抗 CD28 抗体。

（4）每孔加入终浓度为 1 000U/ml（40ng/ml）的 IL-2 和 5ng/ml 的 TGF-β。

（5）用含 10% FBS 的 RPMI 1640 将每孔的总体积均补至 200μl，混匀后将 96 孔圆底细胞培养板置于 37℃，5% CO$_2$ 的细胞培养箱中培养 4 天。

（6）培养 4 天后收集分化的 Treg 细胞，进行鉴定。

3. Treg 诱导分化的鉴定

（1）在蛋白质水平可以用流式细胞术检测 CD25 与 Foxp3 的表达情况以及阳性细胞的比例。

（2）在 RNA 水平可以用 real time PCR 检测 Foxp3 mRNA 的表达情况。

五、调节性 T 细胞体外扩增

获得大量的 Treg 细胞是研究其功能的前提。正常情况下淋巴结、脾脏及外周血中都存在一定数量的 Treg 细胞，可以通过 CD 标记，免疫磁珠分选法或流式分选法获得 Treg 细胞。而细胞因子 IL-33 作为 IL-1 家族成员可以驱动 1 型和 2 型免疫，并促进体外和体内 Treg 的深度扩增。经由 IL-33 刺激所扩增的 Treg 表达 IL-33 受体 ST2 及 Treg 细胞表型和抑制功能相关的经典标志物。本节主要介绍运用磁珠分选技术来分离纯化 Treg 细胞，并通过 IL-33 和 CD11c$^+$ BMDC 进行体外扩增的方法。

1. 试剂与材料

（1）C57BL/6J 小鼠（雌性，6～8 周龄，SPF 级）。

（2）小鼠 CD4$^+$ T 细胞分离试剂盒。

（3）CD25-PE。

（4）抗 PE 磁珠。

（5）MACS 缓冲液：BSA 2.5g+EDTA 0.372 24g+PBS 到 500ml。

（6）RBC 裂解液。

（7）PBS。

（8）含 10% FBS 的 RPMI 1640 完全培养基。

（9）FBS/EDTA 溶液：500ml PBS，0.5% FBS，2mmol/L EDTA。

（10）CD11c$^+$ BMDC。

（11）rm IL-33。

（12）40μm 细胞筛。

（13）96 孔圆底细胞培养板。

（14）流式细胞仪。

2. 实验流程

（1）初始细胞的制备：取 C57BL/6J 小鼠的脾脏并制成单细胞悬液，采用磁珠分选 CD4$^+$CD25$^+$ 细胞，获得 CD4$^+$CD25$^+$ 细胞后用含 10% FBS 的 RPMI 1640 调整细胞浓度为 2×10^6/ml，在 96 孔圆底细胞培养板的每孔中加入 50μl 的 CD4$^+$CD25$^+$ T 细胞（1×10^5），每组设 3 个复孔。

（2）在 96 孔 U 形底板中，加入纯化的 CD11c$^+$ BMDC 和 CD4$^+$CD25$^+$T 细胞（DC：T 细胞比例为 1：10，总体积为 200μl）。

（3）向每孔加入终浓度为 10ng/ml 的 rm IL-33。

（4）将细胞在 37℃，5% CO$_2$ 的细胞培养箱中培养 5 天。

3. 关键问题

（1）细胞悬液过分选柱前最好用细胞筛过滤一遍，避免细胞成团，堵塞分选柱从而影响分选效果。

（2）细胞悬液过柱、缓冲液洗涤时均要注意不要有气泡产生。

（3）所有的操作步骤要求快而稳，尽可能保持细胞在低温环境下工作，所用的试剂、缓冲液也要事先预冷，防止细胞、抗体失活和非特异性的产生。

（4）在使用 CD11c$^+$ BMDC 和 IL-33 的体外 Treg 扩增期间不需要 IL-2。添加外源性 IL-2 不会使 Treg 扩增高于此方法所能达到的水平，并且 IL-33 可以刺激 DC 分泌 IL-2 用于 Treg 的扩增。

第三节　CD8$^+$ T 细胞诱导分化

一、CD8$^+$ T 细胞体外扩增

细胞毒性 T 细胞的活化除了可以通过表面 TCR 来识别第一类 MHC 分子之外，还能借助其自身 CD28 来接受来自 CD80 或 CD86（又称 B7-1

和B7-2）的信号刺激，此类信号由辅助型T细胞表达，CD80和CD86在T细胞活化中扮演着"协同刺激信号"的角色，并能够增强TCR信号。此外，CD8+ T细胞的活化与分化亦接受炎症性细胞因子的刺激，如I型干扰素、IL-27、IL-12等，这类细胞因子信号能够影响CD8+ T细胞的存活、增殖与分化方向，如若是缺少IFN-γ和IL-12的刺激，则CD8+ T细胞会向IL-7Rα^{hi}的记忆前体细胞方向分化。人体适应性免疫的一个主要特征是针对先前遇到的病原体产生免疫记忆，而记忆CD8+ T细胞在这种对宿主的终生保护中起主要作用，在此期间，记忆CD8+ T细胞能够响应IL-7/15细胞因子经历程度不同的抗原非依赖性增殖。

这里我们介绍一种利用IL-7刺激，在体外扩增鼠CD8+ T细胞的方法。

1. 试剂与材料

（1）C57BL/6J小鼠（雌性，6～8周龄，SPF级）。

（2）RBC裂解液。

（3）抗CD3抗体。

（4）抗CD28抗体。

（5）rm IL-7。

（6）rm IL-2。

（7）含10% FBS的RPMI 1640完全培养基，额外加入1% ITS：胰岛素（1.7μmol/L）、转铁蛋白（68.8μmol/L）和亚硒酸钠（3.9nmol/L）。

（8）6孔细胞培养板。

（9）流式细胞仪。

2. 实验流程

（1）包被：诱导分化的前一天，用终浓度为0.5μg/ml抗CD3抗体和5μg/ml抗CD28抗体包被6孔细胞培养板，每孔5ml，4℃过夜。

（2）初始细胞的制备：取C57BL/6J小鼠的脾脏并制成单细胞悬液，采用磁珠分选CD8+细胞，获得CD8+ T细胞后含10% FBS的RPMI 1640调整细胞浓度，在6孔细胞培养板的每孔中加入5×10^6细胞。

（3）将6孔细胞培养板置于37℃，5% CO_2的细胞培养箱中培养1天。

（4）加入终浓度为0.5ng/ml的IL-7和终浓度为30U/ml的IL-2。将6孔细胞培养板置于37℃，5% CO_2的细胞培养箱中继续培养1天。

（5）收集细胞并计数，重新在6孔细胞培养板

每孔中加入1×10^6细胞，更换新的培养液，并加入终浓度为0.5ng/ml的IL-7和终浓度为30U/ml的IL-2。将6孔细胞培养板置于37℃，5% CO_2的细胞培养箱中继续培养1天。

二、记忆性CD8+ T细胞分化诱导

naïve CD8+ T细胞在接触抗原后被诱导发生克隆扩增。其中，一部分效应性CD8+ T细胞会在克隆收缩阶段分化成为记忆性T细胞，这些细胞对机体二次免疫应答至关重要。然而，在体内环境中，记忆性T细胞所占比例很小，极大地阻碍了对其迁移能力、基因调控等生物学过程的研究。因此，在此介绍一种在体外获得大量CD44^{hi}CD62L^{hi}记忆性T细胞的方法。

1. 试剂与材料

（1）OT-1 CD8 TCR转基因小鼠（雌性，6～8周龄，SPF级）。

（2）rm IL-15。

（3）含10% FBS的RPMI 1640完全培养基。

（4）24孔细胞培养板。

（5）细胞培养瓶。

（6）OVA257-264合成肽段。

（7）流式细胞仪。

（8）Anti-CD44 PerCpCy5.5。

（9）Anti-CD62L APC。

2. 实验流程

（1）制备OT-1 CD8 TCR转基因小鼠脾脏单细胞悬液，使用红细胞裂解液裂解红细胞，用PBS清洗两次。

（2）用1ml培养液重悬细胞，加入终浓度为1μmol/L的OVA257-264合成肽段。置于37℃，5% CO_2的细胞培养箱中培养1h。

（3）以1 500r/min、4℃离心3min，并用培养基清洗1次。

（4）用12ml培养液重悬细胞，并以每孔1ml加入24孔细胞培养板。置于37℃，5% CO_2的细胞培养箱中培养2天。

（5）收集悬浮细胞，用5ml培养基重悬，并加入到2.5ml Ficoll分离液中。

（6）以2 000r/min、在4℃离心15min。

（7）将悬液夹层间的细胞转移到15ml离心管，并加入培养基。

（8）以 1 500r/min 在 4℃ 离心 3min。

（9）用 24ml 培养液重悬细胞，加入终浓度为 20ng/ml 的 IL-15。将 T75 培养瓶置于 37℃，5% CO_2 的细胞培养箱中培养 4 天。

（10）收集细胞，使用 Ficoll 离心。

（11）用 40ml 培养液重悬细胞，加入终浓度为 20ng/ml 的 IL-15。将 T75 培养瓶置于 37℃，5% CO_2 的细胞培养箱中培养 2 天。

（12）每两天更换一次培养基，共可培养 7～9 天。此时，超过 90% 的活细胞是 $CD8^+$、$V\alpha2^+$ 和 $V\beta8^+$ 细胞。

（13）收集细胞，在冰上使用 Anti-CD44 PerCp-Cy5.5 和 Anti-CD62L APC 抗体染色 15min。清洗细胞，流式上机检测。

各类 T 细胞亚群的生物特征见表 12-1。

表 12-1　各类 T 细胞亚群生物学特性

亚群	诱导其分化的细胞因子	分泌的细胞因子	主要转录因子	趋化因子受体	目标细胞	功能
Th1	IL-12 IFN-γ	IFN-γ LTα IL-2 TNF-α	T-bet	CXCR3	巨噬细胞	清除胞内感染病原微生物（如结核杆菌）
Th2	IL-4 IL-2	IL-4 IL-5 IL-13	GATA-3	CXCR4/CRTh2	嗜酸性粒细胞	清除蠕虫等寄生虫
Th9	TGF-β IL-4	IL-9 IL-10	PU.1 IRF4	CCR6/CCR4	中性粒细胞 肥大细胞	抗线虫等寄生虫感染
Th17	IL-6 IL-1β TGF-β	IL-17 IL-17F IL-22 IL-21	RORγt	CCR6/CCR4	中性粒细胞	清除细菌、真菌和病毒
Th22	IL-6 TNF	IL-22 IL-13 IFN-γ	AHR	CCR6/CCR4/CCR10	肝脏、皮肤等表达 IL-22R1 的组织细胞	清除细菌、病毒
Treg	TGF-β IL-12	TGF-β IL-10	FOXP3	CCR7/CCR6	树突状细胞 T 细胞	免疫平衡
Tfh	IL-21	IL-21	Bcl-6	CXCR5	B 细胞	产生抗体
Tc1	IL-12 IFN-γ	IFN-γ IL-2	T-bet	CXCR3	T 细胞	介导接触性过敏反应
Tc2	IL-4	IL-4 IL-5 IL-6 IL-10	GATA-3	CXCR4/CCR3	B 细胞	抗病毒感染
Tc17	IL-6 TGF-β	IL-17 IL-21	RORγt STAT3	CCR2	中性粒细胞	抗感染免疫

（王宏林）

参 考 文 献

[1] Saravia J，Chapman N M，Chi H. Helper T cell differentiation[J]. Cell Mol Immunol, 2019, 16（7）: 634-643.

[2] Muranski P，Restifo N P. Essentials of Th17 cell commitment and plasticity[J]. Blood, 2013, 121: 2402-2414.

[3] Reed J, Wetzel S A. CD4 + T Cell Differentiation and Activation in Immunotoxicity Testing[M]. New York: Humana Press, 2018.

[4] Lewis M D, de Leenheer E, Fishman S, et al. A reproducible method for the expansion of mouse CD8 + T lymphocytes[J]. J Immunol Methods, 2015, 417: 134-138.

[5] Kim M V, Ouyang W, Liao W, et al. Murine In vitro Memory T Cell Differentiation[J]. Bio-protocol, 2014, 4: e1171.

第十三章　B 淋巴细胞功能检测

B 淋巴细胞来源于哺乳动物骨髓和鸟类法氏囊,简称 B 细胞。B 细胞在骨髓经历骨髓干细胞、淋巴样祖细胞和前 B 细胞的分化过程,迁入到外周免疫器官,逐步分化发育为成熟 B 细胞。成熟 B 细胞定居于脾脏、淋巴结,主要分布于脾小结、脾索及淋巴小结、淋巴索及消化道黏膜下的淋巴小结中,占外周血淋巴细胞总数的 20%～25%。在抗原刺激后,B 细胞增殖分化为浆细胞,合成抗体介导体液免疫,还能作为抗原提呈细胞摄取、加工和提呈抗原给 T 淋巴细胞。B 细胞同时还能分泌细胞因子(如 IL-2、IL-4、IL-5、IL-10 及 TGF-β 等)调节免疫应答。

B 细胞表面存在多种膜分子,包括细胞表面分化抗原和膜型免疫球蛋白(SmIg),在分化的不同阶段和不同的定居位置,B 细胞表达的表面分子不尽相同,因此,可以根据表面分子的表达来判断 B 细胞分化的阶段和功能状态(表 13-1)。

第一节　B 淋巴细胞分离

根据 B 细胞的多种生物学特性,如 B 细胞黏附特性、B 细胞高表达 CD19 及 CD20 分子、具有膜免疫球蛋白等,可利用尼龙毛柱富集 B 细胞法、流式细胞术等将 B 细胞与其他细胞进行分离(参见相关章节),下面仅介绍常用的 B 细胞磁珠分选法。

免疫磁珠法分正选法和负选法,也称阳性分选法和阴性分选法。阳选法 - 磁珠结合的细胞就是所要分离获得的细胞;阴选法 - 磁珠结合的细胞为不需要细胞。该方法操作简便、快捷,能够在短时间内分选出大量纯度较高的 B 细胞,从而保证细胞活性。本节以 MACS 免疫磁珠细胞分离法为例,阐述直接阳选 CD19+(B220)细胞即 B 细胞,该方法分离出的细胞纯度高,而且其磁性材料可以被生物降解而不影响细胞活性。

1. 试剂与材料

(1)小鼠或人淋巴细胞悬液。

(2)小鼠或人 CD19 阳选免疫磁珠。

(3)Midi MACS 分离磁铁、MACS 多用支架及 LS 分选柱。

(4)含 10% FCS 的 RPMI 1640 培养液。

(5)分选缓冲液(含 0.5% BSA 的无菌 PBS 液)。

表 13-1　B 细胞亚群表型特征比较

位置	B 细胞亚群	表型
骨髓	未成熟 B 细胞	sIgM^{high}sIgD$^{-/low}$CD62L$^-$CD21/35$^{-/low}$CD23$^-$
	T2 样 B 细胞	sIgM^{high}sIgD^{high}CD62L$^+$CD21/35^{low}CD23$^+$
	成熟 B 细胞	sIgM^{low}sIgD^{high}CD62L$^+$CD21/35^{low}CD23$^+$
脾脏	过渡 T1-B 细胞	sIgM^{high}sIgD$^{-/high}$CD62L$^-$CD21/35$^{-/low}$CD23$^-$
	过渡 T2-B 细胞	sIgM^{high}sIgD^{high}CD62L$^+$CD21/35^{low}CD23$^+$
	过渡 T3-B 细胞	sIgM^{low}sIgD^{high}HCD62L$^+$CD21/35^{low}CD23$^+$
	滤泡 I 型 B 细胞	sIgM^{low}sIgD^{high}CD62L$^+$CD21/35^{int}CD23$^+$
	滤泡 II 型 B 细胞	sIgM^{high}sIgD^{high}CD62L$^+$CD21/35^{int}CD23$^+$
	边缘区 pro-B 细胞	sIgM^{high}CD1d$^+$sIgD^{high}CD21/35^{high}CD23$^+$
	边缘区 B 细胞	sIgM^{high} CD1d$^+$sIgD^{low}CD21/35^{high}CD23$^-$

注:所有细胞均为 CD19$^+$B220$^+$sIgM$^+$

（6）15ml 无菌离心管、3ml 移液滴管。

（7）低温离心机、超净台。

2. 实验流程

（1）洗涤细胞悬液：①分离人外周血 PBMC 后，用 4℃预冷的分选缓冲液洗涤细胞 2 次，重悬细胞 $1 \times 10^8/500\mu l$；②分离小鼠脾脏单个核细胞，取 2～3 只小鼠的脾脏制备单个核细胞，去除红细胞后用 4℃预冷的无菌分选缓冲液洗涤细胞 2 次，重悬细胞 $1 \times 10^8/500\mu l$。

（2）孵育免疫磁珠：加入 CD19⁺ MicroBeads $20\mu l/1 \times 10^7$ 个细胞，混匀，4℃避光 15min。

（3）安装 LS 分选柱：在孵育磁珠期间，将 Midi MACS 分离磁铁安装到 MACS 多用支架上，并将 LS 分选柱放入磁体中，在分选柱下放一个无菌的 15ml 离心管。

（4）细胞过柱：用 10ml 4℃预冷的分选缓冲液终止磁珠孵育，混悬后 4℃离心（1 000r/min，5min）；离心期间，用 3ml 4℃预冷的分选缓冲液润洗 LS 分选柱，润洗结束后在分选柱下放置一个新的无菌 15ml 离心管；细胞离心结束后，弃去洗液，按 $1 \times 10^8/500\mu l$ 重悬细胞；细胞混悬后加入到 LS 分选柱中，在液体即将流尽时加 3ml 分选缓冲液冲洗分选，共 3 次。

（5）收集 B 细胞：将 LS 分选柱从磁体中取出，放在一个新的无菌 15ml 离心管上，加 5ml 分选缓冲液于分选柱中，将活塞塞进分选柱并挤压洗脱阳性细胞，即 B 细胞。

（6）重悬 B 细胞：1 000r/min 离心 5min 收集 B 细胞，弃去上清后用含 10% FCS 的 RPMI 1640 培养液重悬细胞沉淀，计数细胞后调整细胞浓度为 $2 \times 10^6/ml$，用于后续细胞培养。

3. 注意事项

（1）样本须为去除血小板的外周血单个核细胞。

（2）死细胞对于微珠有非特异性的影响，当样本中死细胞数量太多，可以用 Ficoll 梯度密度离心法先去除死细胞。

（3）润洗分选柱或加细胞悬液于分选柱时，应垂直加入液体，避免产生气泡和细胞团块。

（4）实验过程应保证无菌操作，所用缓冲液均需要提前 4℃预冷，并采用 4℃离心。

第二节　初始和记忆性 B 细胞检测

一、初始和记忆性 B 细胞表型特征

根据 CD27 的表达与否可将 B 细胞分为初始 B 细胞和记忆性 B 细胞。初始 B 细胞不表达 CD27，其 Ig 的 V 区基因未发生高频突变；而记忆性 B 细胞高表达 CD27，Ig 的 V 区基因已经发生高频突变。记忆性 B 细胞的增殖和分化速率明显高于初始性 B 细胞，表面分子 CD40、TLRs（如 TLR6、TLR7、TLR9 和 TLR10 等）和细胞因子受体的表达也高于初始性 B 细胞。

记忆性 B 细胞至少存在两种表型特异的细胞群，主要区别在于 B220 的不同糖基化。B220⁺ 记忆性 B 细胞群表现为更强的增殖能力，而 B220⁻ 记忆性 B 细胞群表现为更强的分化为浆细胞和分泌抗体的能力。一般根据 IgM 和 IgD 表达与否，将记忆性 B 细胞分为 IgM⁺ 记忆性 B 细胞（CD19⁺ CD27⁺IgM⁺IgD⁺）和类型转换记忆性 B 细胞（CD19⁺ CD27⁺IgM⁻IgD⁻）。CD27⁺IgM⁺IgD⁺B 细胞主要作用于 T 细胞非依赖性抗原（TI-Ag），产生高亲和力的 IgM 抗体，通常被当作边缘区 B 细胞。类型转换记忆性 B 细胞（CD19⁺CD27⁺IgM⁻IgD⁻）是经典的记忆性 B 细胞。表 13-2 总结了初始和抗原特异性记忆性 B 细胞的表型特征和基因型特征。

二、B 细胞表型检测

本节以小鼠为例，主要介绍应用多色流式细胞术检测 B 细胞的表面分子，分析 B 细胞的表型和功能，鉴定 B 细胞的不同分化阶段以及记忆性 B 细胞的亚群。

1. 试剂与材料

（1）NP-KLH。

（2）Ribi 佐剂。

（3）0.14mol/L NH₄Cl、Hank's 液。

（4）染色缓冲液（$1 \times$ PBS + 0.1% BSA + 0.05% 叠氮钠）。

（5）布雷菲得菌素 A（Brefeldin A，BFA）或莫能霉素（Monensin）。

（6）mAb。

（7）流式细胞分析仪。

表13-2 抗原特异性记忆性B细胞亚群的标志

细胞表型	初始T细胞	IgD⁺B220⁺初始B细胞	NP-特异性B细胞		
			B220⁺	B220⁻	B138⁺
NP	−	−	++	++	++
IgD	−	+++	+	+	−
λ-1	−	+	++	++	++
B220	−	++	++	−	+
CD9	−	+	+	+	+
CD11b	−	+	−	++	+
CD19	−	+++	+	−	++
CD22	−	+++	++	−	−
CD24	−	++	++++	++	++
CD40	−	+	+	−	−
CD43	+++	+	−	+++	+++
CD45R	+	+	++	+	+
CD79b	−	++	++	+	+
CD138	−	−	−	−	++++
PNA	+	+	++	++	+
GL-7	−	−	++(&−)		
BLA-1	−	++	++	+	+

注：−，0～20；+，21～100；++，101～500；+++，501～1 000；++++，>1 000（数值代表平均荧光强度，MFI）

2. 实验流程

（1）制备检测B细胞所需的单个核细胞悬液

1）免疫小鼠：①使用400μg NP-KLH溶于Ribi佐剂，腹腔免疫6～10周龄C57BL/6J小鼠；②初次注射至少6周后，再次用同样的方法免疫该小鼠；③可在加强免疫1周后处死小鼠，检测B细胞。

2）制备细胞悬液：颈椎脱臼法处死小鼠，取脾脏，滤网碾磨后裂解红细胞，用Hank's液重悬，调整细胞浓度为2×10⁶/ml。

（2）体外培养细胞：选择合适的刺激剂体外刺激细胞，特异性活化B细胞，具体刺激条件参见B细胞活化条件；也可以选择多克隆刺激物佛波酯加离子霉素。如果要检测细胞因子的表达，同时加入阻断剂BFA（检测IL-10时，用莫能霉素）。

（3）荧光抗体标记细胞

1）用染色缓冲液洗涤细胞，重悬细胞浓度为2×10⁸/ml，加入适量浓度的生物素标记mAbs，4℃冰箱孵育30min。

2）孵育结束后，用染色缓冲液洗涤细胞2遍，重悬细胞于含有适量浓度的Streptavidin（链霉亲和素）-Cy7APC的标记液中，4℃冰箱孵育15min。

3）孵育结束后，用染色缓冲液洗涤细胞2遍，重悬于100μl含有2μg/ml PI（用于排除死细胞）的染色缓冲液中，冰浴不超过15min准备上机检测。

4）上流式细胞仪获取数据及分析数据。

第三节 B细胞功能亚群鉴定

外周成熟B细胞可以分为多个亚群。传统上根据表型、组织学定位和功能特点的不同，将B细胞分为CD5⁺的B1细胞和CD5⁻的B2细胞两个亚群。B细胞的主要功能是分泌抗体参与体液免疫。在一定情况下，B细胞也可以分泌细胞因子，发挥免疫学调节作用，并根据分泌细胞因子的不同将B细胞分为不同效应功能的亚群。2006年，Mizoguchi和Bhan等科学家首次使用调节性B细胞（regulatory B cell，Breg）的概念来定义一群具有负向调控功能的B细胞，调节性B细胞通过产生负性调控因子IL-10发挥作用。2019年，Rameeza Allie等人首次在流感感染的小鼠中鉴定出了一群具有抗病毒免疫功能的组织定居性的B细胞（resident memory B cells，Brm）。本节仅介绍利用多通道流式细胞仪检测同一器官中的不同B细胞亚群，并对B细胞表型和功能进行鉴定的方法。

1. 试剂与材料

（1）布雷菲得菌素A（brefeldin A，BFA）或莫能霉素（monensin）。

（2）Fc阻断剂。

（3）1×磷酸盐缓冲液（1×PBS）。

（4）染色缓冲液（1×PBS＋0.1% BSA＋0.05%叠氮钠）。

（5）细胞固定液（4%多聚甲醛）。

（6）破膜液（1×PBS＋0.1%牛血清白蛋白＋0.05%叠氮钠＋0.1%皂苷）。

（7）含10% FCS的RPMI 1640培养液、含有5% FCS的PBS。

（8）荧光标记的mAb。

（9）流式细胞分析仪。

2. 实验流程

（1）制备细胞悬液：用含10% FCS的RPMI 1640培养液重悬细胞，调整细胞浓度为2×10⁶/ml，进行体外培养。

（2）细胞体外培养

1）具体刺激物的选择参见 B 细胞活化条件，或者用特异性抗原刺激细胞。

2）设置不加任何刺激剂的阴性对照组。

3）每个培养条件加阻断剂 BFA（检测 IL-10 时，用莫能霉素）。

4）37℃，5% CO_2 培养箱中孵育 6h 以上。

（3）荧光素抗体标记细胞

1）表面分子标记：将 $0.5 \times 10^6 \sim 1 \times 10^6$ 细胞重悬于 100μl 的染色缓冲液中，在标记前加入 Fc 阻断剂（CD16/CD32），以防止 Fc 受体结合抗体；根据实验设计方案，加入足量的荧光素标记的表面分子抗体到细胞悬液中；4℃避光孵育 30min；用染色缓冲液洗涤 2 次。

2）固定细胞：弃上清，加入 4% 多聚甲醛，500μl/ 管，混匀，室温避光 8min；用染色缓冲液洗涤 2 次。

3）破膜：弃上清，用破膜液重悬细胞（若只分析细胞表面分子，则无需进行固定破膜），200μl/ 管，4℃，放置至少 2h 或者过夜；用染色缓冲液洗涤 2 次。

4）用染色缓冲液重悬细胞，100μl/ 管。根据实验设计，加入相应的染色抗体，混匀，4℃避光孵育 30min；用染色缓冲液洗涤 2 次；弃上清，用 150～200μl 的洗液重悬，4℃避光放置，等待上机。

5）上流式细胞仪获取数据及分析数据。

第四节　B 淋巴细胞迁移检测

正常情况下，B 细胞具有迁移的功能。成熟 B 细胞通过外周血液循环迁移并定居到次级淋巴器官的 B 细胞富集区。但是，当与特异性抗原相遇后，B 细胞会改变原本的迁移目的地而向有利于和抗原特异性 T 细胞相遇的地方迁移。B 细胞的各种迁移模式主要受趋化因子的控制。CCL18 主要由树突细胞分泌，在生发中心表达上调，能吸引边缘区 B 细胞向生发中心迁移；边缘区细胞高表达 CCL20，在初始 B 细胞的迁移和定位中起到至关重要的作用；在骨髓，基质细胞分泌 CXCL12（SDF1）参与造血前体细胞在胚胎发生时重迁移到骨髓的过程，外周淋巴器官的 CXCL 参与 B 细胞、浆细胞等迁移到生发中心边缘区的过程。

CFSE 能稳定掺入细胞，可用于监测短期和长期（数月）的 B 细胞迁移和分化；组织细胞流式法可用以分析回输的示踪 B 细胞迁移到次级淋巴器官的种类、比例及功能状态。体外实验检测 B 细胞的迁移能力，主要可以趋化小室法（检测小鼠 B 细胞的迁移最好选择 5μm 孔径的 Transwell 小室）、FITC- 鬼笔环肽标记法、Zigmond 小室法等进行检测。这些体外实验往往能够为体内实验检测 B 细胞迁移能力提供必要的补充。

第五节　B 淋巴细胞功能检测

B 细胞的主要功能是通过分化为浆细胞而产生大量抗体，介导机体的体液免疫应答。活化的 B 细胞一部分分化增殖为浆细胞；另一部分迁移至滤泡，继续分裂增殖形成生发中心，该部分的 B 细胞经过体细胞高频突变、抗原受体亲和力成熟和 Ig 类别转换等过程，最终分化为抗体亲和力成熟的浆细胞和记忆性 B 细胞。

B 细胞在特异性抗原、抗 Ig 抗体和 / 或促有丝分裂原等的激活后，可发生活化、增殖以及产生抗原特异性的抗体。

一、B 细胞活化检测

B 细胞产生抗体优先需要 B 细胞在抗原的刺激下进行活化，而如何衡量 B 细胞的活化状态是后续产生抗原特异性抗体的重要部分，现在主要借助流式平台检测刺激后 B 细胞表面分子如 MHCII类分子、CD80 和 CD86 等的表达。

1. 试剂与材料

（1）纯化的 B 细胞。

（2）抗 IgM 抗体、细菌 LPS（E.coli；Difco# 011B4）。

（3）可溶性 CD40L、抗鼠或人 CD40 抗体。

（4）含 10% FCS 的 RPMI 1640 培养液。

（5）48 孔平地培养板。

（6）流式细胞仪。

2. 实验流程

（1）纯化的 B 细胞，用含 10% FCS 的 RPMI 1640 培养液调整 B 细胞浓度为 1×10^6/ml。

（2）向 48 孔平底培养板中加入 1ml B 细胞悬液，即 1×10^6/孔。

（3）向 B 细胞悬液中加入下列刺激物之一，每个条件设 3 个复孔：

1）抗 IgM 抗体，2～200μg/ml。

2）LPS，1～100μg/ml。

3）sCD40L，0.03～0.1μg/ml。

4）抗 CD40 抗体，0.2～0.5μg/ml。

5）不加任何刺激剂，阴性对照。

（4）将培养板置于 37℃，5% CO_2 细胞培养箱中培养 24～72h，即可得到活化的 B 细胞。

（5）收集 B 细胞，用 FACS 法表面标记活化 B 细胞的表面分子，如 MHCⅡ类分子、CD80 和 CD86 等的表达。

除了流式检测之外，还可以用传统的如：BCR 诱导的 B 细胞内钙的变化、刺激后 B 细胞酪氨酸磷酸化的变化以及检测 B 细胞大小等来衡量 B 细胞活化的水平。

二、B 细胞增殖检测

B 细胞在受到特异性和非特异性抗原等的刺激后，可诱导 B 细胞发生活化和增殖。检测 B 细胞的增殖情况在一定程度上反映了 B 细胞的功能状态，其检测方法简便、可靠，主要有 ^{3}H- 胸腺嘧啶核苷（^{3}H-TdR）及 5- 溴脱氧嘧啶核苷（BrdU）掺入法以及 2- 羟基荧光素二醋酸盐琥珀酰亚胺酯（5，6-carboxy-fluorescein diacetate succinimidyl ester，CFSE）染色法等，参见第十七章免疫细胞增殖检测。

CFSE 是一种可以穿透细胞膜、自动而且不可逆地与胞内蛋白和膜表面蛋白结合的荧光染料。当细胞进行分裂增殖时，CFSE 被平均分配到两个子代细胞中，这样与上一代细胞相比，其荧光强度便会减弱一半。在 488nm 的激发光下，CFSE 发出绿色荧光，采用流式细胞仪检测细胞荧光强度不断降低，进一步分析得出细胞分裂增殖的情况。CFSE 广泛应用于淋巴细胞亚群的增殖、抗原特异性效应与记忆性淋巴细胞的体内分布及其活化、增殖、分化等方面的研究。

三、抗原特异性抗体检测

细胞培养中，未经免疫小鼠的初始 B 细胞在一定抗原或者 T 细胞或细胞因子存在的情况下产生抗体反应，常用的抗原有：①绵羊红细胞（SRBC），

SRBC 是 T 细胞依赖的颗粒性抗原，不需要抗原致敏就可以激活足量的 T 细胞，从而诱导培养的 B 细胞活化。另外，在一些细胞因子（IL-2、IL-4 和 IL-5）的作用下，纯化的 B 细胞也可以对 SRBC 产生抗体反应；②三硝基苯基（TNP）和布鲁氏菌（BA）或脂多糖（LPS）偶联，TNP-BA/LPS 是典型的Ⅰ型胸腺非依赖性抗原。

另外，在小鼠体内，运用流感非结构蛋白（NP）或卵白蛋白（OVA）与血蓝蛋白（KLH）相偶联以及结合佐剂对小鼠进行免疫，可以产生很好的 B 细胞免疫反应，是研究 B 细胞功能很好的模型。

1. 试剂与材料

（1）纯化的无病原体小鼠脾脏初始 B 细胞。

（2）无菌抗原：绵羊红细胞（SRBC），TNP-BA/LPS 等。

（3）含 10% FCS 的 RPMI 1640 培养液。

（4）不同类型的孔板，离心管等。

（5）离心机，酶标仪等。

2. 实验流程

（1）纯化的无病原体小鼠脾脏初始 B 细胞。

（2）将纯化的初始 B 细胞调整细胞浓度为 1×10^5～1×10^6/100μl，加入到 96 孔板中，用培养基，HBSS 或者生理盐水充满 96 孔板的外孔。

（3）对无菌抗原进行稀释，然后加入到 B 细胞培养体系中（SRBC 加入的量为 0.01%～0.1%（v/v），1～10μg/ml TNP-LPS，1：100 = TNP：BA），注意设置对照，每孔不能加入多种抗原。

（4）培养箱中培养 4～5 天，然后进行 ELISA 测定。

四、免疫球蛋白类别转换的诱导和检测

在免疫应答过程中，B 细胞接受不同抗原刺激后，可转换表达不同的重链恒定区基因，改变所产生的免疫球蛋白分子（immunoglobulin，Ig）的类型。LPS 可刺激鼠脾 B 细胞发生 IgG2b 和 IgG3 的类别转换。细胞因子能诱导 Ig 向特定的类别发生转换，如 IL-4 和 LPS 共同活化 B 细胞可诱导鼠发生 IgG1 和 IgE 的类别转换，以及人发生 IgG4 和 IgE 的类别转换。ELISA 的方法可用于检测细胞培养上清中分泌的抗体类别，ELISPOT 方法可以用来检测分泌相应类别抗体的细胞数量，流式细胞术可以检测单个细胞表达相应类别抗体的状况。

1. 试剂与材料

（1）LPS。

（2）重组IL-4。

（3）含0.5% BSA的PBS，加0.02%叠氮钠。

（4）4%多聚甲醛。

（5）抗鼠或人FcγRIIb单克隆抗体。

（6）荧光标记的抗Ig、抗表面分子抗体。

（7）Igs ELISA检测试剂盒、Igs ELISPOT检测试剂盒。

（8）B细胞活化的相关抗原。

（9）含10% FCS的RPMI 1640培养液。

（10）染色缓冲液（含5% BSA的PBS）。

（11）破膜液（1×PBS+0.1%牛血清白蛋白+0.05%叠氮钠+0.1%皂苷）。

（12）48孔培养板、96孔培养板。

2. 实验流程

（1）细胞培养条件的选择

1）LPS（40μg/ml），诱导IgG2b和IgG3的类别转换。

2）LPS（40μg/ml）+重组IL-4（5～20ng/ml），诱导IgG1和IgE的类别转换。

3）抗CD40抗体/CD40L（10μg/ml），诱导IgG2b和IgG3的类别转换。

4）抗CD40抗体/CD40L（10μg/ml）+重组IL-21，诱导IgG1和IgG3的类别转换。

5）重组IL-10（10ng/ml）+重组TGF-β（2ng/ml），诱导初始B细胞分泌IgG（主要是IgG1和IgG3）以及IgA（主要是IgA1和IgA2）。

（2）ELISA法检测B细胞分泌免疫球蛋白的类别

1）细胞准备：分离人PBMCs或者小鼠脾脏单个核细胞，纯化B细胞。

2）细胞培养：用RPMI 1640培养液调整细胞浓度为$2×10^5$/ml，选取合适的培养条件刺激细胞，取200μl加入96孔圆底培养板，每个条件3个复孔，37℃，5% CO_2培养箱中孵育2～7天，收集上清，用ELISA法检测不同免疫蛋白的含量。

3）ELISA法检测Ig。

（3）ELISPOT法检测B细胞分泌免疫球蛋白的类别

1）细胞准备：分离人PBMCs或者小鼠脾脏单个核细胞，纯化B细胞。

2）包被捕获抗体：用无菌PBS稀释捕获抗体，取100μl于PVDF 96孔板中，4℃孵育过夜。

3）封闭：扣弃液体，用无菌PBS洗涤PVDF 96孔板，350μl/（孔·次），扣弃液体，加入封闭液（含有1% BSA、5%蔗糖的PBS），200μl/孔，室温静置2h。

4）细胞培养：用RPMI 1640培养液调整细胞浓度为$2×10^5$/ml，选取合适的培养条件刺激细胞，扣弃液体，取100μl加入PVDF 96孔板中，每个条件设3个复孔，37℃、5% CO_2培养箱中孵育16～20h。

5）加检测抗体：弃去培养液，用含0.05% Tween20的PBS洗涤4次，350μl/（孔·次），扣弃液体，用封闭液稀释检测抗体，100μl/孔，4℃中孵育过夜。

6）显色：弃去液体，用含0.05% Tween20的PBS洗涤4次，350μl/（孔·次），扣弃液体，加显色液，100μl/孔，室温显色10min。

7）读取数据：显色结束后，扣弃显色液，用ddH_2O洗涤3次，晾干板后，用CLT读板仪读取数据（具体操作参见第二十一章细胞因子检测）。

（4）FACS法检测B细胞分泌免疫球蛋白的类别

1）细胞准备：分离人PBMCs或者小鼠脾脏单个核细胞，纯化B细胞。

2）细胞培养：用RPMI 1640培养液调整细胞浓度为$2×10^5$/ml，选取合适的培养条件刺激细胞，取200μl加入96孔圆底培养板，每个条件3个复孔，37℃、5% CO_2培养箱中孵育3～4天。

3）SmIg的染色：细胞培养结束后，用染色缓冲液洗涤细胞2次，在用荧光素标记抗Ig抗体标记前，用100μl含有50μg/ml抗人/鼠FcγRIIb单克隆抗体的PBS/BSA重悬，4℃孵育15min，以除去非特异性染色；用荧光素标记的抗Ig抗体和其他表面分子抗体（如CD19、CD25及CD5等）标记细胞，4℃孵育30min。

4）Ig的胞内染色：细胞培养结束后，用染色缓冲液洗涤细胞2次，再用PBS洗涤细胞1次，用PBS重悬细胞浓度为$2×10^6$/ml，加甲醇/PBS固定细胞（终浓度为2%），室温固定20min；用染色缓冲液洗涤细胞1次，加破膜液重悬细胞，4℃破膜2h或过夜；用荧光素标记的抗Ig抗体和其他表面分子抗体(如 CD19、CD25 及 CD5 等)标记细胞,4℃孵育 30min。

5)流式细胞仪检测:孵育结束后,用 1ml 染色缓冲液洗涤细胞 1 次,用 200μl PBS/BSA 重悬细胞,用流式细胞仪检测并分析数据。

3. 注意事项

(1)推荐在刺激 B 细胞前纯化初始 B 细胞,以排除其他细胞对刺激的影响。

(2)实验使用的刺激剂 LPS,其使用浓度与细胞种属有关,一般 C57BL.10、BALB/c 或 CBA 品系小鼠和人的 B 细胞都对 LPS 有反应性,并且刺激时细胞浓度不宜过高,一般控制在 2×10^5/ml 以下。

(邓　凯　吴长有)

参 考 文 献

[1] 曹雪涛. 免疫学技术及其应用 [M]. 北京:科学出版社,2010.

[2] Allman D,Pillai S. Peripheral B cell subsets[J]. Curr Opin Immunol,2008,20:149-157.

[3] McHeyzer-Williams LJ,McHeyzer-Williams MG. Antigen-specific memory B cell development[J]. Annu Rev Immunol,2005,23:487-513.

[4] Harwood NE,Batista FD. Early Events in B cell activation[J]. Annu Rev Immunol,2010,28:185-210.

[5] Kishimoto T. Factors affecting B-cell growth and differentiation[J]. Annu Rev Immunol,1985,3:133-157.

第十四章　自然杀伤细胞功能检测

自然杀伤（natural killer，NK）细胞是机体天然免疫系统的主要效应细胞，属于天然淋巴样细胞（innate lymphoid cells，ILCs）。根据表型不同，可有多种具有不同功能及特点的 NK 细胞亚群，特别是近年来发现分布于肝脏、子宫、口腔和肠道黏膜等组织的驻留 NK 细胞（tissue-resident NK cells，trNK），其表型及功能具有组织特异性。NK 细胞可非特异性直接杀伤靶细胞，无需抗原预先致敏、抗体参与，且无 MHC 限制性。NK 细胞在抗肿瘤、抗感染和免疫调节中发挥着重要功能。

第一节　自然杀伤细胞的分离纯化

NK 细胞功能研究首先涉及细胞的分离和纯化。该细胞多从人外周血以及小鼠脾脏单个核细胞中制备和分离，不同来源的 NK 细胞分离和纯化原理及过程相似，主要是依据 NK 细胞比重（1.052～1.077g/ml）、表型（CD56$^{bright/dim}$ CD16$^{+/-}$ CD3$^-$CD19$^-$CD14$^-$）及生物学功能（无 MHC 限制性）等特点。

人外周血 NK 细胞根据 CD56 和 CD16 表达水平不同，一般情况下可分为五种亚群：① CD56^{bright} CD16$^-$；② CD56^{bright} CD16^{dim}；③ CD56^{dim} CD16^{bright}；④ CD56^{dim} CD16$^-$ 及⑤ CD56$^-$CD16^{bright}（图 14-1）。正常人外周血中，CD56^{bright} NK 细胞比例少于 10%，CD56^{dim} CD16^{bright} 亚群占到 NK 细胞的 90% 以上，而 CD56^{dim}CD16$^-$ 及 CD56$^-$CD16^{bright} 亚群比例很低，但 CD56^{bright} NK 常见于组织驻留 NK 细胞（trNK）。功能上，CD56^{bright} NK 细胞具有较强的细胞因子分泌功能，其细胞杀伤活性较弱，但 CD56^{dim} NK 细胞具有较强的细胞杀伤活性（表 14-1）。小鼠 NK 细胞的表型主要是 NK1.1、NKp46 或 CD49b（DX5）阳性。

目前已建立了多种分离 NK 细胞的方法，主要包括 Percoll 密度梯度分离法、补体裂解法、免疫磁珠或流式细胞术分选等方法。目前这些方法大多有相应的商品化试剂盒，分离及重复性效果较好，其中免疫磁珠及流式细胞术分选免疫细胞因其独特的分选效果，已得到越来越广泛的应用。采用何种 NK 细胞分离技术，应根据实验目的和要求选择。总的原则，应保证分离得到的 NK 细胞数量、纯度、活力能够达到实验要求，使用的分离方法尽可能简便、经济、易行。下面分别介绍几种常用分离人外周血及小鼠脾脏细胞来源 NK 细胞的方法。

一、不连续密度梯度分离人外周血 NK 细胞

Percoll 是一种包有乙烯吡咯烷酮的硅胶颗粒。渗透压很低（<20mOsmol/kgH$_2$O），黏度小，Percoll 扩散常数低，形成的梯度比较稳定，可形成高达 1.3g/ml 的密度。采用预先形成的密度梯度可在低离心力（200g～1 000g）于数分至数十分钟内达到满意的细胞分离结果，而且 Percoll 不穿透生物膜，对细胞无毒害，因此广泛用于细胞、亚细胞成分、细菌及病毒的分离，还可将受损细胞及其碎片与完好的活细胞分离。

1. 试剂与材料

（1）pH 7.2 柠檬酸盐缓冲液。

（2）聚蔗糖 - 泛影葡胺分层液（Ficoll-Hypaque），密度 1.077±0.001，商品名为淋巴细胞分离液。

（3）Percoll 细胞分离液。

2. 实验流程

（1）分离外周血单个核细胞：采用聚蔗糖 - 泛影葡胺（Ficoll-Hypaque）分离外周血中的单个核细胞。

（2）不同浓度（密度）Percoll 溶液的制备：先用 9 份 Percoll 与 1 份 8.5% NaCl 或 10×PBS 混合

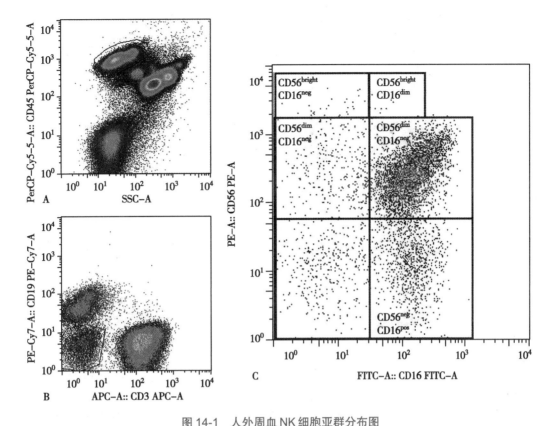

图 14-1 人外周血 NK 细胞亚群分布图

（A）正常人外周血经 CD45⁺ 淋巴细胞；（B）CD3（T 细胞）和 CD19（B 细胞）设门后，选取 CD3⁻CD19⁻ 细胞，测定 NK 细胞；（C）CD56 及 CD16 的表达水平，NK 细胞根据 CD56 及 CD16 表达不同，可分为五个亚群

达到生理性渗透压（285mOsmol/kgH$_2$O），然后用生理性溶液（0.85% NaCl 或 1×PBS 稀释到所需的不同浓度。一般情况下需配制 7 种不同浓度的 Percoll 分层液，范围为 40%～57.5%，每梯度相差 2.5%，即 57.5%、55%、52.5%、50%、47.5%、45%、42.5% 及 40%。

（3）将不同密度的 Percoll 按照从高密度至低密度，每层 Percoll 悬液约 1.2～1.5ml，按顺序依次加入到 15ml 离心管中，注意不要打破不同 Percoll 浓度之间的界面。最后加入 1ml 细胞悬液于 Percoll 分层液的顶部（细胞浓度约为 1×10⁸/ml），1 500r/min，室温离心 35min。在制备过程中一般用长针头注射器从高密度向低密度逐层放置，当相邻两层 Percoll 比重相差不大时，可将 Percoll 液放入注射器中，小针头斜面紧贴管壁，任其自然慢慢流下。

（4）富含 NK 细胞位于 42.5% 与 45.0% Percoll 界面以及上下二层的 Percoll 液中，用滴管吸取 NK 细胞层到新的离心管中。当所要分离的细胞绝大部分在两层的界面时，可逐层去除 Percoll 液后收集界面部位的细胞；有时大部分细胞位于 Percoll 层中，则需逐层收集。

（5）收集含有 Percoll 液的细胞用 PBS 液洗细胞，1 500r/min，室温离心 10min，重复 3 次。

（6）用 10% FCS-RPMI 1640 重悬细胞，4℃保存，24h 之内使用。

（7）用荧光标记抗 CD3、CD56 及 CD16 抗体标记细胞，流式细胞术测定细胞纯度。

3. 注意事项

（1）采用新鲜血液标本，抽取人外周静脉血及整个细胞分离过程要注意无菌操作，分离操作应在 18～20℃进行。人体血液标本有潜在的生物安全性问题，需注意实验防护。

（2）操作全程应尽可能短时间内完成，以保持细胞活力。

（3）样品体积和细胞浓度根据不同细胞而异，一般加样体积不宜过大，细胞浓度也不可过高，否则会影响细胞的分离和回收。

（4）由于多层 Percoll 之间密度差别不大，因此离心机升速、降速时要慢且平稳，以保持清晰稳定的界面。

表 14-1　CD56^{bright} 和 CD56^{dim} NK 细胞表型比较

细胞标志物	CD56^{bright}	CD56^{dim}	其他名称
CD56	++	+	NCAM-1
CD16	±	++	FcγRIIIa
抑制性受体			
KIR（2DL，3DL）	−	±	CD158a，b1，b2，e1
KIR2DL4	+	−	CD158d
ILT2	−	±	CD85j
CD94/NKG2A	++	±	
激活性受体			
NKp30	+	++	NCR3 or CD337
NKp46	++	+	NCR1 or CD335
细胞因子受体			
IL2Ra	+	−	CD25
IL2Rb	++	+	CD122
IL1RI	++	+	IL1RA
IL18R1	++	+	CD218a
趋化因子受体			
CCR7	++	−	CD197
CXCR3	++	±	CD183
CXCR1	−	++	IL8RA or CD181
CX3CR1	−	++	GPR13
黏附分子			
CD2	++	±	LFA-2
CD11c	++	±	ITGAX
CD44	++	±	HCAM
CD49e	++	+	α5 integrin，ITGA5
CD54	++	±	ICAM-1
CD62L	++	±	L-selectin
CD11a	+	++	ITGAL or LFA-1
CD11b	+	+	ITGAM or MAC-1
CD11c	++	±	ITGAX
细胞毒相关分子			
Perforin，Granzyme A	+	++	
Granzyme B，M	−	++	
Granzyme K	++	−	
其他分子			
CD6		+	
CD55	++	+	DAF
CD59	++	+	MAC-IP
CD117	++	−	c-kit
CD57	−	+	HNK1 or LEU7
CD159c	−	±	NKG2C
CD160	−	++	
CD161	++	±	KLRB1
HLA-DR	+	−	

注：++，高表达（bright）；+，低表达（dim）；±，部分细胞表达；−，不表达

二、补体裂解法分离小鼠脾脏 NK 细胞

1. 试剂与材料

（1）C57BL/6 小鼠脾脏单个核细胞悬液。

（2）含 3% 胎牛血清的 Hank's 平衡液。

（3）10× 抗小鼠 CD4、CD8、I-A/I-E^{d,k} 及 CD24 单抗。

（4）抗大鼠免疫球蛋白 κ 链单克隆抗体。

（5）RPMI 1640 完全培养基。

（6）15ml 聚丙烯离心管。

（7）兔血清（含补体，贮存于 −70℃ 低温冰箱，需在使用前稀释使用）。

2. 实验流程

（1）将前述方法制备收集的小鼠脾脏单个核细胞重悬于含 3% 胎牛血清的 Hank's 平衡液（5× 10⁷/ml $5 \times 10^7/ml$）中，冰浴。

（2）配制 10× 抗小鼠 CD4、CD8、I-A/I-E、CD24 单抗混合液。

（3）每 0.9ml 细胞悬液中加入 0.1ml 上述抗体混合液，于 4℃ 孵育 30min。

（4）加入 10ml 冰浴的 3% 胎牛血清 Hank's 平衡液轻轻混匀，于 4℃、1 500r/min 离心 5min，弃上清后，复洗一遍。

（5）将细胞重悬于含 3% 胎牛血清的 Hank's 平衡液（$5 \times 10^7/ml$）。

（6）加入鼠抗大鼠 κ 链单抗（终浓度 10μg/ml）以及同等体积的兔补体。37℃ 温育 45min，每 15min 轻摇一次。

（7）每管加入 10ml 冰浴的 3% 胎牛血清的 Hank's 平衡液，混匀后 1 500r/min 离心 10min，弃上清，收集细胞。

（8）加入 5ml 冰浴的 3% 胎牛血清的 Hank's 平衡液，混匀。取少量细胞通过台盼蓝染色检查细胞活力。

（9）按上述 Percoll 不连续密度梯度分离 NK 细胞方法，进一步纯化分离的小鼠 NK 细胞，通过流式细胞仪检测表型来鉴定 NK 细胞的纯度。

3. 注意事项

（1）通过此法制备的细胞悬液中可能含有死细胞，可通过密度梯度离心去除。

（2）最佳补体浓度与细胞浓度需要通过预实验确定。

（3）制备人 NK 细胞时，可预先通过尼龙棉柱去除其中的 B 细胞及辅助 T 细胞，然后通过免疫磁珠去除其中的 T 细胞等，最终得到富集的 NK 细胞。

（4）如制备高纯度小鼠或人 NK 细胞以及 NK 细胞亚群，建议采用免疫磁珠法或通过流式细胞仪直接进行分选。

三、免疫磁珠分离法

免疫磁珠分离法（magnetic activated cell sorting，MACS）即利用细胞表面标志与磁珠连接的特异性抗体相结合，达到分离纯化细胞的目的。分离方式常用的有阳性选择法和阴性选择法二种形式。除分离外周血单个核细胞后，再进行 MACS 分离细胞外，目前已有多种产品可用外周血一步法直接分离 NK 细胞，操作简单，一般具有较高的回收率和纯度。下面以 MACS 分离人外周血 NK 细胞为例（具体操作参照实验时使用的试剂盒说明书）。

（一）阳性选择法

人 NK 细胞的表型为 CD56$^{bright/dim}$CD16$^{+/-}$CD3$^-$CD19$^-$CD14$^-$，在反应中加入磁珠标记的抗 CD56 抗体，（此为直接法），使 NK 细胞与抗 CD56 抗体特异结合形成磁性免疫复合物留于磁柱内。不表达 CD56 表面抗原分子的细胞由于不能与磁珠标记的特异性抗体结合，不能在磁场中停留，而被洗脱，因此能够分离和纯化 CD56$^+$ 的 NK 细胞（图 14-2）。

1. 试剂与材料

（1）10% FCS-RPMI 1640 培养液。

（2）含 1% 小牛血清白蛋白的磷酸盐缓冲液（1% BSA-PBS）。

（3）鼠源性抗 CD56 单克隆抗体。

（4）羊抗小鼠 IgG 包被的磁珠。

（5）产品相配套的永久性磁铁柱及磁铁架。

2. 实验流程

（1）分离外周血单个核细胞：见聚蔗糖 - 泛影葡胺法。

（2）除去黏附的单核细胞和 B 细胞：用 10% FCS-RPMI 1640 调细胞浓度为 $4 \times 10^6/ml$，加入无菌塑料平皿，37℃ 5% CO₂ 培养 2h。上清中剩余的 B 细胞和单核细胞，可采用尼龙毛柱分离法收集洗下的 T 细胞和 NK 细胞。

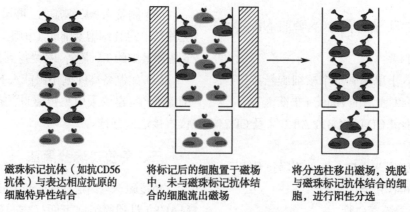

磁珠标记抗体（如抗CD56抗体）与表达相应抗原的细胞特异性结合　　将标记后的细胞置于磁场中，未与磁珠标记抗体结合的细胞流出磁场　　将分选柱移出磁场，洗脱与磁珠标记抗体结合的细胞，进行阳性分选

图 14-2　NK 细胞磁性分选器阳性分离法

（3）免疫磁珠分选 NK 细胞：上一步得到的 T 细胞和 NK 细胞混合液用免疫磁珠进行分离（具体参照试剂盒说明书）。

（4）取 1% BSA-PBS 10ml，1 500r/min 离心 8min，洗涤 2 次。将上述细胞在 1.5ml 离心管中重悬至 10^8/ml，置于 4℃备用。将抗 CD16 单抗加入细胞中（终浓度为 10μg/ml），4℃或冰浴孵育 30min。

（5）1% BSA-PBS 1 500r/min 离心 1min，洗涤 2 次。

（6）用 0.8ml 1% BSA-PBS 将上述细胞在 1.5ml 离心管中重悬，加入 200μl 羊抗小鼠 IgG 包被的磁珠，4℃或冰浴孵育 30min，每 5min 混匀一次。

（7）1% BSA-PBS 1 500r/min 离心 1min，洗涤 2 次。1ml 1% BSA-PBS 离心管中重悬细胞，室温备用。

（8）将经 1% BSA-PBS 预洗的 MS 柱安装于磁铁架上，加入上述制备的细胞悬液。待悬液全部流出后，用 1ml PBS 轻洗 MS 柱 10 次。

（9）从磁铁架上取下分离柱，用 3ml 1% BSA-PBS 冲洗磁珠结合的细胞，重复冲洗 3 次，1 500r/min 离心 5min，适量体积 1% BSA-PBS 重悬细胞，置于 4℃备用。

（10）流式细胞术检测细胞纯度及标记 7- 氨基放线菌素 D（7AAD）或碘化丙啶（PI），检测细胞活力。

（二）阴性选择法

人 NK 细胞的表型为 CD56$^{bright/dim}$CD16$^{+/-}$CD3$^-$CD19$^-$CD14$^-$，采用磁珠标记抗体的方法可以去掉人外周血中的 T 细胞（CD3$^+$）、B 细胞（CD19$^+$）以

及单核细胞（CD14$^+$）。从外周血中分离出单个核细胞，以贴壁法去除其中的单核细胞后，用尼龙毛柱法去除其中的 B 细胞，余下的 T 细胞和 NK 细胞再与抗 CD3 标记的磁珠混合，使 T 细胞形成磁性复合物留于磁性分离柱内，未结合的细胞即为 NK 细胞（图 14-3）。目前已有多种产品适合用外周血一步法直接分离 NK 细胞，操作简单，一般具有较高的回收率和纯度。

1. 试剂与材料

（1）10% FCS-RPMI 1640 培养液。

（2）含 1% 小牛血清白蛋白的磷酸盐缓冲液（1% BSA-PBS）。

（3）抗 CD3 抗体、CD19 抗体，CD14 抗体。

（4）羊抗小鼠 IgG 包被的磁珠。

（5）产品相配套的永久性磁铁柱及磁铁架。

2. 实验流程

（1）分离外周血单个核细胞：见聚蔗糖 - 泛影葡胺法。

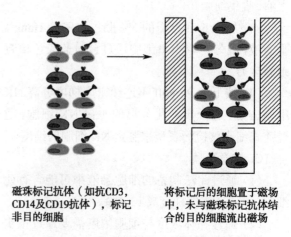

磁珠标记抗体（如抗CD3，CD14及CD19抗体），标记非目的细胞　　将标记后的细胞置于磁场中，未与磁珠标记抗体结合的目的细胞流出磁场

图 14-3　NK 细胞磁性分选器阴性分离法

（2）除去黏附的单核细胞和 B 细胞：用 10% FCS-RPMI 1640 调细胞浓度为 4×10^6/ml，加入无菌塑料平皿，37℃ 5% CO_2 培养 2h。上清中剩余的 B 细胞和单核细胞，可采用尼龙毛柱分离法收集洗下的 T 细胞和 NK 细胞。

（3）磁珠分选 NK 细胞：上一步得到的 T 细胞和 NK 细胞混合液用磁珠分选法进行分离（具体参照试剂盒说明书）。

（4）取 1% BSA-PBS 10ml，1 500r/min 离心 8min，洗涤 2 次。将上述细胞在 1.5ml 离心管中重悬至 10^8/ml，置于 4℃ 备用。

（5）将抗 CD3、CD19 及 CD14 抗体加入细胞中（终浓度为 10μg/ml），4℃ 或冰浴孵育 30min。

（6）1% BSA-PBS 1 500r/min 离心 1min，洗涤 2 次。

（7）用 0.8ml 1% BSA-PBS 将上述细胞在 1.5ml 离心管中重悬，加入 200μl 羊抗小鼠 IgG 包被的磁珠，4℃ 或冰浴孵育 30min，每 5min 混匀一次。

（8）1% BSA-PBS 1 500r/min 离心 1min，洗涤 2 次。1ml 1% BSA-PBS 离心管中重悬细胞，室温备用。

（9）将经 1% BSA-PBS 预洗的 MS 柱安装于磁铁架上，加入上述制备的细胞悬液，收集流出液。

（10）流出液 1 500r/min 离心 5min，适量体积 1% BSA-PBS 重悬细胞，置于 4℃ 备用。

（11）流式细胞术检测细胞的纯度及标记 7- 氨基放线菌素 D（7AAD）或碘化丙啶（PI），检测细胞活力。

3. 注意事项

（1）使用前的磁珠，应充分洗涤以排除防腐剂及保护剂的干扰，磁珠的使用量可在实验前适当优化。

（2）每一步反应结合后的细胞收集，应充分洗涤防止抗体细胞之间的非特异结合。

（3）上分离柱前，特别是消化分离的贴壁培养细胞，应充分混匀，避免出现细胞团块。

（4）抗体包被磁珠对死细胞常有非特异性结合，因此尽量使用新鲜分离的细胞。

（5）用分离柱分选，细胞悬液加入应防止产生气泡，使分离柱不被气泡阻滞。

（6）分选细胞量应根据说明书推荐的使用范围，避免过多或过少。

（7）孵育时间和温度应按说明书进行，延长孵育时间、提高温度会增加非特异结合。

（8）阴性选择法分离 NK 细胞时，NK 细胞未受标记抗体的影响，有利于后续进行 NK 细胞功能研究。

第二节　自然杀伤细胞活性测定

NK 细胞是一种异质性、多功能的细胞群，约占人外周血淋巴细胞的 10%～15%，具有抗肿瘤、抗感染和免疫调节功能，也参与移植排斥反应和某些自身免疫疾病的发生，尤其是在抗肿瘤的免疫监视作用中处于第一道防线，因而受到人们的高度重视。目前，国内外多采用检测 NK 细胞活性来研究不同疾病状态下 NK 细胞的杀伤功能。体外 NK 细胞活性测定的方法较多，常用的有形态学方法、同位素释放法、酶释放法、特异性荧光染料释放法以及流式细胞术分析法等。

一、效应细胞制备

一般情况下我们主要检测原代 NK 细胞的活性，人 NK 细胞来源主要是人外周血分离的单个核细胞。小鼠的 NK 细胞则采用小鼠脾细胞。此外，某些疾病病人的血浆中可能存在抑制 NK 细胞活性的物质，红细胞也可能对效应 / 靶细胞结合有机械的阻碍作用。故采用从外周血分离的单个核细胞作为效应细胞，不能真实地反映体内 NK 细胞的功能。近年来有学者用全血代替 PBMC 作为效应细胞，使之更接近于体内的 NK 细胞活性。

效应细胞的制备：常规方法分离人 PBMC 或小鼠脾细胞，洗涤并用含 15% FCS 的 RPMI 1640 悬浮，计数后调整细胞浓度至 1×10^7/ml 备用。

二、靶细胞制备

NK 细胞表面有杀伤细胞活化受体（KAR）和杀伤细胞抑制受体（KIR）。其杀伤的调控机制不是十分明了，广为接受的一种假说认为，NK 细胞可同时表达这两种受体，其中 KAR 与靶细胞表面相应糖类配体结合，传导激活信号，产生杀伤激活效应；KIR 与靶细胞表面 MHCII 类分子结合，传导抑制信号，抑制 NK 细胞的杀伤效应，当该信号起主导作用时，NK 细胞杀伤激活信号受到抑制。当靶细胞表面 MHCⅡ类分子表达下降、缺失或结构异常，如病毒感染细胞或肿瘤细胞，则表现为对靶细胞的杀伤作用增强，而体内正常的自身组织细胞表面表达正常 MHCⅡ类分子，从而避免 NK 细胞对正常组织细胞的杀伤作用。

检测人 NK 细胞活性常用的靶细胞为体外传代培养的人红白血病细胞株 K562；检测小鼠 NK 细胞活性常用的靶细胞为 YAC-1 细胞株（Moloney 鼠科白血病毒 Mo-MuLV 感染的鼠 T 淋巴瘤细胞）。主要基于这两种细胞表面缺乏 MHCⅡ类分子，不能与 NK 细胞上的抑制性受体结合，使 NK 细胞表现为有效的杀伤效应。

1. 无标记靶细胞的制备 取经 24h 培养的靶细胞，用完全 RPMI 1640 培养液洗涤 1 次，1 000r/min 离心 5～10min。去上清，用完全 RPMI 1640 培养液重悬后计数，并用 0.5% 台盼蓝染色检测活性，活细胞应大于 95%，调整细胞浓度至 2×10^5/ml 备用。

2. ^{51}Cr 标记靶细胞的制备 取培养 24～48h 的靶细胞 2×10^6/0.5ml，加入 100～200μCi ^{51}Cr，置 37℃水浴 90min，每 15min 振摇一次。然后用含 5% NCS 的 RPMI 1640 培养液洗涤 3 次，除去游离的 ^{51}Cr。计数活细胞，用完全 RPMI 1640 培养液调整细胞浓度至 1×10^5/ml，如暂时不用，可放置 4℃冰箱内保存。同时应检测细胞的 ^{51}Cr 标记率，一般要求标记率 >0.1cpm/细胞。

3. ^{125}I-UdR 标记靶细胞的制备 取培养 24～48h 的靶细胞 1ml（5×10^5/ml），分别加入 5-FudR 4～6μl 和 ^{125}I-UdR 6μCi，混匀，置 37℃培养 2h，取出后含 5% NCS 的 RPMI 1640 培养液洗涤 3 次，每次离心 1 500r/min，2min，最后用完全

RPMI 1640 培养液悬浮，计数活细胞。用 γ- 计数仪检测标记率，一般可达 1～2cpm/细胞。

4. CFSE 标记靶细胞的制备 细胞用量根据实验设计而定，每个实验孔至少需要 10^5 个细胞。取培养 24～48h 的靶细胞，室温 1 500r/min 离心 10min，PBS 洗涤 2 次。

PBS 重悬细胞，调整细胞浓度为 1×10^7/ml，每毫升体积加入 2μl CFSE（0.5mmol/L），37℃孵育 10min，期间轻轻颠倒混匀 2 次。孵育后，室温 1 500r/min 离心 10min，PBS 洗涤 2 次。

三、效 - 靶细胞作用及检测方法

体外测定细胞毒作用的方法较多，常用的有形态学方法、同位素释放法、酶释放法、特异性荧光染料释放法以及流式细胞术等。

1. 形态学方法 当 NK 细胞与靶细胞结合、杀伤并使之死亡后，靶细胞的细胞膜通透性改变而使台盼蓝染料透入细胞内，细胞着色呈蓝色，折光性强，体积大小正常，可区别死细胞和活细胞，计算出靶细胞的死亡率即为 NK 细胞活性。

效 - 靶细胞作用：用 96 孔细胞培养板，对照组 3 孔，每孔加 100μl 靶细胞，再加入完全 RPMI 1640 营养液 100μl；实验组 3 孔，每孔加 100μl 靶细胞，再加入效应细胞 100μl，效/靶细胞（E/T）比例为 12.5∶1～100∶1，混匀，置 37℃，5% CO$_2$ 温箱中培养过夜。

结果观察：取出培养板，将细胞轻轻混匀成悬液，从每孔中取出 30μl 细胞悬液，加入等量的 0.5% 台盼蓝染液混合，室温下染色 5min，于白细胞计数池中计数。对照组和实验组每孔各计数 200 个细胞，分别记录死亡细胞和活细胞数，按下述公式求出各组 NK 细胞活性均值。计算公式如下：

$$NK 细胞活性(\%) = \frac{实验组靶细胞死亡数 - 对照组靶细胞死亡数}{200} \times 100$$

2. ^{51}Cr 释放实验 Na$_2$^{51}CrO$_4$ 能进入到细胞内，与细胞浆蛋白质牢固的结合，^{51}Cr 的物理半衰期为 27.72 天。当标记 ^{51}Cr 的细胞受到损伤或死亡之后，即可释放出 ^{51}Cr。^{51}Cr 辐射 γ 射线，通过测定受损伤或死亡靶细胞释放到上清中的 ^{51}Cr，即可计算出 NK 细胞活性。

效 - 靶细胞作用：在无菌操作条件下，取效应细胞和靶细胞各 0.1ml（E/T = 12.5∶1～100∶1），加入 96 孔培养板内，每份标本做 3 个复孔。同时设自然释放对照孔（0.1ml 靶细胞 + 0.1ml 完全 RPMI 1640 培养液）和最大释放孔（0.1ml 靶细胞 + 0.1ml 1mol/L HCl）。96 孔培养板 1 000r/min 离心 3min，

放置 37℃、5% CO$_2$ 温箱内孵育 4h。1 500r/min 离心 5min，取出后用微量移液器吸出各孔上清 0.1ml（勿将细胞吸出），加于小塑料试管内，用 γ 计数仪测量 cpm 值（受损伤或死亡靶细胞释放到上清中 ^{51}Cr 的放射脉冲数）。

结果计算：根据下式计算 ^{51}Cr 释放率和 NK 细胞活性。

$$细胞杀伤(\%) = \frac{试验孔 cpm 均值 - 自然释放对照孔 cpm 均值}{最大释放 cpm 均值 - 自然释放对照孔 cpm 均值} \times 100$$

注：一般要求 ^{51}Cr 自然释放率 <10%

3. 乳酸脱氢酶释放实验 乳酸脱氢酶（LDH）存在于活细胞胞浆内，在正常情况下，不能透过细胞膜。当靶细胞受到效应细胞的攻击而损伤时，细胞膜通透性增加，LDH 可释放至介质中。释放出来的 LDH 在催化乳酸生成丙酮酸的过程中，使氧化型辅酶Ⅰ（NAD+）变成还原型辅酶Ⅰ（NADH），后者再通过递氢体-吩嗪二甲酯硫酸盐（PMS）还原碘硝基氯化氮唑蓝（INT）或硝基氯化四氮唑蓝（NBT）形成有色的甲替类化合物，在 490nm 或 570nm 波长处有一高吸收峰，利用读取的 A 值（吸收值），经过计算即可得知 NK 细胞活性。

（1）实验流程

效 - 靶细胞制备：将效应细胞和靶细胞各 0.1ml（E/T=100:1）加入 96 孔细胞培养板中，每份标本设 3 个复孔，同时设靶细胞自然释放对照组（0.1ml 靶细胞 +0.1ml 完全 RPMI 1640 培养液）和最大释放对照组（0.1ml 靶细胞 +0.1ml 1% NP-40 液），低速离心 1 000r/min，2min，置 37℃、5% CO$_2$ 温箱中孵育 2h。

酶促反应：取出培养物，吸取各孔上清 0.1ml 于另一培养板孔中，置 37℃预温 10min，每孔加入新鲜配制的底物溶液 0.1ml（临用前配制：硝基氯化四氮唑蓝（NBT）4mg，氧化型辅酶Ⅰ 10mg，吩嗪二甲酯硫酸盐（PMS）1mg，加蒸馏水 2ml 溶解，混匀后先丢弃 0.4ml，再加 1mol/L 乳酸钠 0.4ml，然后加入 0.1mol/L pH 7.4 PBS 至 10ml，室温避光反应 10～15min。每孔加入 1mol/L 柠檬酸终止液 30μl，以终止酶促反应。

（2）结果计算：用酶联检测仪在 570nm 波长下读取各孔 A 值，并计算 NK 细胞活性。

$$NK 细胞活性(\%) = \frac{实验组 A 值 - 自然释放对照组 A 值}{最大释放对照组 A 值 - 自然释放对照组 A 值} \times 100$$

（3）注意事项

1）在一定范围内，NK 细胞活性与效靶比值成正比，一般效靶比值应小于 100。

2）无论采用何种实验方法，靶细胞的质量是影响细胞标记率、自然释放率及实验稳定性的重要因素。一般要求靶细胞的自然释放率 <10%。

3）吸取细胞培养上清时，应尽可能不吸动沉淀的细胞。

4）进行同位素释放实验时，各管（孔）加入的靶细胞不能太少，且靶细胞的同位素标记率也不能太低，否则会增加实验误差。

5）用同位素标记靶细胞时，每次实验应根据 ^{51}Cr 或 ^{125}I-UdR 的半衰期适当调整需要的同位素用量。

6）应用同位素释放法时，应注意实验防护和环境污染等问题。

7）在测量吸收值时，测量孔中不应有气泡，如果有可用针头刺破。

4. 效应细胞 CD107a 标记的流式细胞术检测法 NK 细胞质内含有大量的具有细胞溶解作用的颗粒，在活化作用后，NK 细胞会通过细胞免疫突触将这些颗粒释放到靶细胞中。这些细胞颗粒包括细胞溶解蛋白穿孔素和颗粒酶，其中颗粒酶又包括了在膜上表达的溶酶体相关膜蛋白 1（lysosome-associated membrane protein 1，LAMP1），又称 CD107a，是 NK 细胞脱颗粒的标志物。NK 细胞杀伤靶细胞时，随着脱颗粒的发生，CD107a 分子被转运到细胞膜表面，且 CD107a 分子的表达上调与穿孔素的分泌一致,其表达水平与NK细胞的杀伤活性显著相关。因此,CD107a分子阳性表达的NK细胞可代表具有杀伤活性的NK细胞。

(1)实验流程

效-靶细胞制备:分别计数及收集K562细胞及NK细胞,400g,室温离心10min。用96孔U型细胞培养板,设立空白对照、阴性、阳性对照及实验组,各3孔。除空白对照外,每孔加入5µl PE标记的CD107a抗体。

在阳性对照孔内加入10µl PMA(佛波醇,终浓度2.5µg/ml)及10µl Ionomycin(离子霉素,终浓度0.5µg/ml)。设定效/靶细胞(E/T)比例为1:1~100:1,如E/T为1:1时,在实验孔中加入10µl NK细胞和K562细胞(1×10⁵);在空白对照、阴性及阳性对照孔中分别加入10µl NK细胞(1×10⁵)。对照组和实验组均加入400U IL-2/ml,用完全RPMI 1640培养基加至每孔200µl。

置37℃,5% CO_2温箱中培养6h,加入2µl莫能菌素(monensin),以阻断细胞表面CD107a分子表达后发生内吞。

收集细胞至流式检测管,离心,去上清,用1×PBS清洗3遍,加入100µl 1×PBS重悬细胞。每管加入5µl APC标记的CD56单抗,暗室孵育30min,1 000r/min离心,去上清,用1×PBS清洗3遍,1%多聚甲醛固定,FACS测定CD56⁺NK细胞上CD107a的表达。

(2)结果测定和分析:通过BD FACSCantoTM

流式细胞仪进行上机检测,以NK细胞上CD107a表达百分率代表NK细胞的杀伤活性。以NK细胞系NK-92细胞(图14-4)及外周血NK细胞(图14-5)为例,结果如下:

(3)注意事项

1)在一定范围内,NK细胞活性与效靶比值成正比,一般效靶比值应小于100。

2)NK细胞在细胞杀伤实验前,推荐用适当浓度的IL-2培养16h以上。

3)一般情况下,NK细胞CD107a自然表达率<10%。

4)在流式分析时,NK细胞数尽可能多,特别是NK细胞比例较少时,可以提高结果可靠性。

5)加入莫能菌素,阻断细胞表面CD107a分子表达后发生内吞,以免影响结果可靠性。

6)在实验中加入相关KIR抗体,如KIR2DL1或KIR2DL2,可对表达相关受体的NK细胞克隆进行功能分析(图14-6)。

5. 靶细胞CSFE标记的流式细胞术检测法 CFSE(羧基荧光素二醋酸盐琥珀酰亚胺酯),是一种可对活细胞进行标记的荧光染料,可自由穿透细胞膜,进入细胞内被酯酶转化成带负电荷的CFSE,并释放荧光。CFSE可通过赖氨酸侧链或其他可利用的氨基共价结合到细胞蛋白质上,标记稳定长达数周。7-氨基放线菌素(7-amino-actinomycin D,7AAD)可与死亡细胞内的DNA结合。如效应细胞与靶细胞混合前将靶细胞先用CFSE染色,与效靶细胞作用后再用7AAD染色,即可严格区分

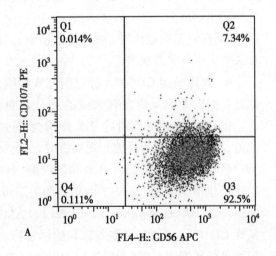
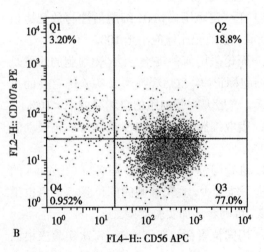

图14-4 流式细胞术分析NK-92细胞CD107a分子表达
A. NK细胞自发表达CD107a分子;B. NK细胞与K562细胞共培养后表达CD107a分子

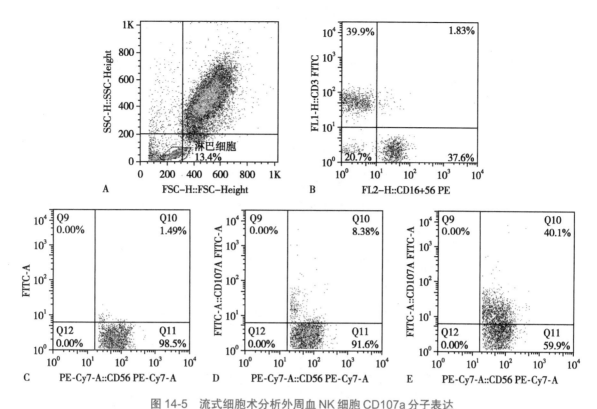

图 14-5 流式细胞术分析外周血 NK 细胞 CD107a 分子表达

A. 外周血淋巴细胞在 FSC-SSC 流式图中的分布；B. NK 细胞表型 CD56⁺CD3⁻；C. 空白对照；D. NK 细胞 CD107a 分子自发表达水平；E. NK 细胞与 K562 细胞共培养后表达 CD107a 分子

靶细胞的凋亡和效应细胞的死亡情况，CFSE⁺PI⁺ 细胞为特异性死亡的靶细胞，CFSE⁺PI⁻ 细胞为存活的靶细胞，通过流式细胞术检测可准确测定靶细胞的死亡情况，从而分析效应细胞的杀伤活性。此方法操作简单，且不用放射性同位素，具有可以快速、准确和安全的特点。

（1）实验流程

效 - 靶细胞制备：分别计数及收集 NK 细胞及 CSFE 标记的 K562 细胞，用 NK 细胞培养基重悬至 1×10⁷/ml。设立空白对照（仅加未标记的 K562 细胞）、阴性对照（仅加 CSFE 的 K562 细胞，用于检测靶细胞原始活性）及实验组（NK 细胞及 CSFE 标记的 K562 细胞），各 3 孔。

用 96 孔 U 型细胞培养板，在空白对照、阴性对照孔中分别加入 50μl 上述细胞（0.5×10⁶）。设效靶比为 10:1，实验组加入 100μl NK 细胞（1×10⁶）和 10μl CSFE 标记的 K562 细胞（1×10⁵）。所有各孔用 NK 细胞培养基加至每孔 200μl。

置 37℃，5% CO₂ 温箱中培养 6h。收集细胞至流式检测管，1 500r/min 离心，去上清，用 1×PBS 清洗 3 遍，加入 1×PBS 300μl 重悬细胞。

在实验孔及阴性对照孔中加入 5μl 7AAD 染料，暗室孵育 30min，1 500r/min 离心，去上清，用 1×PBS 清洗 3 遍，1% 多聚甲醛固定，FACS 测定（图 14-7）。

（2）结果测定和分析：CFSE/7AAD 可有效标记死亡及存活的靶细胞，其中 CFSE⁺7AAD⁻ 为未被杀伤存活的靶细胞，CFSE⁺7AAD⁺ 为杀伤已死亡的靶细胞，通过流式分析软件分别记录 CFSE⁺PI⁺ 及 CFSE⁺7AAD⁻ 靶细胞的百分率。

$$NK 细胞活性(\%) = \frac{(共培养靶细胞 - 阴性对照靶细胞)CFSE^+7AAD^+(\%)}{100 - 阴性对照靶细胞 CFSE^+7AAD^+(\%)} \times 100$$

（3）注意事项：在一定范围内，NK 细胞活性与效靶比值成正比，一般效靶比值应小于 100:1，

实验前可先设一定比例的效靶比，确定 NK 细胞的最佳杀伤能力。

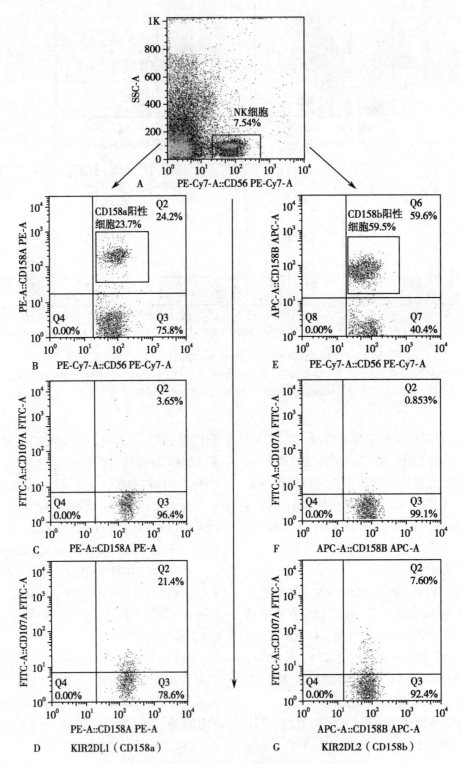

图 14-6 CD107a 标记流式细胞术检测外周血 NK 细胞克隆杀伤活性

（A）外周血分离淋巴细胞中 NK 细胞在 FSC-SSC 流式图中的分布。NK 细胞表型为（B）CD56$^+$
KIR2DL1$^+$ 及（E）CD56$^+$KIR2DL2$^+$；（C、F）KIR2DL1$^+$ 及 KIR2DL2$^+$NK 细胞中 CD107a 分子自发
表达水平；（D、G）KIR2DL1$^+$ 及 KIR2DL2$^+$NK 细胞分别与 K562 细胞共培养后表达 CD107a 分子

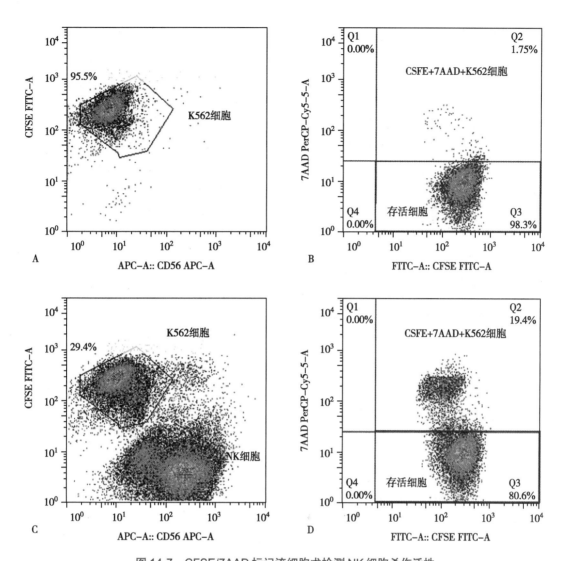

图 14-7 CFSE/7AAD 标记流细胞术检测 NK 细胞杀伤活性

A. 阴性对照组 CFSE+ K562 细胞；B. 阴性对照组 CFSE+7AAD- K562 细胞及 CFSE+7AAD+ K562；C. NK 与
K562 细胞共培养；D. NK 与 K562 细胞共培养后 CFSE+7AAD-（存活）及 CFSE+7AAD+（死亡）K562 细胞

第三节 胞啃对 NK 细胞表型和 功能的影响

胞啃（trogocytosis）是细胞间通过相互接触快速有效获取相邻细胞胞膜片段或相关分子的现象。NK 细胞通过 trogocytosis 从其他细胞获取的胞膜片段可含有完整的膜结合型蛋白，保留获取蛋白原来的特点，可改变 NK 细胞的原有功能，如激活或抑制 NK 细胞的杀伤活性。因 trogocytosis 具有快速有效修饰或改变 NK 细胞功能的特点。根据 NK 细胞从其他细胞通过胞啃获取的分子不同，可增强或抑制 NK 细胞的活性，在基础研究及临床实验中具有潜在价值。本节以 NK-92 细胞株及卵巢癌细胞株 HO-8910 为例，介绍通过 trogocytosis 途径获取 HLA-G 分子的操作。

1. **试剂与材料**

（1）NK 细胞可从 PBMC 分离纯化及使用 NK 细胞株（如 NK-92）；巢癌细胞株 HO-8910 及克隆表达 HLA-G 分子的 HO-8910-G 细胞。

（2）α-MEM 培养基、RPMI 1640 培养基，10% 胎牛血清，10% 马血清及 100IU/ml 重组人 IL-2。

（3）荧光标记的 HLA-G 及 CD56 抗体。

（4）枸橼酸细胞缓冲液（0.133mol/L 枸橼酸及

0.066mol/L 磷酸氢二钠），室温保存；HEPES 终止缓冲液（10% FBS RPMI 1640＋10mmol/L HEPES），4℃保存。

2. 实验流程

（1）NK-92 细胞培养基：α-MEM 培养基，10% 胎牛血清，10% 马血清及 100IU/ml 重组人 IL-2。HO-8910 及 HO-8910-G 细胞培养基：RPMI 1640 培养基，10% 胎牛血清。细胞于 37℃，5% CO_2 培养。

（2）细胞比例为 1:1，于 24 孔培养板，NK-92 细胞培养基总体积不超过 2ml，NK-92 分别与 HO-8910 及 HO-8910-G 共培养。1 000r/min 离心 5min，促进细胞相互接触。置于 37℃，5% CO_2 培养 1h。

（3）轻拍培养板后，1 500r/min，离心 5min 收集细胞。将细胞置于 15ml 无菌离心管，枸橼酸细胞缓冲液将细胞制备成浓度为 5×10^6/ml 的细胞悬液。室温放置 5min 后，尽可能足量加入 HEPES 终止缓冲液，1 500r/min，离心 5min 收集细胞。

（4）将细胞分为三组：NK-92 细胞、NK-92＋HO-8910、NK-92＋HO-8910-G。

（5）流式细胞仪检测：荧光标记抗 CD56、抗 HLA-G 抗体双标记检测 NK-92 细胞上 HLA-G 表达（图 14-8）。

3. 注意事项

（1）大多 NK 细胞培养需要 IL-2，在培养基中添加 IL-2 非常必要。

（2）枸橼酸细胞缓冲液能够解离 NK 细胞受体及配体，有利于结果的准确性。

第四节 小鼠体内自然杀伤细胞清除

除体外检测 NK 细胞杀伤活性等功能研究外，体内实验分析 NK 细胞生物学活性通常涉及到 NK 细胞的体内清除及过继回输。NK 细胞过继回输一般经静脉注射进行，体内清除则可通过腹腔注射针对 NK 细胞的抗体，如 PK136 单抗、抗 asialo GM1 抗体和抗 Ly49 抗体等，达到清除 NK 细胞的目的。各种抗体的识别特异性不同，主要有以下特点：① PK136 单抗（抗 NK1.1 抗体，特异性清除 NK1.1$^+$ 的细胞）是一种常用的小鼠体内清除 NK 细胞的单克隆抗体。杂交瘤细胞系 PK136 由 CE 小鼠脾细胞和骨髓细胞免疫的（C3H×BALB/c）F1 小鼠的脾细胞与小鼠 SP2/0-Ag14 骨髓瘤细胞融合而成。PK136 单克隆抗体（IgG2a）特异性识别小鼠 NK1.1$^+$ 细胞，在小鼠补体存在时，该抗体结合的 NK 细胞能被特异性清除。NK1.1 表达具有种系特异性，仅表达于 C57BL/6、C57BL/10 或 H2b、H2d 和 H2q 同系小鼠，而 BALB/c、AKR、CBA、SJL 及 C3H 等小鼠不表达 NK1.1。由于 NKT 细胞也表达 NK1.1，因此，应用 PK136 单抗清除 NK 细胞时，同样能够清除 NKT 细胞。②抗 asialo GM1 抗体能识别表达在 NK 细胞表面的糖脂唾液酸神经节苷脂 asialo GM1。抗 asialo GM1 抗体能够有效清除小鼠及大鼠体内的 NK 细胞。但大剂量的抗 asialo GM1 抗体也能与小鼠的单核细胞、胚胎胸腺细胞及部分 T 细胞相互作用。因此，在高浓度应用该抗体时，可以删除部分的单核细胞和 T 细胞。

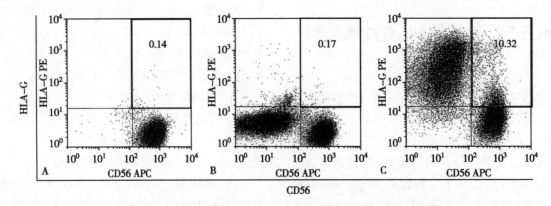

图 14-8 流式细胞术分析 NK-92 细胞通过胞啃获取 HLA-G 分子

A. NK-92 细胞表型 CD56 阳性，HLA-G 分子阴性；B. NK-92 与 HO-8910 细胞共培养，无 HLA-G 表达；C. NK-92 与 HO-8910-HLA-G 细胞共培养后，部分 NK-92 细胞（10.32%）获得 HLA-G 分子表达

③抗 Ly49 抗体表达于成熟 NK 细胞上的功能性受体，是成熟 NK 细胞的一种标志性受体，但 NKT 细胞同样表达 Ly49，因此，应用抗 Ly49 抗体只能清除成熟的 NK 细胞及 Ly49⁺NKT 细胞。

1. 试剂与材料

（1）小鼠（注意上述 PK136 抗体的种系特异性）。

（2）抗体：PK136 单抗或抗 asialo GM1 抗体或抗 Ly49 抗体。

（3）荧光标记的 DX5 单抗（泛 NK 细胞标志）或 NK1.1 抗体。

2. 实验流程

（1）用 1ml 注射器吸取 PK136 单抗（200～500μg/ 只）或抗 asialo GM1 抗体（200μg/ 只）或抗 Ly49 抗体（100μg/ 只），腹腔注射至小鼠体内，同时设立对照组。

（2）分别在注射 1 天、2 天及 3 天后取小鼠外周血 1～2 滴，制备外周血单个核细胞悬液。

（3）以荧光标记的 DX5 单抗或 NK1.1 抗体染色，流式细胞仪检测小鼠体内 NK 细胞清除效果。一般起效时间为 1～3 天。

3. 注意事项

（1）每一批次的抗体效价可能存在差异，应通过预实验确定抗体的有效剂量。

（2）使用的抗体应注意无菌，以避免实验动物的感染。

（3）清除后 NK 细胞恢复的时间与抗体的使用剂量有关，剂量越大恢复越慢。

第五节　细胞因子诱导杀伤细胞制备

细胞因子诱导的杀伤细胞（cytokine-induced killer cells，CIK）是外周血单个核细胞在 CD3 单抗和多种细胞因子（包括 IFN-γ 及 IL-2 等）的作用下培养获得的一群以 CD3⁺CD56⁺ 细胞为主要效应细胞的异质细胞群，其既具有 T 淋巴细胞强大的抗肿瘤活性，又具有 NK 细胞的非 MHC 限制性肿瘤杀伤能力。1991 年 Stanford 大学骨髓移植中心的 Schmidt-Wolf 等以 IFN-γ、IL-2、CD3-mAb 及 IL-1 共培养 PBMC，得到了一组有强大抗肿瘤活性的细胞群，命名为 CIK，其达到近似疗效所需的细胞数较之 LAK 细胞约小 1～2 个数量级，而且在体内应用时完全无需联合使用重组人 IL-2。CIK 具有增殖快、杀瘤活性强、杀瘤谱广的优点。

1. 试剂与材料

（1）Ficoll 密度梯度离心方法分离人 PBMC。

（2）CIK 培养用细胞因子和抗体，包括重组人 IFN-γ，CD3 单克隆抗体（OKT-3），重组人 IL-2。

（3）10% FCS-RPMI 1640 培养液。

2. 实验流程

（1）培养体系：RPMI 1640、10% 胎牛血清、25mmol/L Hepes、2mmol/L 左旋谷氨酰胺、100U/ml 青霉素、100μg/ml 链霉素、50μmol/L 2-ME，培养环境温度 37℃，5% CO_2，初始细胞浓度为（1～2）× 10⁶/ml。

（2）首先在培养体系中加入 1 000U/ml 重组人 IFN-γ，37℃，5% CO_2 培养 24h。

（3）第 2 天加入 50ng/ml CD3 单克隆抗体或人胸腺球蛋白（thymoglobulin，TG）500ng/ml、加 500U/ml 重组人 IL-2，继续孵育。

（4）随后每 3 天更换培养液和 IL-2，同时补加重组人 IL-2 500U/ml，培养 2～3 周后即可得到 CIK 细胞。每天至少观察一次细胞，并记录细胞生长状态，细胞达到合适密度时方可传代。

（5）流式细胞仪检测：CD3⁺CD56⁺ 细胞比例应在 50% 以上。

（6）取部分细胞，标记 7- 氨基放线菌素 D（7AAD）或碘化丙啶（PI），流式细胞仪检测细胞活力，细胞存活率应大于 95%。

3. 注意事项

（1）不同个体来源的 PBMC 得到的 CIK 活力不同，特别是从肿瘤病人外周血诱导的 CIK 可能活性更低。

（2）CIK 细胞形成后表现为贴壁细胞，收集 CIK 细胞应在冰浴或 4℃，用 EDTA 在 30min 内消化，因常温 EDTA 对细胞有毒性作用。消化过程应轻吹细胞，避免产生气泡。此外，细胞刷对细胞有机械损伤，不宜采用。

（3）外源因子的检测：细菌、真菌、支原体必须全部为阴性，内毒素值低于 0.25EU/ml。

（颜卫华　许惠惠）

参 考 文 献

[1] Somanchi S. Natural Killer Cells. Methods in Molecular Biology[M]. New York: Springer, 2016.

[2] Christiansen FT, Tait BD. Immunogenetics: Methods and Applications in Clinical Practice, Methods in Molecular Biology[M]. New York: Springer, 2012.

[3] Lotze MT, Thomson AW. Natural Killer Cells: Basic Science and Clinical Application[M]. San Diego: Elsevier, 2010.

第十五章 巨噬细胞功能检测

巨噬细胞（macrophages，MΦ）是由血液中单核细胞迁入组织后分化形成的成熟类细胞，广泛分布于脾脏、肝脏、腹腔、神经系统以及结缔组织等，具有吞噬杀伤、抗原提呈及免疫调节作用。近年的研究发现，巨噬细胞在不同微环境中可以发生不同性质的活化，成为具有不同表面分子和功能特征的亚群。根据其不同的表型特点和功能特点及对Th1/Th2应答的诱导，通常将其分为两种类型：经典活化的巨噬细胞（classically activated macrophage，CAM），又称M1型巨噬细胞；替代性活化的巨噬细胞（alternatively activated macrophage，AAM），又称M2型巨噬细胞。M1型巨噬细胞具有杀灭微生物、参与炎症及抗肿瘤作用，M2型巨噬细胞具有较强的免疫调节、组织修复及抗炎能力。近年研究还发现，肿瘤间质中的巨噬细胞即肿瘤相关巨噬细胞（tumor-associated macrophages，TAM）具有M2型的特征。TAM通过分泌EGF、VEGF和bFGF等参与了肿瘤发生、生长、侵袭和转移的过程，并与肿瘤血管生成和淋巴管生成密切相关；TAM亦能产生PGE2、IL-10、TGF-β和吲哚胺加双氧酶（IDO）等代谢产物参与免疫抑制。

第一节 小鼠腹腔巨噬细胞分离及纯化

一、实验原理

巨噬细胞属不繁殖细胞群，在条件适宜下可存活2～3周，难以长期生存，多做原代培养。可用多种方法培养不同来源的MΦ，其中以小鼠腹腔取材法最为常用，下面介绍从小鼠腹腔渗出细胞中分离及纯化MΦ的方法。正常小鼠每只可收集腹腔渗出细胞约10^6，其中MΦ占30%。如果给小鼠腹腔注射某种刺激物，可使MΦ渗出增加，易于分离更多的MΦ（表15-1）。

表15-1 常用于刺激腹腔细胞渗出的物质

刺激物质	浓度	注射剂量/ml	细胞采取时间/d	获得细胞数量/×10^6
血清	原浓度	0.5～1	2～3	1～5
蛋白胨肉汤	10%	1～1.5	3～5	3～7
矿物油	原浓度	0.1～0.5	4～6	10～20
淀粉	2%～10%	1～1.5	3～5	2～5
明胶	2%～4%	0.5～1	3～5	3～7

二、试剂与材料

1. 试剂 IMDM培养基（含10%胎牛血清，庆大霉素100IU/mL），PBS液，anti-CD14、anti-CD68、anti-CD11b或anti-F4/80标记的抗体。

2. 器材 解剖固定板、试管（或离心管）、注射器、剪刀、镊子、细胞培养孔板（或培养皿）、细胞计数板、移液器及吸头、超净台、CO_2培养箱、离心机、流式细胞仪或磁珠分选仪。

3. 动物 6～8周龄昆明小鼠。

三、实验流程

1. 贴壁法 根据单核巨噬细胞具有黏附塑料或玻璃表面的特性所建立的细胞贴壁法，可将单核巨噬细胞和淋巴细胞分开。此法所分离的单核巨噬细胞纯度较低，尽管可以根据需要在操作过程中增加洗弃悬浮细胞的次数以提高细胞纯度，但会损失大量细胞。由于该方法简便易行，常用于对细胞纯度要求不高的实验。

（1）小鼠颈椎离断处死，75%酒精消毒，移入超净台内仰卧固定于解剖固定板上。

（2）剪开腹部毛皮层，暴露大面积腹膜，避开血管，腹腔注入2ml PBS，轻揉腹部2min。

（3）用镊子提起腹膜剪一小口（吸头可进入

171

即可），用移液器吸取腹腔内液体（注意避开肠管），置于离心管中。

（4）离心洗涤 1 500r/min，10min，加入新鲜培养液重新悬浮细胞，计数。

（5）调整细胞至所需浓度，置于平皿或细胞培养孔板中，37℃ CO_2 培养箱中孵育 1～2h。

（6）以 37℃ 预温培养液冲洗培养瓶 3 遍，弃去悬浮细胞，再加入适当培养液，用橡皮棒轻轻刮取，获得贴壁细胞，即为巨噬细胞，计数细胞。

2. **流式细胞术分离**　利用单核巨噬细胞表面标志物，通过流式细胞术分选，可获得较高纯度单核巨噬细胞。如果直接分离腹腔巨噬细胞，可采用 CD68 及 CD11b 标记，F4/80 也用于活化的巨噬细胞分离。具体参见第八章流式细胞术。

3. **免疫磁珠法**　通过免疫磁珠标记的 CD14、CD68（所有巨噬细胞）或 F4/80（活化的巨噬细胞）进行分选。具体参见第十章。

4. **巨噬细胞功能鉴定**　采用巨噬细胞吞噬荧光微球实验（参见本章第三节），对于所分离纯化到的巨噬细胞进行吞噬功能的分析（详见第十九章），进一步确证分离所得为巨噬细胞。

5. **关键问题**

（1）从下腹部一侧进针注入灌洗液，以确保针眼收缩，不至于因腹腔液的增加而从针眼处出血，避免血细胞混入巨噬细胞悬液中。

（2）腹腔注射后应轻揉腹部，即要避免渗血，又要确保巨噬细胞游离出来，然后彻底灌洗，尽可能获得较多的巨噬细胞。如果吸出的灌洗液呈淡黄色，则获得的巨噬细胞较多；如果吸出的灌洗液仍为无色透明，则获得巨噬细胞较少。分析此现象可能是游离出的大量巨噬细胞使其环境变为酸性所致。

（3）无菌条件下打开腹腔，直视吸取，可防止因吸入肠系膜或腹膜等而堵塞针眼的现象，并可迅速且较完全地吸出灌洗液。

第二节　人血源性单核巨噬细胞诱导及分离

一、实验原理

聚蔗糖（ficoll）密度梯度离心法常用来分离人外周血单个核细胞（PBMC），该分层液聚蔗糖-泛影葡胺（urografin）比重为 1.077±0.001。聚蔗糖的密度为 1.2g/ml，未超出正常生理性渗透压，亦不穿过生物膜，因而不影响单个核细胞的形态及功能。红细胞、粒细胞比重大于 1.092，离心后沉于管底；淋巴细胞和单核细胞的比重小于或等于分层液比重（1.070），离心后漂浮于分层液的液面上，吸取分层液液面的细胞，即为外周血单个核细胞。依据单核巨噬细胞能够贴壁的特性，进一步将贴壁的单核巨噬细胞与未贴壁的淋巴细胞分开。单核细胞体外培养时可加入一定量的 rhGM-CSF，进而促进单核细胞转化为巨噬细胞。

二、试剂与材料

1. **试剂**　淋巴细胞分离液、含 10% 小牛血清的 RPMI 1640（青霉素 20 000IU/ml 链霉素 200 000IU/ml）、rhGM-CSF、3% 乙酸、PBS、anti-CD14、anti-CD68 或 anti-F4/80 标记的抗体。

2. **样品**　人抗凝外周血。

3. **器材**　离心管、移液器及吸头、EP 管、离心机、光学显微镜、细胞计数板、橡皮棒、盖玻片、酒精棉、CO_2 培养箱、超净工作台、6 孔板、流式细胞仪或磁珠分选仪。

三、实验流程

1. 首先于离心管中加入 5ml 淋巴细胞分层液，然后轻轻加入经肝素处理的抗凝的人静脉血 5ml，水平离心（2 000r/min，15min）。

2. 离心后，用毛细管收取上、中层界面处的一白色云雾层狭窄带（即单个核细胞层）到另一离心管中。加入 5 倍以上体积的 PBS，充分混匀后离心（1 500r/min，15min），弃上清。重复两次，弃上清。

3. 轻弹管底将细胞散开，然后加入 2ml 含 10% 小牛血清的 RPMI 1640 培养基，重悬细胞。

4. 细胞计数，调整细胞浓度为 5×10^6/ml，加到 6 孔板中，2ml/孔，置于 37℃、5% CO_2 培养箱中培养 2～4h 后，用 PBS 轻轻洗涤 3 遍，洗去未黏附细胞。

5. 每孔加入含 10% 胎牛血清的 RPMI 1640 培养基 2ml 及 rhGM-CSF（终浓度 1 000U/ml），置于 37℃、5% CO_2 培养箱中培养 3～5 天，隔 2 天半量换液。

6. 用 PBS 冲洗培养板，重复 3 次，弃去悬浮细胞。然后，加入适量培养液，用橡皮棒轻轻刮取收集，获得贴壁的巨噬细胞，计数。

7. 进一步纯化，可采用表面标志物 CD14 或 F4/80 标记，具体步骤同流式细胞术分离及免疫磁珠法。

8. 注意事项

（1）向淋巴细胞分离液中加入人外周血时应动作轻缓，勿打破分界面，否则影响分离效果。

（2）在吸取单核细胞层时，应尽量轻柔将其全部吸出，以减少其他层细胞的混入。

（3）换液时要严格注意无菌操作。

第三节　小鼠巨噬细胞极化诱导及鉴定

巨噬细胞可以发生不同性质的功能活化（极化），成为具有不同表面分子和功能特征的 M1 和 M2 亚群。M1 型巨噬细胞是 Th1 型免疫反应过程中产生的效应巨噬细胞。主要由微生物产物（如 LPS）或干扰素 γ（IFN-γ）诱导产生。其特点是分泌一氧化氮（NO）、反应性氧中介物等杀伤分子和多种炎症因子（IL-1、IL-6、IL-12、TNF-α 和 Type I IFN 等）以及趋化因子（CXCL8、CXCL9、CXCL10、CXCL11、CXCL16、CCL2、CCL3、CCL4 及 CCL5 等）。此外，巨噬细胞在 IFN-γ 刺激下，可增加诱导型一氧化氮合酶（inductible nitric oxide synthase，iNOS）的分泌，还能表达大量的 CD16/32、MHC Ⅱ、CD40、CD80、CD86 及 B7 等分子，进而参与提呈抗原和激发 Th1 型免疫应答，杀伤感染病原体和肿瘤细胞。因此，通常认为 M1 型巨噬细胞是机体免疫防御和抗肿瘤的强有力效应细胞。

M2 型巨噬细胞在不同的诱导信号下将分化为不同的亚型，包括：① M2a 型，刺激信号是 IL-4 和 IL-13，诱导 Th2 型免疫反应，在过敏性反应和寄生虫感染免疫中起主要作用。② M2b 型，刺激信号是免疫复合物和 Toll 样配体（如 LPS）或 IL-1R 配体，介导 Th2 型活化和免疫调控。③ M2c 型，刺激信号是 IL-10 和糖皮质激素，介导免疫调控，参与基质沉积和组织修复。M2 型巨噬细胞的特征表型为 IL-10^{high}、IL-12^{low}、IL-1ra^{high}、IL-1decoyR^{high}，可分泌趋化因子（如 CCL17、CCL18 及 CCL22），并特异性表达一些基因，如 Ⅰ 型精氨酸酶（Arginase1，Arg1）编码基因，高表达甘露糖受体 CD206、清道夫受体，此外，还会上调 YM1 和 YM2（几丁质酶家族成员）、FIZZ1 等分泌蛋白的表达。M2 型巨噬细胞抗原提呈能力差，并通过下调 M1 型巨噬细胞的功能等方式控制人体的炎症反应。与此同时，M2 型巨噬细胞具有修复损伤、促进血管形成以及组织重构的作用。

一、实验原理

根据上述内容分别采用相应的诱导剂对巨噬细胞极化进行诱导。通过对 M1 和 M2 型巨噬细胞表型相关指标的比较分析，可评价和鉴定巨噬细胞类型的表型，如 M1 型标志（CD16/32、IL-1β、IL-6、TNF-α、IL-12、NO 及 iNOS 等）、M2 型标志（CD206/mrc-1、IL-10、Arg-1 及 Ym1 等）。

二、试剂与材料

1. 动物　6～8 周龄昆明小鼠。

2. 试剂

（1）LPS、IFN-γ、IL-4。

（2）细胞因子及趋化因子检测试剂盒（如 IL-1β、IL-6、TNF-α、IL-12 及 IL-10 等；CXCL8、CXCL9、CXCL10、CCL17、CCL18 及 CCL22 等）。

（3）real-time PCR 试剂，iNOS、Arg-1、Ym1、Fizz1 及各种细胞因子或趋化因子引物。

（4）NO 检测用 Griess reagent 试剂盒。

（5）流式细胞术及 Western blotting 检测试剂，anti-CD16/32、anti-iNOS、anti-CD206 等的标记抗体、PVDF 膜。

（6）巨噬细胞吞噬功能检测：红色荧光吞噬微球。

3. 器材

（1）酶标仪。

（2）real-time PCR 仪。

（3）流式细胞仪。

（4）垂直电泳仪、转移电泳槽。

三、实验流程

1. 巨噬细胞极化的诱导

（1）参照上节内容分离小鼠腹腔巨噬细胞，调整细胞浓度至 1×10^9/L，加入 12 孔或 24 孔板。

（2）M1 型 MΦ 的极化诱导：LPS（1μg/ml，终浓度）、IFN-γ（20ng/ml，终浓度）加入培养液中，培养 24～96h。

（3）M2a 型 MΦ 的极化诱导：IL-4（20ng/ml，终浓度）加入培养液中，培养 24～96h。

（4）M2b 型 MΦ 的极化诱导：免疫复合物—抗 LDL（低密度脂蛋白 100μg/ml，终浓度）与 LDL（5～10μg/ml，终浓度）或人 IgG（10μg/ml，终浓度）及兔抗人 IgG（10μg/ml）培养 24～96h。

（5）M2c 型 MΦ 的极化诱导：IL-10（20ng/ml，终浓度）加入培养液中，培养 24～96h。

（6）对极化巨噬细胞进行形态学观察：巨噬细胞极化后形态发生变化，向 M1 型方向极化的巨噬细胞呈长梭形，伪足较为细长；M2 型极化巨噬细胞伪足较短，细胞整体形态较为收拢。

（7）参照下一部分内容对巨噬细胞极化类型进行鉴定分析。

*注：培养过程中需肉眼及显微镜观察细胞有无污染。

2. **巨噬细胞极化类型的鉴定** 不同指标可采用不同的技术手段进行检测：收集上述细胞及细胞培养上清，通过流式细胞仪检测细胞膜分子 CD16/32 和 CD206 表达，通过实时定量 PCR 和 ELISA 试剂盒分析特征因子 IL-1β、IL-6、TNF-α、IL-12 及 IL-10 的表达及分泌，通过 real-time PCR 或 Western blotting 分析 iNOS、Arg-1 或 Ym1 的表达，通过 Griess reagent 分析细胞培养上清 NO 生成。

以下列举几种巨噬细胞极化类型的鉴定方式，可根据情况采用多种手段结合，每种极化类型选取至少 4 种指标作为分型特征。

（1）巨噬细胞分泌 NO 能力检测：收集上述处理巨噬细胞上清，使用 Griess reagent 检测 NO，具体步骤参见 Griess reagent 说明书。

（2）流式细胞术检测巨噬细胞表面标志：用细胞刮收集上述处理后的巨噬细胞，使用 anti-CD16/32、anti-iNOS、anti-CD206 等荧光标记抗体进行流式细胞仪检测鉴定。

（3）real-time PCR 检测巨噬细胞表面标志及细胞因子基因水平的表达情况：提取巨噬细胞总 RNA 经逆转录得到 cDNA，根据 Genbank 收录的小鼠 IL-1β、IL-6、TNF-α、IL-12、IL-10、iNOS、Arg-1、Ym1 的基因序列设计引物，使用 real-time PCR 仪对巨噬细胞的表面标志及细胞因子进行转录水平定量分析。

（4）Western blotting 分析巨噬细胞表面标志及细胞因子蛋白水平的表达情况：提取巨噬细胞总蛋白，通过 Western blotting 分析检测 iNOS、Arg-1、Ym1 的表达。

（5）ELISA 试剂盒检测巨噬细胞分泌的细胞因子及趋化因子：收集上述处理巨噬细胞上清，使用 ELISA 试剂盒检测细胞因子 IL-1β、IL-6、TNF-α、IL-12 及 IL-10 的分泌；使用 ELISA 试剂盒检测趋化因子 CCL2、CCL3 以及 CCL22 等的分泌。具体步骤参见 ELISA 试剂盒说明。

（6）荧光微球法检测巨噬细胞体外吞噬活性：将处理过的红色荧光吞噬颗粒与小鼠腹腔巨噬细胞 37℃ 共孵育 1h，荧光显微镜检测吞噬的荧光微球情况（图 15-1），也可采用流式细胞术检测吞噬百分率（详见第十九章）。

（7）Arg-1 活性测定：以 100μl 0.1% Triton X-100 裂解巨噬细胞，加入 100μl 50mmol/L Tris-HCl 和 10mmol/L $MnCl_2$，56℃ 温育 10min，加入 100μl 0.5mol/L Arginine，37℃ 温育 30min，加入 800μl H_2SO_4/H_3PO_4 终止。随后加入 50μl 9% α-异亚硝基苯丙酮（α-isonitrosopropiophenone），95℃ 温育 30min；540nm 波长检测吸光度（A540 值），以尿素（urea）建立标准曲线，间接判断 Arg-1 活性。

*注：如用培养上清来检测相关指标，上清应经离心处理后再进行检测，以免掺杂破碎细胞影响实验结果。

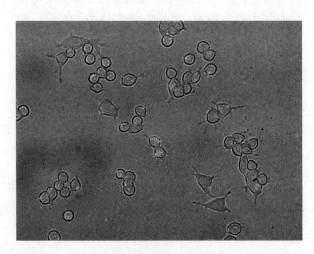

图 15-1 荧光显微镜观察巨噬细胞吞噬红色荧光微球能力

四、实验举例

脂多糖（LPS）诱导的 M1 型巨噬细胞极化的鉴定。

1. 常规分离纯化巨噬细胞后，加入 LPS（终浓度 1μg/ml）刺激 24h，同时设立培养液对照孔，将 LPS 刺激及未刺激组的各项指标进行比较分析，鉴定其表型：①采用 real-time PCR 检测 M1 型巨噬细胞高表达的 iNOS 和 M2 型巨噬细胞高表达的 Arg-1（提取巨噬细胞总 RNA 经逆转录得到 cDNA，根据 Genbank 收录的小鼠 iNOS、Arg-1 的基因序列设计引物，使用 real-time PCR 仪对巨噬细胞进行转录水平定量分析）；②采用 ELISA 检测 IL-12（M1 型）和 IL-10（M2 型）；③针对 M1 型巨噬细胞表面分子 CD16/32 和 M2 型巨噬细胞表面分子 CD206 可采用流式细胞术进行检测。通过几种指标联合检测结果，对巨噬细胞极化型别进行判定。

2. 鉴定结果

（1）与对照组相比，LPS 刺激组 iNOS 高表达。

（2）与对照组相比，LPS 刺激组分泌 IL-12 水平高而 IL-10 分泌水平低。

（3）与对照组相比，LPS 刺激组 CD16/32 高表达而 CD206 低表达。

第四节　吞噬功能测定

机体多种细胞具有吞噬（phagocytosis）活性，称为吞噬细胞，主要包括树突状细胞、单核巨噬细胞和中性粒细胞等。吞噬细胞具有吞噬、消化、清除异物以及机体衰老、损伤、癌变细胞等功能，树突状细胞和单核巨噬细胞还具有抗原提呈作用，是机体固有免疫系统的主要组成细胞。巨噬细胞活化后，其吞噬能力增强，因此，吞噬活性测定是评价巨噬细胞功能的主要指标之一，其测定方法包括吞噬鸡红细胞、荧光蛋白标记大肠杆菌、荧光微球以及可溶性染料等方法，需根据实验目的和实验条件选择吞噬活性测定方法，具体操作可参见本书第十九章。

第五节　趋化功能测定

巨噬细胞迁移是其在感染及损伤部位发挥免疫活性的首要条件。巨噬细胞趋化功能反映其迁移能力，是评价巨噬细胞免疫功能的主要指标之一。因此，对于巨噬细胞免疫功能的研究有必要建立有效的体外趋化功能检测方法，用于观察不同应激状态下的巨噬细胞趋化功能。

1. 实验原理　transwell 小室是根据靶细胞能够趋化性主动迁移，穿过一定孔径的滤膜而设计。滤膜将小室分隔成上下两部分：靶细胞在上面，趋化因子在下面，趋化因子通过滤膜形成梯度，细胞则沿着梯度穿过膜孔，黏附在膜的下面，染色并计数滤膜下表面的细胞数即可测出趋化因子的趋化能力。

2. 试剂与材料　趋化因子（酵母多糖活化的血清），Giemsa 染液，PBS，甲醇，transwell 趋化小室。

3. 实验流程

（1）分离小鼠腹腔巨噬细胞，用 PBS（pH 7.2）将细胞调整为 $(2\sim3)\times10^5/ml$。

（2）将趋化因子溶液 25μl 加入趋化小室的下室。将左上方剪去一小角的滤膜光滑面朝向趋化因子盖于孔上。

（3）盖上趋化小室的上室部分，用固定器夹紧。

（4）将 50μl 细胞悬液加入上室。注意操作时不能产生气泡，以免气泡妨碍细胞移动。

（5）各孔注入单核细胞悬液后，盖以 25mm×80mm 的载玻片，覆盖全部孔。在 37℃，5% CO_2 温箱中静置 90min 诱导细胞趋化移动。

（6）从温箱中取出多孔趋化小室，松开固定器，将小室上、下倒置放在预先准备好的纸垫上，取下滤膜。

（7）将事先切下一角的滤膜一侧用大镊子固定，另一侧用小镊子夹好。

（8）将朝向单核细胞的滤膜面（即无光泽面朝下）浸入生理盐水内，将大镊子一侧的滤膜从液体中轻轻拉起（与容器呈 30°），即可将未移动的细胞从滤膜上洗脱下来。

（9）将滤膜光泽面朝上，贴在事先涂有蛋清甘油（甘油与蛋清等量混合而成）的载玻片（40mm×80mm）上，冷风吹干滤膜后，用甲醇固定，进行 Giemsa 或瑞氏染色。

（10）结果分析。用低倍镜确认移动细胞后，换用 400 倍高倍镜任意计数 10 个视野内的移动细胞总数,结果以"** 个细胞 /10HPF(高倍视野)"表示,每个样品至少重复计数 3 次。如用缓冲液代替趋化因子,细胞数超过 100/10HPF 时,应重新调整单核细胞数再检测。

4. 注意事项

(1)需在缓冲液中加入牛血清白蛋白或小牛血清,否则效果不佳。

(2)如用聚碳酸酯(polycarbonate)滤膜时,应注意其正反面,必须将有光泽的一面作为吸引物面。

(3)多孔趋化小室装置不能浸入有机溶剂或洗涤剂中,否则会造成丙烯树脂溶解或洗涤剂在孔内沉着;也不能放入烘箱烤干,只能用大量流水冲洗干净,再用双蒸水冲洗后自然干燥。

(4)巨噬细胞数和培养时间随滤膜孔径而改变,应预先选择最适条件。

第六节 体内活化巨噬细胞

巨噬细胞是体内重要的天然免疫细胞,体外检测其功能并不能完全反映其体内行为,而检测某些药物的实际效应,又往往需要体内测定巨噬细胞活性。本节以细菌内毒素 LPS 活化巨噬细胞为例,介绍体内测定巨噬细胞活性的简便方法。LPS 是一种脂类和多糖的复合物,是革兰氏阴性菌细胞壁的主要成分,是内毒素和重要群特异性抗原。LPS 通过诱导单核 - 吞噬细胞系统的活化,大量释放 TNFα、IL-6 等多种促炎症细胞因子导致脓毒症、脓毒症休克,甚至死亡。TLR4 是单核 - 吞噬细胞系统识别 LPS 的主要模式识别受体。

1. 试剂与材料

(1)动物:6~8 周龄昆明小鼠。

(2)试剂:生理盐水,2μg LPS(溶于 1ml NaCl)。

(3)器材:注射器。

2. 实验流程

(1)将小鼠随机分为 2 组,分别给小鼠腹腔注射 1ml 生理盐水和 1ml LPS 溶液,12h 后,小鼠脱颈椎处死,分别回收腹腔巨噬细胞和腹腔液。

(2)Griess 法检测腹腔液 NO 水平;ELISA 法测定腹腔液 TNFα。

(3)采用贴壁法培养腹腔巨噬细胞,同时在培养液中加入荧光微球,37℃培养 1~2h,利用流式细胞术观察巨噬细胞吞噬能力。

(4)可以同时分析 IL-12、IL-10、iNOS 及 Arg-1 等鉴定其活化类型,每个实验至少重复 3 次。

(台桂香 倪维华)

参 考 文 献

[1] Gordon S, Martinez FO. Alternative activation of macrophages: mechanism and functions[J]. Immunity, 2010, 5: 593-604.

[2] Briken V, Mosser DM. Editorial: Switching on arginase in M2 macrophages[J]. J Leukoc Biol, 2011, 90: 5839-5841.

[3] 柳忠辉. 免疫学常用实验技术 [M]. 北京:科学出版社, 2002.

[4] Heusinkveld M, de Vos van Steenwijk P J, Goedemans R, et al. M2 Macrophages Induced by Prostaglandin E2 and IL-6 from Cervical Carcinoma Are Switched to Activated M1 Macrophages by CD4 + Th1 Cells[J]. J Immunol, 2011, 187: 1157-1165.

[5] Nakanishi Y, Nakatsuji M, Seno H, et al. COX-2 inhibition alters the phenotype of tumor-associated macrophages from M2 to M1 in ApcMin/+ mouse polyps[J]. Carcinogenesis, 2011, 9: 1333-1339.

第十六章　母胎界面细胞分离培养

从免疫学角度来看，正常妊娠类似于成功的半同种异体移植，母体对携带父系 HLA 抗原的胚胎不仅不排斥，而且通过精细的母胎对话建立独特的母胎界面免疫耐受微环境，允许胎儿在子宫内生长发育直至分娩。母胎耐受机制与母胎界面细胞组成有关，母胎界面细胞组成极其复杂，根据其来源大致可分为三类：第一类是蜕膜免疫活性细胞（decidual immunocompetent cell，DIC）；第二类为蜕膜基质细胞（decidual stromal cell，DSC）及蜕膜腺上皮细胞（decidual epithelial cell，DEC）；第三类为侵入蜕膜的绒毛外滋养细胞（extravillous cytotrophoblast，EVCT）。前两类细胞为母体来源的细胞，他们和胎儿来源的滋养细胞以及这些细胞产生的各种细胞因子、激素等共同构成了母胎界面特殊的免疫微环境，以维持成功妊娠。

妊娠早期，母体内大量的免疫细胞迁移至子宫蜕膜，参与维持母胎免疫耐受和抗感染免疫。DSC 具有广泛的生物学功能，除参与蜕膜营养供应外，还能分泌多种激素、细胞因子和酶类，表达孕激素受体，调节胚泡着床及参与胎盘形成。滋养细胞是胎盘的主要构成细胞，也是唯一直接与母体蜕膜及其免疫细胞接触并被有效识别的胚胎细胞。母胎界面的三种重要组成细胞：母体来源的 DIC 与 DSC 和胎儿来源的滋养细胞之间的免疫对话是母胎免疫耐受形成的重要机制。因此，研究母胎界面三大类细胞的功能及相互之间的联系对生殖免疫学有重要意义，为了达到这一目的，我们首先需要对三类细胞进行分离、纯化和培养，下面对母胎界面细胞的分离培养方法做一介绍。

第一节　人蜕膜免疫细胞分离及纯化

蜕膜免疫细胞群是母胎免疫耐受的生物学基础，其构成极为特殊，主要由特殊类型的 NK 细胞（CD56^{bright}CD16$^-$）（～70%）、T 细胞（～10%）和单核巨噬细胞（～15%）等组成，它们通过表达特殊活化标志和产生大量的细胞因子，在母胎界面局部发挥着不同于外周的免疫调节作用，形成 Th2 亚群免疫优势，并通过旁分泌作用调控滋养细胞的生长、分化和迁移，从而对妊娠的维持起重要的局部调节作用。

一、实验原理

人早孕期（7～9 周），子宫蜕膜中聚集着大量的免疫功能相关细胞。从流产组织中取出蜕膜，通过酶消化后研磨过滤，并进行密度梯度离心，然后吸取 40%～60% 密度层中的单个核细胞，通过短期培养可以初步获得蜕膜免疫细胞。然后根据不同细胞群的形态、表型及功能特点，应用进行免疫磁珠分选及流式细胞术分选等方法对细胞进行鉴定、分离和纯化，为进一步分析各亚群细胞结构和功能提供基础。

二、试剂与材料

1. **实验材料**　眼科剪，镊子，不同规格筛网（100 目，300 目），各类培养皿，注射器柄，不同规格塑料离心管，1.5ml EP 管，吸管，台式冷冻离心机，磁极及磁珠分选柱，CO$_2$ 培养箱，水浴摇床，流式细胞仪。

本实验标本的收集和使用需获得本院伦理委员会批准及病人本人知情同意。

2. **实验试剂**　1×PBS 液，D-Hanks 溶液，RBC 裂解液，DMEM/F12 培养液，胎牛血清，胶原酶 IV 型，DNA 酶 I 型，Percoll 原液，抗生素，MACS 缓冲液。

3. **试剂配制**

（1）RBC 裂解液配制：取 0.16mol/L NH$_4$Cl 90ml（770.256mg）；0.17mol/L Tris（pH 7.4）10ml

（205.938mg）溶于三蒸水 100ml，并用 HCl 调 pH 值至 7.2，定容至 200ml。无菌裂解液需要用过滤法滤除细菌，不建议用高压灭菌。滤菌后 4℃ 保存。

（2）DMEM/F12 培养液配制：DMEM/F12 干粉 15.6g 溶解于蒸馏水，加入 $NaHCO_3$ 1.2g 混匀，定容至 1 000ml，用 56g/L $NaHCO_3$ 溶液调 pH 值至 7.2～7.4，无菌条件下过滤除菌，分装后保存于 −20℃。

（3）D-Hanks 液配制：取 NaCl 8.00g，KCl 0.40g，$Na_2HPO_4 \cdot 12H_2O$ 0.12g，KH_2PO_4 0.06g，$NaHCO_3$ 0.35g，无水葡萄糖 1.00g，用三蒸水 1 000ml 溶解，调 pH 6.8～7.0，分装于瓶中高压灭菌，冷却后放于 4℃ 保存待用。

（4）Percoll 溶液配制：Percoll 母液（Percoll 原液 9ml，10×PBS 1ml）；20% Percoll 工作液（Percoll 母液 2ml，1×PBS 8ml）；40% Percoll 工作液（Percoll 母液 4ml，1×PBS 6ml）；60% Percoll 工作液（Percoll 母液 6ml，1×PBS 4ml）。Percoll 工作液特性见表 16-1。

（5）MACS 缓冲液配制：1×PBS 液（pH 7.2），0.5% BSA，0.22μm 滤膜抽滤除菌，4℃ 保存。

三、实验流程

1. 蜕膜细胞预处理

（1）新鲜蜕膜组织用 1×PBS 洗三遍，去除血凝块和血污，将剩余组织剪成大约 1mm³ 的碎块。

（2）加入 0.1% 胶原酶Ⅳ（根据实验室条件可与 50μg/ml DNase Ⅰ 合并消化组织）于 37℃ 水浴振荡消化 1h 后，用含 10% FBS 的 DMEM/F12 细胞培养液终止消化。经 100 目筛网研磨过滤，获得细胞悬液后 300g 离心 10min，弃去上清。

（3）将细胞团重悬于 3ml D-Hanks 液中，小心铺于不连续 Percoll 密度梯度界面（含 60%、40%、20% 三种梯度），1 000g 离心 20min。

（4）吸取 40%～60% 梯度层之间的细胞（ρ = 1.056～1.077g/ml），1×PBS 液洗涤 1 次，重悬于含 10% FBS 的 DMEM/F12 细胞培养液中。根据实验所需对蜕膜淋巴细胞进一步纯化分离。

2. 分离纯化蜕膜 NK 细胞

（1）所获细胞种植于培养瓶中，置 37℃、5% CO_2 培养箱中培养过夜后换液，去除贴壁的蜕膜基质细胞、蜕膜腺上皮细胞和蜕膜巨噬细胞，收取悬浮细胞即为初步纯化的蜕膜淋巴细胞。

（2）300 目滤网过滤经贴壁初次纯化的蜕膜淋巴细胞，去除细胞团块，离心，每 1×10^7 细胞加入 40μl MACS 缓冲液重悬细胞。

（3）每 1×10^7 细胞加入 10μl NK Biotin-antibody cocktail，混匀后 4℃ 孵育 10min。

（4）再加入 30μl MACS 缓冲液。

（5）每 1×10^7 细胞加入 20μl NK microbeads，混匀，4℃ 孵育 15min。

（6）细胞悬液 300g 离心 10min，用 500μl MACS 缓冲液重悬细胞。

（7）于磁场内架设磁珠分选柱，3ml 1×PBS 缓冲液淋洗分选柱。

（8）将标记细胞悬液上柱，以 MACS 缓冲液 3ml 洗柱 3 次。离开磁场后，以 MACS 缓冲液 3ml 洗柱 3 次，流出分选柱的阳性选择细胞即为 NK 细胞。

（9）取 $2 \times 10^5/100μl$ 所获细胞，标记 anti-CD3、anti-CD56、anti-CD16 抗体后，用 FACSAria 分析鉴定得到 $CD56^{bright}CD3^-$ NK 细胞的纯度。若需要纯度更高的蜕膜 NK 细胞，可用流式进一步分选

表 16-1 Percoll 不连续密度梯度配置表及相对应的细胞浓度

Layer	20%	30%	35%	40%	45%	50%	60%	70%	
DMEM/RPMI/PBS	1.6	1.4	1.3	1.2	1.1	1.0	0.8		
10*D-Hank's	0.04	0.06	0.07	0.08	0.09	0.1	0.12		
Percoll solution	0.36	0.54	0.63	0.72	0.81	0.90	1.08		Stock
Density	1.031	1.043	1.048	1.056	1.062	1.067	1.077	1.090	1.130
DMEM/RPMI/PBS	1.19	0.91	1.130	0.818	0.584	0.259	0.0		
Ficoll solution	0.805	1.091	1.870	2.182	2.416	1.741	2ml		
Volume	2ml	2ml	2ml	2ml	2ml	2ml	2ml		

$CD56^{bright}CD3^-$ NK 细胞亚群,蜕膜 NK 细胞的分选纯度>95%。

3. 分离纯化蜕膜 $CD4^+T$ 细胞

(1)将所获细胞种植于培养瓶中,置37℃、5% CO_2 培养箱中培养过夜后换液,去除贴壁的蜕膜基质细胞、蜕膜腺上皮细胞和蜕膜巨噬细胞,收取悬浮细胞即为纯化的蜕膜淋巴细胞。

(2)300 目滤网过滤去除细胞团块,离心,每 $1×10^7$ 细胞加入 100μl MACS 缓冲液重悬细胞。

(3)每 $1×10^7$ 细胞加入 20μl anti-CD4-microbeads,混匀,4℃孵育 15min。

(4)加标记细胞总体积 10~20 倍的预冷 MACS 缓冲液洗涤,300g 离心 10min。

(5)每 $1×10^7$ 细胞加入 100μl MACS 缓冲液重悬细胞。

(6)于磁场内架设磁珠分选柱,3ml MACS 缓冲液淋洗分选柱。

(7)将标记细胞悬液上柱,以 MACS 缓冲液 3ml 洗柱 3 次,留在分选柱内为阳选所获 $CD4^+$ T 细胞,加入 5ml MACS 缓冲液,在解除磁场的情况下,压力冲洗出柱内细胞。

(8)换新分选柱重复分选,所获分选 $CD4^+$ T 细胞纯度更高。

(9)取 $2×10^5/100μl$ 细胞,以 FITC 标记人 CD4 抗体室温避光孵育 25min,PBS 洗 1 次;FACS 鉴定细胞纯度均>95%。

4. 分离纯化蜕膜树突状细胞

(1)所获细胞种植于培养瓶中,置 37℃、5% CO_2 培养箱中贴壁培养 2h 后,获得不含 DSC 与 DEC 的蜕膜单个核细胞。

(2)悬浮细胞过 30μm 孔径滤网,去除细胞团,300g 离心 10min,每 10^7 细胞加入 80μl MACS 缓冲液,重悬细胞。

(3)每 10^7 细胞加入 15μl Biotin 结合的 CD11c 抗体,混匀,4℃孵育 10min。

(4)3ml MACS 缓冲液洗涤一次。

(5)每 10^7 细胞加入 12μl microbeads 结合的抗 -Biotin,混匀,4℃孵育 15min。

(6)离心细胞,用 500μl MACS 缓冲液重悬细胞。

(7)于磁场内架设磁珠分选柱,3ml $1×PBS$ 缓冲液淋洗分选柱。

(8)将标记细胞悬液上柱,以 MACS 缓冲液 3ml 洗柱 3 次,流出分选柱的阳性选择细胞即为蜕膜 DC。

(9)取 $2×10^5/100μl$ 所获细胞标记 anti-CD11c 表面抗体后,用 FACSAria 分析鉴定得到的蜕膜 $CD11c^+$ DC 的纯度。若需要纯度更高的蜕膜 DC,可用流式进一步分选 $CD11c^+$ DC 亚群。

四、关键问题和解决策略

1. 尽量无菌取出蜕膜或绒毛组织,置于含有 100U/ml 青霉素和 100mg/L 链霉素的预冷 D-Hanks 液或 10% 胎牛血清的完全培养液的无菌瓶中。保证组织在冰盒中最短时间内送往实验室。

2. 组织尽量在生理盐水中漂洗,如果所得细胞悬液含红细胞较多,可以用红细胞裂解液裂解 2min。

3. 可将分离的单个核细胞在含 10% FBS 的 DMEM/F12 细胞培养液中进行体外培养,培养液加入 IL-15(10ng/ml)和 / 或 IL-2(100U/ml)以维持蜕膜 NK 细胞的生长。每 3 天更换一半培养基并重新添加相应浓度的细胞因子。细胞可连续培养 7~14 天。蜕膜 NK 细胞表型应为 $CD56^{bright}CD16^-CD3^-$。

第二节　人蜕膜基质细胞分离及培养

子宫内膜蜕膜化是胚胎着床及成功妊娠的关键步骤。蜕膜组织的细胞成分相当复杂,其中蜕膜基质细胞约占全部蜕膜细胞数的 75%,是母胎界面的主要组成细胞。这些细胞起源于间质的成纤维细胞,形态较大,呈多边形,高水平分泌催乳素(prolactin,PRL)等多种激素,参与蜕膜的营养供应和内分泌微环境的形成;胞浆内富含波形蛋白,不含细胞角蛋白(cytokeratin 7,CK7),可用做蜕膜基质细胞的鉴定。

一、实验原理

来源于间质的 DSC 可通过调节蜕膜免疫细胞的功能参与维持母胎免疫耐受。从流产组织中取出较厚实的蜕膜,通过酶消化后研磨过滤,并进行密度梯度离心,根据细胞的密度可以吸取 20%~40% 密度层初步获得 DSC,通过短期培养去除悬浮细胞进一步纯化 DSC。然后根据细胞群的形态、表型及功能特点，利用免疫组织化学方法对细胞进行鉴定；通过体外传代培养的方法获取大量、纯度较高的 DSC，为更深入的研究细胞在母胎耐受中的作用提供基础。

二、试剂与材料

1. **实验材料** 眼科剪，镊子，不同规格筛网（100 目），各类培养皿，注射器柄，不同规格塑料离心管，1.5ml EP 管，吸管，台式冷冻离心机，磁极及磁珠分选柱、CO_2 培养箱、水浴摇床、流式细胞仪。

本实验标本的收集和使用需获得本院伦理委员会批准及病人本人知情同意。

2. **实验试剂** PBS 溶液、D-Hanks 溶液、RBC 裂解液、RPMI 1640 细胞培养液、DMEM/F12 培养液、胎牛血清、胰蛋白酶、胶原酶Ⅳ型、DNA 酶Ⅰ型、Percoll 原液、抗生素。

三、实验流程

1. 挑取厚实的蜕膜组织，在预冷的 D-Hanks 液中反复冲洗，吹打清除血污后将干净组织置于无菌培养皿中，用眼科剪剪成 1mm³ 组织块。

2. 加入 0.1% 胶原酶Ⅳ（或与 50mg/ml DNase Ⅰ合并消化组织）于 37℃水浴振荡消化 1h 后，用含 10% FBS 的 DMEM/F12 细胞培养液终止消化。经 100 目筛网研磨过滤，获得的细胞悬液 300g 离心 10min，弃去上清。

3. 将细胞团重悬于 3ml D-Hanks 液中，小心铺于不连续 Percoll 密度梯度界面（60%、40%、20% 三种梯度），1 000g 离心 20min。

4. 吸取 20%～40% 梯度层之间的细胞（ρ = 1.031～1.056g/ml），即为初步分离的 DSC，洗涤后重悬于含 10% FBS 的 DMEM/F12 细胞培养液中。

5. 所获细胞置于 37℃、5% CO_2 培养箱中培养 30min 后换液，去除悬浮细胞，贴壁细胞即为纯化的 DSC。

6. 将细胞置于 37℃、5% CO_2 培养箱中继续培养 5～7 天后，当培养瓶中的细胞铺满瓶壁，融合度达 80% 时可传代。先弃去培养液，D-Hanks 液轻洗 2 次，加入消化酶液 2ml 消化细胞 2min 后，倒置显微镜下观察 90% 细胞变圆，加入 2ml

FD 完全培养液终止消化，并用吸管反复吹打制成单细胞悬液，分别接种于新的培养瓶中，于 37℃、5% CO_2、饱和湿度的培养箱继续培养传代。

7. 根据波形蛋白阳性，CK7 阴性的特点对细胞进行免疫组织化学鉴定。

四、关键问题和解决策略

1. 根据各自实验室的实际情况，对蜕膜组织进行消化亦可采用 0.25% 胰蛋白酶和 0.02% 乙二胺四乙酸（EDTA）按 1:1 比例配制的消化酶液，于 37℃恒温水浴锅中振荡消化 20min。

2. 可利用妊娠初期 DSC 高度分泌 PRL 的特点，进行 PRL 免疫组织化学对细胞鉴定。

第三节　人绒毛外滋养细胞分离与培养

滋养细胞生物学功能的正常行使是维持正常妊娠的关键环节。胚胎着床后，滋养细胞分裂、增殖，分化形成生物学特性明显不同的 EVCT 和绒毛滋养细胞（villous cytotrophoblasts，VCT）。它们是母胎界面唯一与母体免疫系统直接接触的胎儿细胞，在胚胎植入、母胎免疫耐受过程中发挥重要作用。作为滋养细胞分化的终末细胞，EVCT 体外培养后可贴壁，由最初的卵圆形逐渐伸展成纺锤形、星形或多角形；EVCT 可迁移、聚集，但不融合，增殖能力低，表达角蛋白 7，不表达波形蛋白。HLA-G 仅表达于 EVCT，可作为其筛选标记，进一步完善滋养细胞的评价与鉴定。

一、实验原理

EVCT 具有侵袭能力，在子宫蜕膜深部聚集形成孤岛，与子宫蜕膜细胞接触最为密切，是母胎免疫微环境的重要组成部分。从蜕膜中挑选出绒毛组织，通过酶消化后研磨过滤，并进行密度梯度离心，根据细胞的密度吸取 40% 密度层初步获得滋养细胞，通过不同时间短期培养进一步纯化 EVCT。然后根据细胞的形态、表型及功能特点，利用免疫组织化学或荧光抗体同时标记细胞表面抗原进行流式细胞术分选等技术方法对细胞进行鉴定、分离和纯化，为深入探讨滋养细胞生物功能打下基础。

二、试剂与材料

1. **实验材料** 眼科剪，镊子，不同规格筛网（80目，300目），各类培养皿，注射器柄，不同规格塑料离心管，1.5ml EP管，吸管，台式冷冻离心机，磁极及磁珠分选柱，CO_2培养箱，水浴摇床，流式细胞仪。

本实验标本的收集和使用需获得本院伦理委员会批准及病人本人知情同意。

2. **实验试剂** PBS溶液、D-Hanks溶液、RBC裂解液、DMEM/F12培养液、胎牛血清、胰蛋白酶、胶原酶Ⅳ型、DNA酶Ⅰ型、纤维连接蛋白（FN）、Ⅳ型胶原、Matrigel、Percoll原液及抗生素。

3. **试剂配制**

（1）Ⅳ型胶原工作液：采用0.25%冰醋酸溶解Ⅳ型胶原，4℃过夜使其充分溶解，终浓度为2.0mg/ml。使用时按6～10μg/cm²包板，4℃过夜。包被有Ⅳ型胶原的细胞培养板可采用紫外线照射过夜灭菌或者75%酒精冲洗灭菌。

（2）FN工作液：将1mg FN干粉溶解于1ml无菌蒸馏水中，室温放置30min使其自然溶解，储存浓度为1mg/ml。分装成20μl/管，保存于-70℃。20μl FN溶液溶入1ml FD培养基（工作浓度为20μg/ml），倒入直径为35mm皮氏培养皿中，室温下孵育45min后，弃培养基。包被好的培养皿即可使用或保存于-20℃，但不超过2周。

三、实验流程

1. 新鲜蜕膜组织用1×PBS洗三遍，去除血凝块和胎膜，获得绒毛组织用眼科剪剪成1mm³碎块。

2. 加入0.25%胰蛋白酶与0.1% DNase Ⅰ于37℃水浴轻柔振荡消化5min后吸出消化液并弃之。

3. 剩余组织再加入0.25%胰蛋白酶与0.1% DNase Ⅰ继续于37℃水浴消化10min，吸出消化液，再加入10%小牛血清终止消化。如此反复共消化3～4次，收集所有上清液。

4. 取富含滋养细胞的消化上清，依次经80目和300目筛网过滤，收集滤过液体，300g离心10min，弃上清。

5. 将细胞团重悬后铺于不连续Percoll梯度液上（10%～70%，每10%一个梯度），1 000g离心20min。

6. 吸取40%密度层的细胞（ρ = 1.048～1.062g/ml）即为滋养细胞，洗涤后加入含10%胎牛血清的DMEM高糖培养液。

7. 调整细胞浓度为5×10^5/ml，种植于预先包被Ⅳ型胶原（或者FN或者Matrigel）包被的培养板，贴壁培养10min，去除易贴壁的成纤维细胞。于37℃、5% CO_2培养箱中培养24h后方可初次换培养液。

8. 24h后在倒置相差显微镜下观察细胞的生长状态。EVCT可以迁移、聚集，但不融合，增殖能力弱。

9. 根据波形蛋白阴性，CK7阳性这些特征对所获得的细胞进行免疫组织化学鉴定。

10. 可用anti-HLA-G表面抗体标记后，FACS-Aria Ⅱ分选纯化HLA-G⁺绒毛外滋养层细胞，分选纯度>95%。

四、关键问题和解决策略

1. 根据实验室的实际条件可用1mg/ml胶原酶Ⅳ和0.1mg/ml DNase Ⅰ对绒毛组织进行消化。

2. EVCT增殖能力较弱，传代次数过多易使细胞的某些生物学特征丢失，所以研究中应降低培养细胞的传代次数。

3. EVCT与VCT均表达CK7，不表达波形蛋白，可以用c-erbB-2免疫组织化学法对EVCT（c-erbB-2阳性）和VCT（c-erbB-2阴性）区分鉴定。要得到纯度高的EVCT，需要标记人anti-HLA-G抗体，应用流式细胞术分选EVCT。

（宋文刚）

参 考 文 献

[1] Shechter R, London A, Schwartz M. Orchestrated leukocyte recruitment to immune-privileged sites：absolute barriers versus educational gates[J]. Nat Rev Immunol, 2013，13：206-218.

[2] Erlebacher A. Immunology of the maternal-fetal interface[J]. Annu Rev Immunol, 2012, 31: 387-411.

[3] 柳忠辉，吴雄文. 医学免疫学实验技术 [M]. 2 版. 北京：人民卫生出版社，2014.

[4] 李大金. 生殖免疫学 [M]. 上海：复旦大学出版社，2008.

第十七章　免疫细胞增殖检测

在各种刺激因素作用下,体内外免疫细胞会发生增殖、分化,出现细胞内 DNA 合成水平、mRNA 转录或蛋白质表达的改变,表现为细胞形态和数量的变化。细胞增殖实验就是根据细胞的上述变化,设计相应的检测方法,主要有:①克隆形成实验,通过观察细胞形成克隆的数量来评估活细胞数量,这种方法的缺点是费时,不适合多样本的分析;②细胞计数法,也称细胞渗透实验,是通过染料渗入细胞的程度来决定活细胞数量,如台酚蓝拒染实验,该方法适合于细胞传代培养、细胞冻存时活细胞生长的密度分析;③ DNA 合成检测法,是利用在细胞培养过程中掺入放射性或非放射性的核苷类似物直接检测 DNA 合成水平变化,进而推断细胞增殖数量的方法,如 BrdU 掺入实验;④细胞代谢活性检测法,是通过活细胞线粒体脱氢酶具有转化四氮唑盐等物质的能力进而反映细胞活力的方法,如 MTT 法检测细胞内线粒体活性实验等;⑤细胞染色法,是利用荧光染料可穿透细胞膜的特性染色细胞,当细胞分裂时,荧光标记物被平均分配到两个子代细胞中,其荧光强度是亲代细胞的一半,如 CFSE 染色法;⑥实时细胞分析技术,利用电阻抗传感系统体外实时监测细胞增殖、形态变化和黏附质量。免疫细胞增殖实验是研究免疫细胞生长和分化的重要方法,现已广泛用于评估免疫细胞和机体免疫应答的能力。

第一节　细胞培养

细胞在体外培养时,所需培养环境基本相似,但由于物种、遗传背景及所处发育阶段等因素的不同,各自要求的培养条件有一定差别,所采取的细胞培养技术亦不尽相同。下面以贴壁细胞接种和传代为例,说明细胞传代培养的方法。

一、细胞传代培养

细胞在培养瓶长至彼此接近汇合时(80%～90% 汇合),已基本达到饱和,为使细胞能继续生长、细胞数量增加,就必须进行传代(再培养)。传代培养不仅是一种将细胞保存下去的方法,也是利用培养细胞进行各种实验的必经过程。悬浮细胞可直接分瓶培养,而贴壁细胞需经消化后才能继续分瓶传代培养。

(一)试剂与材料

1. **细胞**　贴壁细胞株。

2. **试剂**　0.25% 胰蛋白酶工作液、RPMI 1640 培养基(含 10% 小牛血清)。

3. **仪器和器材**　倒置显微镜,CO_2 细胞培养箱、培养瓶、吸管等。

(二)实验流程

1. 将长满细胞的培养瓶中原培养液弃去。

2. 为避免冲散细胞,可沿培养瓶内细胞面的对侧加入适量 0.25% 胰蛋白酶工作液,使瓶底细胞浸入消化液中(T-25 细胞培养瓶内加入胰蛋白酶工作液 1ml;T-75 细胞培养瓶内加 3ml)。

3. 快速前后旋转细胞培养瓶 4～5 次,使胰蛋白酶工作液覆盖瓶内所有细胞,并使残留的培养液得到稀释。

4. 去除预洗液,另加 1～3ml 胰蛋白酶工作液,浸没瓶底细胞,注意在细胞尚未脱落前吸除胰蛋白酶工作液。

5. 拧上瓶塞,细胞培养瓶置于 37℃培养箱中 2～10min。细胞培养瓶放在倒置显微镜下观察细胞。随着时间的推移,原贴壁的细胞脱落逐渐增多,加入适量完全培养液终止消化。离心洗细胞 1 次。

6. 重悬细胞,轻轻吹打细胞使团状细胞分散。

7. 以需要的细胞浓度接种细胞,置 37℃下继续培养。第 2 天观察贴壁生长情况。

二、细胞冻存与复苏

为了保存细胞，特别是不易获得的突变型细胞或细胞株，要将细胞冻存。冻存细胞可在 -175～-135℃液氮中保存数年，在 -80℃一般可保存数月。

（一）细胞冻存

细胞冻存于 -175℃液氮中，可长期贮存。如果不加任何条件直接冻存细胞，细胞内外环境中的水会形成冰晶，导致细胞内发生一系列变化，如机械性损伤、电解质升高、渗透压改变、脱水、pH 改变及蛋白质变性等，最终导致细胞死亡。如果冻存液中加入保护剂，可使冰点降低，在缓慢冻结的条件下，能使细胞内水分在冻结前渗出细胞外。-130℃以下低温贮存能减少冰晶形成。

目前常用的保护剂有二甲基亚砜（DMSO）和甘油，保护剂要求对细胞无毒性，分子量小，溶解度大，易穿透细胞，使用浓度范围在 5%～15%，以 10% 较常用。DMSO 本身有毒，无需过滤或高压灭菌，而冻存液可以过滤除菌。

1. 试剂与材料

（1）冻存液：RPMI 1640、小牛血清、DMSO 按 7:2:1 的比例混合，4℃保存。小牛血清比例可以高过 50%，也有的实验室应用 100% 的血清冻存细胞。

（2）无菌带螺旋盖冻存管。

（3）冻存盒。

（4）液氮及液氮罐。

2. 实验流程

（1）贴壁细胞 $3 \times 10^6 \sim 5 \times 10^6$/ml，悬浮细胞 $5 \times 10^6 \sim 10 \times 10^6$/ml 可冻 1 支冻存管。先将细胞悬液，1 000r/min 离心 5min，弃上清。

（2）沉淀加入 1ml 冻存液，轻轻混匀后移入冻存管，拧紧盖子，冻存管上需标明细胞系的名称、冻存日期等内容。

（3）将冻存管置于 -80～-70℃低温冰箱中，过夜或利用可控速率的冷冻装置后转入液氮中。若无 -70℃条件，可按下面的方法冻存：以每分钟下降 3～5℃从液氮罐口缓慢下垂，约 30min，将细胞投入液氮内；或先放 4℃，2h，再移至液氮容器的液面上停留 30min，最后浸入液氮中。

3. 问题与解决策略

（1）冻存的细胞要求生长状态良好，数量 $1 \times$ $10^6 \sim 5 \times 10^6$/ml，细胞数量过少，复苏困难。

（2）冻存管可经 ^{60}Co 照射或高压灭菌，冻存时严防破损。现有商品化的冻存管产品，从无菌袋中取出即可用。

（3）冻存管一定要旋紧盖子，记好标记，注明细胞名称、传代次数、复苏次数、冻存日期、生长培养液的种类等内容，然后装入冻存盒，先放冰箱后入液氮。

（4）暂时保存细胞也可放在 -80℃，但不宜超过 3 个月，如果长期在 -80℃放置，对细胞活力有影响。

（5）液氮罐中应定期补充液氮，防止液氮蒸发。补充液氮及投、取细胞时应带保护眼镜和手套，以免冻伤或炸伤。

（二）细胞的复苏

细胞复苏时升温速度要快，让细胞迅速通过最易受损的 -5～0℃，防止细胞内形成冰晶引起细胞死亡。

1. 试剂与材料 37℃水浴箱、37℃预热的含 20% 血清 RPMI 1640 培养液、离心机、无菌试管以及培养瓶等。

2. 实验流程

（1）从液氮中取出细胞安瓿或冻存管，置于已预热的 37℃水浴中快速融化，但不宜快速摇动促融，一旦冰块消失即将冻存管从水浴中取出。

（2）用 75% 乙醇擦洗冻存管外部以减少污染机会。

（3）吸取冻存管内容物缓慢加入到含 7～10ml 培养液的 T-25 细胞培养瓶中，置 5% CO_2、37℃细胞培养箱培养，次日换液。也可通过先离心去除细胞冻存液，再进行细胞培养。

注：冻存细胞并非能达到 100% 复苏成功。复苏失败可能与以下因素有关，冻存时细胞数量少或生长状态不良；细胞受细菌或支原体污染；液氮罐保管不善；复苏时培养条件改变，如将胎牛血清换成小牛血清；复苏方法不得当等。

三、三维细胞培养

三维（3D）细胞培养是指将具有三维结构的不同载体材料与各种不同种类的细胞在体外共同培养，使细胞能够在载体的三维立体空间结构中迁移、生长，构成三维的细胞和载体复合物。根据培养方式不同可分为静止三维细胞培养和动态三维细胞培养，常用三维细胞培养模式包括：基质覆盖培养、旋转烧瓶培养、微载体培养、预置支架培养以及旋转细胞培养系统等。其主要技术路线是：首先对细胞进行常规二维培养，待细胞长满单层后，用胰蛋白酶消化获得培养细胞悬液，然后将一定量细胞悬液加入含有Ⅰ型胶原或富含层黏连蛋白的人工基底膜基质胶（matrigel）孔内，加入细胞生长液后使细胞在该人造的微环境中生长。传统平板细胞培养方法只能使细胞单层生长于二维环境，不能产生体内的细胞外基质屏障，而三维细胞培养技术通过模拟机体内细胞生长的生理微环境，利用各种支架或设备来促进细胞生长和组织分化，产生具有合理形态结构和功能性的组织细胞，具有细胞培养直观性和条件可控性的优势。三维培养技术目前在干细胞分化、肿瘤研究、再生医学、组织工程、高通量药物筛查等领域有广泛的应用前景。其基本实验流程如下：

1. 将所需 3D 培养的细胞先进行常规培养，待细胞数量足够 3D 培养后进行以下操作。

2. 解冻 3D 培养所需的基质成分，即 3D 培养介质，如 Matrix RGF BME、AlgiMatrix sponge。

3. 在 48 孔板中每孔加入 250μl 基质，37℃孵育 30min 以促进基质胶化。

4. 在无菌的容器内加 98ml 完全培养液和 2ml 的 3D 基质胶（终浓度为 2%），涡旋混匀，37℃孵育 30min 作为细胞稀释液备用。

5. 收获细胞并在 24ml 细胞稀释液中将细胞浓度调至 1×10^4/ml。

6. 在该培养板中每孔加入 500μl 细胞悬液。

7. 培养板在 37℃、5% CO_2 细胞培养箱孵育过夜。

8. 每天镜下观察细胞生长状态和结构形成情况。

9. 培养介质每 4 天要更换一次。重复 3 次。

10. 当细胞空间结构已长到合适大小，再完成相应的细胞学分析。

一些公司还开发了微型模具，如三维培养皿，它是天然的三维细胞培养环境，无支架，可最大限度提高细胞与细胞之间的相互作用。现在已有40 多种细胞类型可以在这种三维培养皿中生长，

适应范围较广，而且还有可高温高压灭菌和重复利用的优点，可以节省培养成本。

第二节 细胞增殖检测

细胞增殖实验最常用的测定方法包括：直接计数法、³H-TdR 掺入法、MTT 法、BrdU 法、CFSE 染色法以及实时细胞分析技术等，特殊细胞的形态学检测法（如 T 淋巴母细胞）也可用于细胞增殖情况测定，近年来以 BrdU 掺入法和 CFSE 染色流式细胞术检测法较为普遍。

一、直接计数法

直接计数法是一种粗略估算细胞存活率的方法，如台盼蓝染色法。该方法借助细胞对染料台盼蓝的排斥作用可以测定细胞群体中活细胞的数目，基本原理是正常健康的细胞能够排斥台盼蓝，而这种染料却能够渗透到细胞膜完整性被破坏的细胞中。缺点是：常常在差异小于 10%～20% 时无法加以区别，此外，能够排斥染料的细胞也并不一定都有贴壁及长期生存或增殖的能力。台盼蓝染色法主要用做活细胞比例检测，作为细胞分选、复苏后等最常用的细胞活力检测法，也可通过计数活细胞数量直接分析细胞增殖。

（一）试剂与材料

1. 肿瘤细胞培养 T 淋巴瘤细胞 Jurkat，B 淋巴瘤细胞 Raji。

2. 磷酸盐缓冲液（PBS） pH 7.2～7.4。

3. 胰蛋白酶工作液。

4. 离心管、EP 管、血球计数器等。

5. 水平离心机、显微镜。

6. 0.4% 台盼蓝染液。

（二）实验流程

1. 用胰蛋白酶工作液处理细胞并在无菌操作下将细胞稀释至细胞浓度为 2×10^5～4×10^5/ml。

2. 将稀释好的细胞悬液与 0.4% 台盼蓝溶液以 9:1 混合均匀。

3. 细胞在染料溶液中滞留的时间应在 3min 之内，用移液器吸取 10μl 样品，并通过毛细作用加到血细胞计数板上。

4. 镜下观察，死细胞被染成蓝色，而活细胞拒染。

5. 依据不具染料排斥作用细胞的数目确定细胞存活百分率。

$$细胞存活率 = \frac{(细胞总数 - 蓝色细胞数)}{细胞总数} \times 100\%$$

注：血细胞计数板计数

（1）制备细胞悬液，并做 50 倍稀释。

（2）用移液器吸取 2 份待计数的细胞悬液样品，通过毛细作用使之充满计数板和盖片间的空隙，分别加到血细胞计数板的 2 个计数室中（图 17-1）。

（3）低倍镜下数出 4 个大方格（每一大方格含 16 个小格）的总细胞数（X）。

（4）算出每个大方格的细胞数：$Y = X/4$。

（5）每个大方格的体积为 $V = 1mm \times 1mm \times 0.1mm = 0.1mm^3 = 10^{-4}ml$。

（6）制备的细胞悬液的细胞浓度（/ml）= $Y \times 10^4 \times$ 稀释倍数（50）。

二、BrdU 检测法

5- 溴 -2′- 脱氧尿嘧啶核苷（5-bromo-2′-deoxy-uridine，BrdU）是 DNA 前体胸腺嘧啶核苷类似物，通过竞争掺入 S 期细胞单链 DNA 核苷酸序列替代胸腺嘧啶。增殖期的细胞需要大量核苷酸，因此可以吸收加入到培养液中的 BrdU，进而固定与 BrdU 结合的细胞，用相应的抗体（抗 -BrdU-POD）与细胞中的 BrdU 特异性结合后，可以使发光底物显色，应用荧光化学发光分析仪检测发光强度即可判定细胞增殖水平，也可应用荧光素标记抗体，采用流式细胞技术进行检测。近几年来，作为非放射性标记物，BrdU 可替代 ^{3}H-TdR，避免了放射性污染问题，并同时具有敏感、简单和迅速的优点，因而用途十分广泛，对研究细胞动力学有重要意义，在肿瘤增殖细胞研究中有着特殊价值。5- 乙炔基 -2′- 脱氧尿嘧啶核苷（5-ethynyl-2′-deoxyuridine，EdU）是另一种新型的胸腺嘧啶核苷类似物，它是由乙炔基取代脱氧胸腺嘧啶环上的 5 位 C 相连的甲基，由于乙炔基能够与荧光标记的叠氮化合物反应，因此掺入细胞 DNA 的 EdU 可以用荧光叠氮化合物来检测。EdU 细胞增殖检测法被认为是 BrdU 细胞增殖检测法的替代解决方案，因为该方法不仅具有敏感性高、反应速度快的优点，还具有检测不需要抗体，也不需要待检样本变性的优势，从而不会破坏细胞抗原表位并很好地保持了样本的组织结构，且兼容其他荧光染料。

（一）试剂与材料

1. BrdU 标记试剂。
2. FixDenat 液。
3. Anti-BrdU-POD 反应液。
4. 抗体稀释液、洗涤液和底物等。
5. 细胞培养箱、荧光化学发光分析仪。

（二）实验流程

应用 ELISA 方法测定细胞的增殖水平，采用 BrdU 试剂盒检测。

1. 已接种到 96 孔板的细胞在相应抗原刺激 1～5 天后，加入 BrdU（10μl/ 孔），细胞培养箱中共同孵育 2～24h。

2. 室温下，2 000r/min，15min 离心，除去培养液。

3. 加入 200μl/ 孔 FixDenat 液，室温，30min

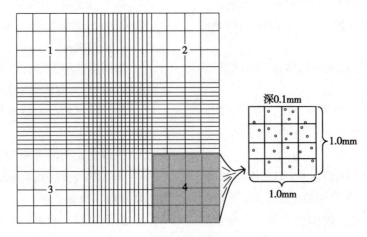

图 17-1 标准细胞计数板计数室

固定细胞。尽量除尽固定液。

4. 加入 100μl/孔 Anti-BrdU-POD 反应液,室温放置 90min。

5. 200～300μl/孔专用洗净液洗板 3 次,加入 100μl/孔底物溶液,室温反应 5～10min,利用荧光化学发光分析仪,波长 450～655nm 处读取发光强度,结果用 Ascent 软件处理,采用 Student's t 检验,p<0.05 认为有统计学差异。

三、CFSE 染色法

荧光染料 CFSE,也称 CFDA SE(5, 6-carboxy-fluorescein diacetate, succinimidyl ester),即羟基荧光素二醋酸盐琥珀酰亚胺脂,是一种可穿透细胞膜的荧光染料。CFSE 一旦进入细胞后就不能从细胞中释出,也不会被代谢降解,细胞中 CFSE 含量减少的唯一途径是通过细胞增殖分裂。当细胞分裂时,CFSE 标记物可平均地分配到两个子代细胞中,因此其荧光强度是亲代细胞的一半。使用 CFSE 对淋巴细胞进行标记,结合流式细胞技术可以快速、准确地检测某一特定亚群的淋巴细胞的增殖。随着细胞示踪染料的发展,一些试剂如 Celltrace Violet 被认为是 CFSE 的替代试剂,与高浓度时有细胞毒性的 CFSE 相比,这些试剂具有标记细胞明亮、毒性低,细胞代数检测更灵敏、可多重分析等优点。

(一)试剂与材料

CFSE 用 DMSO 配成 10mmol/L 的储存液,−20℃避光保存。

(二)实验流程

1. **淋巴细胞的制备** 将 Balb/c 小鼠脱颈断髓处死,无菌分离颌下、双侧腋窝、锁骨下、腹股沟浅淋巴结和肠系膜淋巴结,去掉被膜,于 200 目不锈钢筛网上研磨、过滤,获得单细胞悬液。收集细胞,用冷 PBS 离心(400g,6min)洗涤细胞 2 次,悬浮于 PBS 中,调整细胞浓度为 2×10^6/ml。取 1ml 细胞悬液加入 15ml 离心管中,准备进行 CFSE 染色。

2. **CFSE 染色** CFSE 用 DMSO 溶解成 10mmol/L 的储存液,−20℃保存。临用前,取适量用 PBS 稀释成 2μmol/L 的工作液,平衡至室温备用。调整淋巴细胞悬液的浓度为 2×10^6/ml,加入等体积的 CFSE 工作液(终浓度为 1μmol/L),

充分混匀后在室温条件下轻轻振荡 10min。然后用适量的 RPMI 1640 完全培养液终止反应,离心(400g,6min),洗涤细胞 2 次,弃上清,悬浮于 RPMI 1640 完全培养液中,并调整细胞浓度为 2×10^6/ml。

3. **多克隆刺激剂诱导细胞增殖** 将上述调整好细胞浓度的淋巴细胞悬液接种于 96 孔培养板中,每孔 200μl。加入 PMA(终浓度 10ng/ml)+ Ionomycin(终浓度 250ng/ml)或植物血凝素类多克隆刺激剂 Con A(5μg/ml),刺激 48h 后进行检测。

4. **流式细胞术检测淋巴细胞增殖** 48h 后,取出培养细胞至流式管中,直接上机检测,检测通道为 FL1。

四、³H-TdR 掺入法

³H-TdR 掺入法又称放射性核素标记法。淋巴细胞经有丝分裂原激活后,进入细胞周期进行有丝分裂。当细胞进入 S 期后,细胞合成 DNA 明显增加,DNA 合成需要大量的核苷酸,在培养液中加入 ³H 标记的 DNA 合成原料胸腺嘧啶脱氧核苷(³H-TdR),则 ³H-TdR 作为合成的 DNA 原料被摄入细胞,掺入新合成的 DNA 中,根据放射性核素掺入细胞的量可以推测淋巴细胞的增殖情况。此方法客观、准确、重复性好,但需一定的设备,并且放射性核素对环境有污染,需要特殊处理。

(一)试剂与材料

1. ³H-TdR 工作液。

2. 闪烁液。

3. 细胞收集器、β 液闪计数仪等。

(二)实验流程

1. 按 1:20 的比例将浓度为 1mCi/ml 的 ³H-TdR 用无血清培养液稀释,终浓度为 50μCi/ml。

2. 在培养细胞中每孔加入 20μl ³H-TdR(1μCi/ml),继续培养 4～24h。

3. 用多头细胞收集器将每孔培养物分别收集到 UniFilter 96 孔微孔板上,抽气过滤洗涤。

4. 微孔板放置 50℃烘干 1h,封闭板底,每孔加 25～50μl MicroScint-O cocktail。

5. 在 β 液闪计数仪上测定每个样品 cpm 值。

6. **结果测定** 将丝裂原刺激组和对照组各自的 cpm 平均值,代入下列公式计算出刺激指数(SI)。

$$SI = \frac{刺激孔的\ cpm\ 值}{对照孔的\ cpm\ 值}$$

五、噻唑蓝比色法

MTT，化学名为 3-（4，5-二甲基噻唑-2)-2，5-二苯基四氮唑溴盐，商品名为噻唑蓝。检测原理为活细胞线粒体中的琥珀酸脱氢酶能使外源性 MTT 还原为不溶于水的蓝紫色结晶甲瓒（formazan）并沉积在细胞中，而死细胞无此功能。二甲基亚砜（DMSO）等有机溶剂能溶解细胞中的甲瓒，用酶联免疫检测仪在 570nm 波长处测定其光吸收值，可间接反映活细胞数量。在一定细胞数范围内，MTT 结晶形成量与活细胞数成正比。该方法已广泛用于一些生物活性因子检测、大规模的抗肿瘤药物筛选以及肿瘤放射敏感性测定等，但不适用于细胞毒性 T 细胞等的检测。它的特点是灵敏度高、费用低。缺点：由于 MTT 经还原所产生的甲瓒产物不溶于水，需溶解后才能检测，这不仅使工作量增加，也会对实验结果的准确性产生影响，而且溶解甲瓒的有机溶剂对实验者也有损害。近年来，XTT、MTS、WST-1 等修饰后的四氮唑盐产品已经问世，这些产品的主要优点是活细胞掺入该物质后可以形成水溶性的甲瓒，无需特定的溶解液来溶解，可以省去后续的溶解步骤（表 17-1）。

（一）试剂与材料

1. MTT 工作液。
2. 微量振荡器、酶标仪等。

（二）实验流程

1. 实验终止培养前 4h 每实验孔中加入 10μl MTT。
2. 1 000r/min 离心 5min，小心吸弃培养上清，加入 100μl/ 孔 DMSO，微量振荡器上缓慢作用 10min。

3. 在酶标仪于 570nm 处测光吸收值（A）。

4. 结果判定　将丝裂原刺激组和对照组各自的 A 值，代入下列公式计算刺激指数（SI）。

$$SI = 刺激孔的\ A\ 值 / 对照孔的\ A\ 值$$

（三）三种四氮唑盐的检测方法比较

六、实时细胞分析技术

实时细胞分析技术（Real-Time Cell-based Assay，RTCA）应用实时细胞生物传感系统，该系统采用自动化高通量的无阻创微金电极（E-Plate），基于电阻抗传感器原理来监测细胞增殖、记录细胞大小 / 形态变化、细胞贴壁、黏附和细胞侵袭 / 迁移，是一种较新的体外检测细胞增殖技术，其优点是无标记、无损伤、实时、定量分析细胞增殖。

利用实时无标记细胞功能分析仪（如 xCEL-Ligence RTC S16，ACEA）进行细胞增殖检测，以激活素 A 对人乳腺癌细胞增殖的影响为例。实验开始前，将分析仪放置在 37℃，5% CO_2 的细胞培养箱中，待其温度提升到 37℃后开始实验。在 E16 xCELLigence 板中每孔加入 50μl 完全培养液，置于 37℃ 的细胞培养箱中平衡后，嵌入 xCELLigence 装置中测量以获得基线，确保每个孔的基数相等且连接正常后暂停程序运行，之后对人乳腺癌细胞系 MDA-MB-231 细胞进行计数，调整细胞数达到 2×10^4 个 /（100μl·孔）种入细胞板中，检测时，需细胞种入板中平衡 30min 后开启程序进行测量，待细胞稳定贴壁后（约 4～6h）再分别加入 100μl 不同浓度梯度的激活素 A，之后持续记录 72h 的实验数据。

第三节　T 及 B 淋巴细胞增殖实验

淋巴细胞增殖实验，通常是在有丝分裂原等抗原性物质的刺激下发生的增殖、分化、转化为

表 17-1　三种四氮唑盐检测方法的比较

实验方法	MTT 实验	XTT 实验	WST-1 实验
标记物	MTT	XTT	WST-1
掺入时间	2～4h	2～4h	0.5～2h
甲瓒性质	非水溶性	水溶性	水溶性
吸光度范围	550～600nm	450～500nm	420～480nm
适用范围	所有细胞类型	非所有细胞类型	非所有细胞类型

淋巴母细胞过程，也称为淋巴细胞转化实验（lymphocyte transformation test，LTT）。一些物质能够特异性或非特异性地诱导淋巴细胞活化，导致细胞因子的分泌、细胞因子受体的表达并最终使活化的淋巴细胞发生增殖和分化，该反应通常都伴随形态学的改变，表现为细胞体积明显增大，是成熟淋巴细胞的 3~4 倍；染色质疏松，核清晰可见；胞浆丰富并形成空泡，这类细胞称为淋巴母细胞。淋巴细胞的活化程度可以通过形态学检测淋巴母细胞的比例或通过测定放射性或非放射性标记的核苷分子掺入到新合成的 DNA 的多少来判定。实验应用的主要刺激物有抗体、有丝分裂原等。丝裂原包括 T 细胞丝裂原和 B 细胞丝裂原两种类型。研究发现，各淋巴细胞亚群对有丝分裂原的敏感程度不同，T 淋巴细胞对植物血凝素（PHA）、刀豆蛋白 A（Con A）等较敏感，B 淋巴细胞对细菌脂多糖（LPS）和葡萄球菌（SAC）较敏感，而美洲商陆（PWM）对 T、B 淋巴细胞均有刺激作用。不同种属的 T 淋巴细胞对有丝分裂原的敏感性也有不同，人 T 淋巴细胞对 PHA 较敏感，鼠的 T 淋巴细胞对 Con A 较敏感，人 B 细胞可以采用 SPA 刺激，而鼠 B 细胞对 LPS 敏感。淋巴细胞增殖实验是一种常用的评价动物免疫细胞增殖能力或免疫应答能力的简便可靠方法，淋巴细胞转化率的高低可直接反映机体 T 细胞或 B 细胞的免疫水平，因此在基础研究或临床上常作为检测免疫细胞功能的指标。

一、T 淋巴细胞增殖实验

许多试剂能够特异或非特异性地诱导 T 细胞活化和增殖（表 17-2），实验方案分为检测活化体外培养的 T 淋巴细胞和检测特异抗原体内免疫后的 T 淋巴细胞增殖两种基本类型，后者经小鼠足底或腹腔途径免疫动物，再获取淋巴结和小鼠脾脏的 T 淋巴细胞为常见。T 细胞体外增殖实验参见应用举例。

二、B 淋巴细胞增殖实验

像 T 淋巴细胞一样，有丝分裂原（如 LPS）或抗体（anti-IgM 或 anti-IgD）也能够刺激 B 淋巴细胞发生增殖。B 淋巴细胞的增殖也是研究 B 淋巴细胞活化的重要的方法，下面以 LPS 刺激小鼠 B

表 17-2　常见 T 淋巴细胞激活剂的种类和剂量范围

激活剂	剂量范围
抗原类	
破伤风类毒素	1~20μg/ml
结核菌素（PPD）	1~10μg/ml
有丝分裂原类	
PHA	1~10μg/ml
ConA	1~10μg/ml
细胞类	
同种异体的非 -T 细胞	1:1~1:10 刺激细胞 / 反应细胞
自体的非 -T 细胞	1:1~1:10 刺激细胞 / 反应细胞
Ionophone 类	
Ionomycin	200~500ng/ml
佛波酯类（Phorbol ester）	
PMA	0.5~10ng/ml
抗体类	
Anti-CD3	实验前滴定
Anti-TCR-αβ	0.1~10μg/ml
Anti-Thy-1	1~10μg/ml
Anti-Vβ-6	0.1~100μg/ml
Anti-Vβ-11	0.1~100μg/ml
细胞因子类	
IL-2	1~100ng/ml
IL-4	1~100ng/ml

注：剂量随实验类型、实验对象的差异变化较大，本表中所列举的范围仅供参考

淋巴细胞为例介绍 B 淋巴细胞的增殖实验。

1. 制备 B 淋巴细胞悬液，将细胞浓度调整为 $1×10^6$~$5×10^6$/ml，加入 96 孔培养板，100μl/ 孔。

2. 用无血清培养液将 LPS 的浓度调整为 1~100μg/ml，设 3 个刺激浓度。

3. 加入 3 个剂量组的 LPS，100μl/ 孔，同时设只加培养液的阴性对照，每组 3 个复孔。

4. 37℃，5% CO_2 细胞培养箱中培养 48~72h。

5. 在培养细胞中每孔加入 20μl ^{3}H-TdR（1μCi/ml），继续培养 4h。

6. 用多头细胞收集器将每孔培养物收集到 UniFilter 96 孔微孔板上，洗涤数次。

7. 微孔板放置 50℃烘干 1h，封闭板底，每孔加 25~50μl MicroScint-O cocktail。

8. 在 β 液闪计数仪上测定每个样品 cpm 值。

第四节 免疫相关细胞增殖实验

一、细胞因子依赖的 T、B 淋巴细胞株增殖

许多细胞因子具有促进细胞生长活性,如 IL-2 刺激 T 细胞生长、IL-3 刺激肥大细胞生长、IL-6 刺激浆细胞生长等。利用这一特性,现已筛选出多种对特定细胞因子起反应的细胞,并建立了只依赖于某种细胞因子的细胞系,即依赖细胞株(简称依赖株)。这些依赖株在通常情况下不能存活,只有在加入特定因子后才能增殖。例如 IL-2 依赖株 CTLL-2 在不含 IL-2 的培养基中会很快死亡,而加入 IL-2 后则可在体外长期培养。在一定浓度范围内,细胞增殖与 IL-2 量呈正比,因此通过测定细胞增殖情况(如 ^{3}H-TdR 掺入法、MTT 法等)可鉴定 IL-2 活性。

二、混合淋巴细胞培养

混合淋巴细胞培养(MLC)或称混合淋巴胞反应(MLR)常用于器官移植前的组织配型,以测定受体和供体主要组织相容性抗原(HLA 抗原)相容的程度。由于 MLC 中淋巴细胞接受同种异型抗原的刺激而发生活化、增殖,产生种类众多的细胞因子,促进 NK、LAK 和 CTL 等杀伤细胞分化,因此又是免疫调节研究中常用的实验模型,实验方法详见应用举例。

三、细胞因子依赖的其他免疫细胞增殖

通过分离获取肿瘤病人自身免疫细胞,在细胞因子的诱导下,扩增出大量具有高度抗肿瘤活性的免疫细胞,再回输到病人体内,此类细胞包括 LAK 细胞、TIL 细胞、CIK 细胞、DC 细胞、CD$_3$AK 细胞以及 AKM 细胞等。

(一) LAK 细胞

LAK 细胞是淋巴因子激活杀伤细胞(lymphokine activated killer cells,LAK)的简称,1982 年 Rosenberg 等人证实人外周血淋巴细胞经 IL-2 培养后,诱导出一种具有抗肿瘤高活性的杀伤细胞,后称为淋巴因子激活的杀伤细胞,即 LAK 细胞。LAK 细胞不需抗原刺激,就能杀伤 NK 细胞所不能杀伤的肿瘤细胞,杀伤作用不受 MHC 限制,它可杀伤同基因型,同种异体,甚至异种异体瘤细胞。

1. **LAK 细胞的制备** 首先要进行单个核细胞的分离,取外周血,加 50U/ml 肝素抗凝,与等量培养液 RPMI 1640 混合后加在 Ficoll 分离液的分层液面上,2 000r/min,离心 20min,取中、上层交界处灰白层的单个核细胞,经 RPMI 1640 洗涤后制成细胞悬液。在含 10% 小牛血清及青霉素的培养液中培养并加入 300U/ml 的 IL-2,制备 IL-2/LAK 细胞;或加入 1:500 的 CD3 单抗及 30U/ml 的 IL-2,制备 CD3/LAK 细胞。培养至第 2 周末,IL-2/LAK 细胞增长约 20 倍,CD3/LAK 增长 130 倍。加 CD3 抗体培养的 LAK 细胞,大部分为 NKT 细胞,比单纯 IL-2/LAK 细胞的细胞毒性高 6~23 倍。

2. **存在的问题** 来源困难,LAK 细胞需要量大,最好在 10^9 以上,因此用外周血淋巴细胞经过培养达到这种数量有一定困难,此外,IL-2 需要量也很大。

(二) TIL 细胞

TIL 细胞为肿瘤浸润淋巴细胞(tumor infiltrating lymphocyte,TIL),是从切除的肿瘤组织或癌症病人胸水、腹水中分离纯化的淋巴细胞。其肿瘤杀伤力较 LAK 细胞有明显提高,并且无需大剂量 IL-2 的联合应用,但细胞获取困难限制了 TIL 的临床应用。现以胃癌 TIL 细胞的制备为例说明其培养过程。

1. **胃癌 TIL 细胞的分离与培养** 取新鲜胃癌手术标本,除去坏死组织和肿瘤表面的结缔组织,切碎,用 Hank's 液洗去血液,再加入含 0.1% 的胶原酶、0.002% DNA 酶、0.01% 透明质酸酶及含抗生素的 RPMI 1640 培养液,在室温下搅拌过夜。经 200 目钢网过滤,去除未消化的组织块,再用 Hank's 液或 RPMI 1640 洗 3 次,每次 1 000r/min 离心 5min,制成 1×10^7/ml 左右的细胞悬液。细胞悬液轻缓加在 75%~100% 等体积不连续密度梯度淋巴细胞分层液上,1 500r/min 离心 20min,分别吸取 75% 及 100% 分离液层面的细胞,收集到的细胞分别为肿瘤细胞和 TIL 细胞,用 RPMI 1640 洗 TIL 细胞 3 次,然后用 10% FCS-RPMI 1640 将浓度调整至 1×10^6/ml,取出 0.1ml 细胞,

用 0.04% 台酚蓝染色计数活细胞，最后用 24 孔板培养。培养时，培养液应含 10% 人血清、青霉素、链霉素、Hepes 缓冲剂及 L- 谷氨酰胺，培养液中还需加 1 000U/ml 的 IL-2，培养 2～3 周。培养过程中观察细胞增殖速度，培养前后 TIL 表型变化。

2. TIL 细胞的优点和存在的问题　TIL 细胞的优点：①可直接从病人活检标本、肿瘤引流的淋巴结以及胸腹水中分离，避免了由病人外周血制备，因此更适合体质虚弱的病人；② TIL 细胞可长期扩增，增殖力超过 LAK 细胞，容易达到治疗所需的细胞数量；③ TIL 细胞特异性抗肿瘤，不损害正常细胞；④对 IL-2 依赖性低，避免了使用大量 IL-2 带来的副作用；⑤一般毒副作用；⑥配合化疗，可增强 TIL 细胞的体内疗效。

存在的问题：TIL 细胞只能应用于同系动物或自体；制备复杂；与其他淋巴因子的关系以及在体内杀伤瘤细胞的机制尚待进一步研究。

（三）CIK 细胞

CIK 细胞是细胞因子诱导的杀伤细胞（cytokine-induced killer cells，CIK），1991 年 Stanford 大学骨髓移植中心的 Schmidt-Wolf 等以 IFN-γ、IL-2、CD3-mAb 以及 IL-1 共培养 PBMC，得到了一个有强大抗肿瘤活性的细胞群，命名为细胞因子诱导的杀伤细胞（CIK），其达到疗效所需的细胞数较之 LAK 细胞约小 1～2 个数量级，而且在体内应用时完全无需联合使用重组人 IL-2，因此 CIK 细胞的临床应用前景备受瞩目。

1. 培养方法　以 Ficoll 密度梯度离心方法分离人 PBMC。

2. 培养体系　RPMI 1640、10% 胎牛血清、25mM Hepes、2mM 左旋谷氨酰胺、100IU/ml 青霉素、100μg/ml 链霉素和 50μM 的 2-ME，培养温度为 37℃，5% CO_2，初始细胞浓度为 $1×10^6$/ml。

首先在培养体系中加入 1 000IU/ml 重组人 IFN-γ，孵育 24h 后加入 50ng/ml CD3 单克隆抗体、500IU/ml 重组人 IL-2，继续孵育，随后每 3 天更换培养液和 IL-2，2 周后即可得到 CIK 细胞产品，培养体系约在 30 天达到增殖极限。

第五节　应用举例

一、植物血凝素诱导 T 淋巴细胞增殖

有丝分裂原作为非特异刺激剂，所活化的 T 或 B 细胞不是抗原特异的单个核细胞及克隆，而是群体细胞，因此常常用于检测外周血单核细胞、胸腺细胞及脾细胞增殖反应。

（一）试剂与材料

1. 人外周血单个核细胞悬液。
2. 植物血凝素（PHA）。
3. 淋巴细胞分离液。
4. 10% FBS-IMDM 培养液、Hank's 液。
5. ^{3}H-TdR 工作液。
6. 96 孔细胞培养板、吸管、刻度离心管。
7. 37℃，5% CO_2 细胞培养箱、细胞收集器、β 液闪计数仪等。

（二）实验流程

1. 制备人外周血单个核细胞悬液。
2. 5ml 10% FBS-RPMI 1640 重悬细胞，并计数。
3. 将细胞浓度调整为 $5×10^6$/ml，加入 96 孔培养板，100μl/ 孔。
4. 加入最适剂量的 PHA，100μl/ 孔，同时设置加培养液的阴性对照，每组 3 个复孔。
5. 37℃，5% CO_2 细胞培养箱培养 48～72h。以下操作步骤因不同的检测方法而异。
6. 在培养细胞中每孔加入 20μl 3H-TdR（1μCi/ml），继续培养 4h。
7. 用多头细胞收集器将每孔培养物收集到 UniFilter 96 孔微孔板上，洗涤数次。
8. 微孔板放置 50℃烘干 1h，封闭板底，每孔加 25～50μl MicroScint-O cocktail。
9. β 液闪计数仪上测定每个样品 cpm 值。

（三）注意事项

1. 丝裂原使用前应寻找最适的刺激剂量，如 Con A 和 LPS 的加入量要适当，过多或过少都会影响转化率。一般需根据不同的厂家、批号及实践经验定量。
2. ^{3}H-TdR 掺入时间可以为过夜标记。
3. 根据实验需要，对不同种系、不同来源的

淋巴细胞均应进行最适细胞浓度测定、培养时间的摸索。

4. 本实验要求严格无菌操作，否则会污染，影响实验效果。

5. 淋巴细胞增殖情况判定可结合倒置显微镜直接观察细胞集落的形成来完成，集落形成通常在刺激物加入后 1～3 天趋于明显，并且要随时观察培养液颜色的改变，以便及时终止实验。

二、混合淋巴细胞培养

同种异体的淋巴细胞在体外混合培养时，由于 HLA II 类抗原不同，可相互刺激对方的 T 细胞发生增殖，此为双向混合淋巴细胞培养（two way MLC）。若将其中一方的淋巴细胞先用丝裂霉素 C（mitomycin C）处理或射线照射，使细胞中的 DNA 失去复制能力，但仍能刺激另一方淋巴细胞发生转化，称为单向混合淋巴细胞培养（one way MLC）。

（一）试剂与材料

1. 细胞　DCs 细胞、反应细胞、外周血单个核细胞。

2. 10% FCS-RPMI 1640 培养基。

3. 细胞培养瓶、培养板、吸管等。

4. CO_2 细胞培养箱、超净台。

（二）实验流程

1. 刺激细胞（DCs）的制备　取健康志愿者肝素抗凝的外周血，淋巴细胞分离液分离单个核细胞，以 10% FCS-RPMI 1640 悬浮细胞置培养瓶中，37℃，5% CO_2 培养 2h，轻轻翻过培养瓶，弃掉培养上清，将非贴壁细胞弃掉，即得贴壁的单核细胞，补加 10% FCS-RPMI 1640 同时加入 20ng/ml 的 hGM-CSF，10ng/ml 的 IL-4，培养至第 7 天，收集悬浮细胞，即为 DCs。

刺激细胞经 25μg/ml 的丝裂霉素 C 或 2 000rad γ- 射线照射处理使刺激细胞失去增殖能力。

2. 反应细胞的制备　取健康人外周血制备单核细胞，PBS 洗 3 次后，37℃，5% CO_2 贴壁 2h，收集悬浮细胞，作为反应细胞，以 RPMI 1640 培养液重悬，调整细胞浓度至 1×10^6/ml。

3. 混合淋巴细胞反应　将刺激细胞调整浓度分别为 1×10^6、5×10^5、2×10^5、1×10^5、5×10^4/ml，10% FCS-RPMI 1640 培养于 96 孔培养板中，每浓度设立 3 孔，100μl/ 孔。将反应细胞浓度按 1×10^6/ml 每孔分别加入上述各孔中，100μl/ 孔。同时设立刺激细胞对照组（不同浓度刺激细胞 100μl + 培养液 100μl）和反应细胞对照组（反应细胞 100μl + 培养液 100μl）。37℃，5% CO_2 培养 5 天后，^{3}H-TdR 掺入率检测反应细胞的增殖水平，方法如前述。

*注：

（1）实验中注意无菌操作。

（2）如作单向混合淋巴细胞实验，则刺激细胞接受照射剂量要准确，使细胞暂时存活，但失去增殖的能力。

（张学军）

参 考 文 献

[1] John E. Coligan, Barbara Bierer, David H. Margulies, et al. Current Protocols in Immunology[M]. Hoboken: John Wiley and Sons, 2015.

[2] 柳忠辉，吴雄文. 医学免疫学实验技术 [M]. 2 版. 北京：人民卫生出版社，2014.

第十八章 细胞毒实验技术

机体某些免疫细胞（如 NK、CTL 以及 LAK 细胞等）及免疫分子（如 TNFα 和补体）等具有杀伤靶细胞的作用，细胞毒实验是检测免疫细胞或分子对靶细胞杀伤能力的实验。它主要包括三个环节：效应细胞或效应物质的制备，靶细胞的制备以及效应细胞对靶细胞杀伤效应的检测。本章节主要介绍补体依赖细胞毒实验和细胞毒性 T 细胞功能测定，NK 细胞毒检测见相应章节。

第一节 补体依赖细胞毒实验

细胞性抗原与特异性抗体（IgG1，2，3 或 IgM）结合激活补体活化的经典途径，补体活化产生的攻膜复合体可引起细胞膜损伤，损伤细胞膜通透性改变，而使细胞外低渗的液体进入细胞，导致细胞肿胀死亡。可以通过显微镜计数死细胞的多少，来判断补体依赖的细胞毒活性。该实验可用来检测细胞表面特异性的抗原，也可用于检测制备的抗体是否具有细胞毒性（并非所有抗体与抗原结合后都能激活补体，尤其是单克隆抗体）。该实验主要用于：淋巴细胞亚群的鉴定；组织相容性抗原的检查与分型；选择性去除某一细胞亚群；单克隆抗体的筛选与鉴定。

本实验以抗 Thy-1 血清（Thy-1 是小鼠 T 淋巴细胞的一种表面标志）与小鼠的胸腺或脾 T 淋巴细胞相互作用，通过激活补体对胸腺或脾的 T 细胞进行杀伤为例，介绍补体依赖细胞毒实验。

1. 试剂与材料

（1）补体：新鲜豚鼠混合血清，分装后保存于 −20℃，用时以 Hank's 液进行适当稀释。

（2）抗 Thy-1 血清。

（3）PBS。

（4）0.5% 台盼蓝染液。

（5）解剖器材、平皿、试管、滴管、载玻片、盖玻片、显微镜、水浴箱。

2. 实验流程

（1）靶细胞的制备：小鼠脱臼处死，取出脾脏和胸腺（分别位于左侧腹部和胸骨柄后）分别放到含有 3ml PBS 平皿中，将 3～4 层纱布覆盖到组织上，用直头镊子固定组织，用弯头镊子轻压组织，将其研磨成单细胞悬液，然后用滴管隔着纱布将细胞悬液吸出，调细胞浓度至 $5 \times 10^6/ml$。

（2）加样：分别向阳性管中加入 100μl 靶细胞 + 100μl 抗 Thy-1 的 McAb，阴性对照管则加入 100μl 靶细胞 + 100μl PBS，同时向各管中各加入 100μl 补体。轻轻振荡混匀后，置 37℃ 水浴中孵育 40min。

（3）观察：细胞孵育后，取出试管，于每管中各加入 50μl 台盼蓝染液，振摇混匀后立即取出染色的细胞悬液滴 1 滴到玻片上，用盖玻片盖上，在显微镜下观察。

（4）观察方法：每个样本计数 200 个细胞中死细胞数（死细胞形态为肿胀变大，失去折光性，呈蓝色；活细胞体积较小，不着色，较透亮）。

（5）结果判定：按下式计算细胞毒百分率：

细胞毒百分率(%)=（阴性管活细胞数 − 阳性管活细胞数 / 阴性管活细胞数）× 100%

3. 注意事项

（1）小鼠处死要迅速、彻底，防止出血过多，不利于胸腺的分离，亦可事先摘眼球放血。

（2）靶细胞需要新鲜分离获得，长时间放置可导致细胞自然死亡而影响结果。

（3）靶细胞浓度要适中，过高或过低均会影响实验结果。

（4）补体要新鲜采集，需 3 只以上的豚鼠血清混合。

（5）台盼蓝染色时间及计数时间不要太长，因台盼蓝本身具有一定的毒性作用，可致细胞死亡。

第二节　细胞毒性 T 细胞功能测定

细胞毒性 T 细胞（CTL）是特异性细胞免疫的主要效应细胞之一，一般指 CD8$^+$ T 细胞，可特异而高效地杀伤靶细胞，参与抗病毒免疫、抗肿瘤免疫和移植排斥反应。CTL 通过脱颗粒和直接接触杀伤靶细胞，其机制有：释放穿孔素导致靶细胞坏死；释放颗粒酶导致靶细胞凋亡；表达 FasL 使表达 Fas 的靶细胞发生凋亡。与其他免疫细胞的细胞毒作用相比较，CTL 作用的最显著特点是具有高度特异性，因此，在进行 CTL 细胞毒实验时，需特别注意 CTL 识别的配体，即抗原肽-MHC 复合物。这里主要介绍特异性 CTL 的诱导方法以及特异性 CTL 的功能检测。

一、效应细胞诱导和制备

特异性 CTL 诱导的基本方法是 T 细胞与刺激细胞共培养。由于 CTL 识别的配体是特异性的抗原肽-MHC 复合物，根据靶细胞（或刺激细胞）表达抗原肽-MHC 复合物的差异，CTL 的特异性可以表现在不同的层次上。用 MHC 型别不同的同种异体细胞作为刺激细胞能够诱导产生同种抗原特异性 CTL；用表达相应抗原的自身/同系细胞作为刺激细胞能够诱导产生抗原特异性 CTL，例如病毒抗原特异性 CTL 或肿瘤抗原特异性 CTL；而将抗原肽加载到单一 MHC 分子上，例如将特定抗原肽加载到人 T2 细胞或小鼠 RAM-S 细胞上，作为刺激细胞能够诱导产生抗原肽特异性 CTL，或者用抗原肽直接免疫小鼠也能得到该抗原肽特异性 CTL。针对非单一抗原肽的 CTL 可用于 T 细胞功能（例如增殖和细胞毒效应）的研究；针对单一抗原肽的 CTL，除 T 细胞功能研究之外，还可用于 T 细胞识别机制的研究。同种抗原特异性 CTL 频率较高，一般不需体内诱导，直接在体外经混合淋巴细胞培养就可以得到，而用自身/同系细胞作为刺激细胞时，特异性 CTL 频率较同种特异性 CTL 低，为了有效获得，可以先经体内致敏，然后再经体外刺激得到。

（一）同种抗原特异性 CTL 的诱导和制备

同种特异性 CTL 可通过混合淋巴细胞培养（mixed lymphocyte culture，mlC）或混合淋巴细胞反应（mixed lymphocyte reaction，mlR）而获得。该法是将来源于两个无关个体的淋巴细胞在体外混合培养，由于 MHC 型别不同，相互刺激对方淋巴细胞增殖（称为双向 mlC）。若用丝裂霉素 C（mitomycin C）或放射照射处理（调整细胞数为 $1 \times 10^6 \sim 2 \times 10^6$/ml，移置培养瓶或 50ml 离心管中，用 ^{60}Co 照射 3 000rad），使该细胞失去增殖能力，但仍保持刺激对方淋巴细胞增殖的实验称为单向 mlC。此时，未经丝裂霉素 C 处理或放射照射的淋巴细胞即效应细胞，而经丝裂霉素 C 处理或放射线照射的淋巴细胞则为刺激细胞或称靶细胞。诱导同种抗原特异性 CTL 一般采用单向 mlC。

在单向 mlC 中，刺激细胞与效应细胞的比例为 1∶20～3∶1。1 周后，更换一半培养基，加入刺激细胞进行再次刺激。再次刺激后第 2 天，加入 10～30U/ml IL-2。每 3 天半量换液一次，保持 IL-2 的浓度。共刺激 2～3 次。最后一次刺激后 1 周，收集效应细胞，即同种抗原特异性 CTL，可用于特异性的杀伤实验（靶细胞为与刺激细胞来源相同的细胞，例如同一个体或同系个体的细胞）。

（二）病毒抗原特异性 CTL 的诱导和制备

病毒感染宿主细胞后，其抗原能够通过宿主细胞的内源性抗原提呈途径加工处理为抗原肽，与宿主细胞的 MHC I 类分子结合成抗原肽-MHC 复合物，刺激宿主免疫系统产生病毒抗原特异性 CTL。因此，在体外将病毒感染细胞与自身/同系 T 细胞混合培养，也能够获得病毒抗原特异性 CTL。下面以诱导 EB 病毒特异性 CTL 为例，介绍其体外诱导方法。

1. 效应细胞　取外周血分离 PBMC 或小鼠脾淋巴细胞，无血清 RPMI 1640 洗 2 遍，用含 20% 的新生牛血清的 RPMI 1640 调成 1.5×10^6/ml，置于 24 孔板中，于 5% CO_2 培养箱中 4h 使单核细胞贴壁以去除之，然后收集细胞，计数。

2. 刺激细胞　取 EB 病毒转化的 B 淋巴母细胞（与效应细胞来源同一个体），用 γ 射线照射或加入丝裂霉素 C 灭活。^{60}Co 照射 3 000rad 或者用最终浓度为 30μg/ml 丝裂霉素 C，于 37℃ 水浴中作用 30min，1 000r/min 离心 10min，弃上清，细胞用 RPMI 1640 液洗涤 3 次并计数。

3. 刺激细胞-效应细胞共培养　取 2×10^6 已

除去单核细胞的淋巴细胞加入 24 孔板中，加入经丝裂霉素 C 处理的自身（与效应细胞同一个体来源）EBV 转化的 B 淋巴母细胞 5×10^4 作为刺激细胞（刺激细胞的量可以调整），混匀，用完全培养基（RPMI 1640）补总体积至 2ml。

4. 静置于培养箱中，4 天后半量换液，继续培养 3 天。

5. **再次刺激**　离心收集细胞，取 1×10^6 效应细胞，加入 2×10^5（刺激细胞量可调整）刺激细胞，加入终浓度为 30U/ml 的重组 IL-2；每 3 天半量换液 1 次，并维持相同 IL-2 浓度。每周按相同程序刺激效应细胞 1 次，刺激 3~4 次后，效应细胞即为特异性 CTL，可用于细胞毒实验。

（三）抗原肽特异性 CTL 的诱导和制备

为了制备单一表位特异性的 CTL，必须使刺激细胞表面"表达"单一的抗原肽 -MHC 复合物。由于 MHC 与抗原肽结合有一定的选择性（要求有结合基序），而且为非共价结合，因此一般采用抗原肽置换的方法使刺激细胞表面的 MHC 分子与特定抗原肽结合，形成能够刺激 T 细胞增殖的单一抗原肽 -MHC 复合物。诱导抗原肽特异性 CTL 时，必须了解刺激细胞和效应细胞的背景（须是来自同一或同系个体）、MHC 型别以及该型别 MHC 分子结合的特定抗原肽（参见第五章），抗原肽可以用人工合成的方法合成。另外也可以用人工合成的抗原肽直接免疫小鼠获得特异性 CTL，见流式法检测 CTL 效应。

1. 将分离的人 PBMC 或小鼠脾淋巴细胞铺于 24 孔细胞培养板（2×10^6~4×10^6/ 孔）。

2. 选用以下几种比较常用的方法制备刺激细胞

（1）用抗原肽直接刺激，即用加入抗原肽的方法将样本中 APC 表面 MHC 原来结合的抗原肽置换出来。加入与人 PBMC 或鼠脾细胞的 MHC 型别限制的抗原肽 5~10μg/ml，轻轻混匀，37℃、5% CO_2 继续培养。1 周后，采用同样的方法进行再次刺激。以后每间隔 1 周重复刺激 1 次。

（2）用抗原肽孵育后 DC 刺激，将 40μg/ml 抗原肽加入人自身 DC 或同系小鼠的 DC，使 DC 与自身 PBMC 或鼠脾淋巴细胞的数量比为 1:1~1:20。混匀后，37℃、5% CO_2 继续培养。以后每周重复刺激 1 次。

（3）用抗原肽孵育 TAP 缺陷细胞，先用与人 PBMC 或鼠脾细胞型别一致的 TAP 缺陷细胞（人 T2 细胞仅表达 HLA-A2，鼠 RAM-S 细胞仅表达 H-2K^b，且均为 TAP 缺陷细胞）与其限制性抗原肽（终浓度 40μg/ml）于 37℃孵育 3~4h，离心洗涤并经 γ 射线照射或丝裂霉素 C 处理，使 TAP 缺陷细胞与 PBMCs 的数量比为 1:1~1:20；混匀后，37℃、5% CO_2 继续培养。以后每周重复刺激 1 次，共刺激 3~4 次。

3. 每次刺激后第 2 天，加入 10~50U/ml 重组 IL-2（IL-2）。每 3~4 天更换一半培养基，保持 IL-2 浓度不变。最后一次刺激后第 3~5 天，收集细胞，即抗原肽特异性 CTL。用含血清的培养基重悬细胞，用于 CTL 活性的检测。

二、靶细胞制备

特异性 CTL 的靶细胞即 CTL 可以识别的细胞。该细胞表面必须有 TCR 识别的抗原肽 -MHC 复合物。对于上述同种特异性 CTL，其靶细胞就是诱导特异性 CTL 产生的刺激细胞，或者来源于同一个体或同系个体的细胞；病毒抗原特异性 CTL 的靶细胞则是表面带有相应病毒抗原肽 -MHC 复合物的自身 / 同系细胞（如上述 EBV 转化的 B 淋巴母细胞等）；而抗原肽特异性 CTL 的靶细胞则是表面表达与刺激细胞相同的抗原肽 -MHC 复合物（如加载抗原肽的 TAP 缺陷细胞，或者具有相同 MHC Ⅰ类分子型别的病毒感染细胞和肿瘤细胞等）。

三、特异性抗原诱导的细胞毒性 T 细胞功能测定

检测 NK 细胞杀伤活性的方法均可用于检测 CTL 细胞毒作用。如 ^{51}Cr 释放实验、^{125}I-UdR 释放实验、乳酸脱氢酶释放实验等。然而，除了这类释放实验外，还可以通过对效应细胞分泌的作用来检测特异性 CTL 的功能。细胞毒性 T 细胞对靶细胞杀伤的机制是通过释放的穿孔素 - 颗粒酶系统介导的溶靶细胞作用或通过 Fas/FasL 系统介导的细胞凋亡作用。因此，CTL 颗粒酶的胞泌作用可反映细胞毒性 T 细胞的功能。另外，DNA 断裂实验可用来检测细胞毒性 T 细胞的功能，用流式细胞术也能对靶细胞凋亡的检测来评

判 CTL 的功能。下面介绍几种 CTL 颗粒酶的胞泌作用分析方法和 DNA 断裂实验。

（一）抗 TCR 介导的 CTL 活性酯酶分析法

应用直接针对 TCR 的单克隆抗体，模仿特异性靶细胞的作用，诱导 CTL 细胞内颗粒丝氨酸酯酶等的释放。抗 TCR 可与 CTL 细胞表面 TCR 的 α 和 β 链及 CD3 复合物特异性结合。该法基本过程是，先用单克隆抗体包被微孔板，然后加入 CTL 或 T 淋巴细胞，经一定时间作用后，CTL 被活化，收集培养上清液，加入含 DTNB 的缓冲液（底物为 BLT），采用分光光度计检测酶的活性，并计算抗 TCR 诱导的酯酶释放百分率。

1. 试剂与材料

（1）pH 7.2～7.4 的磷酸盐缓冲液（PBS）。

（2）抗 TCR 单克隆抗体（用 PBS 配成 5μg/ml）。

（3）BLT 底物溶液：临用前配制，500μl 20mmol/L N-α- 苯氧羰基 -L- 赖氨酸硫代苯甲酯（BLT）贮存液，500μl 22mmol/L 的 5, 5′ 二硫对硝基苯甲酸（DTNB）贮存液，500μl 1% TritonX-100，48.5ml PBS。其中各成分的最终浓度分别是：BLT 0.20mmol/L、DTNB 0.22mmol/L 和 TritonX-100 为 0.01%。

（4）0.1mol/L 苯甲磺酰氟化物（phenymethanesulfonyfluorid，PMSF）的二甲基亚砜溶液。注意，PMSF 剧毒，使用时应注意安全。

2. 实验流程

（1）将抗 TCR 单克隆抗体 50μl（5μg/ml，抗体刺激孔）或缓冲液 50μl（未处理或背景孔）加入 96 孔细胞培养板，室温放置 30min 以上，以使抗体致敏。

（2）弃去孔中液体，并用 50～100μl 完全 RPMI 1640 培养液洗孔，弃去孔中的全部液体，加入 50μl CTL（10^5），补加入 50μl 完全培养液，并设颗粒酶总释放对照孔（50μl CTL＋40μl 完全培养液＋10μl 1% TritonX-100）和背景孔（50μl CTL＋50μl 完全培养液），各孔最终体积为 100μl，均设 3 个复孔。

（3）于 37℃，5% CO_2 温箱培养 4h。

（4）将培养板置吊篮上，4℃，1 100r/min 离心 5min，吸取 50μl 培养上清液转入 12mm×75mm 试管中，加入 950μl 新鲜配制的 BLT 底物应用液，37℃水浴 20min。

（5）将上述处理的试管一起置冰浴中，并立即加入 0.1mol/L 的 PMSF 10μl，补加 1.0ml PBS 使终浓度达 0.05mol/L（PMSF 是一种不可逆的丝氨酸酯酶抑制剂）。

（6）于分光光度计上测定 412nm 波长下的吸光值，并按下式计算抗体诱导的颗粒酯酶分泌百分率。

（7）结果计算：颗粒酯酶分泌百分率（%）＝ $100 \times (E-B)/(T-B)$。

式中"E"为抗体刺激的 CTL 细胞上清液平均吸光值。"B"表示背景或未处理的 CTL 细胞孔平均吸光值。"T"表示酶总释放量（即用 Triton X-100 处理的 CTL 细胞上清）。其中代表酶自发释放的 B 值一般应该在 T 值的 5%～10% 以下。

（二）靶细胞诱导的 CTL 细胞颗粒酶胞泌作用

该法通过抗原（靶细胞）刺激 CTL，从而活化 CTL 并使其脱颗粒（颗粒酶胞泌作用）。其特点是，可定量测定 CTL- 靶细胞特异性的相互作用。

1. 试剂与材料

（1）特异性靶细胞，其表面表达 CTL 所识别的抗原肽 -MHC 复合物。

（2）其余材料见抗 TCR 介导的 CTL 活性酯酶分析法。

2. 实验流程

（1）于 96 孔细胞培养板中加入 50μl 完全培养液配制的 2×10^6/ml CTL 悬液，然后加 50μl 2×10^5 靶细胞悬液，作为实验孔，并设颗粒酶总释放对照孔（50μl CTL＋40μl 靶细胞＋10μl 1% Triton X-100）和背景孔（50μl 靶细胞＋50μl 完全培养液），各孔最终体积为 100μl，均设 3 个复孔。

（2）培养板置 37℃温育 4h。

（3）颗粒酶分析过程按抗 TCR 介导的 CTL 活性酯酶分析法。

3. 方法评价与注意事项

（1）TCR 调节的颗粒酶胞泌作用可能反映 CTL 的功能，据此建立的 CTL 功能检测方法可免除靶细胞的标记，甚至无需靶细胞参与。

（2）包被培养板的抗 TCR 抗体的量是影响活化 CTL 颗粒酶胞泌功能的重要因素，因此应预先将 TCR 单抗作一系列稀释后包被培养板，以选择最大应答的最适抗体浓度。在抗 TCR 包板之前先用 50μl 的羊（或兔）抗鼠 Ig（20μg/ml）包板，洗后再加抗 TCR，可以提高某些对培养板结合力较低的抗 TCR 单抗在板上的表面密度。

（3）在各种方法中，细胞悬液必须在 2h 内与板上包被的抗体结合。经 4h 培养后，酶分析过程（板的离心、上清液收集等）和酶活性的检测应在 1h 内完成。

（三）DNA 断裂实验

在 DNA 断裂实验中，先用 ^{3}H- 胸苷标记靶细胞，洗涤，然后与效应细胞混合培养。如果靶细胞被效应细胞经穿孔素 / 颗粒酶或 Fas/FasL 途径杀死，在通过玻璃纤维滤器时，其 DNA 片段将被洗去；如果靶细胞未被杀死，在通过玻璃纤维滤器时，标记的 DNA 将被玻璃滤器捕获。因此，根据捕获的 ^{3}H 标记的 DNA 的量能得到 DNA 的裂解率，从而评价效应细胞的杀伤功能。

1. 试剂与材料

（1）靶细胞：脾细胞或肿瘤细胞。

（2）有丝分裂原储存液（用于脾细胞）：1mg/ml Con A 溶于 PBS（用于 T 细胞）或 5mg/ml LPS 溶于 H_2O（用于 B 细胞）。

（3）细胞培养液：IMDM 培养液。

（4）1mCi/ml ^{3}H- 胸苷（^{3}H-TdR）。

（5）半自动微孔板细胞收获机。

2. 实验流程

（1）准备靶细胞：如果用肿瘤细胞作为靶细胞，在实验前一天把肿瘤细胞调整到 $1 \times 10^5 \sim 2 \times 10^5$/ml。如果用脾细胞作为靶细胞，在实验前 2 天按下述方法用丝裂原刺激脾细胞。如要刺激 T 细胞，取 2.5×10^7 脾细胞在 10ml 培养瓶中，加 2.5μg/ml Con A；如要刺激 B 细胞，取 3.0×10^7 脾细胞在 30ml 培养瓶中，加 50μg/ml LPS。不论是刺激 T 或 B 细胞，要把细胞培养到指数增长期，然后再用标记物进行标记。

（2）标记靶细胞：加 ^{3}H-TdR 5μCi/ml 到已经用丝裂原刺激过的靶细胞（脾细胞）中共培养 4～6h 或过夜，使 ^{3}H-TdR 进入靶细胞的 DNA 中。对于肿瘤细胞一般共培养 2～3h。最后可以使靶细胞的标记量为 ^{3}H-TdR 10 000～50 000cpm/1×10^4 细胞。

（3）收获标记的靶细胞：400g，7min 洗涤 2 次。调整细胞在 1×10^5/ml。标记细胞要求 100% 的活性。一般通过 Ficoll 把死细胞离心除去。对于 Con A 刺激的细胞，把 10ml 细胞悬液放在 15ml 离心管中；对于 LPS 刺激的细胞，把 30ml 细胞悬液放在 50ml 离心管中。两个离心管分别用 2ml

和 5ml Ficol 分离液（密度 1.077g/ml）垫底，然后 20min，800g 室温下离心。取细胞悬液和分离液之间的细胞层，用培养液洗涤细胞 2 次，400g，7min 室温下离心收获细胞，用 5ml 培养液重悬，台盼蓝染色活细胞计数，调整细胞到 1×10^5/ml。

（4）制备效应细胞：同前。

（5）检测细胞毒作用：96 孔板，在每孔加 100μl 靶细胞和 100μl 效应细胞，设 3 个复孔并设立对照组。E：T 为 100：1。肿瘤细胞自然释放值一般小于 <5%。丝裂原刺激的靶细胞自然释放值可能超过 30%（一般使用前在室温下离心洗涤 30min 可以降低自然释放）。室温下 400g 离心 2min，培养 3.5h（一般培养时间低于 ^{51}Cr 释放法）。其余同 ^{51}Cr 释放法。

（6）收集细胞：通过半自动微孔板细胞收获机收获细胞。注意：通过滤器前不能使培养板结冰。

（7）测定 CTL 活性，用下列公式计算

自发裂解率 % = [(T－S)/T] × 100%

CTL 杀伤活性 % = [(S－E)/S] × 100%

T：最大裂解组；S：自然裂解组；E：实验组

（四）流式细胞标记法检测 CTL 的细胞毒效应

正常细胞的磷酯酰丝氨（phosphatidylserine，PS）位于细胞膜内表面，细胞凋亡时翻转于膜外侧，可与 AnnexinV 高亲和力结合从而实现凋亡细胞的检测，另外 PI 或 7AAD 等染料可直接进入死亡细胞标记 DNA，实现死亡细胞的检测。通常情况下为了区分效应细胞与靶细胞，会将靶细胞进行 CFSE 或 CellTrace™ Violet 染色。该实验基本流程：首先用 OVA 免疫小鼠，7 天后小鼠体内形成 OVA 特异性的 CTL 细胞，此时分离小鼠脾脏 CD8$^+$ T 细胞作为效应细胞。以 OVA 的 CTL 表位多肽 OVA257-264 包被 EL4 细胞制成的 EL4-OVA 为靶细胞并用 CFSE 标记。将效应细胞与靶细胞共同孵育，CTL 的 TCR 识别 MHC-I-OVA 表位，启动杀伤程序，导致靶细胞的 PS 外翻，细胞死亡，用 anti-CD8APC 标记效应细胞，再用 AnnexinV-PE 标记凋亡靶细胞，用流式细胞仪区分并定量 3 类不同的细胞群（效应细胞为 CD8$^+$；活的靶细胞为 CFSE$^+$Annexin$^-$；死亡的靶细胞为 CFSE$^+$ Annexin$^+$），可算出杀伤细胞百分数。也可用 CellTrance™ Violet 标记靶细胞，用 PI 或 7AAD 标记死亡细行流式检测。

本法简单快捷，无需标记，可以取射性物质标记，减少放射性的潜在危险。

1. 试剂与材料

（1）OVA 全蛋白。

（2）OVA 多肽。

（3）弗氏完全佐剂。

（4）anti-CD8 APC。

（5）AnnexinV-PE 荧光抗体。

（6）CFSE。

（7）靶细胞：EL4 淋巴瘤细胞。

（8）RPMI 1640 不完全培养基。

（9）胎牛血清（FBS）。

（10）含 10% FBS RPMI 1640 完全培养基。

2. 实验流程

（1）效应细胞的制备：OVA 与弗氏完全佐剂皮下免疫 C57BL/6 小鼠。7 天后取脾脏，分离得到单细胞悬液。

（2）靶细胞的制备

1）靶细胞 CFSE 标记：收集细胞，将细胞重悬于不含血清的 RPMI 1640 不完全培养基中，调整 EL4 细胞浓度为 1×10^7/ml。加入 CFSE（终浓度为 1μmol/L），避光染色 10min 后加入 1ml FBS 终止，并用含 10% FBS RPMI 1640 完全培养基洗涤 3 次，每次 1 500r/min，离心 5min。

2）在 CFSE 标记的 EL4 细胞培养液中加入 OVA257-264 多肽 2μmol/L，37℃，5% CO_2 孵育 1h，洗去上清，调整细胞浓度为 1×10^5/ml。另取无 OVA 多肽孵育的 EL4 细胞为对照组。

（3）杀伤实验：靶细胞悬液 100 加入孔板，依照不同效靶比加入靶细胞，使 E:T 分别为：6.25:1、12.5:1、25:1、50:1，37℃，5% CO_2 孵育 6h。

（4）调亡检测：取出培养细胞，加入 anti-CD8 APC 和 AnnexinV-PE 荧光抗体，10min 后离心重悬浮，流式分析。其特异性杀伤能力 = 实验组 CFSE$^+$Annexinv$^+$ 细胞占 CFSE$^+$ 细胞比例 - 对照组 CFSE$^+$Annexinv$^+$ 细胞占 CFSE$^+$ 细胞比例。

3. 注意事项

（1）免疫小鼠时间过短不能够形成效应细胞，而如果时间过长的话，效应细胞凋亡，会大量丢失。

（2）对照组未包被多肽的 EL4 淋巴瘤细胞可消除非特异性杀伤和自然死亡对结果的影响。

（3）靶细胞的自然死亡率低，并可设置多个效

靶比、多个时间点，故此方法能够敏感、定量和客观地检测细胞毒效应。

（4）杀伤时间取决于实验目的、效应细胞的活力，以及靶细胞的敏感性，一般 3～6h，也可过夜。

第三节 应用举例

一、LDH 法检测人外周血 CTL 细胞杀伤活性

以抗 CD3 单克隆抗体（McAb）诱导法为例，介绍 CTL 细胞功能的测定方法。

1. 试剂与材料

（1）抗 CD3 单克隆抗体（McAb），按试剂说明书操作。

（2）2% Triton X-100：2ml Triton X-100 加至 100ml 蒸馏水中。

（3）铬酸钠（Na$_2$^{51}CrO$_4$）。

（4）RPMI 1640 培养液。

（5）胎牛血清（FCS）。

（6）效应细胞：PBMC。

（7）靶细胞：EB 病毒（EBV）转化的 B 淋巴母细胞。

（8）细胞计数板，96 孔圆底细胞培养板等。

2. 实验流程

（1）效应细胞的制备：参见 NK 细胞活性测定中同位素释放法，调细胞浓度至 1×10^6/ml。

（2）靶细胞的制备：取细胞状态较好的 EBV 转化的 B 淋巴母细胞，用 RPMI 1640 培养液洗涤 2 次，每次 1 000r/min，离心 5min，用含 10% FCS 的 RPMI 1640 培养液重悬细胞后计数，调细胞浓度至 2.5×10^5/ml 备用。

（3）靶细胞的标记：向 2ml 上述制备细胞中加入 0.1ml Na$_2$^{51}CrO$_4$（100μCi），混匀后加至 24 孔细胞培养板中，置 37℃，5% CO_2 培养箱中孵育 18～24h。收集细胞，用 RPMI 1640 培养液洗涤 2 次，去除游离的 ^{51}Cr，用 10% FCS-RPMI 1640 培养液重悬细胞并计数，调细胞浓度至 1×10^5/ml。

（4）结果测定：向 96 孔培养板每孔中加入 100μl 效应细胞、50μl 标记的靶细胞和 50μl 抗 CD3 McAb，3 个复孔。自发释放对照孔只加入靶细胞（不加抗体和效应细胞），最大释放对照孔加入 50μl 标

记的靶细胞和 150μl 2% Triton X-100,自然杀伤细胞活性对照孔只加入标记的靶细胞和效应细胞(不加抗体)。每组均设 3 个复孔。800r/min,离心 5min,置 37℃,5% CO_2 培养箱中孵育 4h。分别吸取各孔培养上清 100μl 至试管中,γ 计数仪测 cpm 值。

(5)结果计算:按下列公式计算细胞毒效应:

$$细胞毒效应(\%)=(实验孔 cpm 值 - 自发释放孔 cpm 值 / 最大释放孔 cpm 值 - 自发释放孔 cpm 值)×100\%$$

二、^{51}Cr 释放法检测人抗原特异性细胞毒性 T 细胞功能

1. 人特异性 CTL 的诱导和制备

(1)效应细胞:取 HLA-A2 阳性个体外周血 PBL,无血清 RPMI 1640 洗 2 遍,用含 20% 的新生牛血清的 RPMI 1640 调成 $1.5×10^6$/ml,置于 24 孔板中,于 5% CO_2 培养箱中 4h,使单核细胞贴壁以去除之,然后收集细胞,计数。

(2)刺激细胞:取 HLA-A2 限制性的 EB 病毒来源的抗原肽(例如 LMP2A$_{426-434}$)40μg/ml 与 T2 细胞 37℃ 孵育 3h。无血清 RPMI 1640 液 1 000r/min 离心 6min 洗涤后加入丝裂霉素 C,最终浓度为 30μg/ml,于 37℃ 水浴中作用 30min,1 000r/min 离心 6min,弃上清,沉淀细胞用 RPMI 1640 液洗涤 3 次并计数。

(3)特异性 CTL 的诱导:取已除去单核细胞的 $5×10^6$PBL 于 24 孔板中,与经上述处理的 T2 细胞 $2×10^5$(25:1)作为刺激细胞,混匀,用完全培养基(RPMI 1640)补总体积至 1ml。静置于培养箱中,4,天后半量换液,继续培养 3 天。第 2 周起,PBL 与 T2 比例为 10:1。每周加刺激细胞

1 次,共刺激 3 次。其中在第 2 次刺激的第 3 天加入 IL-2(终浓度 20U/ml),并每隔 3~4 天更换一次培养基。在第 3 次刺激结束后,离心收集细胞,即特异性 CTL。

2. 靶细胞的制备
靶细胞为加载相应抗原肽的 T2 细胞。

(1)T2 细胞加载抗原肽(LMP2A$_{426-434}$):取 $1×10^6$~$2×10^6$ T2 细胞与 40μg/ml 抗原肽 37℃ 共孵育 3h。无血清 RPMI 1640 液 1 000r/min 离心 6min 洗涤。

(2)丝裂霉素 C 灭活 T2 细胞:无血清 RPMI 1640 液重悬 T2 细胞,加入丝裂霉素 C,最终浓度为 30μg/ml,于 37℃ 水浴中作用 30min。1 000r/min 离心 6min,弃上清,沉淀细胞用 RPMI 1640 液洗涤 3 次并计数。

(3)^{51}Cr 标记 T2 细胞:无血清 RPMI 1640 液重悬 T2 细胞,$2×10^6$ 个 /0.5ml,加入 100~200μCi ^{51}Cr,置 37℃ 水浴 90min,每间隔 15min 振摇一次。用含 5% NCS 的 RPMI 1640 培养液洗涤 3 次,除去游离的 ^{51}Cr。计数活细胞,用完全 RPMI 1640 培养液调整细胞浓度至 $1×10^5$/ml。

3. 效 - 靶细胞作用
在无菌操作条件下,取效应细胞和靶细胞各 0.1ml(E/T=25:1 和 50:1),加入 96 孔培养板内,每份标本做 3 个复孔。同时设自然释放对照孔(0.1ml 靶细胞 + 0.1ml 完全 RPMI 1640 培养液)和最大释放孔(0.1ml 靶细胞 + 0.1ml 2% SDS),放置 37℃、5% CO_2 温箱内孵育 4h,取出后用微量移液器吸出各孔上清 0.1ml,加于小塑料试管内(勿将细胞吸出),用 γ 计数仪测量 cpm 值。

4. 结果计算
按照 ^{51}Cr 释放实验中公式计算。

(陈雪玲)

参 考 文 献

[1] Bevan MJ. The major histocompatibility complex determines susceptibility to cytotoxic T cells directed against minor histocompatibility antigens[J]. J Exp Med, 1975, 142: 1349-1364.

[2] Brunner, KT, Mauel J, Cerottini JC, et al. Quantitative assay of the lytic action of immune lymphoid cells on ^{51}Cr labeled allogenic target cells in vitro: Inhibition by isoantibody and by drugs[J]. Immunology, 1968, 14: 181-196.

[3] 曹雪涛. 免疫学技术及应用 [M]. 北京:科学出版社, 2008.

[4] 柳忠辉. 医学免疫学实验技术 [M]. 北京:人民卫生出版社, 2008.

第十九章　免疫细胞吞噬功能测定

机体内具有吞噬（phagocytosis）功能的细胞称为吞噬细胞，主要包括单核/巨噬细胞、树突状细胞以及中性粒细胞。吞噬细胞吞噬、消化、清除侵入人体的细菌等异物以及人体内衰老、损伤、癌变的细胞和坏死组织等，是机体固有免疫的重要组成部分。吞噬细胞数量减少或功能障碍都会导致非特异性免疫缺陷，因此检测其吞噬功能有助于诊断某些疾病和判断机体非特异性免疫水平。

第一节　单核/巨噬细胞吞噬功能测定

单核/巨噬细胞，又称大吞噬细胞，其来源于骨髓粒-单核祖细胞，在 GM-CSF、M-CSF 以及 IL-13 等因子诱导下分化发育成熟，主要包括血液中的单核细胞（约占血液白细胞总数的 3%～8%）和组织器官中的巨噬细胞。单核细胞在血液中仅停留 12～24h，随后通过毛细血管进入淋巴结、脾、肝、肺以及结缔组织中进一步发育、分化为巨噬细胞。组织器官中的巨噬细胞包括定居巨噬细胞和游走巨噬细胞，定居巨噬细胞如肺泡的尘细胞、肝脏的库普弗细胞、骨组织的破骨细胞和神经系统内的小胶质细胞等。巨噬细胞生命周期较长，在组织中可存活数月。其胞浆内有丰富的粗面内质网、线粒体及溶酶体，溶酶体内含过氧化物酶、酸性磷酸酶、非特异性脂酶和溶菌酶等多种酶类物质，具有强大吞噬、杀菌、清除损伤和衰老细胞及其他异物的能力。巨噬细胞的吞噬过程可分为运动（向炎症区域游走）、识别、摄入和细胞内杀伤（或消化）四个阶段，如果巨噬细胞在某一吞噬阶段存在功能障碍，就会导致巨噬细胞吞噬功能缺陷。

巨噬细胞表面存在多种识别受体，如 Toll 样受体、甘露糖受体以及清道夫受体等模式识别受体（PRR），能够直接识别和结合某些病原体表面共同表达的、高度保守的病原相关分子模式（PAMP）或者宿主衰老、损伤和凋亡细胞呈现的特定分子结构。病原体 PAMP 被巨噬细胞 PRR 识别后，病原体被黏附在巨噬细胞表面，巨噬细胞则产生识别信号，该信号经 NF-κB 转录因子途径使细胞对危险"警醒"并启动一个摄取、吞噬过程，即肌动蛋白-肌球蛋白收缩系统被激活，细胞伸出伪足包绕外来微粒，邻近的受体相继结合在微粒表面，胞膜被牵引并环绕微粒呈"拉链"状，直到微粒被完全包裹在一个空泡里，即形成吞噬体。在随后的几分钟之内，胞质颗粒与吞噬体融合并清理其内容物。

一、吞噬实验类型

1. **体内法**　体内法是先将吞噬微粒注射入实验动物体内，巨噬细胞在实验动物体内吞噬异物微粒，经过合适时间后再取出巨噬细胞，在体外黏附、固定、染色后，观察巨噬细胞吞噬微粒的情况，从而判断其吞噬功能。由于体内法需要将吞噬微粒注入动物体内，故该法主要用于小鼠腹腔巨噬细胞吞噬功能检测。

体内法是相对运用较多的一种方法，此法常用于研究环境、药物等因素在体内对巨噬细胞功能的影响，即关注巨噬细胞在体内的吞噬功能。在研究某种药物对巨噬细胞的效应以及选择有效的免疫增强药物时，常需检测巨噬细胞的体内吞噬功能，从细胞水平测定巨噬细胞的吞噬活性，从而研究、评价药物的作用以及机体的免疫状态。由于体内法每只小鼠只能检测一个样品，且小鼠间存在个体差异，故一般需要 10 只以上小鼠的平均数据才能反映一个药物的作用效果。体内法必须掌握好动物体内巨噬细胞吞噬和消化异物微粒的时间,比如在吞噬细菌实验中,如果吞噬时间不当,巨噬细胞不是未吞噬细菌,就是细菌已被巨噬细胞消化,结果就不易观察。

2. 体外法 体外法是指先将巨噬细胞分离出体外,置于试管、EP 管或细胞培养板内,再加入吞噬微粒与巨噬细胞共同孵育,让其在体外黏附并吞噬这些微粒,然后经固定、染色后观察巨噬细胞在体外吞噬微粒的情况,从而判断其吞噬功能。EP 管法是较常用的体外法,该法以 1.5ml EP 管做反应管,巨噬细胞不但用量较少,而且巨噬细胞和吞噬微粒均处于自由悬浮状态,有充分的接触机会,故巨噬细胞在 EP 管中吞噬微粒的效率较高。

体外法尽管经济、易观察、重复性好,但它只能用于观察实验药物或因子在动物体内作用后巨噬细胞在体外的吞噬功能,或者用于观察实验药物或因子在体外直接作用巨噬细胞后对其功能的影响。由于巨噬细胞的功能在体内还受到诸多因素的影响,因此体外法的应用受到一定限制。

二、巨噬细胞制备

1. 人体巨噬细胞的分离(斑蝥乙醇浸出液发泡法) 斑蝥以 95% 乙醇溶液制成 10% 酊剂,室温下浸泡 2 周后使用。取 1cm² 滤纸片蘸斑蝥酊,贴于一侧前臂皮肤上,在滤纸片上盖一塑料片,再以清洁纱布固定 4~5h,取下滤纸片,再用塑料瓶盖将局部罩上,以防形成水疱破裂,48h 即可形成完整的水疱。斑蝥酊剂皮肤炎性渗出液一般为 1~2ml,最多可达 5ml,渗出液巨噬细胞平均为 30%~40%,最多可达 80%。抽取水疱液时,将皮肤消毒后,用无菌注射器抽取,盛于无菌试管中,局部敷以无菌纱布,24h 后取下纱布。

2. 小鼠腹腔巨噬细胞的制备

(1)小鼠腹腔巨噬细胞的诱导聚集:未刺激的小鼠腹腔巨噬细胞较少,因此,一般要在实验前 2~3 天给小鼠腹腔无菌注射 6% 的淀粉肉汤 1ml 或 0.5% 的蛋白胨 1ml 或 3% 的硫代乙醇酸钠 3ml,通过引发腹腔的非感染性炎症而诱导巨噬细胞向腹腔内移动并聚集于腹腔液中,增加巨噬细胞得率。同时,刺激物可使巨噬细胞激活,激活的巨噬细胞吞噬异物能力增强。巨噬细胞吞噬的淀粉等微粒经 48h 后可被消化殆尽,诱导后巨

噬细胞尚属正常巨噬细胞,并具有活跃的吞噬功能。为了使腹腔巨噬细胞得率增加,也可腹腔注射 3×10⁹/ml 的金黄色葡萄球菌菌液 0.6ml,通过引发感染性炎症而吸引巨噬细胞向腹腔趋化,以诱导大量巨噬细胞游离至腹腔。上述活化的巨噬细胞本身就具有较强的吞噬活性,有可能影响待测药物对巨噬细胞的作用,因此,有时也需要直接分离小鼠腹腔未刺激的巨噬细胞。未刺激的巨噬细胞虽然数量较少,但属于静息(rest)巨噬细胞,接近机体天然状态的未活化巨噬细胞,更有益于研究药物的效应。

(2)小鼠腹腔巨噬细胞的分离:小鼠诱导 2~3 天,腹腔注射 Hank's 液 3~5ml,轻揉腹部,直立固定小鼠,用无菌注射器直接吸取小鼠腹腔液。如果细胞用量较多,则可用颈椎脱臼法处死小鼠,仰卧固定,常规消毒皮肤,将腹部皮肤剪开,暴露腹壁,提起腹膜剪开一小口,用毛细吸管收集腹腔液,其中含丰富的巨噬细胞(约占 30%)。用血细胞计数板计数巨噬细胞浓度,然后用生理盐水调整巨噬细胞浓度至 5×10⁶/ml(EP 管法)或 2×10⁶/ml(盖玻片法)。

三、吞噬微粒选择

1. 鸡红细胞 通常用 1%~2% 鸡红细胞作为吞噬微粒。因为它具有个体大、呈梭形、具有清晰可见的细胞核、与其他细胞容易区别等优点。以鸡红细胞为吞噬微粒,易被吞噬,可在显微镜下直接观察,但血细胞制备相对较麻烦,而且存在人工计数误差等缺点。

2. 酵母菌 实验前将酵母菌接种于真菌培养基上培养 24h,用生理盐水洗下后离心收集菌体,制成菌悬液后加热杀死菌体,用 1% 亚甲蓝染色,用生理盐水反复洗涤离心 3 次后,制成菌悬液,可长期保存于冰箱备用。酵母菌经过预先染色保存,可反复使用,而且由于其个体比葡萄球菌等细菌大,因此作为吞噬微粒的已染色酵母菌被吞噬后容易在显微镜下观察。

3. 表达 GFP 的大肠杆菌 随着分子生物学技术的进步,可将带有绿色荧光蛋白(GFP)基因质粒转化进大肠杆菌制备工程菌(如 BL21 菌等),使大肠杆菌高效表达 GFP,其在 λ=396nm 波长下可发出强烈绿色荧光。以基因工程改造的 GFP⁺ 大

肠杆菌作为吞噬微粒的吞噬实验，结合了基因工程技术和光子学显色技术。由于有强烈荧光的大肠杆菌与背景反差极大，不需染色，就可在荧光显微镜下显示大肠杆菌的位置及形态，也可连续记录其荧光变化，从而在不受干扰的条件下实时动态观察细胞黏附、内吞和消化大肠杆菌的全过程。

4. 聚苯乙烯微球 合成聚合物颗粒已被广泛用于研究吞噬细胞的吞噬作用，其中聚苯乙烯颗粒（polystyrene particles）因为具有大小均匀、稳定、无毒性、易包被、已商品化等特点，是最常用的合成聚合物微球。聚苯乙烯微球的直径大小对每个巨噬细胞吞噬的微球数会产生显著影响，直径为 $1.0\sim2.0\mu m$ 的微球可被巨噬细胞高效吞噬；微球的表面基团或电荷类型也影响吞噬效率，具有疏水性表面的微球比具有亲水性表面的微球更容易被吞噬，微球表面带正电荷的氨基基团有助于微粒被吞噬，微球表面带负电荷的羧基基团则不利于微粒被吞噬。另外，微球表面包被的分子也会影响吞噬效率，例如用胎牛血清包被微球可降低微粒被吞噬效率，而用纤维连接蛋白包被微球可使微粒被吞噬效率大大提高。

5. 荧光微球 适用于荧光显微镜观察或者流式细胞仪检查，常用的荧光微球包括聚苯乙烯荧光微球和经异硫氰酸荧光素（FITC）或藻红蛋白（PE）等荧光染料标记的细菌。①聚苯乙烯荧光微球的预调理：取适量荧光微球与 1% BSA 或 1∶5 人 AB 型血清于 37℃调理 30min，Hank's 液洗涤 2 次，恢复到原浓度备用。②FITC 标记细菌的制备：取对数生长期的金黄色葡萄球菌或大肠杆菌，经 PBS 洗涤后，用 PBS 或碳酸盐缓冲液配成 $0.5\times10^9/ml$ 的细菌悬液，加入二甲基亚砜配成的 FITC 溶液（10mg/ml），使 FITC 在菌液中的终浓度为 $5\mu g/ml$，然后置 37℃ $1\sim1.5h$，离心弃上清，PBS 洗涤 2 次，1% 多聚甲醛固定 30min，PBS 洗涤 2 次，配成浓度为 $1\times10^9/ml$ 的悬液，避光保存于 4℃备用。将荧光颗粒与巨噬细胞共同孵育，通过荧光显微镜或流式细胞仪观察或计算被吞噬的荧光颗粒，进而测定巨噬细胞的吞噬功能。

6. 染料颗粒 印度墨汁、中性红、结晶紫等染料颗粒均可作为吞噬微粒，用以检测巨噬细胞的吞噬功能。以染料颗粒为吞噬微粒的体外吞噬实验，方法较简单，直接贴壁纯化巨噬细胞后就可进行检测。①墨汁吞噬实验：将巨噬细胞用 PBS 洗 2 次后，调整细胞浓度为 $5\times10^5/ml$，每 0.1ml 加入滤纸过滤的优质墨汁 $10\mu l$。37℃温育 30min，洗去游离墨粒，甩片，Wright 染色，油镜下计数胞浆中吞有大小墨粒 5 个以上的阳性细胞。②中性红吞噬实验：取 24 孔或 96 孔板单层巨噬细胞，向每孔加入 0.1% 的中性红生理盐水溶液，继续培养 20min，倾去上清液，用 PBS 洗涤 3 遍，去除未被吞噬的中性红颗粒，每孔加入细胞溶解液（乙酸∶无水乙醇 = 50∶50）0.2ml，室温下放置 $2\sim3h$，待细胞溶解后，在酶标仪上测波长 540nm 处 A 值，以 A 值反应巨噬细胞的吞噬功能。

四、吞噬效率测定

1. 显微镜下目测计数法 这种方法简单、易行，但有主观性，且计数范围有限。

（1）活细胞直接观察：用预染的酵母菌作为吞噬微粒，巨噬细胞是活的，能运动，使在显微镜下观察变得更直观、清晰，而且还可观察到吞噬的动态过程，可作连续摄影，然后计数。

（2）染色法：①瑞氏（Wright）染色法或姬姆萨（Giemsa）染色法。两者均可用于吞噬细胞的染色，前者对细胞浆染色较好，后者对细胞核染色较好，为了更好地区分巨噬细胞与其他细胞，可采用 Wright-Giemsa 复合染色法，染色步骤与 Wright 染色法基本相同。吞噬了鸡红细胞的巨噬细胞经复合染色后，胞浆呈粉红色，核呈紫蓝色；鸡红细胞呈梭形或椭圆形，有细胞核（图 19-1）。一个巨噬细胞可吞噬数个鸡红细胞，被吞噬的鸡红细胞尚未被消化者，胞浆和核很清晰；刚开始消化的，胞浆颜色变浅，界限不清；消化后的胞浆则消失，仅留下紫色的核或浅紫色的核轮廓。②非特异性脂酶染色法。非特异性脂酶存在于单核细胞内，又称单核细胞脂酶，在中性 pH 时，该酶可催化 α-醋酸脂萘水解产生萘酚，再与重氮盐偶联，在胞浆内存在非特异性脂酶处生成不溶性有色沉淀，从而区别单核细胞与其他细胞。再用甲基绿（碱性核染剂）染色，将巨噬细胞、鸡红细胞等细胞的胞核染成绿色。

2. 比色法

（1）微量比色法：巨噬细胞所吞噬的红细胞

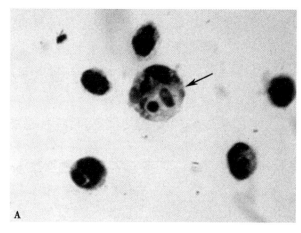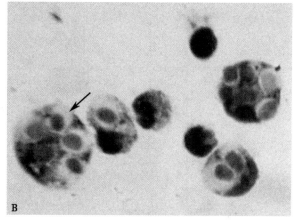

图 19-1　Wright-Giemsa 复合染色法检测巨噬细胞吞噬鸡红细胞
A. 未刺激对照组；B. LPS 刺激组

（RBC）经 20g/L SDS（十二烷基硫酸钠）处理 2min，使胞内 RBC 释放出血红蛋白（Hb），由于 Hb 在 405～410nm 波长有一吸收峰，利用酶标仪检测其 A 值，从而计算其吞噬功能。

（2）孔雀绿比色法：利用无色孔雀绿（leuco-malachite green，LMG）可以和 RBC 中 Hb 相互作用、使 LMG 氧化成蓝色孔雀绿的原理，通过比色判断巨噬细胞吞噬 RBC 数目的多少，客观地反映巨噬细胞的吞噬功能。

（3）酚红氧化法：巨噬细胞等吞噬细胞吞噬异物时，释放出过氧化氢（H_2O_2），H_2O_2 在辣根过氧化物酶作用下氧化酚红，氧化的酚红在 610nm 处的光吸收增强，其浓度在 610nm 处与光吸收成线性关系，从而推断吞噬细胞的吞噬能力。

（4）血红蛋白释放法：巨噬细胞吞噬 RBC 后，经低渗处理，使巨噬细胞内的 RBC 释放出 Hb，由于 Hb 具有过氧化物酶的作用，它可使 H_2O_2 分解产生新生态氧，在酸性溶液中使联苯胺氧化成绿色衍生物，最后转变成稳定的棕色，用分光光度计（λ=520nm）比色定量颜色变化，再通过标准曲线计算出吞噬指数。利用该实验系统，可在多孔细胞培养板中同时做多种因子的体外作用及复管测试，使复杂而不易稳定的细胞实验同步化。

凡是涉及以 RBC 为吞噬微粒，并以 Hb 量的多少来反映吞噬功能的实验，必须注意以下几个方面：①不同动物、不同时间所分离的巨噬细胞的吞噬能力可能有一定的变化；②黏附在巨噬细胞表面的 RBC 的处理。由于吞噬的全过程是从表面接触黏附开始的，因此不必将黏附于巨噬细

胞表面的 RBC 除去，采用实验组与对照组同步进行的方法，就可比较不同因素作用后的吞噬效果（包括吞入和黏附的 RBC）。如果采用低渗盐水处理，去除巨噬细胞表面黏附的 RBC，则可完全反映巨噬细胞内被吞噬的 RBC 的数量；③由于每一个体来源 RBC 所含 Hb 可能存在个体差异，因此必须以同一血样进行整个实验。

3. 巨噬细胞化学发光测定法　巨噬细胞等吞噬细胞吞噬酵母聚糖等微粒时，磷酸戊糖旁路代谢活性增强，出现呼吸爆发，同时产生 H_2O_2、OH^- 等活性氧代谢产物，不但参与胞内杀菌作用，同时能激发胞内某些物质产生化学发光（chemiluminescence，CL）；应用鲁米诺等作为发光增强剂，对自然化学发光起放大作用，再用高灵敏度光电倍增管发光检测仪测量发光强度，记录化学发光的动力学曲线，从而直观、快速地检测吞噬细胞吞噬、杀菌功能。常用的发光增强剂为鲁米诺或光泽精，依赖鲁米诺的 CL 有赖于髓过氧化物酶（MPO），而依赖光泽精的 CL 不依赖 MPO，而依赖超氧阴离子（O_2^-）。诱导吞噬作用的诱导剂包括颗粒诱导剂和非颗粒诱导剂，前者包括酵母聚糖、细菌、凝集的丙种球蛋白等，作为异物微粒诱发吞噬作用、触发细胞呼吸爆发，同时伴随有发光现象；后者如佛波醇肉豆蔻乙脂（PMA）等，可直接活化细胞膜上的 NAD（P）H 氧化酶，从而促进呼吸爆发。

4. 流式细胞术分析　标记的细胞经 FSC 和 SSC 在二维 Dot-plot 图中划出巨噬细胞区，然后对巨噬细胞作 FITC 荧光强度检测，一般以 485nm

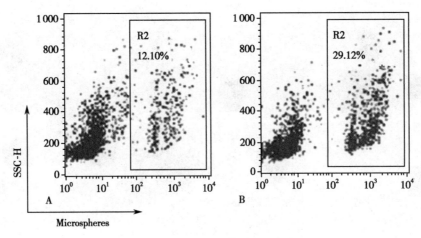

图 19-2　流式细胞术检测巨噬细胞吞噬荧光微球
A. 未刺激对照组；B. 刺激组

为激发波长、530nm 为发射波长，数据显示于 FL1-FSC 二维散点图和 FL1 直方图中（图 19-2）。计算吞噬百分率（phagocytic percentage, PP）和吞噬指数（phagocytic index, PI）。采用荧光微球技术结合流式细胞仪来检测小鼠腹腔巨噬细胞吞噬荧光微球的方法比镜下检查获取的细胞数多，样本的代表性大，灵敏度及精确度高。该法克服了形态学检查的主观性，不但测量数据准确性高、重复性好，而且具有操作简便、快速等特点。

第二节　中性粒细胞吞噬功能测定

中性粒细胞又称为小吞噬细胞，也是来源于骨髓的粒 - 单核祖细胞，在 GM-CSF、G-CSF、IL-13 等因子诱导下分化成熟。骨髓每分钟可产生 10^7 个中性粒细胞，但该细胞存活期短，为 2～3 天。成年人血液中的中性粒细胞的数量约占白细胞总数的 55%～70%，是数量最多的白细胞。中性粒细胞胞核呈多叶状，属多形核白细胞，细胞质内分布着不能被苏木紫、伊红等染色的颗粒。颗粒内含有髓过氧化物酶、防御素、溶菌酶、组织蛋白酶 G、乳铁蛋白和碱性磷酸酶等。髓过氧化物酶是中性粒细胞所特有，巨噬细胞没有这种酶，为中性粒细胞在细胞化学上的标志。

血液中的中性粒细胞通过趋化、调理、吞入和杀菌等步骤吞噬和消化细菌及衰老、死亡细胞等异物。中性粒细胞具有很强的趋化作用，中性粒细胞趋化因子与中性粒细胞膜上的趋化因子受体结合，激活胞膜上的钙泵，细胞向前方伸出片足，使细胞移向产生趋化因子的部位。中性粒细胞与诱导产生趋化因子的异物接触后，接触处周围的胞质隆起、接触部位的细胞膜下凹，产生伪足将异物包围，从而形成吞噬体或吞噬泡。中性粒细胞膜表面有 IgG Fc 受体和补体 C3b 受体，被吞噬的异物裹有抗体或补体时，可通过调理作用加强细胞的吞噬功能。

随着中性粒细胞吞噬作用的启动，通过细胞膜触发呼吸爆发，细胞耗氧量增加，产生大量的过氧化物及超氧化物等细胞毒性效应分子，对所吞噬的细菌等异物进行杀伤。中性粒细胞在杀死吞噬的细菌等异物后，本身也死亡，死亡的中性粒细胞即成为脓细胞。除了在抗化脓性细菌的感染中起重要的防御作用外，中性粒细胞也可引起感染部位的炎症反应、参与Ⅲ型超敏反应等，引起机体免疫病理损伤。

一、中性粒细胞制备

1. 制备外周全血　用血红蛋白吸管吸取受试者耳垂或指血 40μl，立即加入盛有 20μl 肝素或 3.8% 枸橼酸钠的凹玻片、小试管或 EP 管内，作"小吞噬"实验。

2. 分离粒细胞　肝素抗凝血经 Ficoll-hypaque 密度梯度离心法分离，吸出粒细胞层，加蒸馏水溶解混入的红细胞，最后用 Hank's 液洗 2 次，调整成 5×10^6/ml，台盼蓝染色，检查细胞活性，活细胞应 >95%，再进行中性粒细胞吞噬功能测定。

二、吞噬效率测定

1. **显微镜检法** 将中性粒细胞与葡萄球菌或酵母菌悬液混合，37℃温育 15min，取样推成薄片，自然干燥后用甲醇固定 4～5min，再用碱性亚甲蓝溶液等染色 2～3min；在油镜下观察多形核白细胞对细菌的吞噬情况。细菌及细胞核呈深蓝色，细胞浆呈淡蓝色。在不同时间的涂片中，可看到处于不同阶断的吞噬现象。计算其吞噬百分率和吞噬指数。

2. **硝基蓝四氮唑法（nitroblue tetrazolium，NBT）还原实验** 中性粒细胞在吞噬、杀菌过程中，能量消耗骤增，氧需要量增加，己糖磷酸旁路糖代谢活性增强；葡萄糖分解中间产物 6-磷酸葡萄糖在氧化脱氢转变为戊糖过程中，所释放的氢被摄入吞噬体的 NBT 染料接受，使其还原成蓝黑色点状或块状甲臜（formazan）颗粒，沉积于中性粒细胞胞质内。一般以阳性细胞数超过 10% 判定为 NBT 实验阳性。

3. **流式细胞仪检测** 当中性粒细胞发挥吞噬作用时，通过呼吸爆发，可使无荧光染料二氢若丹明 123（dihydrorhodamine123）在超氧化酶存在时被过氧化氢（H_2O_2）氧化、转变为具有高强度绿色荧光的若丹明 123（rhodamine123），通过流式细胞仪检测，可直观地检测中性粒细胞被 PMA 等刺激后的吞噬和氧化功能。该法适用于各类酶缺陷而造成的中性粒细胞杀菌活性障碍的慢性肉芽肿疾病的诊断。

除了用上述方法测定中性粒细胞吞噬功能外，还有其他一些用在巨噬细胞吞噬实验中的方法也可用于中性粒细胞吞噬实验，如酚红氧化法、化学发光测定法等。

第三节　应 用 举 例

一、巨噬细胞体内吞噬鸡红细胞实验

巨噬细胞是分布于组织中的大吞噬细胞，具有吞噬和消化异物微粒的功能。淀粉可以在实验动物腹腔内引起非感染性炎症渗出，在腹腔局部聚集较多巨噬细胞；将鸡红细胞注入实验动物腹腔内，可检测腹腔内的巨噬细胞对鸡红细胞的吞噬能力。

1. **试剂与材料**

（1）显微镜、载玻片、注射器、水浴箱、1% 碘伏消毒液、生理盐水、pH 6.8 PBS 等。

（2）6% 可溶性淀粉肉汤、Alsever's 溶液、2% 鸡红细胞悬液、瑞氏染液。

（3）动物：小鼠（体重 18～22g）。

（4）试剂配制

1）6% 可溶性淀粉肉汤：牛肉膏 0.3g，蛋白胨 1.0g，氯化钠 0.5g，蒸馏水 100ml，高压蒸汽灭菌，制备肉汤培养基；取肉汤培养基 100ml，加入可溶性淀粉 6g，混匀后煮沸灭菌，冷却后置 4℃冰箱保存（一周内使用），使用时 37℃水浴溶解。

2）2% 鸡红细胞悬液：鸡心脏取血，将其置于内有 Alsever's 溶液的离心管中（血与 Alsever's 溶液的比例为 1∶5），混合后于 4℃冰箱保存，一周内使用。使用前用生理盐水洗涤 3 次（1 500r/min，10min/ 次，离心洗涤），沉积物用生理盐水配制成 2% 悬液。

2. **实验流程**

（1）实验前一天，于小鼠腹腔内无菌注射 6% 可溶性淀粉肉汤 1ml，注射时切勿刺伤内脏。轻揉腹部，使淀粉分布均匀。

（2）实验当天，于每只小鼠腹腔内注射 2% 鸡红细胞悬液 1ml，并轻揉腹部，使悬液分散。

（3）注射后 30min，用注射器吸取腹腔液少许，置于洁净载玻片上（尽量避免产生气泡），推成涂片、自然干燥。

（4）瑞氏染色：瑞氏染液数滴覆盖血膜，染 1min，再加等量 pH 6.8 PBS 与染液混合，染 10～15min，注意勿使染液干涸。平持玻片，用蒸馏水冲洗玻片一端，使水流将染料"漂"走，自然干燥。

3. **结果观察** 如果染色正确，镜下可见巨噬细胞核染成深蓝色，多呈马蹄形，胞浆着色浅淡，胞浆中吞有一个以上有核鸡红细胞，鸡红细胞胞质染成浅红或黄色，中间的椭圆形核染成紫蓝色（图19-1）。

用 40 倍镜查找、观察小鼠巨噬细胞吞噬鸡红细胞现象，计算吞噬百分比和吞噬指数。每 100 个吞噬细胞中吞噬有鸡红细胞的细胞数即为吞噬百分比，将 100 个巨噬细胞中所吞噬鸡红细胞的总数除以 100 即为吞噬指数。吞噬百分比和吞噬指数一般是平行的。

巨噬细胞对鸡红细胞消化程度可分为三级，Ⅰ级：未消化，鸡红细胞核清晰，着色正常；Ⅱ级：轻度消化，鸡红细胞核模糊，核肿胀，着色淡；Ⅲ级：完全消化，鸡红细胞核溶解，染色极淡。

4. 注意事项

（1）小白鼠处于直立姿势并充分揉搓腹腔有利于腹腔渗出液的抽取。

（2）用注射器吸取腹腔液时，尽量避开腹腔脏器，避免损伤血管引起出血，影响实验结果。

（3）涂片要轻，以免推破巨噬细胞。

（4）用瑞氏染液染色时，切勿先将染液倾去后再冲洗，以免染液中细小颗粒附着于玻片上影响标本的清晰度。

二、流式细胞术检测巨噬细胞吞噬荧光微球实验

巨噬细胞吞噬荧光微球后，被吞噬微球的荧光信号可迅速被流式细胞仪检测，具有荧光信号的巨噬细胞被视为吞噬微球的细胞，通过分析未吞噬荧光微球的巨噬细胞和吞噬不同数量荧光微球的巨噬细胞比例，即可反映巨噬细胞的吞噬功能。用流式细胞术检测巨噬细胞吞噬功能，具有快速、灵敏、准确、高效、受主观因素影响小等优点。

1. 试剂与材料

（1）羧酸盐修饰的荧光微球、牛血清白蛋白（bovine serum albumin, fraction V, BSA）、RPMI 1640 培养基、胎牛血清、Hank's 液、PBS（pH 6.8）。

（2）小鼠腹腔巨噬细胞（$4×10^5 \sim 6×10^5$/ml）、CO_2 细胞培养箱、流式细胞仪。

2. 实验流程

（1）荧光微球预调理：取荧光微球与 1% BSA 以 1:100 体积比混匀，37℃避光孵育 30min，超声处理 5min，临用前配。

（2）吞噬实验：取已备好的小鼠腹腔巨噬细胞 1ml 加入 6 孔培养板中，每孔再加入已预调理的荧光微球，使每孔巨噬细胞数为 $4×10^5 \sim 6×10^5$ 个、每孔荧光微球数为 $1×10^7$ 个。置于 37℃ CO_2 细胞培养箱中避光孵育 1.5h 后，去除上清，用 2ml 4℃预冷的 PBS 缓冲液轻轻洗涤 2 次（去除未被吞噬的多余微球和未贴壁细胞），去除上清后再加入 4℃ PBS 缓冲液 0.5ml，用细胞刮刮下贴壁

的巨噬细胞，收集细胞悬液，轻轻吹打均匀后，经 75µm 过滤器过滤后上机分析。

（3）流式细胞仪检测：收集的细胞先经前向散射（FSC）和侧向散射（SSC），在二维 Dot-plot 图中圈定巨噬细胞区域，在 FSC-H 和 SSC-A 图中去除粘连体细胞，然后对巨噬细胞作 FITC 荧光强度检测，485nm 为激发波长，530nm 为发射波长，FITC 阳性的巨噬细胞被视为吞噬有荧光微球的细胞，数据显示于 FL1-FSC 二维散点图中和 FL1 直方图中（图 19-2）。每份标本获取 5 000 个巨噬细胞，CellQuest 等软件分析吞噬不同数目荧光微球的巨噬细胞比例。

3. 结果分析 根据以下公式计算吞噬百分率和吞噬指数。吞噬百分率（PP）= 吞噬荧光微球的巨噬细胞数 / 巨噬细胞总数 ×100%；吞噬指数（PI）= 被吞噬的荧光微球总数 / 巨噬细胞总数，其中，被吞噬的荧光微球总数 = 吞噬 1 个荧光微球的巨噬细胞数 ×1 + 吞噬 2 个荧光微球的巨噬细胞数 ×2 + 吞噬 3 个荧光微球的巨噬细胞数 ×3 + 吞噬 4 个荧光微球的巨噬细胞数 ×4，以此类推。

4. 注意事项

（1）目前商品化的各种大小、携带不同表面功能基团的荧光微球种类繁多，其中，直径为 0.6 ~ 2.0µm、表面含有羧酸盐基团的微球最适合于吞噬功能的研究。

（2）使用细胞刮刀将贴壁细胞刮下时易造成细胞碎片过多，通过调节 FSC 和 SSC 电压值，以巨噬细胞设门界定分析巨噬细胞群，最大限度排除其他有核细胞、细胞碎片等的干扰。

（3）荧光显微镜下观察到一个巨噬细胞吞噬的荧光微球数目最多为 8 ~ 9 个，故荧光微球与巨噬细胞的比例控制在 2 ~ 3 倍经验参考值即 18 ~ 25:1 较为合适。

（4）腹腔巨噬细胞原液吸出后最好置于硬质塑料试管中，一次性软质塑料试管会由于巨噬细胞易于吸附而导致细胞计数浓度和使用浓度相差太大，影响实验结果。

三、细菌计数法检测中性粒细胞吞噬功能

血液中的中性粒细胞（即小吞噬细胞）具有吞噬细菌等异物微粒的能力。在体外将新鲜血液

和细菌混合，经适当时间孵育后涂片染色，在显微镜下可观察到被吞噬到中性粒细胞内但还未被消化的细菌，通过计算吞噬百分率和吞噬指数，就可反映中性粒细胞吞噬细菌的能力。

1. 试剂与材料

（1）显微镜、香柏油、小试管、肝素（50U/ml）抗凝管、载玻片、注射器、1% 碘伏消毒液、吸管、水浴箱或培养箱、瑞氏染液、pH 6.8 PBS。

（2）菌液制备：取白色葡萄球菌 18h 肉汤培养物，经 McFarland 比浊法测定细菌浓度后，用生理盐水调整细菌浓度至 $6 \times 10^9 \sim 9 \times 10^9$/ml，100℃ 15min 杀死细菌，置4℃保存备用。

2. 实验流程

（1）制备血液样本：用碘伏消毒手臂皮肤后，采静脉血 2ml，收集于含肝素（50U/ml）的抗凝管中，轻轻混匀。

（2）孵育：将血液和菌液按体积比 2∶1 的比例混合，轻柔混匀后，置 37℃ 培养箱或水浴箱孵育 20min，中间隔 10min 混匀一次。

（3）制作血涂片：用吸管轻轻吹打混匀"血液-细菌混合液"，取一小滴置于洁净的载玻片一端，用另一载玻片推成血涂片，空气中自然干燥。

（4）瑞氏染色：吸瑞氏染液数滴覆盖血膜，染 1min，再加等量 pH 6.8 PBS 与染液混合，轻轻混匀，染 10～15min，注意勿使染液干涸。倾去染液，斜持玻片，用蒸馏水冲洗玻片一端，用细水流将染料"漂"走，空气中自然干燥。

3. 结果观察

（1）油镜检查：先寻找中性粒细胞，观察胞浆中有无被吞噬的细菌。如果染色正确，镜下可见中性粒细胞核（分叶）及被吞噬细菌染成紫色，中性粒细胞的胞浆被染成淡红色。

（2）计算吞噬百分率和吞噬指数：计算方法同巨噬细胞。人中性粒细胞吞噬功能正常参考值：吞噬细菌百分率为 62%～76%，吞噬指数为 1.32～1.72。

4. 注意事项

（1）菌液的浓度、菌液与血液混合是否均匀、孵育温度等因素均可影响实验结果，故应尽量做到实验条件一致。

（2）掌握好细菌与中性粒细胞的作用时间。中性粒细胞对细菌的吞噬是一个非常迅速的过程，吞噬 5min 吞噬率即达到 45%，10min 即接近 80%，20min 即达到平台。

（3）取全血-白色葡萄球菌混合液制作血涂片时，应混匀后再取，因为血细胞沉于管底。血涂片要求推出尾部，不可过厚或过薄。越接近推片末梢，白细胞数越多。计数时应取玻片前、中、后三段计数，以提高准确率。

（陈　全）

参 考 文 献

[1] Abbas AK, Lichtman AH, Pillai S. Cellular and Molecular Immunology[M]. 8th ed. Amsterdam: ELSEVIER, 2015.

[2] 曹雪涛. 医学免疫学 [M]. 7 版. 北京：人民卫生出版社，2018.

[3] 柳忠辉，吴雄文. 医学免疫学实验技术 [M]. 2 版. 北京：人民卫生出版社，2014.

[4] 柳忠辉，邵启祥. 常用免疫学实验技术 [M]. 北京：高等教育出版社，2013.

[5] 陈东亚，陆罗定，俞萍，等. 流式细胞术检测小鼠腹腔巨噬细胞吞噬能力的方法学探讨 [J]. 中国免疫学杂志，2014，30：1074-1077.

第二十章　免疫细胞凋亡和焦亡检测

细胞凋亡（apoptosis）是细胞在生理或病理条件下，发生的一种自发性、程序性细胞死亡（programmed cell death，PCD）的过程，是一种受严密调控的细胞自主性死亡方式。细胞凋亡的概念由英国阿伯丁大学病理学教授 Kerr 于 1972 年提出，大多数程序性细胞死亡呈现出细胞凋亡的形态学特征。细胞凋亡是一种主动的、信号依赖的过程，可以由许多因素诱导，如细胞因子、放射线照射、病毒感染、缺血缺氧、化疗药物以及毒素等。免疫系统中的细胞凋亡大多数与凋亡相关受体的激活有关，当配体与表达于相应细胞膜表面的凋亡相关受体结合后，启动了一系列的细胞凋亡信号传导机制，涉及 Fas/FasL、TNF/TNFR、TRAIL（TNF-related apoptosis inducing ligand）/DR（death receptor）4 和 APO-3L/DR3 等，最终引起细胞凋亡的主要执行者 Caspase 蛋白酶系统的活化而导致细胞凋亡。其他细胞因子，如白细胞介素及干扰素等在一定条件下对免疫细胞凋亡也有一定的影响。

细胞凋亡与坏死（necrosis）是两种不同形式的细胞死亡方式，根据细胞的形态学、生物化学和分子生物学上的差别，可以将这两种细胞死亡形式区分开来。细胞凋亡最显著的特点是细胞核染色质浓缩、染色体 DNA 断裂和细胞膜形成泡状突起，而且在细胞凋亡时，正常情况下分布在细胞膜内层的磷脂酰丝氨酸翻转至膜外侧。凋亡细胞的染色体 DNA 被核酸内切酶切断，形成约为 180～200bp 整倍数的寡聚核小体片断，在电泳时形成特征性的梯形电泳条带（DNA Ladder），凋亡细胞还出现由降解的胞浆和胞核成分包裹于完整膜性成分形成凋亡小体（apoptotic body）。凋亡细胞的胞膜与结构的改变可以被吞噬细胞表面的黏附分子及磷脂酰丝氨酸受体所识别，从而被吞噬而降解。所以，与细胞坏死不同，凋亡细胞没有细胞内容物的释放，不引起局部的炎症反应，也不引起周围组织损伤。

细胞焦亡（pyroptosis）与细胞凋亡都属于程序性细胞死亡，但是根据死亡细胞的形态学、生物化学和分子生物学上的差别，可以将这两种细胞死亡形式区分开来。细胞焦亡的现象由法国巴斯德研究所 Zychlinsky 教授等于 1992 年首次发现，直到 2001 年由美国华盛顿大学 Cookson 教授等正式提出细胞焦亡的概念。细胞焦亡也是一种主动的、信号依赖的过程，但其可以触发炎症反应，又称细胞炎性坏死，最显著的特点是细胞不断胀大直至细胞膜破裂，导致细胞内容物的释放进而激活强烈的炎症反应。目前细胞焦亡分为经典途径和非经典途径，其中经典途径，即免疫细胞通过其模式识别受体识别病原体或危险信号，引起炎性小体的活化，进而激活 Caspase-1；非经典途径，即细胞内的 LPS 通过与其受体 Caspase-11/4/5 的结合，进而激活 Caspase-11/4/5。这两条途径最终引起细胞焦亡的主要执行者 GSDMD（Gasdermin-D）的 N 端结构域和 C 端结构域的切割，被释放的 N 端结构域具有结合膜脂并在细胞膜上打孔的活性，会在细胞膜的表面聚集并形成孔道。孔道的形成一方面会导致细胞渗透压的变化，细胞外的水分子内流，从而细胞发生胀大直至最终细胞膜破裂，另一方面细胞内的炎性因子也会被释放到细胞外，从而引发炎症反应。

细胞凋亡、细胞焦亡和细胞坏死的特征见表 20-1。

细胞自噬（autophagy）是指细胞在外界环境因素影响下，将其内部受损的细胞器、错误折叠的蛋白质及侵入的病原体进行降解，以实现细胞自身代谢需要和某些细胞器更新的生物过程。细胞自噬的现象由比利时科学家 Christian de Duve 教授等于 1963 年首次提出，直到 20 世纪 90 年

表 20-1 细胞凋亡、细胞焦亡和细胞坏死的特征对比

		细胞凋亡	细胞焦亡	细胞坏死
形态学	细胞裂解	否	是	是
	细胞肿胀	否	是	是
	膜孔形成	否	是	是
	胞膜起泡	是	否	否
	DNA 片段化	是	是	是
机制	Caspase-1	否	是	否
	Caspase-3	是	否/是	否
	细胞色素 C 释放	是	否	否
病理结局	炎症	否(抗炎)	是	是
	程序性细胞死亡	是	是	否

代,日本科学家大隅良典(Yoshinori Ohsumi)通过对酵母液泡内的蛋白质降解研究,找到了自噬作用的关键基因,阐明了酵母菌体内自噬作用的机制,并发现与之相似的复杂过程也同样存在于哺乳动物和人类细胞内。并且因其在"细胞自噬机制方面的发现"获得 2016 年诺贝尔生理学或医学奖。细胞自噬最显著的特点是细胞内出现大量泡状结构(吞噬泡或自噬泡),吞噬泡内为胞质及细胞器,高尔基体、核糖体、内质网等先于核改变而降解,而细胞骨架成分基本无变化。目前细胞自噬分为巨自噬(macroautophagy)、微自噬(microautophagy)和分子伴侣介导的自噬(chaperone-mediated autophagy,CMA)。通常我们研究的是巨自噬,简称为自噬。巨自噬的典型特征是通过自噬小体介导,即膜结构包裹部分胞质和细胞内需降解的细胞器、蛋白质等形成自噬小体,并与内体融合形成自噬内体,最后与溶酶体融合形成自噬溶酶体,降解其所包裹的内容物,以实现细胞稳态和细胞器的更新。

第一节 细胞凋亡的形态学检测

在研究细胞凋亡的过程中,正是根据凋亡细胞的形态、结构与功能的改变,借助于细胞生物学、生物化学、免疫化学、组织化学和分子生物学技术以及流式细胞术等技术,建立了许多种检测细胞凋亡的方法。细胞凋亡时常常表现出典型的细胞凋亡形态学特征,借助光学显微镜可以直接

观察到凋亡细胞的形态及结构改变,细胞经吉姆萨染色、苏木精-伊红染色以及荧光素染色等处理后更容易观察到细胞的这些凋亡特征,也可通过电子显微镜观察到凋亡细胞更为细微的形态结构变化,如细胞膜及线粒体等的变化。

一、凋亡细胞直接观察法

(一)试剂与材料

1. Jurkat 细胞。
2. 交联重组人可溶性 TRAIL(rhTRAIL)。
3. 含 10% FBS 的 RPMI 1640 培养液。
4. 主要设备:CO_2 培养箱、生物安全柜、倒置显微镜或正视显微镜。

(二)实验流程

1. 收集培养的 Jurkat 细胞,调整细胞浓度至 3×10^5/ml,备用。
2. **实验分组** 凋亡组:于 24 孔细胞培养板中加 Jurkat 细胞液 1ml,加 rhTRAIL 溶液,补加含 10% FBS 的 RPMI 1640 培养液至总体积 2ml,rhTRAIL 终浓度为 700ng/ml。混匀后,于 37℃、5% CO_2 的细胞培养箱中培养 3h。阴性对照组:细胞培养液中不加 rhTRAIL。
3. 将细胞培养板置于倒置显微镜下,直接观察细胞凋亡情况。或者收集细胞,将细胞离心浓缩后滴到载玻片上,盖上盖玻片,静置 5min,在倒置显微镜或正视显微镜下观察细胞形态变化。

(三)结果观察

TRAIL 对活化的免疫细胞及多种肿瘤细胞具有诱导细胞凋亡的作用。Jurkat 细胞以团状悬浮生长于培养液中,当加入 TRAIL 作用一定时间后,Jurkat 细胞开始发生凋亡。在显微镜下可观察到细胞团解离、细胞体积缩小、细胞膜出现皱缩、细胞膜气泡化或类似出芽状态以及众多的游离小囊泡样结构,即"凋亡小体"。阴性对照细胞则细胞聚集成大小不一的细胞团、细胞透明、折光性好、细胞圆形、边缘较光滑完整、大小均一、形态一致(图 20-1)。在显微镜下计数每 100 个细胞中凋亡细胞的数量,计算凋亡指数。

(四)注意事项

1. 在正常培养情况下,Jurkat 细胞受培养条件及生长状态的影响,也具有一定的自发凋亡的现象。因此,所用细胞生长状态要良好,营养要

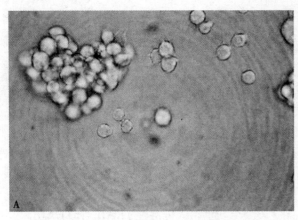 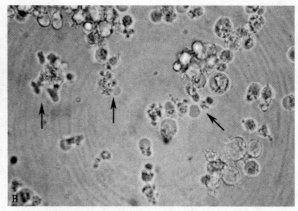

图 20-1　光镜下 Jurkat 细胞凋亡的形态变化
A. 阴性对照；B. TRAIL 处理；箭头：细胞出泡及凋亡小体

充分。否则，自发凋亡的细胞较多，易对实验结果产生影响。如果细胞状态不太好，可在使用前低速离心去除死亡、状态差的细胞及细胞碎片。

2. 培养细胞的浓度不要太大，否则影响在显微镜下观察。

二、苏木精 - 伊红染色法

细胞对一些染料具有特殊的亲和力，如嗜酸性染料—伊红（E）与细胞质蛋白成分结合，将细胞质染成红色；嗜碱性染料—苏木精（H）与染色质结合将细胞核染成蓝色。细胞通过 H&E 染色后，细胞质和细胞核均被着色。因此，凋亡细胞经 H&E 或瑞氏 - 吉姆萨染色后，在显微镜下更容易观察到细胞凋亡的形态学特征。

（一）试剂与材料

1. Jurkat 细胞。

2. 含 10% FBS 的 RPMI 1640 培养液。

3. 喜树碱。

4. **主要设备**　CO_2 培养箱、生物安全柜、正视显微镜及离心机等。

5. 苏木精、伊红、乙醇及二甲苯等，为分析纯级产品。

（1）苏木精染液的配制

A 液：苏木精 1g、无水乙醇 10ml；B 液：甲矾 20g、蒸馏水 200ml；C 液：高锰酸钾 1g、蒸馏水 16ml。三种溶液溶化后，将 A 液倒入 B 液，再加进 C 液 3ml，充分搅拌均匀后，加热至煮沸 2min，迅速冷却。此液配后即可使用，染色后无需碱化细胞核即成蓝色。

（2）伊红染液的配制（1%）：伊红 Y 1g，冰醋酸 200μl，75% 酒精定容，终体积为 100ml。

（3）分化液的配制：100ml 70% 酒精中加入 1ml 浓盐酸，即 1% 的盐酸酒精分化液。

（二）实验流程

H&E 染色检测喜树碱诱导 Jurkat 细胞凋亡，操作流程如下：

1. **实验分组**　凋亡组，收集培养的 Jurkat 细胞，调整细胞浓度至 1×10^6/ml，于 24 孔细胞培养板中加 Jurkat 细胞液 1ml，加入喜树碱溶液，补加含 10% FBS 的 RPMI 1640 培养液，使喜树碱终浓度为 300ng/ml，总体积 2ml。于 37℃、5% CO_2 的细胞培养箱中培养；阴性对照组，细胞培养液不加喜树碱。

2. 细胞置 CO_2 培养箱中培养 12h 后，在倒置显微镜下直接观察细胞凋亡情况。细胞凋亡后，收集细胞，以 2 000r/min 离心 10min，弃上清。加 100μl 10% FBS 的 RPMI 1640 培养液，细胞经重新悬浮后涂片，室温晾干。甲醇固定 1min，再次室温晾干。

3. 细胞涂片用苏木精染液染色 10～20min，低压水流洗去浮色。1% 盐酸酒精分化 2～10s，用 1% 氨溶液浸泡 5min 后，再用自来水冲洗 10min。

4. 伊红染液染色 5min，用低压水流冲洗 5min。经梯度脱水透明后，以中性树脂封片后镜下观察拍照。

（三）结果观察

细胞经 H&E 染色，细胞核染成蓝色，细胞质呈粉红色。在显微镜下可观察到经喜树碱处理细胞的细胞核发生最为明显的变化，染色质浓缩，块状化，甚至出现新月状，靠近核膜处出现核着边现象，也可以观察到细胞质浓缩，细胞膜出芽发泡现象以及凋亡小体等典型的凋亡形态。而阴性对照细胞没有此类形态特征的改变（图20-2）。

（四）注意事项

1. 载玻片要用经过多聚赖氨酸等处理过的片子，避免细胞脱片。

2. 应根据染色效果具体确定苏木精及伊红染液染色时间。

3. 染色后的盐酸分化是影响染色效果的另一重要环节，分化时间也应根据观察效果确定。

4. 其他能对细胞质及细胞核着色的方法也能用于观察分析细胞凋亡，如瑞氏-吉姆萨染色法可达到相同的实验效果。

三、Hoechst 33258 染色法

Hoechst 33258 为特异性 DNA 荧光染料，与A-T 键结合，可对死细胞或经 70% 冷乙醇固定的细胞立即染色。而活细胞的着色是渐进性的，在10min 内可达细胞内。Hoechst 33258 被激发光激发后可发出蓝色荧光。凋亡细胞染色质浓缩，被 Hoechst 33258 标记的凋亡细胞染色质荧光强度大，碎裂的细胞核呈现大小不一的荧光斑块；而未凋亡细胞则染色质疏松均匀，细胞核染色均匀，荧光相对较弱。其他 DNA 亲和荧光染料也可以用于凋亡细胞形态学观察，如吖啶橙、碘化丙锭和溴化乙锭等。

（一）试剂与材料

1. K562 细胞。

2. 含 10% FBS 的 RPMI 1640 培养液。

3. 放线菌素 D（dactinomycin D）。

4. 20μg/ml Hoechst 33258 PBS 溶液。

5. 主要设备 CO_2 培养箱、生物安全柜、荧光显微镜及离心机等。

（二）实验流程

1. 实验分组 凋亡组，收集培养的 K562 细胞，调整细胞浓度至 1×10^6/ml。于 24 孔培养板中加 K562 细胞液 1ml，加入放线菌素 D，加 10% FBS 的 RPMI 1640 培养液，放线菌素 D 终浓度为 10μg/ml，总体积 2ml。于 37℃、5% CO_2 细胞培养箱培养。阴性对照组，培养液不加放线菌素 D。

2. 细胞置 CO_2 培养箱中培养 8h。在倒置显微镜下直接观察细胞凋亡情况。细胞凋亡后，收集细胞，以 2 000r/min 离心 10min，弃上清，沉淀重新悬浮后涂片，室温晾干。甲醇固定 1min，再次室温晾干。

3. 细胞涂片用 PBS 浸泡 3min，滴加 Hoechst 33258 染液 3 滴，室温避光染色 10min，用水洗涤 3 次，每次 3min。最后用 50% 甘油封片，在荧光显微镜下观察细胞形态变化并拍照。

（三）结果观察

在荧光显微镜下，可观察到经放线菌素 D 处理细胞的细胞核固缩，染色质浓缩，荧光强度增强，一些细胞核碎裂，呈现大小不一的荧光斑块；而未凋亡的细胞则染色质疏松均匀，细胞核染色

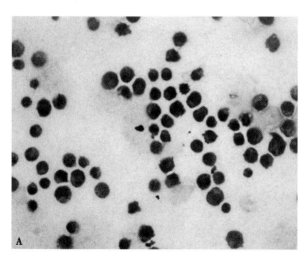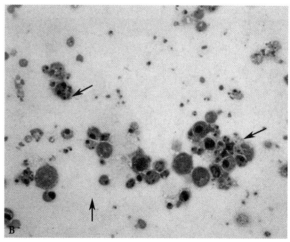

图 20-2 HE 染色 Jurkat 细胞的凋亡形态
A. 阴性对照；B. 喜树碱处理；箭头：细胞核浓缩断裂及凋亡小体

均匀,荧光相对较弱,细胞核大小一致(图 20-3A)。细胞凋亡过程中细胞核染色质的形态学改变分为三期:Ⅰ期的细胞核呈波纹状(rippled)或呈折缝样(creased),部分染色质出现浓缩状态;Ⅱa 期细胞核的染色质高度凝聚、边缘化;Ⅱb 期的细胞核裂解为碎块,产生凋亡小体(图 20-3B)。

(四)注意事项

1. Hoechst 33258 为荧光染料,易淬灭。染色及洗涤过程应尽量避光。在显微镜下观察时应尽量缩短观察时间。

2. 如果有条件,可以在封片剂中加抗荧光淬灭剂以延长荧光显示时间。

第二节 细胞凋亡的生物化学检测

细胞凋亡的主要生物化学特征是其染色质断裂,染色质 DNA 在活化的核酸内切酶作用下,首先降解为 200~300kb 的片段,由于 DNA 片段均一地在核小体单位之间连接处断裂,形成 180~200bp 整数倍的寡核苷酸片断,而坏死细胞内的 DNA 则是被随机降解为任意长度的片段。因此,提取细胞 DNA 进行电泳,可以分析细胞是否发生凋亡或坏死。此外,由于凋亡 DNA 双链断裂或是一条链上出现缺口,就会产生 3′-OH 末端,而正常细胞以及正在增殖的细胞几乎没有 DNA 的断裂,所以没有 3′-OH 末端形成。因此,在脱氧核糖核苷酸末端转移酶(terminal deoxynucleotidyl transferase,TdT)的作用下,将荧光素、地高辛或生物素等标记的脱氧三磷酸尿苷(deoxyuri-dinetriphate,dUTP)连接到凋亡细胞染色体 DNA 的 3′-OH 末端,经激发光激发或酶联免疫反应等可以检测连接标记的脱氧一磷酸尿苷的多少,判断细胞的凋亡情况。

此外,细胞凋亡过程伴随许多特异性相关蛋白的降解及释放,如多聚(ADP- 核糖)聚合酶[poly(ADP-ribose)polymerase,PRAP]降解、Caspase 酶原的激活以及细胞色素 C 释放等,成为细胞凋亡的重要标志分子。因此,可以通过免疫印迹技术或酶动力学检测这些蛋白的有无来确定细胞凋亡是否发生。

一、凋亡细胞的 DNA 断裂检测

凋亡细胞 DNA 片段在核小体单位连接处断裂,形成 180~200bp 整数倍的寡核苷酸片断。凋亡细胞基因组 DNA 的降解产物在琼脂糖凝胶电泳图谱上表现为阶梯状条带(DNA Ladder)。坏死细胞内的 DNA 则是被随机降解为任意长度的片段,其 DNA 降解产物在电泳图谱上呈现弥漫的条带。对凋亡细胞采用常规方法分离提纯 DNA 后,进行琼脂糖凝胶电泳和溴化乙啶(ethidium Bromide,EB)染色,在凋亡细胞群中可观察到典型的 DNA Ladder。琼脂糖凝胶电泳检测 DNA 片断是检测凋亡最常用的生物化学方法。

(一)试剂与材料

1. 小鼠脾细胞。

2. 含 10% FBS 的 RPMI 1640 培养液。

3. 地塞米松磷酸钠注射液。

4. 1kb plus DNA Ladder。

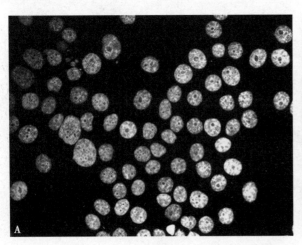
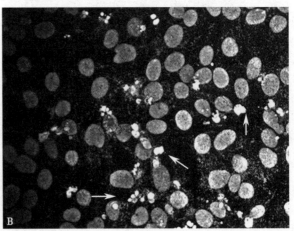

图 20-3 Hoechst 33258 染色 K562 细胞凋亡的核形态变化
A. 阴性对照;B. 放线菌素 D 处理;箭头:断裂的染色质及浓缩的细胞核

5. 细胞裂解液（10mmol/L Tris-HCl, pH 8.0, 10mmol/L NaCl, 10mmol/L EDTA, 100μg/ml 蛋白酶 K, 10mg/ml RNase, 1% SDS）。

6. 苯酚/氯仿（1:1）、苯酚/氯仿/异戊醇（25:24:1）、氯仿。

7. 3mol/L 乙酸钠, pH 5.2。

8. −20℃ 预冷的无水乙醇。

9. TE 缓冲液（10mmol/L Tris-HCl pH 8.0, 1mmol/L EDTA）。

10. 100bp Ladder Marker。

11. 50×TAE 电泳缓冲液（Tris 242g, 乙酸 57.1ml, 0.5mol/L EDTA, pH 8.0 100ml, 加蒸馏水至 1L）。

12. 低熔点琼脂糖。

13. 主要设备 CO₂ 培养箱、生物安全柜、水平电泳槽及电泳仪、恒温水浴箱、正视显微镜及离心机、凝胶图像分析系统。

（二）实验流程

1. DNA 提取

（1）脾细胞分离：4 周龄 Balb/c 小鼠经麻醉后处死，无菌条件下取出脾脏，经机械研磨游离脾细胞，用预冷的裂解液将红细胞裂解，用 PBS 将脾细胞洗涤，最后悬浮于 10% FBS 的 RPMI 1640 培养液中，浓度为 2×10⁶/ml。

（2）实验分组：凋亡组，于 6 孔细胞培养板中加脾细胞液 2ml，加地塞米松溶液，补加含 10% FBS 的 RPMI 1640 培养液至总体积 4ml，地塞米松终浓度为 1μmol/L。混匀后，于 37℃、5% CO₂ 的细胞培养箱中培养 10h。阴性对照组，细胞培养液中不加地塞米松。

（3）分别收集各组细胞，以 PBS 洗 1 次，2 000r/min 离心 5min。弃上清，加含蛋白酶 K 和 RNase 的细胞裂解液 500μl，混匀，50℃ 水浴 2h，不时振摇。以等体积的苯酚/氯仿（1:1）、苯酚/氯仿/异戊醇（25:24:1）和氯仿各抽提 1 次。

（4）收集上清移至另一离心管，加 0.5ml 氯仿:异戊醇（24:1）抽提，混匀后 4℃、12 000r/min 离心 5min。

（5）移上清至另一离心管，加 100μl 的 3mol/L 乙酸钠和 1ml 预冷无水乙醇，混匀后置 −20℃ 过夜沉淀 DNA，4℃、12 000r/min 离心 10min，弃上清。

（6）沉淀重新悬浮于 70% 乙醇，4℃、12 000r/

min 离心 10min，弃上清。置室温干燥 10~30min，加 30μl TE 缓冲液溶解 DNA。于 260nm 和 280nm 测定 DNA 含量。

2. 电泳

（1）制备含 EB（终浓度 0.2μg/ml）的 1.6% 的琼脂糖凝胶，将胶移入到 1×TAE 缓冲液的电泳槽内。

（2）取 5μl 样品溶液与等体积加样缓冲液混匀，依次上样，以 10V/cm 电泳 2~3h。

（3）以双蒸水脱色 1h，在紫外灯下观察。置凝胶成像系统中拍照分析。

（三）结果观察

凋亡细胞 DNA 提取物在电泳后呈现典型的 DNA 阶梯状条带，正常细胞 DNA 提取物在点样附近呈现出一条带，坏死细胞则为弥散状条带（图 20-4）。

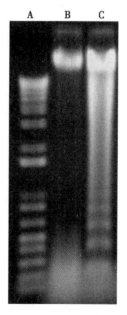

图 20-4 脾细胞 DNA 琼脂糖电泳图谱
A. 1kb plus DNA Ladder；B. 阴性对照；C. 地塞米松处理

（四）注意事项

1. 细胞裂解液中要有足够的蛋白酶 K 和 RNA 酶，消化时间可适当延长，使蛋白及 RNA 充分降解。RNA 酶经高温预处理灭活 DNA 酶。

2. 加氯仿等提取液时要快速剧烈混匀，有利于蛋白变性沉淀。氯仿及苯酚具有一定的挥发性，对身体有一定的危害，操作时应在通风橱中进行。

3. 电泳时上样量一定要合适，否则量少跑不出条带，量多则荧光太强条带分辨不清。

4. EB 具有潜在的致畸作用性，操作时要戴乳胶手套，注意防护。

二、免疫印迹检测凋亡信号转导分子

细胞凋亡的信号传导途径主要有三条：死亡受体途径、线粒体途径以及内质网应激途径。在死亡受体途径中，TRAIL 和 FasL 等通过与细胞膜表面的死亡受体结合形成了诱导死亡信号传导复合体（death-inducing signaling complex，DISC），从而激活起始酶 Caspase 8，Caspase 8 激活 Caspase 3 等效应酶，Caspase 3 等将细胞内的结构蛋白和功能蛋白水解，甚至激活其他蛋白酶以及核酸内切酶等，产生细胞凋亡的生物学效应。化疗药物顺铂及阿霉素等则主要影响线粒体细胞凋亡信号传导途径，使线粒体的膜结构受到损伤，释放细胞色素 C、凋亡诱导因子 -1（apoptotic protease activating factor-1，Apaf-1）、Caspase 9 酶原、凋亡诱导因子（apoptosis-inducing factor，AIF）、核酸内切酶 G 以及 Smac 等众多与细胞凋亡有关的因子，细胞色素 C 以及 Apaf-1 与 Caspase 9 酶原结合构成凋亡体（apoptosome）激活起始酶 Caspase 9，Caspase 9 进一步激活 Caspase 3 等效应酶产生细胞凋亡的生物学效应。正常情况下，细胞色素 C 主要分布于线粒体，细胞液中没有细胞色素 C，但是当线粒体膜受到损伤时，激活线粒体细胞凋亡途径，死亡受体细胞凋亡途径激活的 Caspase 8 可作用于 Bcl-2 家族的促细胞凋亡成员 Bid 裂解为 tBid，tBid 转位进入线粒体，诱导细胞色素 C 释放。

正常情况下，细胞内的 Caspase 是以没有活性的酶原形式（pro-Caspase）存在，细胞发生凋亡后，Caspase 被激活、细胞色素 C 被释放以及一些凋亡相关蛋白被降解如 PRAP 及 Bid 等，因此通过免疫印迹技术检测细胞凋亡过程中 Caspase 激活及细胞色素 C 释放等情况，可以分析细胞是否发生凋亡以及细胞通过何种细胞凋亡信号传导途径进行。此外，Caspase 也可以通过酶动力学方法测定其活性，说明哪些 Caspase 被激活以及酶活性的高低等以及通过 FLICA（fluorochrome inhibitor of Caspase）技术对细胞内的 Caspase 进行荧光标记，利用流式细胞术等分析 Caspase 活性以分析细胞凋亡。

第三节　流式细胞术检测细胞凋亡

流式细胞术是利用流式细胞仪（flow cytometer，FCM）对处于快速直线流动状态中的细胞或生物颗粒进行多参数、快速、高度灵敏的定量分析和分选的技术，几乎所有细胞凋亡的特征性形态、生化和分子特点均可以利用 FCM 的单参数和多参数分析进行检测，如可检测凋亡细胞大小及密度的变化，通过荧光素标记凋亡细胞断裂的 DNA、外翻的磷脂酰丝氨酸以及凋亡相关蛋白等。此外，正常活细胞及凋亡早期细胞的一个重要特点是细胞膜保持完整，而死亡细胞（坏死细胞和凋亡晚期细胞）的膜完整性丧失、膜通透性降低或丧失。因此，利用荧光染料对细胞膜通透性的选择性不同，对细胞进行荧光标记，如碘化丙锭（PI）可以染死亡细胞，Hoechst33258 及乙酰乙酸（FDA）可以染活细胞。随着流式细胞术的发展以及越来越多的荧光探针、检测试剂盒的出现，应用流式细胞仪进行凋亡细胞的检测已成为细胞凋亡研究的主要手段。

一、亚二倍体分析法

由于凋亡细胞 DNA 被降解后，小分子 DNA 可通过细胞膜渗透到细胞外，另外凋亡小体也可以带走部分 DNA，造成凋亡细胞 DNA 含量非倍性减少，由此可导致对 DNA 染料着色能力下降，因此在分析细胞周期时表现为 G1 期峰前出现亚二倍体峰，即亚 G1 期峰。常用的亚二倍体 DNA 染料为碘化丙啶（propidium iodide，PI），由于 PI 同时能与胞内 RNA 和 DNA 结合，因此需用 RNA 酶降解胞内的 RNA，方可检测细胞内 DNA 含量的变化。PI 不能通过活细胞膜进入胞内染色，因此具体操作时要用乙醇将细胞膜打孔，把染料引入胞内并将细胞固定。

（一）试剂与材料

1. HL60 细胞。

2. 含 10% FBS 的 RPMI 1640 培养液。

3. 人交联重组可溶性 FasL（rhFasL）。

4. PI 染色液　PI 0.5mg、RNase 0.2mg、1.0% Triton-100、生理盐水 6.5ml、枸橼酸钠 10mg，加蒸馏水至 95ml，调至 pH 7.4，定容为 100ml，放于

棕色瓶中,4℃、避光保存。

5. 70% 预冷乙醇。

6. **主要设备**　CO_2 培养箱、生物安全柜、倒置显微镜、离心机及流式细胞仪。

（二）实验流程

1. **实验分组**　凋亡组,收集细胞,调整细胞浓度至 $1×10^6/ml$。于 6 孔板中加 HL60 细胞液 2ml,加 rFasL 溶液至终浓度为 300ng/ml,补加含 10% FBS 的 RPMI 1640 培养液至总体积为 3ml,于 37℃、5% CO_2 培养作用 4h;阴性对照组,含 10% FBS 的 RPMI 1640 培养液培养细胞。

2. 在倒置显微镜下观察细胞凋亡情况。然后,依次收集每孔细胞悬液,加入 5ml PBS,于 4℃, 2 000r/min 离心 8min,弃上清。

3. 加入 5ml 预冷的 70% 无水乙醇,于 4℃ 固定至少 4h,并间断性摇动。于 4℃,2 000r/min 离心 8min,弃上清。用 PBS 2 000r/min 离心 8min,洗 2 次,弃上清。

4. 加入 0.5ml PI 染色液,于室温避光孵育 30min。移入流式管内备用。

5. **流式细胞仪检测**　通过 FSC/SSC 散点图收集 10 000 个细胞,采用设门技术排除粘连细胞和细胞碎片,分析 PI 荧光直方图上细胞周期的百分率及凋亡细胞百分率。

（三）结果观察

凋亡细胞经流式细胞仪检测,在直方图上二倍体峰前面出现一个明显的亚二倍体峰（图 20-5）。正常细胞没有亚二倍体峰。

PI 单染法的最大优点在于获得凋亡细胞百分数的同时,还可以与细胞周期中其他时相的细胞进行比较。此方法简便、标本制备容易、检测费用低,是目前较经典、较常用的凋亡检测方法。但不足之处是该方法无法确认细胞凋亡处于哪一时相,对于 S 期和 G2/M 期的细胞发生凋亡时,凋亡峰有时与 G1 峰或 S 峰相互重叠,导致 G1 峰或 S 峰增宽而无典型的 sub-G1 峰的出现,所以无法分析来自 S 期或者 G2/M 期细胞的凋亡,应该借助细胞同步化及其他方法进行检测。

（四）注意事项

1. 细胞必须固定,固定用预冷的 60%～80% 乙醇,于 4℃ 至少固定 4h。固定细胞在低温可长期存放。

2. 固定的细胞必须充分洗涤以使小分子 DNA 片段渗透出来。

3. 固定的细胞必须用 RNA 酶进行处理以消除细胞内 RNA 对测定结果的影响。

4. 染色必须避光。

5. 严格进行细胞计数,细胞过多会影响染色和检测结果。

6. PI 具有毒性,有潜在的致畸作用,操作时要戴乳胶手套,注意防护。

7. 设立正常对照,通常以正常人外周血白细

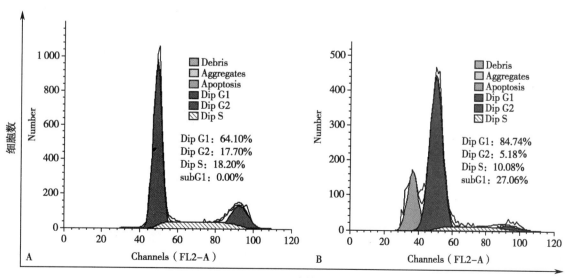

图 20-5　HL60 细胞凋亡的亚二倍体分析图谱
A. 阴性对照；B. rFasL 处理

胞作标准参照,确保倍体计算的准确性。

二、Annexin V 结合 PI 或 7AAD 双染法

在凋亡细胞的形态学改变中,质膜的改变是出现最早的。在细胞凋亡的早期阶段,细胞膜内侧的膜磷脂酰丝氨酸(phosphatidyl serine,PS)外翻至细胞表面。Annexin V 对 PS 具有极强的亲和性,并可与 FITC、PE 等荧光素结合。因此,采用 Annexin V-FITC 等探针可以检测暴露在细胞膜表面的 PS。PS 的外翻不是细胞凋亡特有标志,也可以发生于细胞坏死中。两种细胞死亡方式的区别在于凋亡的早期细胞膜是完整的,而细胞坏死在早期阶段细胞膜的完整性就已破坏。

细胞膜完整的活细胞和早期凋亡细胞对 PI 或 7ADD 是拒染的,但是膜完整性被破坏的晚期凋亡细胞或坏死细胞可被染色。因此,Annexin V 结合 PI 或 7ADD 对细胞样本进行双染色可以用于分析活细胞、凋亡细胞及坏死细胞。由于正常细胞不被染色,凋亡细胞可被标记上 Annexin V,坏死细胞和凋亡晚期细胞可被 PI 或 7ADD 染色,因此利用流式细胞术可以将各群细胞明显区分。此外,以荧光标记的 Annexin V 与荧光素标记的 Caspase 抑制剂(FLICA)双色标记细胞,通过流式细胞仪可分析凋亡细胞的 Caspase 种类及活性;以荧光标记的 Annexin V 与 JC-1 双色标记细胞,可分析凋亡细胞的线粒体膜电位变化等。

(一)试剂与材料

1. 小鼠胸腺细胞。
2. 含 10% FBS 的 RPMI 1640 培养液。
3. 地塞米松磷酸钠注射液。
4. PBS(137mmol/L NaCl,2.7mmol/L KCl,4.3mmol/L $Na_2HPO_4 \cdot 7H_2O$,1.4mmol/L KH_2PO_4)。
5. Annexin V-FITC/PI 细胞凋亡试剂盒。
6. **主要设备** CO_2 培养箱、生物安全柜、倒置显微镜、离心机及流式细胞仪。

(二)实验流程

流式细胞仪检测地塞米松诱导的胸腺细胞凋亡,操作程序:

1. 胸腺细胞经 2μmol/L 地塞米松处理,37℃、5% CO_2 细胞培养箱培养 10h。阴性对照组为细胞培养液中不加地塞米松。
2. 依次收集每孔细胞悬液,用结合液洗 2 次,于 4℃,2 000r/min 离心 5min,最后加结合液 100μl 重新悬浮细胞。
3. Annexin V-FITC 溶液和 PI 溶液各加 5μl,混匀后 4℃避光孵育 15min。
4. 加入 400μl 结合液,重新悬浮细胞后,以流式细胞仪检测细胞凋亡情况,每个样品检测 10 000 个细胞,用 Cellquest 软件进行细胞凋亡分析。

(三)结果观察

在 FITC(FL1 通道)和 PI(FL2 通道)的对数荧光散点图可出现早期凋亡及晚期凋亡细胞、活细胞和坏死细胞的不同细胞群(图 20-6)。经地塞米松处理的胸腺细胞中早期凋亡细胞出现在右下象限;凋亡继发性坏死细胞即晚期凋亡细胞出现在右上象限;坏死细胞呈现在左上象限。流式细胞术在其分析表中可以把检测的细胞群内的活细

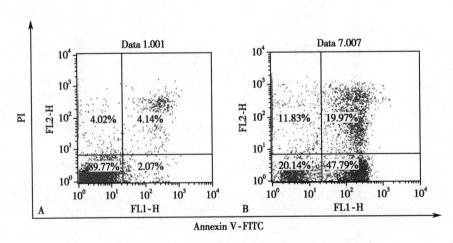

图 20-6 Annexin V- PI 双染流式细胞术检测胸腺细胞凋亡

A. 阴性对照;B. 地塞米松处理

胞、早期凋亡细胞、晚期凋亡细胞和坏死细胞以百分率及实际数直观的显示出来。

（四）注意事项

1. 洗涤细胞一定要用含钙离子的结合液，否则 Annexin V 与磷脂酰丝氨酸不结合。如果试剂盒提供的结合液不够用，可用含钙离子的其他平衡缓冲液代替。

2. FITC 特别容易淬灭，标记时注意避光，观察时动作要迅速。染色后应立即上机检测，1h 内检测完毕。

3. 不同公司的 Annecxin V-FITC 细胞凋亡检测试剂盒操作步骤略有不同，应按照操作说明进行。

4. 严格地进行细胞计数，细胞过多会影响染色和检测结果。

5. PI 具有毒性，有潜在的致畸作用，操作时要戴乳胶手套，注意防护。

6. 实验应设立阴性和单阳性对照，以调整样品检测的最佳工作电压和荧光补偿，优化检测条件。

7. 细胞凋亡检测也可以不加 PI 利用 Annexin-FITC 进行单染，不需要作单阳性对照，直接做直方图分析凋亡率，易操作，方便。

8. 被标记的细胞除可以用于流式细胞仪检测外，还可以用荧光显微镜进行观察分析细胞凋亡情况，计算细胞凋亡指数。

三、线粒体膜电位检测

线粒体在细胞凋亡过程中起着关键作用，其结构改变或破坏，导致一系列凋亡相关分子的释放和活化，引起细胞凋亡。线粒体膜电位是反映线粒体结构变化的主要指标之一。JC-1（5，5′，6，6′-tetrachloro-1，1′，3，3′-tetraethylbenzimidazolcarbocyamine）是一种广泛用于检测线粒体膜电位（mitochondrial membrane potential）$\Delta\Psi m$ 的理想荧光探针。JC-1 的分子式为 $C_{25}H_{27}C1_4IN_4$，分子量为 652.23，在不同条件下以单体或以聚合体形式存在，受激发光激发可以产生不同的荧光。在线粒体膜电位较高时，JC-1 聚集在线粒体的基质（matrix）中，形成聚合物（JC-1 aggregates），可以产生红色荧光；在线粒体膜电位较低时，JC-1 不能聚集在线粒体的基质中，此时 JC-1 为单体

（monomer），可以产生绿色荧光。通过荧光颜色的转变可以检测线粒体膜电位的变化。常用红绿荧光的相对比例来衡量线粒体去极化的比例，通过 JC-1 从红色荧光到绿色荧光的转变可以很容易地检测到细胞膜电位的下降，同时也可以用这种转变作为细胞凋亡早期的一个检测指标。

此外，JC-1 和 FITC-Annexin V 进行双色标记，分析不同凋亡细胞群的线粒体膜电位的变化，数据更直接可靠。

（一）试剂与材料

1. U937 细胞。

2. 含 10% FBS 的 RPMI 1640 培养液。

3. 顺铂。

4. PBS。

5. 线粒体膜电位检测试剂盒（JC-1）。

6. **主要设备**　CO_2 培养箱，生物安全柜，倒置显微镜，离心机及流式细胞仪。

（二）实验流程

流式细胞仪检测顺铂作用的 U937 细胞线粒体膜电位的变化，操作程序如下：

1. 收集培养的 U937 细胞，调整细胞浓度为 4×10^5/ml，加入 6 孔培养板 3ml/孔。

2. 凋亡组：顺铂处理，终浓度为 $30\mu g$/ml。阴性组：不加顺铂。

3. 细胞置 CO_2 培养箱中培养 12h，收集每孔细胞悬液，用 JC-1 染色缓冲液洗 2 次，4℃，2 000r/min 离心 6min。

4. 重新悬浮于 0.5ml 的 RPMI 1640 细胞培养液中，加入 0.5ml JC-1 染色工作液，混匀后置 CO_2 培养箱继续孵育 20min。

5. 以 2 000r/min 离心 6min，用移液器小心移去上清。用 JC-1 染色缓冲液洗 2 次，以 2 000r/min，离心，每次 6min。

6. 弃上清，每管加 500μl JC-1 染色缓冲液。

7. 以流式细胞仪检测细胞，每个样品检测 10 000 个细胞，获取检测数据并分析。

（三）结果观察

利用流式细胞仪检测，以 FL1 检测绿色荧光，以 FL2 检测红色荧光。以 FL2 对 FL1 做散点图，并在正常细胞的散点图上画十字象限。如果凋亡的细胞线粒体膜结构发生破坏，膜电位就降低，JC-1 不能聚集在线粒体的基质中，此时 JC-1 为单

体，故凋亡细胞被光激发产生的红色荧光强度降低。以正常细胞为参照分析凋亡细胞的线粒体膜电位变化，细胞发生凋亡在散点图上表现为第4象限（右下象限）的细胞百分率增加（图20-7），说明细胞的线粒体膜电位降低，顺铂影响线粒体结构。由于顺铂诱导细胞凋亡，而顺铂导致线粒体膜电位降低，提示其可能通过线粒体细胞凋亡信号传导途径诱导细胞凋亡。

（四）注意事项

1. **工作液配制**　先把 JC-1（200×）用超纯水充分溶解混匀后，加入 JC-1 染色缓冲液（5×）。不可先配制 JC-1 染色缓冲液（1×）再加入 JC-1（200×），这样 JC-1 会很难充分溶解，会严重影响后续的检测。

2. 装载完 JC-1 后用 JC-1 染色缓冲液（1×）洗涤时，使 JC-1 染色缓冲液（1×）保持 4℃左右，此时的洗涤效果较好。

3. JC-1 探针装载完并洗涤后尽量在 30min 内完成后续检测。在检测前需冰浴保存。

4. 请勿把 JC-1 染色缓冲液（5×）全部配制成 JC-1 染色缓冲液（1×），试剂盒使用过程中需直接使用 JC-1 染色缓冲液（5×）。

5. 如果发现 JC-1 染色缓冲液（5×）中有沉淀，必须全部溶解后才能使用，为促进溶解可以在 37℃加热。

6. 为达到理想的检测结果应设立阳性对照和阴性对照。以阳性对照进行荧光补偿及条件优化。

7. 一般用 CCCP 处理细胞作为阳性对照。CCCP 为线粒体电子传递链抑制剂，有毒，请注意小心防护。

8. 不同公司的试剂盒操作步骤略有不同，应严格按照说明书进行操作。

9. 并不是所有凋亡的细胞均有线粒体膜电位的变化。受细胞种类、凋亡诱导剂种类以及作用时间的影响，一些细胞凋亡时没有线粒体膜电位变化。

四、TUNEL 法

凋亡细胞的细胞核浓缩，染色质断裂，在染色质 DNA 分子上双链或单链每出现一个缺口，就会产生新的 DNA 3′-OH 末端。因此，随着凋亡细胞染色质 DNA 渐进性断裂，就会产生一系列的 3′-OH 末端。正常细胞以及正在增殖的细胞几乎没有 DNA 的断裂，所以没有 3′-OH 形成。因此，在脱氧核糖核苷酸末端转移酶（terminal deoxynucleotidyl transferase，TdT）的作用下，将荧光素、Br、地高辛或生物素等标记的脱氧三磷酸尿苷（deoxyuridinetriphate，dUTP）连接到凋亡细胞染色质 DNA 的 3′-OH 末端，经激发光激发或酶联免疫反应可以定性或定量检测细胞的凋亡情况。此方法习惯称为末端脱氧核糖核苷酸转移酶介导的缺口末端标记法（erminal-deoxynucleotidyl transferase mediated nick end labelling，TUNEL）。

在用 TUNEL 法对细胞进行荧光标记时，可结合使用 PI 标记 DNA，利用流式细胞仪在分析细胞凋亡的同时，还可以分析细胞周期与细胞凋亡之间的关系。因此，该方法利用流式细胞仪可进行单色或双色分析。TUNEL 法比 DNA 缺口翻

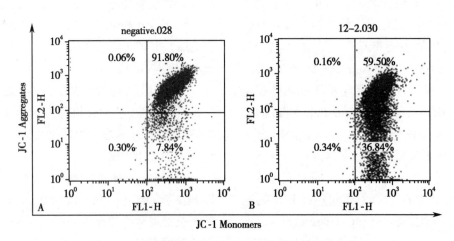

图 20-7　流式细胞术分析凋亡细胞的线粒体膜电位变化
A. 阴性对照；B. 顺铂处理

译标记法灵敏 10 倍以上。使用 TUNEL 系统具有很低的非特异性染色，凋亡细胞产生的信号强度至少比非凋亡细胞高 40 倍，测定凋亡细胞的灵敏度较测定死亡细胞高 10 倍。

（一）试剂与材料

1. U937 细胞。

2. 含 10% FBS 的 RPMI 1640 培养液。

3. rhTRAIL。

4. PBS（137mmol/L NaCl，2.7mmol/L KCl，4.3mmol/L $Na_2HPO_4 \cdot 7H_2O$，1.4mmol/L KH_2PO_4）。

5. APO-BrdU 细胞凋亡检测试剂盒。

6. 固定剂 含 1% 多聚甲醛的 PBS，pH 7.4 和预冷的 70% 乙醇。

7. 主要设备 CO_2 培养箱，生物安全柜，倒置显微镜，离心机及流式细胞仪。

（二）实验流程

TUNEL 法分析 TRAIL 作用的 U937 细胞的凋亡情况，操作程序如下：

1. 细胞处理与固定

（1）收集培养的 U937 细胞，调细胞浓度为 2×10^6/ml，备用。

（2）实验分组：凋亡组，于 24 孔培养板每孔加 1ml 细胞悬液，加 TRAIL 使其终浓度为 200ng/ml，总体积 1.5ml。细胞置 CO_2 培养箱中培养 4h。阴性对照组，不加 TRAIL。

（3）收集每孔的细胞悬液，离心洗涤后将细胞悬浮于 0.5ml PBS 中，用 4% 多聚甲醛固定，混合均匀，置冰上固定 30min。

（4）于 4℃，2 000r/min 离心 6min，弃尽上清，沉淀悬浮于 5ml PBS 中，重复离心 1 次，弃上清。

（5）将细胞悬浮于 70% 的冷乙醇中至少固定 30min。可将细胞悬浮于 3ml 70% 的冷乙醇中，于 -20℃ 保存几天，备用。

2. 细胞染色

（1）1ml 细胞悬液于 4℃，2 000r/min 离心 10min，弃上清，沉淀悬浮于 5ml PBS 中，重复离心 1 次，弃上清。细胞重新悬浮于 1ml PBS，移入 2.0ml 的微量离心管中，离心后弃尽上清。

（2）每管加 1ml 试剂盒中的细胞洗涤液（washing buffer），以 2 000r/min 离心 6min，洗涤 2 次。

（3）将细胞悬浮于 50μl DNA 标记反应液，反应液配制见表 20-2。

表 20-2 TUNEL 法 DNA 标记反应体系

染色缓冲液组成	1 次检查需要量	6 次检查需要量
Reaction Buffer（green cap）	10.00μl	60.00μl
TdT Enzyme（yellow cap）	0.75μl	4.50μl
Br-dUTP（Violet cap）	8.00μl	48.00μl
Distilled H_2O	32.25μl	193.50μl
Total Volume	51.00μl	306μl

（4）于 37℃ 避光标记 60min，每 15min 摇动 1 次。

（5）1ml 的细胞洗涤液（Rinse buffer）（红帽），离心去上清，重复 1 次。

（6）将细胞悬浮于 100μl 抗体染色液中，抗体染色液配制见表 20-3。于室温避光反应结合 30min。

表 20-3 TUNEL 法抗体染色液体系

染色缓冲液组成	1 次检查需要量	6 次检查需要量
FITC-Labeled Anti-BrdU（green cap）	5.00μl	30.00μl
Rinse Buffer（yellow cap）	95.00μl	570.00μl
Total Volume	100.00μl	600.00μl

（7）加入 0.5ml PI/RNA 酶染色液，于室温避光染色 30min。样品上流式细胞仪检测。

（8）用单阳性细胞对流式细胞仪检测条件进行优化。

（三）结果观察

从 FL1 对 FL2-A 散点图显示所有细胞均被 PI 标记，只有凋亡细胞才能被 FITC 标记。因此，通过 2 象限作图在双色的散点图上可将凋亡细胞和正常细胞分开（图 20-8），并计算出各自的比例。利用该方法不仅可以测定凋亡细胞，而且可以测定细胞周期，并分析细胞周期中 DNA 发生断裂的具体时相。结果说明 TRAIL 诱导细胞凋亡。如果细胞没有用 PI 染色，可使用单色分析方法，进行直方图作图分析细胞凋亡率。

（四）注意事项

1. 细胞洗涤液及反应液含有防腐剂叠氮钠，有毒，请注意小心防护。

2. TdT Enzyme 溶液应放 4℃ 保存，不能冻融。

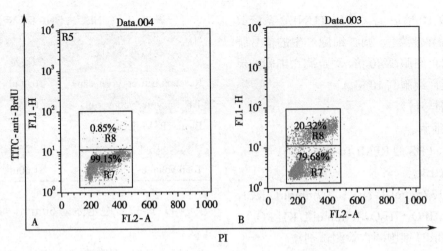

图 20-8 TUNEL 标记法的流式细胞术检测细胞凋亡
A. 阴性对照；B. rhTRAIL 处理

3. 检测样品的细胞数应一致，反应体积应相同，以免影响实验结果。

4. 对流式细胞仪进行参数设置时，不需要做荧光补偿调试。

5. 细胞固定是必要的，对细胞固定时一定要在 4℃。用乙醇固定时，时间可以适当长一些，在乙醇里保存几天对实验结果没有影响。

6. 如果染色效果不好，可适当延长标记时间，最佳反应时间有时会因细胞种类不同而有所差异。

7. 如果不分析凋亡与细胞周期的关系，利用 TUNEL 法对细胞凋亡测定，也可以采用 FITC 单色标记，操作更简单。

8. 不同公司的试剂盒操作方法及使用剂量有所不同，应严格按照操作说明进行。

9. 利用 TUNEL 法进行荧光标记的细胞凋亡除可以用于流式细胞仪检测外，还可以用荧光显微镜进行观察分析。此外，也可以利用非荧光标记方法，通过酶联免疫反应对细胞或组织进行染色以分析组织细胞的凋亡。

第四节　细胞焦亡检测

在研究细胞焦亡的过程中，同样可以根据焦亡细胞的形态、结构与功能的改变，借助于免疫化学和分子生物学等技术，建立许多检测细胞焦亡的方法。细胞焦亡时常常表现出典型的细胞焦亡的形态学特征，即细胞膜表面膜孔的形成，可以通过电子显微镜观察到该特征。细胞焦亡时两条途径中的关键 Caspase 酶被激活，可以通过蛋白免疫印迹的方法来检测。另外，细胞焦亡时释放大量的炎性细胞因子，如 IL-1β 和 IL-18，可以通过细胞因子的相关方法进行检测。这里我们重点介绍一下针对细胞焦亡主要执行者 GSDMD（Gasdermin-D）的相关检测方法。

GSDMD 属于 GSDM（Gasdermin domain containin）蛋白家族，该家族蛋白均含有 Gasdermin 结构域，Gasdermin 结构域可以分为两部分，Gasdermin-N 和 Gasdermin-C 结构域。当受到外来信号刺激时，Gasdermin 结构域可以被炎性 Caspase 切割，释放出具有活性的 N- 端结构域。在细胞焦亡过程中，细胞焦亡的主要执行者 GSDMD 被上游信号途径活化后，GSDMD 可被切割为 N- 端结构域和 C- 端结构域，其中被释放的 N- 端结构域具有结合膜脂并在细胞膜上打孔的活性，会在细胞膜的表面聚集并形成孔道。因此，通过蛋白免疫印迹技术或免疫细胞化学技术可检测 GSDMD 的剪切情况及其在细胞焦亡时的分布改变。

一、蛋白免疫印迹技术检测 GSDMD 剪切

（一）试剂与材料

1. THP-1 细胞系。

2. 脂多糖（LPS）和尼日利亚菌素（Nigericin, Nig）。

3. 含 10% FBS 的 RPMI 1640 培养液。

4. RIPA 裂解液。

5. 蛋白酶抑制剂（leupeptin、aprotinin 和 PMSF）。

6. 5% 脱脂牛奶。

7. anti-GSDMD 抗体。

8. HRP 标记的山羊抗兔 IgG。

9. **主要设备**　CO_2 培养箱、生物安全柜、正视显微镜、电泳槽和转膜槽等。

（二）实验流程

1. 收集培养的 THP-1 细胞，调整细胞浓度至 1×10^6/ml。

2. **实验分组**　焦亡组：在 6 孔细胞培养板中，加入 THP-1 细胞液 2ml，37℃，5% CO_2 培养过夜，去除培养基，用 PMA（100nmol/L）刺激 THP-1 细胞 24h，去除培养上清，PBS 清洗细胞后，加入 LPS（5μg/ml）刺激 24h，PBS 清洗细胞后，加入 20μmol/L Nig 刺激 2h，PBS 清洗 3 次。对照组：细胞培养液中不加 LPS 和 Nig。

3. 免疫印迹检测

（1）样品制备：用 RIPA 裂解液（含 1μg/ml leupeptin，1μg/ml aprotinin 和 1mmol/L PMSF 的蛋白酶抑制剂）裂解蛋白，100℃，煮沸 10mim，离心后，待电泳上样。

（2）SDS-PAGE 电泳：12% SDS-PAGE 胶，恒压 80V，进行电泳，待样品进入分离胶后，调电压至 120V，具体根据实验需要确定跑胶时间。

（3）转膜：PVDF 膜需用甲醇激活 10min，恒流 280mA 转膜 2h。

（4）封闭：5% 脱脂牛奶，室温封闭 2h。

（5）加一抗：按 1∶1 000 加入 anti-GSDMD 抗体，4℃ 孵育过夜。

（6）加二抗：TBST 洗膜 3 次，每次 10min，加入相应二抗（HRP 标记的山羊抗兔 IgG），用 5% 脱脂牛奶按 1∶1 000 稀释，室温孵育 1h。

（7）蛋白显色：TBST 洗膜 3 次，每次 10min，蛋白显色。

（三）结果观察

细胞经过 LPS 和 Nig 联合处理后，GSDMD 被剪切，在 GSDMD 蛋白全长条带下方出现 GSDMD-C 末端小片段条带。而正常对照细胞中 GSDMD 则以全长形式存在（图 20-9）。

（四）注意事项

1. 细胞浓度不要太大，否则影响在显微镜下观察。

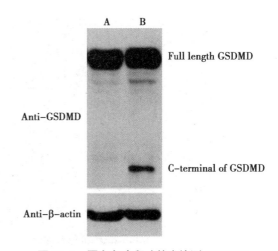

图 20-9　蛋白免疫印迹技术检测 GSDMD 在细胞焦亡时的剪切

A. 正常对照；B. LPS 联合 Nig 处理

2. LPS 和 Nig 的配制需要用不含内毒素的超纯水进行配制。

二、免疫细胞化学法检测 GSDMD 分布

（一）试剂与材料

1. THP-1 细胞系。

2. 脂多糖（LPS）和尼日利亚菌素（Nigericin，Nig）。

3. 含 10% FBS 的 RPMI 1640 培养液。

4. anti-GSDMD 抗体。

5. FITC 标记的山羊抗兔 IgG。

6. PBS。

7. 4% 的多聚甲醛。

8. 打孔液（含 1% BSA，1% Triton X100 的 PBS）。

9. 封闭液（含 5% BSA 的 PBS）。

10. 抗体稀释液（含 1% BSA 的 PBS）。

11. **主要设备**　CO_2 培养箱，生物安全柜，倒置显微镜或正视显微镜和激光共聚焦显微镜。

（二）实验流程

1. 收集培养的 THP-1 细胞，调整细胞浓度至 5×10^4/ml，备用。

2. **实验分组**　焦亡组：在 6 孔细胞培养板中铺设玻片，加入 THP-1 细胞液 2ml，37℃，5% CO_2 培养过夜，去除培养基，用 PMA（100nmol/L）刺激 THP-1 细胞 24h，去除培养上清，PBS 清洗细胞后，加入 LPS（5μg/ml）刺激 24h，PBS 清洗细胞后，加入 20μmol/L Nig 刺激 2h，PBS 清洗 3 次。对照组：细胞培养液中不加 LPS 和 Nig。

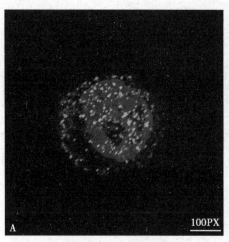
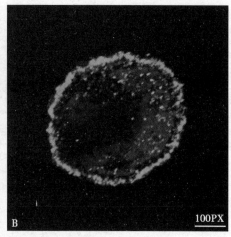

图 20-10　免疫细胞化学法检测 GSDMD 在细胞焦亡时的分布改变
A. 正常对照；B. LPS 联合 Nig 处理

3. 固定　加 1ml 4% 的多聚甲醛，室温固定 20min，PBS 洗 3 次。

4. 打孔　加 1ml 打孔液，室温放置 1min，PBS 洗 3 次。

5. 封闭　加 1ml 5% BSA，室温封闭 1h。

6. 加一抗　用抗体稀释液稀释一抗（Anti-GSDMD），1∶100 稀释，4℃培养过夜；PBS 洗 3 次。

7. 加二抗　用抗体稀释液稀释二抗（FITC 标记的山羊抗兔 IgG），1∶200 稀释，室温避光结合 30min，PBS 洗 3 次。

8. 染核　加 DAPI，1∶1 000 稀释，室温避光 10min，PBS 洗 3 次。

9. 激光共聚焦显微镜观察。

（三）观察结果

在激光共聚焦显微镜下，可观察到细胞核经 DAPI 染色后呈蓝色，GSDMD 经 FITC 标记后呈绿色，细胞经过 LPS 和 Nig 联合处理后，GSDMD（绿色荧光）在细胞的分布发生明显改变，在细胞膜明显聚集，并呈点状分布。而正常对照细胞中 GSDMD（绿色荧光）则在细胞质中呈弥散分布（图 20-10）。

（四）注意事项

1. 细胞浓度不要太大，否则影响在显微镜下观察。

2. LPS 和 Nig 的配制需要用不含内毒素的超纯水进行配制。

3. 荧光易淬灭，标记时注意避光，拍照时尽量要迅速。

4. 一抗和二抗的孵育体积以其完全覆盖细胞，但以不溢出玻片为准，通常为 100μl。

（李　霞　马远方）

参 考 文 献

[1] Elmore S. Apoptosis: a review of programmed cell death[J]. Toxicol Pathol, 2007, 35: 495-516.

[2] Vermes I, Haanen C, Reutelingsperger C. Flow cytometry of apoptotic cell death[J]. J Immunol Methods, 2000, 243: 167-190.

[3] Barker BR, Parvani JG, Meyer D, et al. IL-21 induces apoptosis of antigen-specific CD8[+] T lymphocytes[J]. J Immunol, 2007, 179: 3596-3603.

[4] Sarhan D, D'Arcy P, Wennerberg E, et al. Activated monocytes augment TRAIL-mediated cytotoxicity by human NK cells through release of IFN-gamma[J]. Eur J Immunol, 2013, 43: 249-257.

[5] Zychlinsky A, Prevost MC, Sansonetti PJ. Shigella flexneri induces apoptosis in infected macrophages[J]. Nature, 1992, 358: 167-169.

[6] Cookson BT, Brennan MA. Pro-inflammatory programmed cell death[J]. Trends Microbiol, 2001, 9: 113-114.

[7] Shi J, Zhao Y, Wang Y, et al. Inflammatory Caspases are innate immune receptors for intracellular LPS[J]. Nature, 2014, 514: 187-192.

[8] Shi J, Zhao Y, Wang K, et al. Cleavage of GSDMD by inflammatory Caspases determines pyroptotic cell death[J]. Nature, 2015, 526: 660-665.

[9] Ding J, Wang K, Liu W, et al. Pore-forming activity and structural autoinhibition of the gasdermin family[J]. Nature, 2016, 535: 111-116.

第二十一章 细胞因子检测

细胞因子的异常增多或减少、异常分布或细胞因子网络失衡,常与疾病的发生和发展密切相关。因此,细胞因子是评估机体免疫功能的一个重要指标。细胞因子的检测对于了解机体免疫功能、辅助疾病的诊断和判断疾病的疗效等均具有重要的指导意义。

第一节 细胞因子主要检测方法

目前细胞因子的检测方法种类较多,基本的检测方法主要有生物学活性检测法、免疫学检测法及分子生物学检测法。

一、生物学活性检测法

生物学活性检测法是利用细胞因子特有的生物学效应,包括对细胞生长的促进或抑制作用、细胞毒性及诱导趋化作用等,采用相应的生物指示系统,通过与标准品对比来评估样本中相应细胞因子的生物活性水平,一般以活性单位(U/ml)来表示。细胞因子生物活性检测法敏感性较高(pg 水平),但也存在一些缺点,比如需要长期的无菌条件下的细胞培养,实验周期较长;易受细胞培养过程中血清、药物和 pH 值等因素的影响;易受待检样品中某些细胞因子抑制物的影响;易受生物学活性相同或相近的其他细胞因子的干扰;不能区分某些细胞因子的型和亚型;所得结果难以标准化。

生物学活性检测法主要包括细胞增殖测定法、细胞毒活性测定法、抗病毒活性测定法、趋化活性测定法、细胞因子诱导产物分析法及集落形成法等。

1. **细胞增殖检测法** 该方法的基本原理是利用细胞因子对细胞生长的促进或抑制作用,即通过观察被检细胞因子对细胞因子依赖性细胞的促进或抑制增殖作用,从而测定该细胞因子的活性水平。如通过 ^{3}H-TdR 掺入、MTT 法显色或者 CFSE 染色显示待检细胞因子的活性水平。

2. **细胞毒活性检测法** 该方法的基本原理是利用细胞因子对相应靶细胞的细胞毒作用,即通过检测被检细胞因子对相应靶细胞毒性作用导致靶细胞的死亡细胞数目,从而测定该细胞因子的活性水平。例如 TNFα 具有直接杀伤某些细胞的作用,采用小鼠成纤维细胞株 L929 作为指示细胞,通过乳酸脱氢酶(LDH)释放法等可检测待检样品中 TNFα 的活性水平。

3. **细胞病变检测法** 靶细胞受某些病毒感染后可发生明显病变或死亡,干扰素可保护靶细胞免受病毒的攻击。常用的病毒是水疱性口炎病毒(vesicular stomatitis virus,VSV),较敏感的指示细胞一般为喉癌上皮细胞株 Hep2 和羊膜上皮细胞 WISH,通过干扰素抑制病毒致细胞病变的程度,从而计算出待测样品中 IFN 的活性单位。

4. **趋化活性检测法** 可利用细胞因子趋化活性和细胞因子增强细胞随机运动能力的特性,采用琼脂糖小滴化学动力学实验检测细胞因子活性;也可以借助滤膜渗透法(Boyden 小室法)或琼脂糖平板法检测细胞因子趋化活性。例如白细胞介素 -8(IL-8)等对多形核细胞、淋巴细胞具有趋化作用,可用小室法或软琼脂趋化法,以细胞趋化的程度来反映样品中 IL-8 等的活性水平。

5. **集落形成检测法** 应用集落刺激因子与骨髓干细胞在半固体培养系统共培养,通过对集落的形态学和酶学鉴定,计算出不同种类集落形成的数量和比例,反映待测标本中集落刺激因子(CSF)的种类和活性水平。

6. **诱导产物分析法** 某些细胞因子可刺激特定的细胞产生生物活性物质,通过测定所诱生的相应产物,可反映细胞因子的活性,如 IL-6 诱

导肝细胞合成 α1- 抗胰蛋白酶，通过测定所诱生的 α1- 抗胰蛋白酶来检测 IL-6 的活性。

二、免疫学检测法

免疫学检测法是通过检测细胞因子蛋白质的抗原特性，从而定性或定量显示细胞因子的水平。免疫学检测方法具有简单、快速、特异性高、敏感性高和易于标准化等特点，但常规的免疫学检测方法不能区分单体和聚合体，活性和非活性状态。免疫学方法和生物学活性检测法从不同角度反映细胞因子的存在，可联合运用，但应当注意免疫学方法并不能完全替代生物学活性检测法。

免疫学检测方法主要有酶联免疫吸附试验法（ELISA）、酶联免疫斑点法（enzyme-linked immunospot assay，ELISPOT）和细胞内细胞因子流式细胞术检测法等。许多细胞因子产生过程中，有一个从胞浆到胞膜，再释放到体液或培养上清中的动态变化过程。一般可采用免疫组织化学染色技术或免疫荧光技术检测细胞或组织切片中细胞因子的定位（胞浆、胞膜），产生细胞因子的细胞频数，以及胞浆、胞膜中浓度改变的动态变化。也可采用更灵敏的流式细胞仪（FCM）检测细胞内细胞因子。常可采用 ELISA 方法检测体液或细胞培养上清等各种液相中的细胞因子水平。目前可购买商品化 ELISA 试剂盒测定体液或细胞培养上清等各种液相中的细胞因子水平。另外，ELISPOT 不仅可分析细胞分泌细胞因子水平，还可确定产生细胞因子的阳性细胞类型。

三、分子生物学检测法

目前采用分子生物学方法研究细胞因子的技术主要包括斑点杂交、原位杂交和多聚酶链式反应等。分子生物学检测法特异性高，可以避免其他细胞因子的干扰。其最大的优势是灵敏度高，尤其适用极微量的标本或者低表达细胞因子基因的待检样品，可进行半定量和定量检测。但这种方法只能检测细胞因子的基因表达水平，不能直接反映相关细胞因子蛋白表达的浓度和活性。

应用上述三类检测方法进行细胞因子检测时，应注意生物学活性检测法、免疫学检测法和分子生物学检测法所得结果并不一定完全平行。检测人员需要根据具体的研究目的来选用恰当的方法，或将几种方法联合使用，以确保检测结果的准确性和可靠性。

第二节　常见细胞因子生物学活性检测方法

根据具体的结构和功能，细胞因子可被分为白细胞介素（IL）、干扰素（IFN）、肿瘤坏死因子（TNF）、集落刺激因子（CSF）、趋化性细胞因子和生长因子（GF）等。本节仅介绍具有代表性细胞因子的生物学活性检测方法。

一、白细胞介素 1 生物学活性检测

白细胞介素 1（IL-1）是一种重要的细胞因子，主要由单核 - 巨噬细胞合成并分泌。IL-1 不仅对多种免疫细胞有重要的调节功能，而且与抗体的产生和炎症反应等生理病理过程有关。检测 IL-1 有助于了解机体的免疫调节能力，可为疾病诊断、疗效观察及预后判断等提供可靠依据。常用于检测 IL-1 水平的生物学活性检测法主要包括：热原实验、小鼠胸腺细胞检测法、小鼠胸腺瘤细胞系 EL-4 细胞及细胞毒性 T 淋巴细胞系（cytotoxic T lymphocyte line，CTLL）联合检测法、人皮肤纤维母细胞增殖实验和 IL-2 受体诱导实验等。

（一）小鼠胸腺细胞增殖法检测 IL-1 生物学活性

小鼠胸腺细胞在丝裂原 Con A 刺激下会表达 IL-1 受体，IL-1 协同 Con A 可促进 T 淋巴细胞增殖。因此，根据加入不同量的 IL-1 后 T 淋巴细胞的增殖水平（^{3}H-TdR 掺入率）的变化，可计算出样品中 IL-1 的活性单位。

1. **实验流程**

（1）颈椎脱位法处死 6～8 周龄 C57BL 小鼠，无菌取出胸腺，置于 200 目不锈钢网筛。

（2）加入 5ml 含 10% 血清的细胞培养液，用注射器针芯或经灭菌处理的研磨杵，将胸腺研磨成单个细胞悬液。

（3）用上述细胞培养液将细胞悬液中的细胞数目调整为 1.5×10^7/ml，加入 Con A（终浓度为 3μg/ml）。

（4）在 96 孔细胞培养板中，每孔加入 100μl

细胞悬液（1.5×10^6 细胞），再分别加入不同稀释度的待测样品或 IL-1 标准品 100μl/孔，此时 Con A 终浓度为 1.5μg/ml。将该 96 孔细胞培养板置于 37℃、5% CO_2 细胞培养箱孵育 60h。

（5）取出培养板，每孔掺入 ^{3}H-TdR（终浓度 0.5μCi/200μl），放回 37℃ CO_2 培养箱再次恒温孵育 6h。

（6）使用多头细胞样品收集仪将细胞收获于玻璃纤维纸上，烤干后移入液闪瓶中，加入适量的闪烁液，β 液闪计数仪测定 ^{3}H-TdR 掺入量（cpm）。

从 IL-1 标准曲线上测定 IL-1 的活性单位，或用刺激指数（SI）表示

$$SI = \frac{实验组 cpm}{对照组 cpm} \times 100\%$$

2. 问题及解决策略

（1）不同品系小鼠对 IL-1 的反应性有差异，据相关资料报道以 C57BL 小鼠为好。

（2）不同年龄小鼠的胸腺细胞对 Con A 反应性不一，一般选用 6～8 周小鼠，小于 5 周或大于 10 周小鼠的胸腺细胞对 Con A 反应不稳定。

（3）Con A 促丝裂原作用要进行预试。

（二）应用 EL-4 及 CTLL 检测 IL-1 生物学活性

EL-4 细胞的某些亚克隆细胞高表达 IL-1 受体，在 IL-1 诱导下产生高水平的 IL-2，通过用 IL-2 依赖株 CTLL-2 检测 IL-2 的生物学活性，从而反映检测样品中 IL-1 的水平。

1. 实验流程

（1）用 EL-4 细胞两步法检测 IL-1 活性：收集处于对数生长期 EL-4 细胞，充分洗涤去除细胞碎片；用含 1% 血清的 RPMI 1640 细胞培养基调整细胞浓度至 2×10^6/ml，以 100μl/孔加入 96 孔细胞培养板中；将 100μl IL-1α 或 IL-1β 以不同稀释度加入孔内，设等体积的含 1% 血清 RPMI 1640 培养基为空白对照组，37℃、5% CO_2 细胞培养箱孵育培养 18～24h。

收集处于对数生长期 CTLL-2 细胞，充分洗涤去除细胞碎片；用含 1% 血清的 RPMI 1640 细胞培养基洗涤 2 次，每次 1 000r/min 离心 5min，除去原培养液中的 IL-2；调整活细胞数至 1×10^5/ml，96 孔培养板中每孔加 100μl CTLL-2 细胞悬液（1×10^4/孔）；收集上述 EL-4 细胞的培养上清液，

按最终稀释浓度为 1:10～1:20，将细胞培养上清液 100μl/孔转入含有 CTLL-2 细胞的 96 孔板，同时设置加入不同稀释度 IL-2 标准品的细胞孔作为对照组，37℃、5% CO_2 细胞培养箱孵育培养 18～24h。每孔加 ^{3}H-TdR 0.5μCi/50μl 继续培养 4～6h。收集样品，β 闪烁计数仪检测。

（2）用 EL-4 细胞一步法检测 IL-1 活性：采用 5% FCS RPMI 1640 调整 EL-4 细胞浓度至 2×10^5/ml，CTLL-2 浓度至 4×10^5/ml，两种细胞各 50μl/孔混匀，加入不同稀释度的 IL-1 标准品或待测样品，同时设 EL-4 和 CTLL-2 细胞对照，37℃、5% CO_2 细胞培养箱孵育培养 24～28h 后加入 ^{3}H-TdR，0.5μCi/（50μl·孔$^{-1}$），继续培养 6～8h，收集样品，β 闪烁计数仪检测。

2. 问题及解决策略

（1）在一步法检测 IL-1 时，EL-4 细胞浓度 ≤ 1×10^4/孔，血清终浓度 ≤ 5%。

（2）在二步法检测 IL-1 时，EL-4 细胞浓度为 2×10^5/孔时，转移上清稀释度大于 1:8，其诱导时间约 12～24h，诱导血清浓度 ≤ 1%。

（3）检测经诱导的上清中 IL-1 时，应避免使用 A23187、TPA 和 Con A 等具有较强的诱导 EL-4 细胞产生 IL-2 的诱导剂来刺激 IL-1 的产生。

二、肿瘤坏死因子生物学活性检测

TNFα 主要由单核细胞、巨噬细胞及 T 细胞产生，通过与其受体结合，在免疫调节、T 细胞介导的组织损伤和炎症的发生发展等方面产生重要作用。TNFα 受体广泛地分布于多种肿瘤细胞和血细胞，根据 TNFα 与相应靶细胞结合后引起不同的生物学效应，建立了多种检测 TNFα 生物学活性方法。其中，细胞毒生物学检测方法的敏感性较高，因此较为常用。该方法的技术原理是：利用对 TNFα 细胞毒作用高度敏感的小鼠成纤维细胞系 L929 细胞或其衍生细胞 L-M 细胞，或鼠纤维肉瘤细胞系 WEHI-164 细胞，测定 TNFα 的生物学活性。待测细胞先用 ^{3}H-TdR 标记，被杀伤后 ^{3}H-TdR 释放至细胞外，通过测定细胞释放 ^{3}H-TdR 的量来反映 TNFα 的杀伤活性。检测 TNFα 和 TNFβ 的方法相同，用特异性中和抗体可以区分两种 TNF。以 L929 细胞检测 TNFα 为例，具体实验方法介绍如下。

1. 实验流程

（1）0.25% 胰蛋白酶消化法收集处于对数生长期的 L929 细胞，用含 10% 血清的 RPMI 1640 细胞培养液洗涤细胞，调整细胞浓度至 $2×10^6$/ml。

（2）细胞悬液中掺入 ^{3}H-TdR（20μCi/ml），置 37℃、5% CO_2 培养箱恒温孵育培养 2~3h，期间摇动 1 次 /30min。

（3）用 RPMI 1640 洗涤 2 次，800rpm/min 离心 5min，调整细胞浓度至 $2×10^5$~$3×10^5$/ml 后，加入 96 孔细胞培养板中（100μl/ 孔），加入不同稀释度的待测样本（设 3 个复孔），再加入放线菌素 D，放线菌素 D 最终浓度为 1μg/ml，同时设放线

菌素、完全培养基阴性对照和 TNFα 标准品阳性对照，37℃、5% CO_2 培养箱恒温孵育 24h。

（4）加入 3% 胰蛋白酶和 0.25%DNA 酶各 10μl/孔，37℃、5% CO_2 培养箱孵育 30min。

（5）使用多头细胞样品收集仪将细胞收获于玻璃纤维纸上，烤干后移入液闪瓶中，加入适量的闪烁液，β 液闪计数仪上测定 ^{3}H-TdR 掺入量（cpm）。

（6）结果判定：TNFα 作用 24h 后，在倒置显微镜下判定 50% 细胞杀伤的稀释度即为 1 个 TNFα 活性单位；或根据测得的 cpm 值按下列公式计数活性单位：

$$活性单位 = \frac{放线菌素D对照组cpm - 实验组cpm}{放线菌素D对照组cpm - 标准品cpm} × 标准品活性单位 × 待测样品稀释倍数（U/ml）$$

2. 问题及解决策略

（1）用于标记 ^{3}H-TdR 的 L929 细胞应处于对数生长期，否则 ^{3}H-TdR 掺入率低，影响实验结果。标记后的 L929 细胞要充分洗涤，以洗掉游离的 ^{3}H-TdR，否则会影响完全培养基对照组 cpm 值。

（2）胰蛋白酶和 DNA 酶浓度和消化时间要严格控制，酶浓度过量或不足、消化时间过长或过短均会影响实验结果，因此均需摸索其最佳浓度和时间。

（3）因为 TNFβ 细胞毒生物学作用等很多生物学效应均和 TNFα 相似，所以在测定 PHA 等丝裂原诱导的 PBMC 培养上清时，要注意排除 TNFβ 的影响。

（4）为了增强检测系统的敏感性，放线菌素 D 的使用浓度不宜过大，一般最终浓度为 0.5~1μg/ml。

三、趋化因子生物学活性检测

γ- 干扰素诱导蛋白 10（interferon γ-inducible protein-10，IP-10）属于 CXC 趋化因子家族，能特异性结合 CXCR3 受体发挥免疫学功能。检测 IP-10 等趋化因子的活性，对评估炎症、感染和术后脓毒症等具有重要参考意义。IP-10 的生物学活性检测方法通常包括：琼脂糖小滴化学动力学实验、琼脂糖平板法、滤膜渗透法（Boyden 小室法）等。具体实验方法介绍如下。

（一）琼脂糖小滴化学动力学实验

琼脂糖小滴化学动力学实验用于检测细胞因子诱导的细胞化学活性变化。该方法一般以中性粒细胞为靶细胞来研究 IP-10 对中性粒细胞的趋化效应。IP-10 对其他细胞的趋化效应亦可用相同的方法检测。此实验也可以用于检测其他具有趋化作用因子的趋化作用，如白三烯（Leukotrienes B4）和补体（C5a）。

1. 实验流程

（1）取 20ml 新鲜的抗凝血，用淋巴细胞分离液分离得到外周血单个核细胞（PBMC）。

（2）沉降法分离粒细胞：用生理盐水配制 6% 葡聚糖 -70 溶液（质量体积比），将 5ml 该溶液与 PBMC 悬液混匀，室温静置 1h 使其分层。

（3）沉降后，上层含 70%~80% 中性粒细胞，下层是聚集的红细胞，用移液管轻轻吸出上层细胞悬液，200g 离心 10min，弃上清液体。

（4）用 10ml 0.2% NaCl 溶液重悬细胞，室温静置 30s 以彻底裂解掺杂的红细胞；快速加入 10ml 1.6% NaCl 溶液，混匀，200g 离心 10min，弃上清液体。

（5）将沉淀中的中性粒细胞重悬于 20ml 细胞培养液中，200g 离心 10min，弃上清液体。

（6）用细胞培养液将细胞配成 $2×10^8$~$4×10^8$/ml。

（7）加热融化 0.8% 琼脂糖（质量体积比），45℃

水浴保温，同时预温 2× 细胞培养液；在 45℃ 水浴中将琼脂糖和 2× 细胞培养液等量混匀成 0.4% 琼脂糖/细胞培养液。

（8）在 37℃ 中，将预温到 37℃ 的中性粒细胞悬液与 0.4% 琼脂糖/细胞培养液等体积混匀，最终浓度为含中性粒细胞 $1×10^8$～$2×10^8$/ml。

（9）将 96 孔细胞培养板放置于冰上，加入上述细胞混悬液，每孔 4μl，使悬液聚成小滴状，继续在冰上放置 2～3min 使琼脂糖小滴固化。

（10）用细胞培养液倍比稀释 IP-10 标准品和待测样品；标准品从 100ng/ml 到 0.5ng/ml 共设 8 个稀释度，每个稀释度设 3 个复孔，每孔加 0.1ml；直接加入 0.1ml 细胞培养液到阴性对照孔。

（11）在 37℃、5% CO_2 细胞培养箱中孵育 2h。

（12）用倒置显微镜或投射显微镜观察各孔，测量细胞从琼脂糖小滴向外迁移的半径（从琼脂糖小滴边缘到最远的 3 个细胞距离的平均值），减去细胞自身运动半径（阴性对照孔），即为 IP-10 诱导的随机移动半径；绘制标准品移动半径的标准曲线，与其比较可得出待测样品中的 IP-10 含量。

2. 问题及解决策略

（1）用淋巴细胞分离液分离淋巴细胞时，单核细胞层位于淋巴细胞分离液与沉淀的红细胞之间，需将此层连同少量的红细胞吸出，用 PBS 调整到原血液体积，再加入葡聚糖 -70 溶液。

（2）将蛋白标准品或待测样品加入到含琼脂糖小滴的培养板孔内时，应当小心操作，注意不要破坏固化的琼脂糖小滴。

（二）琼脂糖趋化实验

琼脂糖趋化实验在培养皿中进行，通过检测细胞在琼脂糖中向趋化因子方向的迁移距离，计算趋化因子的含量。该实验具有可同时检测多个待测样品的优点，但是不能准确定量，因此通常仅用于预实验或粗筛实验。

1. 实验流程

（1）取 0.18g 琼脂糖加入 10ml 蒸馏水，煮沸 15min 完全融化琼脂糖，置于 50℃ 以避免琼脂糖固化。

（2）预热 10ml 10× DMEM 培养液到 50℃，在 50℃ 将 10ml 液态琼脂糖与 10ml 10× DMEM 培养液充分混匀。

（3）在直径为 60mm 的培养皿中加入 6ml 上述混合液，室温静置 3min 使其自然凝固，密封保存于 4℃ 待用。

（4）按图 21-1 在琼脂糖平皿上无菌操作打 6 排、每排 3 个、内径为 3mm 左右的孔，在 37℃、5% CO_2 细胞培养箱中暂存。

（5）在细胞孔内加入 10μl 细胞悬液，在对照孔中加入 10μl 0.5g/ml 人血清白蛋白作为阴性对照，在样品孔中则加入 10μl 系列稀释度的标准品、待测样品或 10^{-5}mol/L 甲酰甲硫氨酰亮氨酰苯丙氨酸（fMLP），每个稀释度在不同平皿中重复 3 次。

（6）在 37℃、5% CO_2 细胞培养箱中孵育 2h。

（7）每个平皿加 3ml 甲醇终止反应，室温放置 30min，小心吸走液体。

（8）每个平皿继续加 3ml 37% 甲醇终止反应，室温放置 30min，小心吸走液体。

（9）从平皿中小心取下琼脂糖凝胶，用 May-Grunwald-Giemsa 染色液进行细胞染色。

（10）计数迁移的细胞数或测定细胞迁移的距离，采用细胞向样品孔的趋化移动数量或距离 a 减去细胞向对照孔随机移动的数量或距离 b，即趋化因子的趋化活性；趋化活性也可以表达为 (a−b)/b；如果样品经梯度稀释，可以做出滴定曲线，取最大活性一半处的稀释度与标准滴定曲线比较，即可得到定量计算结果。

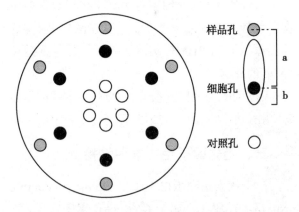

图 21-1 琼脂糖趋化板的制备

2. 问题及解决策略

（1）为防止高浓度趋化因子影响检测细胞因子趋化作用的结果，应将待测样品进行连续 5 倍或 10 倍系列稀释，以获得最适剂量的测定结果。

（2）上样量要适中，使之形成稍微隆起液面，既能防止气泡形成，又可以防止样品发生交叉污染。

（3）为了确保标准滴定曲线的准确性，趋化实验中的阳性对照最好选用标准品。

（4）将 fMLP 设为趋化实验的阳性对照时，如果通过优化筛选得到最适剂量的 fMLP（如 10^{-7} mol/L）能获得良好重复性，可以在定性实验中用单剂量的多个重复对照（即每一块琼脂板仅设 1 个阳性对照），此时 fMLP 诱导的趋化作用为 100%，细胞因子的趋化活性以与 fMLP 相比的百分率表示。

（三）滤膜渗透法（Boyden 小室法）

Boyden 小室分为上、下两部分，趋化因子等刺激物置于下室，靶细胞在上室，中间由微孔滤膜隔开。检测实验时，靶细胞穿过微孔滤膜向刺激物浓度高的下室迁移。Boyden 小室是单孔小室，实验时各小室分别操作，该方法容易造成结果误差，具体方法参见第九章。

问题及解决策略

（1）操作时应注意下层液面和滤膜之间避免出现气泡，否则影响细胞的迁移测定。

（2）培养细胞时，培养液中不加血清，是为了防止血清中可能存在的趋化活性。

（3）培养细胞的时间因细胞种类而异，通常为 2～6h，应预先测试好。

（4）滤膜上表面的未迁移细胞要尽可能擦净，旋转 Boyden 小室上部的时候应防止滤膜褶皱。

第三节 细胞内细胞因子流式细胞术检测

随着研究的进展，仅仅对细胞因子进行定量和活性检测已不能满足需要。在单细胞水平研究细胞因子的表达能力，对研究细胞因子在疾病中的作用越来越重要。细胞内细胞因子流式细胞术检测的出现，将对细胞内细胞因子的研究推向了一个新的阶段。该技术使抗细胞内细胞因子抗体与抗细胞表面或胞内特定亚群标志抗体组合，即可检测不同细胞亚群细胞内细胞因子的分泌，具有快速、高效、简便、灵敏度高等其他技术无法比拟的优点。

自然状态下的 T 淋巴细胞产生少量的细胞因子，通常要对 T 淋巴细胞体外活化才可进行其分泌细胞因子研究。在体外刺激过程中，T 淋巴细胞产生的细胞因子已释放出来，胞内细胞因子信号较弱，难以进行检测。细胞内细胞因子流式细胞检测方法可利用布雷菲德菌素 A（Brefeldin-A，BFA）和莫能菌素（Monensin）阻断胞内高尔基体介导的转运，以增强细胞因子信号，提高检出率。这一方法可检测单个细胞内多种细胞因子，并可区分表达特定细胞因子的细胞亚群。详细检测方法参考第八章流式细胞术。

第四节 可溶性细胞因子的蛋白定量检测

一、酶联免疫吸附试验

ELISA 是最常用的细胞因子检测方法。目前的细胞因子检测试剂盒中多采用双抗体夹心法。双抗体夹心法适用于检测血清、脑脊液、胸水、腹水等各种液相中的可溶性抗原。ELISA 检测法参见第二章。

二、微量样本多指标流式蛋白定量技术

日常实验中，常需对溶液体系中的多种可溶性因子进行蛋白定量检测，如细胞培养上清或血清中的细胞因子含量的定量分析。但一般的实验技术难以满足实验要求，如常规的流式细胞技术是基于细胞水平的，不能检测可溶性蛋白质分子；Western blotting 等很难检测含量较少的样本；ELISA 和 Western blotting 技术通常只能分析一种蛋白。微量样本多指标流式蛋白定量技术（cytometric bead array，CBA）是一个基于流式细胞检测系统的高通量细胞因子检测分析方法，它融合了芯片技术的理念，能够对单一样品进行多个指标的蛋白定量检测。

1. **实验原理** CBA 主要由细胞因子标准品、捕获微球和检测抗体组成。对应待检系统中的每一个检测指标都设有不同的捕获微球，不同的捕获微球上包被有不同的特异捕获抗体，通过捕获微球与待测样品溶液混合，微球上的特异性捕获抗体就与样品（血清、血浆或细胞培养液）中的相应抗原或蛋白结合，最后加入荧光的检测抗体，以形成"三明治"夹心复合物。通过流式细胞仪进行

荧光检测，根据不同波长的激发光激发而显示出不同的平均荧光强度，实现不同微球的二维定位，便可对样品中的各检测因子的含量进行分析。

CBA 是一种多元和同步的检测技术，与传统 ELISA 相比，具有以下优势：

（1）所需样本量少，CBA 所需样本体积仅为 ELISA 检测样本量的 1/6。

（2）灵敏度高，普通的微球检测最低限度为 5～10pg/ml 的浓度，高灵敏度 Flex Set 检测的最小检出量则可低至 0.2pg/ml。

（3）更短时间内从单个样本获取更多数据。

（4）检测系统能有效避免酶联放大技术所致的信号失真，降低出错率。

2. 实验步骤

（1）将标准品进行倍比稀释，取 10 个流式管分别加入 50μl 稀释后的标准品，具体浓度如表 21-1：

表 21-1　样本稀释

管数	标准品稀释倍数	浓度/(pg·ml⁻¹)
1	0	0
2	1:256	10
3	1:128	20
4	1:62	40
5	1:32	80
6	1:16	156
7	1:8	312.5
8	1:4	625
9	1:2	1 250
10	最高浓度标准品	2 500

（2）另取新的流式管分别加入 50μl 待测样品。

（3）将捕获抗体按适当的比例混合，涡旋混匀，加入到含待测样品的流式管中，50μl/ 管，轻摇混匀。室温孵育 1h。

（4）每管加入 50μl 预混的检测抗体并混匀，室温避光孵育 2h。

（5）每管加入 1ml 洗涤缓冲液进行充分洗涤，1 000r/min 离心 5min。

（6）去掉上清，每管加入 300μl 洗涤缓冲液重悬微球，上机检测。

三、Luminex- 液态悬浮芯片系统

Luminex- 液态悬浮芯片系统，又称作液态芯片、液相芯片等，是新一代的标准化高通量检测技术平台。多功能流式点阵仪 Luminex 200，是目前评价最高的高通量检测平台，该仪器整合了荧光编码微球、激光检测、应用流体学、最新的高速数字信号和计算机运算法则等多项技术，实现了"高通量"检测。其最大的特点是一次反应最多可同时检测 100 种指标，既可以检测蛋白，也可以检测基因，因此广泛用于临床和多学科科研领域。

1. **实验原理**　Luminex 液相芯片技术应用微球和流式细胞仪的原理，其核心技术是微球。微球内部含有三种荧光，通过荧光不同的比例可以区分 500 种不同的微球。然后再把针对不同检测物的寡核苷酸或蛋白质探针共价交联到不同颜色的微球上，这些小球体悬浮于一个液相体系中，就构成了一个液相芯片系统。利用荧光编码的微球共价交联单克隆抗体，与被测定的目标分子结合后，加入荧光素标记的检测抗体，通过激光扫描荧光编码来识别单个微球和测量"检测荧光"强度来确定被测分子的浓度。每种微球可以用来检测一种不同的蛋白或基因，因此，利用微球技术可以同时检测高达 500 个蛋白或基因。应用 Luminex 液相芯片技术检测样品时，先把针对不同检测物的编码微球混合，再加入微量待检样本，在悬液中靶分子与微球表面交联的分子进行特异性结合，从而对一个样本中的上百种不同目标因子同时进行高通量检测，极大提高了多重检测的能力和结果的准确性，在降低对样本需求的同时还节省了操作时间，全面提高了实验效率。

检测时，单个微球通过检测通道，使用双色激光同时对微球上的红色分类荧光和绿色报告荧光进行检测。红色激光激发微球上的红色分类荧光，根据微球的不同色彩编号，可将微球分类。绿色激光则激发绿色报告荧光分子，用于确定微球上结合的报告荧光分子的数量，从而确定微球上结合的目的分子的数量。红绿双色激光的同时检测，可以确定被结合的检测物的种类和数量。最后通过计算机自动分析，判断待测样本多种目标测试物的浓度。

基于 xMAP 专利技术，Merck Millipore 提供的 Milliplex 系统是完善的"多重检测"平台，为同时从同一份样本中进行多种生物标志物的检测提

供检测方案。以 xMAP 专利技术为核心的多重检测技术是目前发展最快、最稳定的多因子检测技术，已被广泛应用于生命科学、医学研究和临床诊断领域。

2. 技术特点　一次反应，最多可同时检测 100 个指标，既可以检测蛋白，也可以检测核酸。其优点如下：

（1）高通量：单次检测的上样量仅需 10μl，可同时检测多达 100 个指标。

（2）高速度：最快可达 10 000 测试/h。

（3）低成本：流式荧光联检试剂用量少，能有效降低临床应用成本。

（4）灵敏度高：检测低限可达 0.01pg/ml。

（5）重复性好：每个指标有 1 000～5 000 个反应单元，分析 100 次取均值。

（6）线性范围广：检测范围达 4～6 个数量级。

（7）无需洗涤：减少误差来源，操作简便，省时省力。

第五节　酶联免疫斑点试验

酶联免疫斑点试验（ELISPOT）是 20 世纪 80 年代根据 ELISA 原理而建立的免疫学检测方法，用于特异性抗体分泌细胞和细胞因子分泌细胞的体外检测。ELISPOT 在传统 ELISA 的基础上有所突破，实现了对定量 ELISA 技术的进一步延伸和发展，使得研究者能从单细胞水平观察细胞因子的表达进而研究细胞功能。ELISA 法检测的是可溶性细胞因子蛋白总量，而 ELISPOT 用于在单细胞水平上检测分泌细胞因子的细胞频率，比 ELISA 更灵敏，检测灵敏度能达到从 20 万～30 万细胞中检出 1 个分泌特异性蛋白的细胞。

一、实验原理

ELISPOT 以定量夹心 ELISA 法为技术基础，将 96 微孔培养板的孔底部覆上聚偏氟乙烯（PVDF）薄膜，利用其特性来吸附无毒性（不含叠氮化钠、内毒素等）的特异性单克隆抗体。将一定量的 PBMC 加入微孔中进行适当的处理和抗原刺激，置于 37℃、5% CO_2 培养箱中恒温培养过夜。记忆性 T 淋巴细胞在受抗原刺激数小时后即开始分泌细胞因子，分泌在细胞周围的细胞因子可被

PVDF 固相薄膜上吸附的生物素化的特异性检测抗体捕获并发生特异性结合。微孔中的细胞通过清洗移除后，加入生物素（Biotin）标记的抗体，再加入能结合酶的链霉亲和素与之反应作用，最后加入酶基质进行显色反应。具有分泌作用的细胞会在 PVDF 薄膜上细胞因子出现的位置呈现约 10～20mm 大小的斑点，每个斑点代表单个分泌待测细胞因子的细胞，通过 ELISPOT 酶联斑点分析系统对斑点分析后得出结果。在双色标记系统中，可同时检测两种细胞因子的分泌细胞频率。

二、实验流程

（1）将适量捕获抗体预先包被 96 孔 ELISPOT 微孔板，4℃孵育过夜。

（2）用 PBS 或 PBST 充分洗涤微孔 5～6 次，用含 10% 胎牛血清（FCS）或 1% 牛血清白蛋白（BSA）的细胞培养基室温封闭 1h 以上。

（3）分离人 PBMC，将适量细胞加入到微孔内进行抗原刺激，盖上板盖，置于 37℃、5% CO_2 细胞培养箱进行培养 12～24h，培养期间不要晃动或移动孔板，使微孔内的 PVDF 膜充分捕获和吸附细胞。

（4）倒去液体，充分洗涤、拍干后，每孔加入 100μl 生物素化的抗细胞因子检测抗体，盖上板盖，置 37℃孵育 1～3h，或 4℃避光孵育过夜。

（5）倒去液体，充分洗涤、拍干后，每孔加入 100μl 酶标记的链酶亲和素，盖上板盖，置 37℃孵育 1～3h。

（6）倒去液体，充分洗涤、拍干后，每孔加入 100μl BCIP/NBT 碱性磷酸酯酶显色试剂，室温下避光反应 5～15min 以完全显色（膜上出现斑点）。

（7）充分洗涤 PVDF 膜，吸水纸上轻拍，使膜干燥（若不能立即计数，应将板倒置保存以免残留的液体流回膜上）。

（8）膜干燥后，用立体解剖显微镜或 ELISPOT 计数分析软件读取斑点数。

*ELISPOT 计数分析软件

（1）强大的斑点处理功能：具有单、双、多色斑点分析功能。

（2）图像自动修复功能：可自动剪切修复每个孔的内圈图像，有效的区分孔壁与孔底的连接处。

（3）单个孔的图片或整块板的图片都可直接复制或导入到 Photoshop、PowerPoint、Word 等软件中进行编辑，同时可将图片转换成 TIFF 或者 JPEG 格式保存。

（4）整块板或单个孔的数据表格都能保存、打印，并且可直接导入、复制到 Excel 与 Word 进行编辑。

（5）重复计数功能：保存的图片、数据可随时重新分析，确保数据准确无误。

*FastShot 自动拍摄软件

（1）图像定位与校正。

（2）支持各种孔透明或不透明微孔板，以及 PVDF 膜、尼龙膜、硝化纤维膜等其他孔底膜。

（3）快速扫描图像。

（4）多功能选择拍摄：可任意指定对整块 ELISPOT 板、列、行或单个微孔进行拍摄。

三、问题及解决策略

（1）为防止损坏 PVDF 膜，微孔板中加样时移液枪的枪头不要接触孔底，去除液体宜采用倾倒的方式，确保每次充分洗涤并用吸水纸拍干液体。

（2）细胞浓度过高或过低都会对 ELISPOT 结果判读造成影响，因此需进行预实验确定 ELISPOT 合适检测细胞浓度，建议初试的细胞浓度范围为 $10^3 \sim 10^6$/孔。

（3）细胞培养过程避免培养箱或 ELISPOT 板产生晃动以至干扰实验结果。

（4）吹板温度过高可能导致 PVDF 膜破裂，注意吹干温度应低于 37℃，风干后的微孔板应保存在密封的容器内，避免暴露于空气和光线下，以防脱色。

（5）为防止 BCIP/NBT 显色后出现背景过深和斑点衰减，尽量避免使用双蒸水清洗 PVDF 膜，宜用洗涤液彻底清洗，放置于 37℃ 15～30min 或室温 60～90min，待 PVDF 膜完全干燥后进行读数（4℃下放置过夜可使读取结果更明显）。

（6）待测孔和对照孔的斑点密度太高的可能原因是孔中细胞太多，建议进行实验确定合适细胞浓度（如 $1 \times 10^4 \sim 1 \times 10^6$/孔）；而待测孔中斑点数量过多但阳性对照孔斑点数量很少，可能原因包括孵育不完全，亲和素、显色液使用前未进行平衡等。

（7）待测孔中斑点数量比预计要少而阳性对照孔正常，可能原因包括：①刺激物的浓度或活性不够，建议在刺激后通过免疫细胞化学法鉴定刺激物的效果；②每孔细胞数量太少，应适量增加细胞数量。

（卢小玲）

参 考 文 献

[1] Fitzgerald KA，O'Neill LAJ，Gearing AJH，et al. The Cytokine Factsbook and Webfacts[M]. 2th ed. Pittsburgh：Academic Press，2001.

[2] Abbas AK，Lichtman AHH，Pillai S. Cellular and Molecular Immunology[M]. 8th ed. Amsterdam：Elsevier Health Sciences，2014.

[3] Coico R，Sunshine G. Immunology：A Short Course[M]. 7th ed. Hoboken：John Wiley & Sons Press，2015.

[4] Rich RR，Fleisher TA，Shearer WT，et al. Clinical Immunology：Principles and Practice[M]. 5th ed. Amsterdam：Elsevier，2018.

[5] Ranieri E，Popescu I，Gigante M. CTL ELISPOT assay[J]. Methods Mol Biol，2014，1186：75-86.

[6] Castillo L，Maccallum DM. Cytokine measurement using cytometric bead arrays[J]. Methods Mol Biol，2012，845：425-434.

[7] 曹雪涛. 免疫学技术及其应用 [M]. 北京：科学出版社，2010.

[8] 柳忠辉，吴雄文. 医学免疫学实验技术 [M]. 2 版，北京：人民卫生出版社，2014.

[9] Atreya R，Neumann H，Neufert C，et al. In vivo imaging using fluorescent antibodies to tumor necrosis factor predicts therapeutic response in Crohn's disease[J]. Nat Med，2014，20：313-318.

第二十二章 光学成像技术在免疫学的应用

现代生命科学技术的发展往往依赖于物理、化学和光学电子等其他领域的技术进步。近年来，随着光电成像技术的不断革新及其在生物医学领域的逐步渗透，通过光电仪器对生理和病理状态下的活细胞行为和分布进行可视化分析的科研方法，诸如活细胞成像（live cell imaging）技术和小动物活体成像（in vivo imaging）技术备受免疫学科研工作者的青睐。本章主要阐述这两种技术的基本原理和应用。

第一节 活细胞成像技术

活细胞成像技术是通过采集、分析显微镜下的图像和视频来研究各种细胞生理、病理行为的方法，能够实时、连续地对特定细胞内和细胞间的生物学事件进行观察。与固定细胞的成像技术提供的"快照"（snapshot）相比，活细胞成像技术不仅可以让人们对细胞动态过程有更加直观的认识，而且可以保持细胞的机能尽可能接近自然状态，在生理环境下对活细胞进行观察和研究，获得较固定组织细胞更加真实可靠的生物学信息。活细胞成像技术现阶段主要依赖于荧光探针分子对特定细胞亚群和亚细胞结构的标记及相对应的

信号转换和分析。本节将对荧光标记技术、活细胞成像的系统构成及其在免疫学领域的应用做初步介绍。

一、荧光标记

荧光探针是一类在特定波长的激发光照射后能够发射出更长波长荧光的化学基团。使用荧光探针对特定的细胞群体或者亚细胞结构进行标记，丰富了人们研究细胞增殖、凋亡和迁移等生理病理过程的手段。利用荧光探针对细胞进行标记的方法有内源性和外源性标记两种。

（一）外源性荧光标记

最传统的荧光标记方案是通过抗体或者其他特异性关联方式，把荧光探针锚定到特定的细胞群体或亚细胞结构上。常用的荧光探针有异硫氰酸荧光素（fluorescein isothiocyanate，FITC）、罗丹明（rhodamine）、吖啶橙（acridine orange）、碘化丙啶（propidium Iodide，PI）和 4，6- 二脒基 -2- 苯基吲哚（4，6-diamidino-2-phenylindole dihydrochloride，DAPI）等。近几年，具有更强荧光信号和稳定性的 Alexa Fluor 系列染料也得到广泛应用。上述荧光素的激发光谱和发射光谱见表 22-1。

各种免疫细胞表达不同的表面标志，可通过

表 22-1 活细胞成像常用荧光素

名称	分子量	激发光 /nm	发射光 /nm	荧光颜色
FITC	389.4	495	530	黄绿色
R-Phycoerythrin（PE）	240	496	575	橙红色
Rhodamine 6G	479.01	530	556	红色
CFSE	557.46	488	525	绿色
Texas Red	628.69	586	605	红色
Alexa Fluor 488	528.4	495	519	黄绿色
Alexa Fluor 594	704.9	590	617	橙红色
Alexa Fluor 680	1 035.0	679	702	红色

特异的单克隆抗体来识别。在活细胞成像实验中，利用这些偶联荧光探针的抗体，可以轻松地对特定免疫细胞亚群进行标记。这些外源性荧光染料对免疫细胞的标记方法在早期活细胞成像实验中被广泛应用，常用的免疫细胞标记抗体见表22-2。

（二）内源性荧光标记

1961年，日本科学家下村修（Osamu Shimomura）首次从水母中分离出在紫外光照射时可以发出荧光的绿色荧光蛋白（green fluorescent protein，GFP）。在随后的工作中，马丁·查尔菲（Martin Chalfie）将GFP基因作为外源蛋白成功地表达在其他生物体内；钱永健（Roger Tsien）则进一步对GFP进行了改造，得到了多种不同颜色的GFP衍生物。GFP及其衍生物的使用为活细胞成像技术研究提供了全新的方案，其意义是在不损伤细胞的前提下，在细胞内表达带荧光的功能蛋白，用于细胞标记和基因表达的指示。鉴于他们三人在GFP研究领域的卓越贡献，下村修、马丁·查尔菲

和钱永健于2008年分享了诺贝尔化学奖。

许多不发荧光的天然蛋白质可以通过共价键和非共价键修饰来偶联荧光染料，但是对于待研究的细胞来说它们都是外源蛋白，通常会一定程度地影响被标记细胞的活性和功能。通过基因重组技术，GFP可以作为内源性蛋白在特定启动子的指导下在特定的细胞群体中和特定的时间诱导表达，为研究活细胞功能提供了非常便捷的手段（表22-2）。

二、图像数据采集和分析

活细胞成像系统一般包括几个主要组成部分：收集并传输生物光学信号的显微成像系统，将光学信号转换成电子信号的CCD相机以及负责信息存储、分析的计算机软硬件（图22-1）。

（一）显微成像系统

1. **荧光显微镜**　显微镜是活细胞成像系统的心脏，最初的活细胞成像实验中使用的显微镜是利用可见光进行成像。尽管明视场显微镜在

表22-2　活细胞成像常用标记探针

	外源性标记		内源性标记
	表面标志	抗体	
中性粒细胞	Gr-1/Ly6G	Anti-Mouse Gr-1	Lys-eGFP
巨噬细胞	Ly-71（F4/80）	Anti-Mouse F4/80	CX3CR1-eGFP
T细胞	CD3	Anti-Mouse CD3	CD4-GFP
B细胞	CD19	Anti-Mouse CD19	AID-GFP
NK细胞	CD161c（NK1.1Ly-59，NKR-P1C）	Anti-Mouse NK1.1	
iNKT细胞	CD3，NK1.1	Anti-Mouse CD3，Anti-Mouse NK1.1	CXCR6-GFP

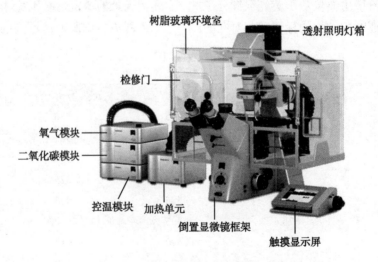

图22-1　活细胞成像显微镜系统组成

早期的活细胞成像中有较多的应用，但较低的对比度和分辨率使其应用受到了相当的限制。近年来荧光显微镜在活细胞成像研究中得到了广泛应用：一方面，荧光探针结合基因重组技术能够对特定细胞或者细胞内超微结构进行标记，与未标记的组分形成良好对比；另一方面，使用不同激发波长和发射波长的荧光染料，可以同时标记不同的细胞亚群或者同一细胞的不同组分。其中，多色（荧光素）标记已经成为生物医学科研中最常用的研究手段之一。

2. 激光共聚焦显微镜 从一个点光源发射的探测光通过透镜聚焦到被观测物体上，如果物体恰在焦点上，那么反射光通过原透镜应当汇聚回到光源，这就是共聚焦。激光扫描共聚焦显微镜（confocal laser scanning microscope，CLSM 或 LSCM）是 20 世纪 80 年代发展起来的一项具有划时代意义的高科技产品，能够对亚细胞结构和细胞动力学过程提供极其精确的三维成像分析。它是在荧光显微镜成像基础上加装了激光扫描装置，激光扫描共聚焦显微镜利用激光束经照明针孔形成点光源对标本内焦平面的每一点扫描，标本上的被照射点在探测针孔处成像，由探测针孔后的光电倍增管（photomultiplier tube，PMT）或冷电耦器件（cooling charge-coupled device，cCCD）逐点或逐线接收，迅速在计算机显示器上形成荧光图像。照明针孔与探测针孔相对于物镜焦平面是共轭的，焦平面上的点同时聚焦于照明针孔和发射针孔，焦平面以外的点不会在探测针孔处成像，这样得到的共聚焦图像是标本的光学横断面，克服了普通显微镜图像模糊的缺点，把光学成像的分辨率提高了 30%～40%。结合使用紫外或可见光激发荧光探针，从而得到细胞或组织内部微细结构的荧光图像，在亚细胞水平上观察诸如 Ca^{2+}、pH 值和膜电位等生理信号及细胞形态的变化，成为细胞生物学、神经科学和免疫学等领域中新一代强有力的研究工具。

3. 转盘共聚焦显微镜 转盘式共聚焦显微镜（spinning disk confocal microscopy，SDCM）是活细胞共聚焦中最成熟的技术之一，其最大优势是在图像质量能够接近甚至达到传统共聚焦分辨率的同时，实现高速扫描。由于每秒可以获得许多共聚焦图像，所以能够获得活细胞快速变化的

图像。转盘共聚焦显微镜中使用多束激光以及基于尼普科夫转盘原理移动的针孔，显著提高了成像的效率和速度。同时，由于转盘共聚焦显微镜成像快速、灵敏度高，有效地减少了激光成像所带来的光漂白和光毒性效应，更适合活细胞的快速动态成像。

4. 双光子共聚焦显微镜 双光子共聚焦显微镜（multiphoton microscopy，MPM）是结合了激光扫描共聚焦显微镜和双光子激发技术的一项新技术。在双光子激发中，荧光分子可以同时吸收飞秒激光器产生的两个高频长波长（低能量）光子，这两个光子的能量叠加后，激发效果和普通共聚焦显微镜中使用的短波长光子相当。而由于采用长波长的激发光源，双光子共聚焦显微镜成像深度能够达到几百到一千微米，非常有利于对动物实质组织（脑、淋巴结等）深部的细胞进行行为观察；同时，长波长激发光光子携带能量较低，也有效地减少了成像所带来的光漂白和光毒性效应；最后，双光子共聚焦显微镜独特的成像原理使得组织内部只有在成像平面的荧光分子才会得到成功地激发，也进一步降低了荧光损伤和荧光漂白效应。

（二）图像分析和处理

对于显微镜成像技术来说，数据（图像）的处理和分析是非常重要的。图像处理的基本目标是将采集的数据优化或者转换成有价值的信息，主要包括降低背景、增强信号和对比度、数据表达等几个方面。人们开发了许多图像分析软件来进行图像处理和数据分析，不同类型的图像和不同的研究样品需要的算法各不相同。在图像分析时，优化图片质量和分辨率的同时，应该确保图片能够反映其蕴含的原始信息。下面简单介绍两款常用的图形分析软件。

1. ImageJ ImageJ 是通过 JAVA 技术开发的图像处理软件，可运行于 Microsoft Windows，Mac OS 和 Linux 等多个平台。ImageJ 能够编辑、分析和处理 TIFF、PNG、GIF、JPEG 以及 BMP 等多种数据格式。同时，ImageJ 是一个开放结构的软件，支持用户自定义插件和宏，也提供免费源代码，程序对硬件要求低，操作简单，而且会有不同背景实验室开发的新插件更新，非常适用于入门级成像研究分析。

2. Image-Pro Plus Image-Pro Plus 是优秀的图像处理分析软件,支持对图像的采集、处理、分析和标注等各种功能。Image-Pro Plus 拥有优秀的性能和友好、易用的界面,并且具有开放的体系结构,易于扩展。同时具有宏记录功能,对于非计算机专业的人士,或者在用户面对大量重复的工作时,能极大地提高工作效率。此外,Image-Pro Plus 支持的系统平台、图像输入方式、图像格式等较其他软件都更为丰富,因此在病理显微图像分析、细胞形态和光密度分析、组化和荧光图像分析、细胞运动自动和手动分析等领域有着广泛的应用。

3. Imaris Imaris 是一款快速、精确且简单易用的三维细胞结构生物显微影像分析处理软件,是生命科学领域显微图像分析中多维图像处理和分析的主导软件,可与图像处理程序 ImageJ/Fiji、3D 无缝拼接软件 Xuv tools 以及 iQ 图像阅读器等进行对接。除了基础的测量、追踪、共定位和可自我编程的软件模块外,还具有丝状体追逐模块的分析功能(可追踪其生长轨迹),漂移矫正功能,填补空腔等功能。

三、活细胞成像技术应用举例

活细胞工作站(live cell station)系统可以在体外模仿活细胞的生活环境,实现对细胞的长时间培养、连续观察,是当今生命科学研究的重要工作平台,现在市场上有多种商业系统推出,并有详尽的产品操作说明。利用活体显微镜结合活细胞成像技术,免疫学家能对淋巴结、胸腺、脾脏、肠系膜、肝脏和关节等多种脏器中免疫细胞的行为进行观察(图 22-2)。本文以 iNKT 细胞在肝脏组织中的行为观察为例介绍如何利用活体显微镜(intravital microscopy)对动物体内活细胞的行为进行观察。

(一)实验原理

Cxcr6$^{GFP/+}$ 小鼠是将 Cxcr6 基因编码区域替换为 GFP 的 cDNA 片段,表达 GFP 的细胞可在脾脏、淋巴结、肠道和肝脏中检测到。杂合子 Cxcr6$^{GFP/+}$

第一步:参数设置

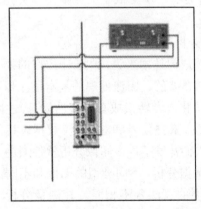

第二步:动物监测

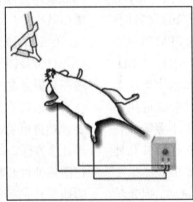

第三步:手术暴露

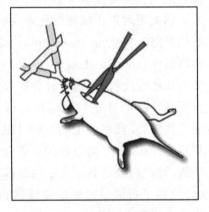

第四步:视野定位

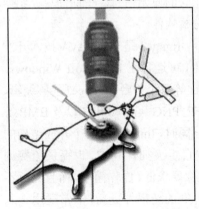

第五步:成像采集

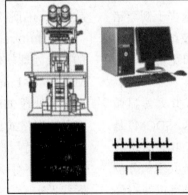

第六步:图像重建

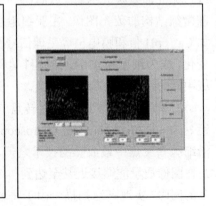

图 22-2 活体显微镜观察器官内免疫细胞的组织固定方案

小鼠与野生型小鼠无差异,因此可用于肝脏、肠道免疫应答中 iNKT 细胞的示踪研究。本实验用 Cxcr6^{GFP/+} 小鼠观察肝脏 iNKT 细胞的运动行为。

(二)试剂与材料

1. 麻醉剂 盐酸氯胺酮和甲苯噻嗪。

2. 矿物油。

3. 组织胶水。

4. 手术器械 眼科剪,显微镊子,头皮针(规格:27-1/2G),医用透明胶带。

5. 激光扫描共聚焦显微镜 LSM710。

(三)实验流程

1. **动物准备** 取 8~10 周 Cxcr6^{Gfp/+} 小鼠,小鼠自由摄食饮水。

2. **小鼠肝脏 iNKT 细胞活体显微镜成像**

(1)麻醉小鼠:使用盐酸氯胺酮和甲苯噻嗪的混合剂对小鼠(8~10 周龄)进行腹腔麻醉(盐酸氯胺酮和甲苯噻嗪浓度均为 10mg/ml,一只 20g 小鼠的麻醉剂量是 400μl 盐酸氯胺酮和 20μl 甲苯噻嗪)。

(2)尾静脉留置:待小鼠深度麻醉之后,用头皮针连接上 1ml 注射器组成留置针,将针管内注满生理盐水,尾静脉穿刺成功后用胶带将留置针和尾巴固定在一起防止其脱落。

(3)固定:将矿物油涂在小鼠腹部,沿肋缘至腋窝中线的中线及外侧切口暴露肝脏。将小鼠置于加热板的右侧,切断连接肝脏和膈肌的镰状韧带,将肝脏边缘小心平铺于载玻片上,底部用极

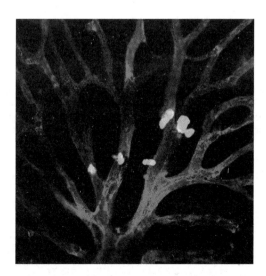

图 22-3 小鼠肝脏中 iNKT 细胞的图像
* 内源性 GFP 标记 iNKT 细胞显示绿色荧光

少量的组织胶水固定。为防止脱水,用生理盐水浸湿的纱布覆盖暴露的腹部组织。

(4)标记:Cxcr6^{Gfp/+} 小鼠体内 iNKT 细胞已被内源性 GFP 标记,在 488nm 激发光下能产生绿色荧光;通过尾静脉注射 10μg Alexa Fluor 647 偶联的 PECAM-1 抗体标记肝血窦,在 650nm 激发光下产生红色荧光。

(5)观察:将固定好肝脏的小鼠置于倒置荧光显微镜下,调整视野,尾静脉注入 Alexa Fluor 647 偶联的 PECAM-1 抗体,调整激发荧光,对肝脏中 iNKT 细胞的活动进行录像(图 22-3)。

第二节 动物活体成像技术

20 世纪末,美国哈佛大学 Weissleder 等人提出了分子影像学(molecular in vivo imaging)的概念。此后,活体状态下对生物进行细胞和分子水平的定性和定量的研究得到了飞速发展。动物活体成像利用特异性分子探针对靶细胞在体内的分布成像,为在动物整体水平实时评价基因的表达、肿瘤的发生和转移、治疗效果、监测移植排斥反应等体内实验带来了极大的便利。动物活体成像技术主要有光学成像、核素成像、磁共振成像、超声成像和 CT 成像五大类,本节主要介绍动物活体光学成像技术的原理和主要操作流程。

一、动物活体光学成像技术原理

动物活体光学成像主要采用生物发光(bioluminescence)与荧光(fluorescence)两种策略。生物发光是用荧光素酶(luciferase)基因标记细胞,而荧光技术则采用绿色荧光蛋白、红色荧光蛋白等荧光报告基因或 FITC、Cy5 和 Cy7 等荧光素进行特异性标记。动物活体成像技术中图像的采集则是应用高灵敏度制冷 CCD 配合特制的成像暗箱和图像处理软件,对动物体内的细胞活动和分布进行实时观察。研究者借此可以观察活体动物体内细胞的生长及转移、特定基因在不同时间和空间的表达等生物学过程。此技术可对同一组实验对象在不同时间点进行记录(无需处死动物),跟踪同一观察目标不同时间点被标记靶细胞的移动及变化,所得到的数据更加丰富、客观和可靠。

（一）生物发光成像

生物发光成像技术中，报告基因（荧光素酶基因）在动物体内表达所产生的荧光素酶与其小分子底物（荧光素）在氧、Mg^{2+} 离子存在的条件下消耗 ATP 产生氧化反应，将部分化学能转化为可见光能释放，被敏感的 CCD 设备捕捉并将这些光电信号转换成图像（图 22-4）。因为是采用报告基因的方法，因此，只有在活细胞内才会产生发光现象，并且光的强度与标记的荧光素酶分子数量呈线性相关。

荧光素酶基因可以被插入多种基因的启动子，成为某种基因的报告基因，从而实现对目标基因表达的监测。常规标记方法是通过分子生物学技术，将荧光素酶基因插到预期观察的细胞染色体内，通过单克隆细胞技术的筛选，培养出能稳定表达荧光素酶的细胞。将标记好的细胞注入小鼠体内，观测前需要注射荧光素酶的底物——荧光素，荧光素脂溶性非常好，且容易透过血-脑屏障，注射一次荧光素能保持小鼠体内荧光素酶标

记的细胞发光 30～45min。每次荧光素酶催化反应只产生一个光子，无法用肉眼观察到，然而利用高度灵敏的制冷 CCD 相机及特别设计的成像暗箱和成像软件，则可检测并记录到这些光子，将光电信号处理并转换为可见的图像。

（二）荧光发光成像

荧光发光是通过激发光激发荧光基团到达高能量状态，随后产生发射光。考虑到不同荧光物质的发射光谱 EX（excitation spectrum）和激发光谱 EM（emission spectrum）的不同，要选择对应的激发和发射滤光片。生物发光与荧光技术的优缺点比较见表 22-3。荧光成像的标记物有荧光蛋白、荧光染料和量子点（quantum dots），荧光成像的标记对象也较为广泛，既可以是动物、细胞、微生物、基因，也可以是抗体、多肽、小分子药物和纳米材料等。荧光蛋白标记通常使用的是 GFP、EGFP、RFP（dsRed）以及其他荧光报告基团，荧光染料常用有 Cy3、Cy5、Cy5.5、Cy7，以及现在广泛应用的 Alexa Fluor 系列染料。量子点

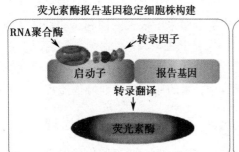
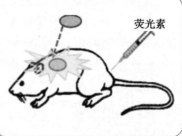
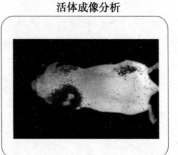

图 22-4　生物发光成像技术原理示意图

表 22-3　生物发光技术与荧光技术的比较

	生物发光	荧光
优点	高灵敏度,快速,方便,低成本	荧光染料、蛋白标记能力强
	不需要激发光	多种蛋白及染料可用于多重标记
	特异性强,无自发荧光	可同时用于 FACS 分选
	易穿透细胞膜,血-脑屏障等	可衔接体内实验和体外实验,保持研究的连贯性,未
	精确定量	来可能用于人体
缺点	信号较弱,需要灵敏的 CCD 镜头	非特异性荧光限制灵敏度
	需注入荧光素,成本高	需要不同波长的激发光
	抗体、多肽等不能用生物发光标记,很难用于人体	很难精确定量
		荧光染料可能有毒性
应用领域	报告基因表达,细胞、病毒、细菌等示踪	报告基因表达,细胞、病毒、细菌、蛋白和小分子等示踪

是一种能发射荧光的半导体纳米微晶体,尺寸在100nm以下。量子点作为一种新的荧光标记物,其发光强度是有机荧光染料的20倍,并具有荧光发光光谱较窄、量子产率高、不易漂白、激发光谱宽、颜色可调、光化学稳定性高和不易分解等诸多优点。

体内发光成像实验中,首先需要考虑的因素是穿透性,与生物发光在动物体内的穿透性相类似,长波长红光的穿透性在体内比蓝绿光的穿透效率高,因而观测生理指标的最佳选择是近红外荧光。

二、动物活体成像流程

动物活体成像的基本流程如图22-5所示。

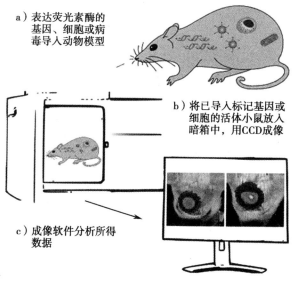

a）表达荧光素酶的基因、细胞或病毒导入动物模型

b）将已导入标记基因或细胞的活体小鼠放入暗箱中,用CCD成像

c）成像软件分析所得数据

图22-5　动物活体成像流程图

(一)制备标记细胞并导入动物模型

(1)生物发光成像中细胞的制备,包括构建报告基因、细胞转染和筛选、建立稳定表达的细胞,再将该细胞输入体内,建立相应的动物模型。

(2)荧光发光成像中细胞的制备,主要是利用荧光蛋白、荧光染料或量子点偶联的抗体对目标细胞进行标记。

(3)根据实验需要将已标记的细胞或组织通过尾静脉注射、皮下移植和原位移植等方法接种到动物体内。实验前应慎重考虑实验目的以选择荧光标记,如标记荧光波长较短,则穿透效率不高,因而建模时不宜接种于深部脏器和观察体内

转移。但可以用于观察皮下瘤或解剖后直接成像脏器。多数深部脏器和体内转移的成像宜选用荧光素酶标记方法。

(二)活体成像

标准的动物活体成像系统包括气体吸入式麻醉系统、影像观察暗箱、荧光激发光源系统(生物发光不需要激发滤光片,只需要发射滤光片)、CCD(图像摄取系统)、图像工作站(计算机)和专业图像摄取和分析软件。将已麻醉固定的动物放入成像暗箱平台,软件控制平台升降到一个合适的视野,调节到适合的平台温度后,首先自动开启照明灯(明场)拍摄背景图。然后,自动关闭照明灯,在无外界光源的条件下(暗场)拍摄由小鼠体内发出的特异光子,前后两次拍摄之间切勿移动动物位置,明场与暗场的背景图叠加后可以直观地显示动物体内特异光子的部位和强度。值得注意的是:荧光成像应选择合适的激发和发射滤光片,生物发光成像只需要成像前向动物体内注射相应底物以激发发光。

(三)数据处理

动物活体成像图像处理软件除了提供含有光子强度标尺的成像图片外,还能计算分析发光面积、总光子数和光子强度的相关参数供参考(根据具体的仪器说明书进行操作)。

(四)影响实验的因素

(1)同一批实验应保持曝光时间一致,同时还应保持标本相对位置和形态的一致,从而减少实验误差。

(2)动物皮毛中的黑色素是皮毛中主要的自发荧光光源,其发射波长峰值在500～520nm。因此,利用绿色荧光作为成像对象时,毛发产生的非特异性荧光会影响到检测灵敏度和特异性。动物尿液或其他杂质在成像中也会提供一些非特异性荧光信号。

(3)荧光素酶成像中,在对动物进行底物注射时,底物浓度的高低以及量的多少,都会对成像的快慢和荧光的强弱造成影响。因为荧光素酶成像是一种酶和底物的生化反应,生物荧光成像不可避免地受到了底物浓度和动物体内温度的影响,因此活体成像系统的暗箱和检测平台都应保持良好的恒温状态,以保证动物的体温恒定在37℃,减少实验误差。

（4）对于不同的动物模型，发光动力学过程并不完全一致，最好先进行预实验确定发光信号最强的时间范围。

三、动物活体成像在免疫学中的应用实例

小动物活体成像技术已在生命科学、临床医学以及药物研发等领域得到较广泛的应用。在免疫学研究中，活体光学成像技术越来越受到科研工作者的青睐，以监测免疫相关疾病的发生发展及治疗。下面以移植物抗宿主病（graft versus host disease，GVHD）为例，介绍动物活体成像在免疫学中的应用。GVHD是移植后供者的T淋巴细胞，经受者发动的一系列"细胞因子风暴"刺激，大大增强了其对受者抗原的免疫反应，继而出现多系统损害（皮肤、食管、胃肠和肝脏等）的全身性疾病。利用活体光学成像技术，可以实时检测供体细胞在受体内的生存状态。

（一）试剂与材料

1. FVB/N 小鼠（H-2^q，Thy1.1）。
2. FVB-L2G85 转基因小鼠。
3. Balb/c 小鼠（H-2^d，Thy1.1）。
4. IVIS CCD Imaging System 100。
5. Living Imaging Software。

（二）实验流程

1. 移植物脾细胞的标记　FVB-L2G85 转基因小鼠是以 FVB/N 小鼠为背景构建的表达荧光素酶的转基因小鼠，其脾脏的 T 细胞和造血干细胞都表达荧光素酶，利用生物发光成像技术即可活体实时监测移植的脾细胞在受者小鼠体内的生存状态。

2. 移植物抗宿主病动物模型的制备　移植脾细胞前，受者小鼠先接受致死剂量的放射处理（Balb/c 受者小鼠接受 400cGy 剂量的照射，FVB/N 小鼠接受 450cGy 剂量的照射），然后尾静脉注入 FVB-L2G85 转基因小鼠的骨髓细胞以重建造血干细胞，之后再诱导同基因或异基因移植动物模型。

同基因移植动物模型：选择 FVB-L2G85 转基因小鼠作为脾细胞供者，FVB/N 小鼠作为受者，FVB-L2G85 转基因小鼠与 FVB/N 小鼠是同基因小鼠，将 FVB-L2G85 转基因小鼠的脾细胞移植给受者 FVB/N 小鼠后不会发生移植物抗宿主反应。

异基因移植动物模型：选择 FVB-L2G85 转基因小鼠作为脾细胞供者，Balb/c 小鼠作为受者（FVB-L2G85 转基因小鼠与 Balb/c 小鼠是同种异基因小鼠，将 FVB-L2G85 转基因小鼠的脾细胞移植给受者 Balb/c 小鼠后会发生移植物抗宿主反应），将 FVB-L2G85 转基因小鼠的脾细胞移植给受者 Balb/c 小鼠，在移植后不同时间点通过活体成像观察移植后免疫细胞在各脏器中的分布情况。

3. 活体成像分析　成像前，预先给予小鼠腹腔注射荧光素（150g/kg），将其放入影像观察暗箱，利用 IVIS100 CCD 成像系统完成成像操作。如图 22-6，与同基因移植相比，异基因移植的受者小鼠的化学发光信号在移植后的 6 天内显著增强。在移植后的第 1 天，小鼠的腹部、脾和颈淋巴结区域可看到信号；移植后的 3～4 天，腹部的信号强度增加而且更加密集。值得注意的是，移植后的第 5 天，小鼠全身的信号最强，应调整相机的相应设置以调节信号强度（提示实验前可进行预实验以掌握光信号的强度，防止信号的过强或过弱），因此下图中下排最后的 d5 和 d6 图是经过调整后的图像，由此可以观察到移植后的 5-6 天小鼠的耳部和脚爪部位有可见信号（有免疫细胞的增殖和浸润）。

4. 离体成像分析　活体成像完成后，给予小鼠腹腔注射附加剂量的荧光素，5min 后，处死小鼠。选择欲成像观察的组织，及时给予加工处理（注意组织加工过程不易超过 3min），然后再成像 5min 收集信号。图像数据可以通过 Living Image 和 Igor 软件分析和计算。如图 22-7，与同基因移植相比，异基因移植的脾细胞在渗入黏膜之前已经开始向离体器官胃肠道段和脾脏迁移并增殖，移植后的第 6 天信号强度达到峰值。

离体化学发光成像可以在感兴趣的器官部位呈现高分辨的图像、显示信号焦点，为组织化学染色中包埋的目标组织的选取提供重要指导。除此之外，根据成像的结果，选取特定组织提取细胞还可以用于流式分析。

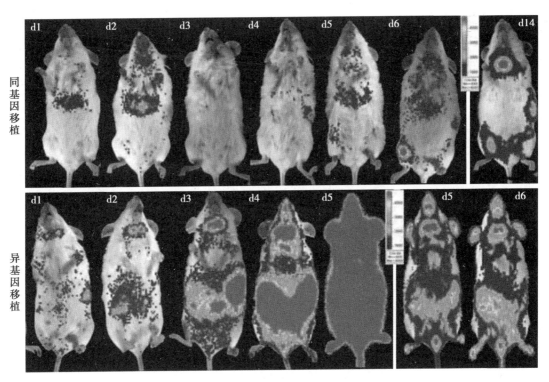

图 22-6　同种异体移植后活体光学成像

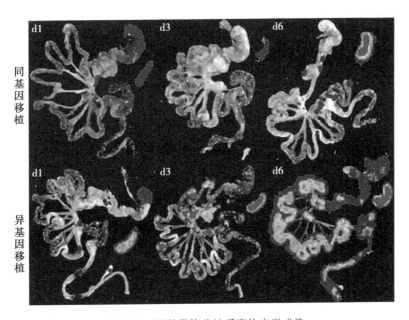

图 22-7　同种异体移植后离体光学成像

（周　洪　温　爽）

参 考 文 献

[1] 戈德曼，斯瓦罗. 活细胞成像 [M]. 斯佩克特，方玉达，译. 北京：科学出版社，2012.

[2] Pittet MJ, Weissleder R. Intravital imaging[J]. Cell, 2011, 147: 983-991.

[3] Stephens DJ, Allan VJ. Light microscopy techniques for live cell imaging[J]. Science, 2003, 300: 82-86.

[4] Laudanna C, Constantin G. New models of intravital microscopy for analysis of chemokine receptor-mediated leukocyte vascular recognition[J]. J Immunol Methods, 2003, 273: 115-123.

[5] Sumen C, Mempel TR, Mazo IB, et al. Intravital micro-scopy: visualizing immunity in context[J]. Immunity, 2004, 21: 315-329.

[6] Beilhack A, Schulz S, Baker J, et al. In vivo analyses of early events in acute graft-versus-host disease reveal sequential infiltration of T-cell subsets[J]. Blood, 2005, 106: 1113-1122.

第二十三章 免疫相关动物模型建立

动物模型（animal model）是利用生物医学等手段在动物体内模拟或造成疾病的状态。许多免疫相关疾病的病因及发病机制目前尚不完全清楚，且由于伦理学的限制，许多研究不能直接采用人类疾病病人，因此，建立能够反映人类疾病的动物模型对于了解疾病的发病机制以及探寻新的治疗手段至关重要。目前，就免疫性疾病的动物模型而言，大致可分为自发性和诱导性两大类。自发性动物模型是指特殊品系的动物，在出生后的特定时期可自发产生免疫性疾病，如自发性系统性红斑狼疮（systemic lupus erythematosus，SLE）小鼠模型和自发性2型糖尿病小鼠或大鼠模型等。诱导性动物模型则是利用人工方法给动物注射抗原、药物或化学制剂等诱导其产生相应的免疫性疾病，如诱导动物的SLE模型和实验性自身免疫性脑脊髓炎（experimental autoimmune encephalomyelitis，EAE）模型等。

近些年来，因人工诱导免疫性疾病的动物模型种类较多，且方便易行，故在研究疾病的发病机制、致病因素和防治等方面的应用相对较多。鉴于不同免疫相关动物模型原理及制备方法可以相互借鉴，因此本章主要阐述Ⅰ型超敏反应、类风湿关节炎、EAE、SLE以及溃疡性结肠炎的动物模型的建立方法。

第一节　Ⅰ型超敏反应动物模型

超敏反应（hypersensitivity）是指已致敏的机体再次受到相同抗原刺激时引发的病理损伤或生物功能紊乱。引起Ⅰ型超敏反应的抗原又称为变应原（allergen），其中Ⅰ型超敏反应（又称过敏反应）主要由IgE型抗体介导。由于现在研究药物的药效学时，一般先要确定受试药物是否能诱发Ⅰ型超敏反应，然后再考虑对其他类型超敏反应

的影响，故Ⅰ型超敏反应的动物模型，如大鼠同种被动皮肤过敏反应（passive cutaneous anaphylaxis，PCA）的应用较为常见。

一、大鼠同种被动皮肤过敏反应模型

1. **实验动物**　健康大鼠，体重90～100g和150～200g。

2. **试剂与材料**

（1）卵清蛋白。

（2）硫酸钠（Na_2SO_4）。

（3）百日咳杆菌。

（4）伊文思蓝生理盐水溶液。

3. **实验流程**

（1）制备抗血清：先将抗原卵清蛋白经硫酸钠（Na_2SO_4）重结晶3～5次，然后给体重为90～100g的大鼠肌内注射生理盐水稀释的卵清蛋白，剂量为10mg/kg体重，同时给大鼠腹腔注射百日咳杆菌佐剂。此外，也可将天花粉用4%氢氧化铝凝胶配制成5mg/ml的抗原混悬液，用氢氧化铝凝胶作为佐剂给大鼠4个足跖注射（0.1ml/个足跖）。上述任选一种方法致敏大鼠10～14天后，行大鼠眼内眦静脉采血，分离血清后置冰箱保存备用。

（2）皮肤致敏注射：取150～200g的健康大鼠，乙醚麻醉后背部备皮，将1:20～1:80稀释的抗血清注射至大鼠背部皮内，每一种稀释液注射2个点，每点0.1ml，至少注射2个稀释度的抗血清（4个点以上）。

（3）抗原攻击处理：大鼠皮肤致敏注射抗血清48h后，再静脉注射0.5%伊文思蓝生理盐水溶液（内含卵清蛋白1mg或天花粉1mg）1ml，20min后处死大鼠。

4. **过敏反应的病情评价**　抑制百分率的计算：①处死的大鼠可据背部皮肤上的蓝色反应斑

的直径计算抑制百分率。②将蓝染皮肤剪下、剪碎，加入丙酮 - 生理盐水（7:3）混合液 5～6ml，浸泡过夜，次日离心，用分光光度计（λ=610nm）测吸光度；或将剪碎的皮片加浓盐酸 1～2ml，30min 后用玻璃棒搅动使其溶解，再加 5% 磷钨酸 - 无水乙醇 5～6ml，混匀离心，测吸光度（λ=610nm）。取两组的吸光度平均值，按下列公式计算抑制百分率（此法较直径测量法准确）。

$$抑制百分率（\%）=\frac{对照组蓝斑直径或吸光度 - 用药组蓝斑直径或吸光度}{对照组蓝斑直径或吸光度}×100\%$$

二、小鼠耳部异种被动皮肤过敏反应模型

1. 实验动物　健康小鼠，体重约为 20g。

2. 主要试剂

（1）卵清蛋白。

（2）硫酸钠（Na_2SO_4）。

（3）百日咳杆菌。

（4）伊文思蓝生理盐水溶液。

3. 实验流程

（1）抗血清制备：参见大鼠同种被动皮肤过敏反应模型中的方法制备。

（2）皮肤致敏和抗原刺激：小鼠两耳廓皮内各注射大鼠抗血清 20μl。48h 后进行抗原攻击，即尾静脉注射 0.5% 伊文思蓝溶液 0.25ml（内含卵清蛋白或者天花粉）。30min 后将小鼠颈椎脱白处死，剪下耳廓（蓝染部位全部剪下）。

4. 过敏反应的病情评价　将两只耳廓置于试管内，加入 1mol/L KOH 溶液 0.75ml，37℃消化过夜。之后加入 0.6mol/L 磷酸与丙酮（5:13）的混合液 3.5ml，涡旋振荡后以 2 500r/min 离心 15min。取上清液测吸光度（λ=640nm）。受试药物的抑制百分率按大鼠同种被动皮肤过敏反应法计算。

第二节　类风湿关节炎动物模型

类风湿关节炎（rheumatoid arthritis, RA）多发于人类 20～45 岁，女性发病率高于男性，属于弥漫性结缔组织病，以累及全身多个关节的滑膜炎为主要病理表现。发病与自身免疫、感染和遗传等因素相关。RA 的动物模型种类繁多，包括大鼠的佐剂诱导性关节炎及链球菌细胞壁诱导性关节炎，小鼠的胶原诱导性关节炎及抗体诱导性关节炎，同时有些品系的动物可以自发出

现关节炎，例如 MRL/1pr、Biozzi H、NZB/DB 以及 DBA/1 小鼠。关节炎模型之间的特点各有异同，应根据实验目的选择相应的关节炎模型。本书仅介绍胶原诱导性关节炎（collagen-induced arthritis, CIA）小鼠模型以及胶原抗体诱导性关节炎（collagen antibody-induced arthritis, CAIA）小鼠模型的制备方法。

一、胶原诱导性关节炎小鼠模型

1. 实验动物　6～8 周雄性 DBA/1 小鼠。

2. 主要试剂

（1）牛Ⅱ型胶原。

（2）冰醋酸。

（3）含有 5mg/ml 灭活结核分枝杆菌 H37Ra 的弗氏完全佐剂（Freund's complete adjuvant）。

（4）弗氏不完全佐剂（Freund's incomplete adjuvant）。

3. 实验流程

（1）将购买的牛Ⅱ型胶原与 0.05mol/L 冰醋酸混匀，充分搅拌溶解后置 4℃冰箱过夜。

（2）加入等量的 CFA 混合乳化，胶原终浓度为 1mg/ml。

（3）在大鼠背部、腿部和尾根部皮内多点注射Ⅱ型胶原乳剂，每只小鼠注射 0.1ml，记为免疫第 0 天。

（4）初次免疫后第 21 天对小鼠进行加强免疫：给每只小鼠注射 0.1ml Ⅱ型胶原 / 弗氏不完全佐剂乳化液。

（5）标记小鼠。

（6）加强免疫后隔日进行一次关节炎指数评价。

二、胶原抗体诱导关节炎小鼠模型

1. 实验动物　8～10 周龄的 C57BL/6 小鼠或者 BALB/c 小鼠。

2. 主要试剂

（1）多克隆Ⅱ型胶原抗体。

（2）脂多糖。

3. 实验流程

（1）每只小鼠尾静脉注射100μl多克隆Ⅱ型胶原抗体，记为免疫第0天。

（2）免疫第3天，每只小鼠腹腔注射脂多糖25μg。

（3）标记小鼠。

（4）免疫第0天开始每天对小鼠进行关节炎指数评价。

三、关节炎病情评价

1. 关节炎指数　0～4级评分法：0级，无红肿；1级，足小趾关节红肿；2级，趾关节和足趾部肿胀；3级，踝关节以下的足爪肿胀；4级，包括踝关节在内的全部足爪肿胀（图23-1A、B）。

2. 足容积　用毛细血管放大装置测量双后足容积，每隔7天测量1次。

3. X线检查或CT检查　初次免疫后40天，进行动物的双踝关节X线摄片（图23-1C、D）或CT检查。

4. 关节组织病理学检查　初次免疫后42天处理动物，取鼠爪置于10%甲醛溶液中固定24h，然后脱钙，纵向剖开踝关节，行石蜡包埋和切片，HE染色后置光镜下观察（图23-1E、F）。

5. 关节病理学评分　根据关节周围炎症、滑膜增生（血管翳形成）及软骨下骨质破坏程度进

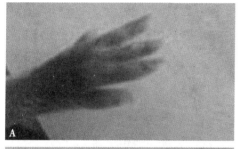
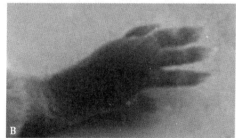
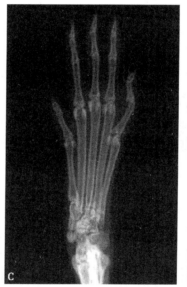
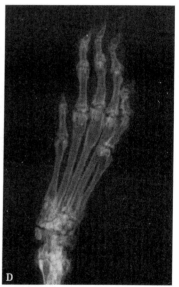
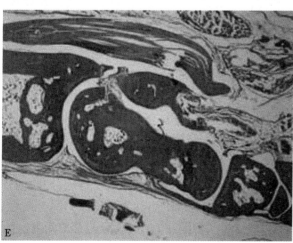
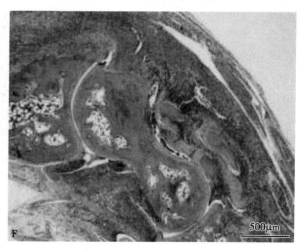

图23-1　小鼠关节炎病情评价

关节炎指数：0级（A，对照组小鼠足爪）和4级（B，CIA小鼠足爪）；小鼠关节X线：对照组小鼠足爪（C）和CIA小鼠足爪（D）；小鼠关节HE染色：对照组小鼠足爪（E）和CIA小鼠足爪（F）

行评分,其中每项观察指标为轻、中、重3级,累计3项指标的得分为每只动物关节炎病变的评分,最低为0分,最高分为9分。

第三节　实验性自身免疫性脑脊髓炎模型

实验性自身免疫性脑脊髓炎(experimental autoimmune encephalomyelitis,EAE)是通过诱导实验动物产生针对神经髓鞘髓磷脂表位的免疫应答,而产生的一种中枢神经系统炎症性脱髓鞘疾病,该模型通常被用来作为研究Th1和/或Th17介导的、器官特异性的自身免疫性疾病的模型,是人多发性硬化(multiple sclerosis,MS)的基础动物模型。本章介绍两种诱导EAE模型的经典方法:即髓磷脂抗原诱导的主动免疫模型和过继转移活化的髓磷脂特异性T细胞诱导的被动免疫模型。

一、EAE主动免疫模型

1. 实验动物　8~12周的雌性小鼠,最常用的品系为SJL/J、C57BL/6小鼠或B10.PL小鼠,SPF环境饲养,常规筛查感染,包括小鼠肝炎病毒。

2. 试剂与材料

(1)含有5mg/ml灭活结核分枝杆菌H37Ra的弗氏完全佐剂(Freund's complete adjuvant)。

(2)不低于90%的HPLC纯度合成的髓磷脂多肽(表23-1),以冻干粉的形式保存于-20℃密封好的干燥器中。使用时用无菌PBS溶解,浓度为8mg/ml,高浓度的多肽可于-80℃保存。致脑炎蛋白或多肽,或者脊髓匀浆包括蛋白脂质蛋白(proteolipid protein,PLP)、髓磷脂碱性蛋白(myelin basic protein,MBP)、髓磷脂少突细胞糖蛋白(myelin oligodendrocyte glycoprotein,MOG)或者上述蛋白相应的致脑炎多肽片段。根据易感小鼠的品系选择相应的抗原,见表23-1。

(3)磷酸盐缓冲液(Phosphate-Buffered Saline,PBS)。

(4)1ml、5ml及10ml的玻璃注射器。

(5)四通塑料旋塞。

(6)1ml塑料注射器。

(7)25号针和27号针。

(8)氟西汀。

(9)百白破毒素,用PBS将冻干粉重悬至终浓度为2μg/ml,4℃保存。

(10)2mm耳部钻孔机。

注:蛋白重悬后应进行无菌过滤,PBS、注射器、旋塞以及针均应经过无菌处理。

3. 实验流程

(1)计算需要的多肽以及弗氏完全佐剂的用量:通常每只小鼠用含100μg髓磷脂多肽以及弗氏完全佐剂的乳浊液100μl,以足够诱导出高发病率的EAE模型。因此所需的多肽总量为100×n(n为需要免疫的小鼠数量)。用PBS稀释多肽存储液至1μg/μl。

(2)乳浊液的制备:每1ml乳浊液需要混合500μl弗氏完全佐剂,375μl PBS以及125μl的多肽存储液(浓度为8mg/ml)。将2个分别装有弗氏完全佐剂以及多肽溶液的玻璃注射器用旋塞连接,尽量去除注射器内的气体,通过反复推送将液体充分混合。注射器应部分没于冰内,定期将1滴混合液滴入装有PBS的器皿中,如液滴分解扩散则继续混合,如液滴形态不变则说明乳浊液混合充分,可用于免疫小鼠。通常2ml液体需要混合20~25min,如乳浊液用量增加,则混合需要更长的时间。乳浊液混合充分后尽快使用,避免长时间置于冰上。

(3)将乳浊液转移至塑料注射器内:将所有乳浊液推入一个玻璃注射器,取下空的玻璃注射器,换用塑料注射器,缓慢将乳浊液推入塑料注射器,重复推送注射器直到将所有混合物推入塑料注射器内。

(4)麻醉小鼠:将氟西汀储存液用无菌PBS稀释。充分振荡,使用前56℃预热。每只小鼠用27号针按照250mg/kg的剂量进行腹腔注射。通过间断捏足趾评估小鼠意识,当小鼠不能收回下肢时认为麻醉已经充分。小鼠应该在注射后几分钟内被麻醉。

(5)免疫小鼠:用25号针给每只小鼠的背部注射0.1ml乳浊液。将等量的乳浊液分别注射在小鼠背部的4个部位。上部的注射点尽量接近腋窝淋巴结,下部的注射点尽量接近腹股沟淋巴结。

(6)注射百白破毒素:在免疫的第0天和第2天,用27号针通过腹腔注射或者静脉注射方法给每只小鼠注射100μl含300ng百白破毒素的PBS液体。

表 23-1　在 EAE 主动免疫模型中小鼠品系以及相应的诱导蛋白

小鼠品系	H-2 型	肽	序列
SJL/J	H-2	MBP 89-101	VHFFKNIVTPRTP
		MBP 84-104	VHFFKNIVTPRTPPPSQGKGR
		PLP 139-151 b	HSLGKWLGHPDKF
		PLP 104-117	KTTICGKGLSATVT
		PLP 178-191	NTWTTCQSIAFPSK
		PLP 57-70	YEYLINVIHAFQYV
		MOG 92-106	DEGGYTCFFRDHSYQ
PL/J, B10.PL	H-2 u	MBP Ac1-11	Ac-ASQKRPQRHG
		PLP 178-191	NTWTTCQSIAFPSK
		MBP 35-47	TGILDSIGRFFSG
		PLP 43-64	EKLIETYFSKNYQDYEYLINVI
(PL/J × SJL/J) F1	H-2 s/u	MBP Ac1-11	Ac-ASQKRPQRHG
		PLP 43-64	EKLIETYFSKNYQDYEYLINVI
		PLP 139-151	HSLGKWLGHPDKF
C57BL/6	H-2 b	MOG 35-55	MEVGWYRSPFSRVVHLYRNGK
		PLP 178-191	NTWTTCQSIAFPSK
C3H	H-2 k	PLP 103-116	YKTTICGKGLSATV
SWR	H-2 q	PLP 215-232	PGKVCGSNLLSICKTAEF
(SJL/J × B10.PL) F1	H-2 s/q	PLP 139-151	HSLGKWLGHPDKF
		PLP 178-191	NTWTTCQSIAFPSK
		MBP Ac1-11	Ac-ASQKRPQRHG
(SJL/J × C3H/HeJ) F1 c	H-2 s/k	PLP 190-209	SKTSASIGSLCADARMYGVL
		PLP 215-232	PGKVCGSNLLSICKTAEFQ
BALB/cPt c	H-2 d	PLP 178-191	NTWTTCQSIAFPSK
NOD	H-2 g7	PLP 48-70	TYFSKNYQDYEYLINIHAFQYV
		MOG 35-55	MEVGWYRSPFSRVVHLYRNGK

注：在部分 EAE 模型中需要注射百白破毒素，并非所有模型都需要。

（7）使用耳部钻孔机标记小鼠。

（8）观察小鼠直至小鼠完全清醒。通常小鼠会在 40min 内清醒。

（9）给小鼠打分：从第 7 天开始，每日监测小鼠的神经症状的进展。

二、EAE 被动免疫模型

1. **实验动物**　供体小鼠为如上描述进行主动免疫的动物模型，初次免疫后小鼠放置 7～14 天，供体小鼠与受体小鼠的比例根据过继转移所需活化细胞的数目确定。在一些特殊情况下不需要建立主动免疫小鼠模型，如通过体外实验途径获得髓磷脂特异性 T 细胞或者致脑炎 T 细胞系。

受体小鼠为与供体小鼠同属系的小鼠。

2. **试剂与材料**

（1）细胞培养液。

（2）无菌 Hanks 平衡盐溶液（Hanks Balanced Salt solution，HBSS）。

（3）70μm 无菌一次性细胞筛。

（4）无菌 ACK 裂解液。

（5）50ml 圆锥离心管。

（6）台盼蓝。

（7）血细胞计数器。

（8）24 孔板。

（9）如上文描述的合成鞘磷脂多肽。

3. **实验流程**

（1）如上所述建立小鼠主动免疫模型，但是不注射百白破毒素。

（2）免疫后第 10 天和第 16 天处死小鼠。

（3）引流淋巴结取材：在无菌环境下取腋窝

淋巴结以及腹股沟淋巴结，置于 HBSS 液中。

（4）用无菌的 3ml 或者 5ml 注射器的活塞在细胞过滤器或者网筛上研磨压碎淋巴结。研磨过程中不断用 1～2ml 无菌 HBSS 将黏附细胞从滤网冲洗至 50ml 圆锥管中。除去杂物和结缔组织。

（5）将 50ml 圆锥管以 300g/min 的转速离心 7min。

（6）用 7.5ml ACK 裂解液重悬细胞沉淀，室温放置 1～2min。加 12.5ml 培养基，混合均匀，以 300g/min 的转速离心 7min。

（7）用 20ml HBSS 重悬细胞沉淀，吹打细胞。重复 2 次清洗上述细胞。

（8）用台盼蓝染色计数活细胞数目，预期产量为每只鼠获取 5×10^7～7×10^7 个细胞。

（9）重悬细胞至浓度为 4×10^6/ml。在培养基中加 50μg/ml 髓磷脂多肽。在一些模型中，如用 MOG_{35-55} 免疫 C57BL/6 小鼠模型，还需在培养基中加入 IL-12 或者 IL-23。

（10）将细胞悬液转移至 24 孔板，每孔加 2ml 液体。在 37℃含有 7.5% CO_2 的细胞培养箱中培养。

（11）培养 96h 后，收集细胞置于 50ml 圆锥管中，300g/min 离心 12min，弃去上清，用相对少量的 HBSS 清洗细胞 2 次。

（12）如果需要诱导鞘磷脂特异性 T 细胞向 Th1 或者 Th17 分化，用 $PLP_{139-151}$/弗氏不完全佐剂免疫 SJL 小鼠或者用 MOG35-55/弗氏完全佐剂免疫 C57BL6 小鼠，并且不使用百白破毒素。

诱导 Th1 分化的条件：5ng/ml rmIL-12, 2ng/ml rmIFN-γ, 10μg/ml αIL-4（clone A11B11), 10mg/ml αIL-23 p19；

诱导 Th17 分化的条件：5ng/ml rmIL-23, 10ng/ml IL-1α, 25μg/ml αIFN-γ 及 10μg/ml αIL-4。

Th0 培养作为对照：10μg/ml αIL-12 p40。

鞘磷脂多肽浓度：50μg/ml。

（13）细胞用 $75cm^2$ 的培养瓶以 4×10^6～5×10^6/ml 的浓度培养。

（14）用台盼蓝染色计算活细胞，细胞产量应为初始培养的 60%～80%。

（15）以 300g/min 的转速离心 7min。用 PBS 重悬细胞沉淀至浓度为 30×10^6/0.2ml。通常 $CD4^+$ T 细胞接近总细胞数的 20%～30%。

（16）用 $CD4^+$ T 细胞提纯试剂盒获取高纯度的 $CD4^+$ T 细胞。用流式细胞术检测 T 细胞纯度，同时用 ELISPOT 方法检测 T 细胞表型。4×10^6/0.2ml 纯化的 T 细胞可以诱导小鼠在第 5～7 天达到 EAE 病情高峰，可以根据实验设计的需求滴定细胞数以延长发病时间以及疾病的严重程度。

（17）用配有 25 号针头的 1ml 塑料注射器，给每只小鼠皮下或者静脉注射 0.2ml 细胞悬液。

（18）从第 5 天开始，每日根据小鼠神经系统损伤的程度进行疾病评分。小鼠通常在细胞过继转移后第 5～8 天发病。接受 Th17 诱导分化的小鼠通常比 Th1 细胞发病早 1～2 天。

三、EAE 小鼠病情评价

1. 将小鼠置于光滑平面上，观察其步行姿态。

2. 如无明显四肢轻瘫，则抓住小鼠颈后，观察其是否会自主抬起尾巴。如小鼠不抬起尾巴或者只是瞬间抬起尾巴，则用食指轻弹小鼠足趾。

3. 抓住小鼠尾巴，让其背部着地，观察其转身所需时间。健康的小鼠会立即转身，时间延迟说明小鼠存在肢体运动障碍。

4. 将小鼠放在鼠笼上，观察其从一段到另一端所需时间，尤其要观察小鼠经过金属栅栏之间时下肢是否滑动。

5. 观察肢体完全瘫痪的症状。小鼠下肢部分瘫痪评为 3 分，如一侧或双侧下肢完全瘫痪评为 4 分。

6. 如下进行评分：

0 分：健康小鼠。没有神经机能障碍的症状。

1 分：仅有小鼠尾部跛行。小鼠被抓起时小鼠尾部软弱无力。

2 分：后肢轻瘫，但是没有明显的腿部拖拽。小鼠无法完成后翻实验，走路呈蹒跚步态。当小鼠放置在金属笼子上行走时，频繁出现滑动，有一个或者更多肢体掉入金属栅栏间。

3 分：后肢部分瘫痪，出现一侧或双侧下肢拖曳，但是部分动作仍能完成。

4 分：完全下肢瘫痪。

5 分：濒死状态。小鼠双侧下肢甚至一侧上肢完全瘫痪。伴有明显的体重减轻，呼吸费力。

如小鼠病灶位于脑干或者小脑，则 EAE 小鼠表现出不典型的共济失调症状，评分如下：

0 分：健康。

1 分：小鼠部分倾斜，足爪掉入鼠笼栅栏间。

2 分：倾斜、摔倒。

3 分：小鼠重度倾斜，转圈行走。

4 分：小鼠不能行走，仅能旋转。

5 分：濒死状态。

第四节 系统性红斑狼疮

系统性红斑狼疮（systemic lupus erythematosus，SLE）是自身免疫性疾病之一，可引起多种器官的损害、出现广泛的自身抗体谱。目前已经建立多种 SLE 动物模型，包括某些特定基因型小鼠来源的自发性 SLE 动物模型以及特定物质引起的诱导性 SLE 动物模型，表 23-2 将自发性和诱导性 SLE 小鼠模型进行了简要的比较，根据实验目的可以酌情选择相应的动物模型。本书主要介绍姥鲛烷诱导的 SLE 动物模型。

表 23-2 自发性和诱导性 SLE 小鼠模型的比较

	小鼠 SLE 模型	
	自发性	诱导性
小鼠品系	NZB、NZB/NZWF1、MRL/Lpr 鼠、MRL/n 及 BXBS 鼠	SJL 鼠、BALB/c 鼠、B6、DBA/2 鼠等
注射物质	无	降植烷、dsDNA 类似肽、淋巴细胞或核小体等
临床表现	能产生多种自身抗体（如 ANA 和 dsDNA 抗体）和免疫复合物性肾炎等	同左
侧重研究	遗传因素等对发病的影响	环境、感染、激素等对发病的影响

1. **实验动物** 6～8 周成年小鼠，如 BALB/c。

2. **主要试剂** 姥鲛烷。

3. **实验流程**

（1）准备注射器和 0.5ml 的姥鲛烷。

（2）手持小鼠，使其头朝下，并充分暴露腹部。

（3）预注射部位消毒。

（4）在小鼠脐部的尾端，腹中线的两侧以 30°～45°进针。

（5）回吸注射器，如吸出褐绿色或者黄色液

体说明注射器进入肠道或者膀胱内，该情况下应弃去注射器，重新进行腹腔穿刺。

（6）注射姥鲛烷。

4. **小鼠模型评价** 收集小鼠血液、尿液以及研究所需各个器官，进行相关项目的检测。

第五节 溃疡性结肠炎

溃疡性结肠炎（ulcerative colitis，UC）是一种慢性非特异性胃肠道炎性疾病，UC 病因至今不明，其发病与免疫因素、炎症介质等参与有关。由于 UC 发病机制复杂，故一般理想的动物模型较难建立。目前 UC 的动物模型可采用免疫诱导法、化学损伤法和 T 细胞过继转移法。

一、免疫诱导法

1. **实验动物** 成年 Wistar 大鼠，重约 200g。

2. **实验材料** 同种（大鼠）或异种（家兔）动物的结肠黏膜，或者人体手术后的新鲜结肠黏膜。

3. **实验流程**

（1）制备抗原：取同种（大鼠）或异种（家兔）动物的结肠黏膜，或取人体手术后的新鲜结肠黏膜，加入适量的生理盐水制成匀浆，放 −20℃冷冻 24h 取出，冻融后离心 30min，取上清液提纯，测定蛋白质含量，置冰箱保存备用。

（2）免疫动物：取含抗原的上清液，加入等量的弗氏完全佐剂（1∶1）混合制成乳剂，给大鼠足跖肉垫注射 0.1ml（2mg）。之后于 10 天、17 天、24 天和 31 天，分别在大鼠足跖、背部、腹股沟和腹腔内注射抗原（4mg/ 只），腹腔内注射不加弗氏完全佐剂。

4. **动物模型评价** 注射约 10 天后，大鼠血清中可测出抗结肠黏膜的抗体，且滴度逐渐升高；同时大鼠可出现血便，结肠出现溃疡性结肠炎病变，表现为：黏膜上皮脱落、缺损、糜烂、腺体破坏，黏膜下水肿以及淋巴细胞、浆细胞和嗜酸性粒细胞浸润；在 30 天左右，可见假息肉样溃疡形成，之后逐渐演变为慢性化脓性炎症，病程可持续 1 年以上。

二、二硝基苯诱导法

1. **实验动物** Wistar 大鼠（体重为 200～220g），

雌雄各半。

2. 主要试剂 2% DNCB-丙酮液（DNCB 2g/丙酮100ml）。

3. 实验流程

（1）致敏：剔去大鼠背部被毛，每天在大鼠背部滴加1次2% DNCB-丙酮液（DNCB 2g/丙酮100ml），每只每次5滴，连续14天致敏。

（2）灌肠：第15天用直径3mm的导尿管经肛门向肠管内插入8cm左右，注入0.1% DNCB酒精液（DNCB 1g/50% 酒精1 000ml）0.25ml，造成急性溃疡性结肠炎模型。2～5周后为慢性表现。

（3）取材检查：处死动物后立即开腹取肛门上9～12cm肠段，进行病理学检查。

4. 动物模型评价 急性期病理表现为肠壁充血水肿，黏膜及黏膜下层有大量的中性粒细胞、淋巴细胞及其他炎性细胞浸润。黏膜坏死、溃疡形成，严重者可有黏膜脱落，有时可见隐窝脓肿。2～5周后为慢性期，表现为溃疡愈合，但黏膜隐窝消失或紊乱，杯状细胞减少，固有层及黏膜下纤维增生，呈慢性炎细胞浸润。

三、T细胞过继转移法

1. 实验动物

（1）供体小鼠：C57BL/6野生型小鼠。

（2）受体小鼠：C57BL/6背景的小鼠进行RAG基因敲除所形成的免疫缺陷鼠。

注：雄性受体小鼠可以接受雌性或雄性供体小鼠过继转移的细胞；雌性受体小鼠仅能接受雌性供体小鼠过继转移的细胞。

2. 主要试剂 FACS缓冲液以及CD4、CD45RB抗体。

3. 实验流程

（1）按照伦理批准的方法将小鼠进行安乐死。

（2）脾脏取材：于冰上在无菌环境下取出小鼠脾脏，置于装有FACS缓冲液的平皿中。

（3）将两块玻片用FACS缓冲液润湿，用磨玻璃端研磨脾脏直至仅剩结缔组织。

（4）用10ml注射器吸取平皿中的细胞悬液，转移至置于冰上的50ml圆锥管中。除去杂物和结缔组织。用10ml FACS缓冲液冲洗平皿，将冲洗液置于50ml圆锥管中，直至圆锥管装满液体为止。

（5）在4℃环境下，将50ml圆锥管以400g/min的转速离心10min。

（6）用红细胞裂解液重悬细胞沉淀。

（7）用台盼蓝染色计数活细胞数目。

（8）用CD4阴性选择的免疫磁珠阴性选择试剂盒富集CD4$^+$ T细胞。

（9）在分选得到的细胞中加入CD4以及CD45RB抗体进行孵育。

（10）用流式细胞仪分选CD4$^+$CD45RB^{high} T细胞。

（11）将CD4$^+$CD45RB^{high}T细胞注射到RAG基因敲除小鼠体内。

4. 动物模型评价 每周监测小鼠体重。一般情况下，在3周左右可见中等程度的体重增加，在接下来的4～5周出现缓慢的、持续进展的体重下降并伴有稀便以及腹泻。当小鼠体重相比原始体重下降15%～20%时或者过继转移后的第8周，将小鼠处以安乐死并取病理，评价结肠炎的镜下表现。

（李 洋 党秋杰）

参 考 文 献

[1] Andras Perl. Autoimmunity[M]. 2th ed. New York: Springer science besiness Media, 2012.

[2] 温浩, 候月梅. 人类疾病动物模型研究和实验动物管理[M]. 北京: 科学出版社, 2012.

[3] J.E. 科利根, B.E. 比勒, D.H. 马古利斯, 等. 精编免疫学实验指南[M]. 曹雪涛, 译. 北京: 科学出版社, 2009.

[4] 柳忠辉, 吴雄文. 常用免疫学实验技术[M]. 2版, 北京: 人民卫生出版社, 2014.

[5] Henderson B, Edwards JCW, Pettipher ER. Mechanisms and Models in Rheumatoid Arthritis[J]. Pittsburgh: Academic Press, 1995.

第二十四章　经典免疫学实验

经典免疫学实验主要包括凝集反应、沉淀反应以及补体活性检测等免疫学实验技术。这些经典免疫技术的建立与应用在免疫学发展史中曾写下了一篇篇华章。近年来，随着新免疫技术的出现，这些经典免疫技术已逐步被新出现的、灵敏度更高的免疫标记技术、分子免疫技术等替代。但由于这些经典免疫学方法具有方法简单、结果直观等优点，部分实验方法仍广泛用于基础医学研究与临床实验室诊断。

第一节　凝　集　反　应

凝集反应（agglutination）是指颗粒性抗原（如红细胞、细菌、螺旋体或人工制备的抗原颗粒等）在适当的电解质存在的条件下，与相应抗体特异性结合，并形成肉眼可见的凝集现象。该实验在1896年由细菌学家 Durham 和 Gruber 最先建立，1896年和1900年又由法国医生 Widal 和澳大利亚医生 Landsteiner 分别将其用于伤寒病的诊断和 ABO 血型的鉴定。凝集试验方法简便、灵敏度高，迄今仍为常用的免疫检测技术之一，用于细菌的鉴定与分型、血液分型、抗体测定和疾病诊断等方面。根据抗原的特性与反应的方式不同，凝集反应通常分为4类：①直接凝集反应；②间接凝集反应；③抗球蛋白参与的血凝反应；④固相免疫吸附凝集反应。根据反应介质的不同，凝集反应又分为：①玻片法；②试管法；③微量反应板法。

一、直接凝集反应

颗粒性抗原（如细菌、红细胞等）在适当电解质存在的条件下，可直接与相应抗体特异性结合，当两者比例适当时，可出现肉眼可见的凝集小块，称为直接凝集反应（direct agglutination）。

参加凝集实验的颗粒抗原称为凝集原，抗体则称为凝集素（agglutinin）。根据检测方法的不同，又分为玻片法和试管法。其中，玻片法为定性实验，通常用已知抗体作为诊断试剂，与待检颗粒性抗原（如细菌或红细胞）悬液在玻片上进行反应，出现颗粒凝集则为阳性反应。此法简便、快速、特异，可对标本中分离出的细菌做诊断或分型鉴定，也可用于红细胞 ABO 血型的鉴定。而试管法为半定量实验，常先将待检抗血清在小试管内进行一系列稀释，再加入已知抗原进行混匀，37℃温育一定时间后，观察每管内是否出现凝集。以试管内出现明显絮状或颗粒状凝集现象的最高血清稀释度为待检抗血清的抗体效价，亦称滴度。此法可用于输血时，对供、受者的红细胞和血清进行交叉配血，也用于病原学的免疫诊断，如诊断伤寒杆菌感染的肥达试验（Widal test）和诊断斑疹伤寒的外 - 裴反应（Weil-Felix test）。

二、间接凝集反应

间接凝集反应是将可溶性抗原（或抗体）先吸附或偶联于载体颗粒的表面，使其成为抗原（或抗体）致敏的颗粒，然后在电解质存在条件下，与相应抗体（或抗原）反应，出现肉眼可见的凝集现象。根据颗粒结合抗原、抗体的不同，又将其分为正向、反向间接凝集反应。如将抗原结合在颗粒上进行的特异性凝集反应称为正向间接凝集反应（indirect agglutination）；若是将抗体结合在颗粒上进行的凝集反应则称反向间接凝集反应（passive indirect agglutination）（图 24-1）。根据所用载体的不同，间接凝集反应又可分为红细胞为载体的血凝反应（hemagglutination）、胶乳为载体的胶乳凝集反应（latex agglutination）及金葡菌为载体的协同凝集反应（coagglutination）。间接凝集反应的灵敏度较直接凝集反应高，应用范

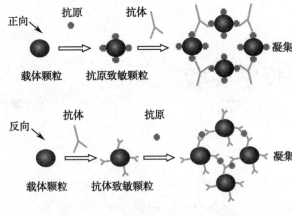

图 24-1　间接凝集反应原理示意图

围也更广，仍在临床诊断中使用，但其假阳性率较高。

在间接凝集反应的基础上又衍生出间接凝集抑制反应，是一种竞争性实验方法。根据颗粒结合抗原、抗体的不同又分为正向间接凝集抑制反应、反向间接凝集抑制反应两种。其中，正向间接凝集抑制反应是利用抗原致敏的载体颗粒及相应的抗体作为诊断试剂，检测标本中是否存在与载体颗粒上致敏抗原相同的可溶性抗原。若载体颗粒出现凝集现象，说明标本中不存在与载体上致敏抗原相同的抗原，为阴性结果；若载体颗粒不发生凝集，说明待测标本中存在与载体致敏抗原相同的抗原，凝集反应被抑制，为阳性结果。反之，反向间接凝集抑制反应是指将抗体致敏的载体颗粒和相应的抗原作为诊断试剂，用于检测标本中是否存在与载体颗粒致敏抗体相同的抗体。结果分析与正向间接凝集抑制反应相似。

三、应用举例

间接凝集试验中应用红细胞作为载体，此实验又称间接血凝试验或反向间接血凝试验。实际操作时，常用绵羊、鸡、家兔或人"O"型红细胞作为载体，利用微量血凝板进行测定。本节以反向间接血凝试验检测血清中甲胎蛋白（AFP）为例。

1. 用生理盐水倍比稀释血清标本，取 U 型微量血凝板，在第 1 至第 7 孔中内分别加入生理盐水 25μl。

2. 在第 1 孔中加入待测血清 25μl，充分混匀后，吸取 25μl 加入第 2 孔中，再次混匀后，吸取 25μl，加入第 3 孔中，依次稀释至第 6 孔，吸取 25μl，弃去。

3. 在第 1 至第 7 孔中内分别加入 5% 抗 AFP 致敏的红细胞 25μl。

4. 将反应板置于细胞振荡仪上，振荡 30s，以使细胞充分混匀。

5. 将反应板置于湿盒内，37℃反应 45min，取出反应板，观察结果。

6. **结果判定**　红细胞完全沉于 U 型反应板孔底，呈点状，边缘清楚，上清清亮者为不凝集，即阴性结果。大部分红细胞沉于 U 型反应板孔底，少量红细胞在孔底边缘分布者为"+"，半数红细胞沉于反应板孔底，有明显红细胞凝集块分布于孔底边缘者为"++"。而"++++"者为无红细胞沉于孔底，所有红细胞在孔底边缘呈弥散分布。以"++"者的血清稀释度作为待测血清中的 AFP 的滴度（图 24-2）。为确保结果的可信，试验时要设有阳性、阴性对照及不加受检血清的空白对照。

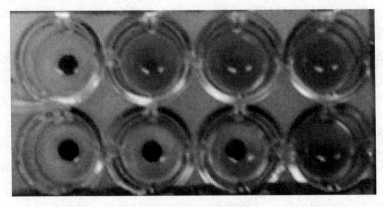

图 24-2　间接血凝试验结果
左侧孔：不凝集，阴性结果；右侧孔：凝集，阳性结果

第二节 沉淀反应

沉淀反应（precipitation）是指在适当电解质存在的条件下，可溶性抗原与相应抗体结合，当两者比例适当（等价带）时，可出现肉眼可见的沉淀现象。该现象由 Rudolf Kraus 于 1897 年最先发现。根据实验中使用的反应介质不同，沉淀反应可分为液体内沉淀反应和凝胶内沉淀反应。近年来，在沉淀反应的基础上衍生出多种免疫标记检测技术，尤其与仪器自动化检测技术相结合，产生了自动化免疫高通量检测技术。本节主要介绍经典的沉淀反应技术。

一、液体内沉淀反应

1. **絮状沉淀反应** 在适当电解质存在条件下，可溶性抗原与抗体反应形成絮状沉淀物。抗原和抗体间的比例关系对反应结果有明显影响，因此，实际实验时需要确定抗原、抗体的最适比。絮状沉淀实验大多在试管中进行，具体方法有抗原稀释法和抗体稀释法。

2. **环状沉淀反应** 环状沉淀反应（ring precipitation reaction），又称毛细管内沉淀反应（precipitation in capillary tube），是将小量高浓度的特异性抗体置于口径为 1.5～3mm 的小试管底层，再将等量不同稀释度的抗原沿管壁缓慢叠加于抗体液面上，形成界线清晰的两层。将该试管静置于室温或 37℃ 数分钟，若抗原与抗体发生特异性反应，在抗原与抗体的交界面可形成乳白色环状沉淀物。此法可用于定性鉴定粗制样本中的微量抗原，但此法灵敏度较低，而且不能分辨含有两种以上的抗原抗体混合物。

3. **免疫浊度测定** 可溶性小分子抗原与抗体在液相中反应，可产生免疫沉淀物，使液体产生一定的浊度，称免疫浊度测定（immunoturbidimetry）。其浊度与抗原、抗体的量呈一定的比例关系，可用于免疫检测。若将该方法中浊度变化的光学特性与仪器自动化分析系统相结合，可产生免疫浊度自动化分析技术，用于样本中微量抗原、抗体、药物小分子及其他小分子半抗原物质的定量测定。实际应用中，根据其光学检测原理的不同，分为透射比浊法（transmission turbidimetry）、散射比浊法（nephelometry），散射比浊与透射比浊检测原理见图 24-3。根据检测时间点的不同，分为终点法和速率法。

速率散射比浊免疫测定首先由 Sternbery 在 1977 年建立。其原理是当抗原抗体反应时，在每个单位时间内形成免疫复合物（IC）的速度不相同，通过动力学测定后发现，抗原抗体反应时，在某一时间其反应最快，IC 形成量最多，散射光的强度最大，即出现所谓的速率峰（表 24-1）。当反应体中的抗体量恒定时，速率峰值与抗原量呈正相关，因而，该法可以对被测抗原进行定量检测。速率散射比浊免疫测定中通常要求抗体过量。有时，为提高检测灵敏度，可在反应介质中加入一定量的增浊剂（如聚乙二醇，PEG），加速 IC 形成，增加反应浊度，减少反应时间。也可利用胶乳作为载体建立免疫胶乳浊度测定法（immunolatex turbidimetry）和速率抑制免疫比浊法（rate inhibition immunoturbidimetry）等，以提高检测灵敏度。

速率散射比浊免疫测定方法敏感、快速，最小检出值可达纳克水平，并可进行自动化检测，实现高通量、大样本分析。目前，该方法检测抗原包括各种免疫球蛋白、补体组分、循环免疫复

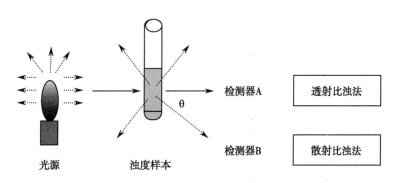

图 24-3 散射比浊与透射比浊光路原理图

表 24-1 抗原抗体复合物形成的时间与速率关系

累计时间 /s	形成复合物的量	形成速率	累计时间 /s	形成复合物的量	形成速率
5	8	—	35	300	70
10	15	5	40	360	60
15	25	12	45	415	55
20	60	35	50	450	45
25△	150△	90△	55	480	30
30	230	80	60	500	20

△：速率峰

合物（CIC）、其他血浆蛋白质（如载脂蛋白、转铁蛋白、C 反应蛋白等）的定量测定，以及临床治疗药物的监测。

二、凝胶内沉淀反应

与液体中的沉淀反应不同，凝胶内沉淀反应是利用可溶性抗原和相应抗体分子可分别在凝胶中由高浓度向低浓度扩散，形成浓度梯度，并在抗原和抗体浓度比例合适的位置形成肉眼可见的沉淀环或沉淀线。该方法简单、方便，可用于抗原或抗体的定性或定量检测。该法中常采用的凝胶为琼脂糖凝胶。根据实验时抗原与抗体反应的方式不同，可分为单向免疫扩散和双向免疫扩散，以及在此基础上建立的免疫电泳、对流免疫电泳等技术。

1. **单向免疫扩散** 单向免疫扩散，简称单扩。该法是将抗体先添加在凝胶中，加入抗原后，抗原由高浓度向低浓度在凝胶内扩散，与凝胶内相应抗体反应后，在凝胶的合适位置形成肉眼可见的沉淀线或环。利用一系列已知浓度的抗原进行实验，可在凝胶的不同位置产生沉淀线，通过制作沉淀环直径与抗原浓度间的标准曲线，实现对未知浓度抗原定量的检测。实验中，根据具体方法的不同可分为试管法和平板法两种。其中，单扩平板法（图 24-4）作为抗原的定量方法，操作简

单、重复性较好，但检测灵敏度较差，通常只能检测 μg/mL 以上的抗原。

2. **双向免疫扩散** 双向免疫扩散（double immunodiffusion），简称双扩。是指在琼脂凝胶不同部位分别加入抗原、抗体，抗原与抗体各自向四周扩散，在抗原 / 抗体相遇且比例最适处形成抗原 - 抗体免疫复合物沉淀线。与单扩相似，双扩法也分为试管法和平板法两种。实际应用中主要是平板法，具体方法是将琼脂液浇在玻璃平板上，制成琼脂板，待其凝固后，可在琼脂板上根据实验需要分别打孔，孔径约 3～5mm，孔间距在 5～7.5mm。在孔中分别对应加入抗原、抗体，置湿盒中，室温或 37℃扩散 6～48h。凝胶中扩散的抗原和抗体可在比例合适位置形成免疫复合物，产生肉眼可见的白色沉淀线（图 24-5）。因此，该方法是实验室初步鉴定抗原、抗体的最基本方法之一，方法简单可行。实际应用中，通过对免疫沉淀线的数量、位置、形状等的分析，可对反应体系中的抗原 / 抗体间的关系做出定性及半定量分析（图 24-6）。

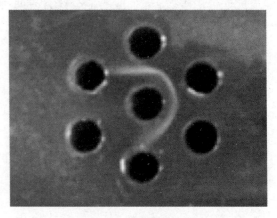

图 24-5 双向免疫扩散

中间孔加入抗体，周边孔加入抗原

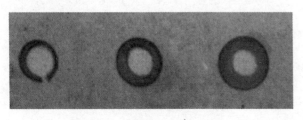

图 24-4 平板法单向免疫扩散

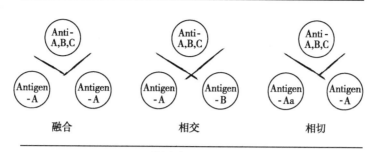

图 24-6 三种双向扩散示意图

左图两种受检抗原（antigen-A）完全相同，形成一个完全融合的沉淀线；右图抗原部分相同（antigen-Aa 和 antigen-A），其中两者皆有 A 抗原决定簇，形成一种部分融合的沉淀线；中间图因抗原决定簇不相同，分别是 antigen-A 和 antigen-B，形成的沉淀线发生交叉

3. 凝胶内沉淀反应的几个问题 在该反应体系中，需要的抗原和抗体浓度较高，并要求抗体要有中等以上的亲和力，以保证反应中抗原和抗体能在等价带中结合，最终形成网格状免疫复合物，出现肉眼可见的沉淀线。在实际实验中可采用多个抗原或抗体浓度，以保证抗原-抗体反应形成等价带区间。另外，抗体浓度越高，形成沉淀线的时间越短。不染色条件下，其抗体检测灵敏度为 100μg/ml；若利用考马斯亮蓝染色，可提高其检测灵敏度至 25μg/ml。

三、应用举例

双向扩散半定量测定兔抗血清中抗人全血清的效价。

1. 试剂与材料

（1）1.2% 琼脂凝胶

1）0.1mol/L 巴比妥-巴比妥钠缓冲液（pH 8.6）配制：称取巴比妥钠 10.3g，巴比妥 1.84g，硫柳汞 0.1g，加热溶于蒸馏水，最后配制成 1 000ml 缓冲液。

2）凝集液配：制称取 6g 优质琼脂粉，置 1 000ml 三角烧瓶中，加入蒸馏水 250ml，水浴煮沸，使琼脂完全溶解，再加入 250ml 上述 0.1mol/L 巴比妥-巴比妥钠缓冲液，混匀后分装于 150ml 的三角烧瓶内，4℃保存备用。

（2）人全血清。

（3）待测兔抗血清。

2. 实验流程

（1）取洁净载玻片一张，用移液管移取适量热琼脂，动作轻缓地将热琼脂加于玻璃片上，利用其表面张力，在载玻片上形成一琼脂液层（厚约 3~4mm），冷却后即为琼脂凝胶层。

（2）待冷却后，将打孔模板放于玻片下，用打孔器按打孔模板的位置在琼脂凝胶上打孔（图 24-5）。

（3）在中央孔中加入人全血清，外围各孔按照顺序分别加入倍比稀释的待测兔抗血清。每孔中的加入量为 10μl。加完样后，将琼脂反应板置于湿盒内，盖上盖，于 37℃温箱或室温条件下扩散 24~48h，观察抗原抗体反应后产生的白色沉淀线。

3. 结果判断 人全血清与待测兔抗血清中的抗体发生特异性结合，可产生沉淀线。能产生沉淀线的兔抗血清的最高稀释度为血清中的抗人全血清的效价。如图 24-5，最上孔的抗体效价为 1:2，按顺时钟方向其抗体效价分别为 1:4、1:8、1:16、1:32 和生理盐水（阴性对照用）。结果显示：1:8 稀释度的孔边出现明显沉淀线，而 1:32 稀释度孔无沉淀线，故该抗体的效价为 1:16。

第三节 补 体 测 定

补体（complement）是由补体固有组分、调节分子及补体受体等组成的一个完整系统，是机体免疫系统的重要组成部分。补体的活化有三条通路，即经典活化途径、替代活化途径和 MBL 活化途径。活化后的补体系统可产生攻膜复合物和裂解的补体小分子，介导靶细胞溶解、免疫调理吞噬、免疫黏附等免疫效应，参与天然免疫应答与特异性免疫应答。补体的活化也参与自身免疫病等免疫相关性疾病的发生与发展。因而，对于补体总活性、各组分活性及含量的检测不仅可反映体内补体及机体免疫功能的状态，对相关免疫性疾病的诊断等也有重要意义。目前，补体的测定主要有检测经典途径补体总活性的 CH50 实验和脂质体均相免疫溶破实验、测补体旁路途径溶血活性的 AH50 实验、补体单个成分和补体裂解产物的测定，以及补体遗传多态性的检测。

一、补体总活性测定

补体主要的功能之一是产生攻膜复合物溶解靶细胞。1899 年，Bordet 正是通过对补体溶细胞功能的研究，发现了补体系统。补体经典途径的活化依赖抗体与抗原结合形成的免疫复合物，因而，利用红细胞与抗红细胞抗体的结合可活化待测血清中补体的经典途径，使红细胞发生溶血反应。实验时，以红细胞溶血百分率作为纵坐标，待测的血清（含补体）量为横坐标进行绘图，当抗体过量时，红细胞溶血程度对补体剂量的依赖呈 S 形曲线。该 S 型曲线在 30%～70% 区间最陡，几乎呈直线。在该区间，补体量稍有变动，即可对红细胞溶血程度发生明显影响。因而，以 50% 溶血作为反应终点时，其灵敏度最高，故该方法称为补体 50% 溶血实验（50% complement hemolysis）。因该方法反映的是补体经典活化途径的溶血功能，即与补体 C1～C9 组分的量及活性有关，又称 CH50。以下以试管法为例进行说明。

1. **试剂与材料**

（1）巴比妥缓冲液：取 NaCl 85g，MgCl₂ 1.017g，CaCl₂ 0.166g，巴比妥 5.75g，巴比妥钠 3.75g，逐一加入 1 500ml 蒸馏水中，加热溶解。补蒸馏水至 2 000ml，过滤，4℃保存。临用前取上述溶液 1 份加 4 份蒸馏水后作为 1× 应用缓冲液使用。

（2）绵羊红细胞（SRBC）：将抗凝的 SRBC 用生理盐水洗涤至上清清亮（上清中无明显血红蛋白），再用巴比妥缓冲液洗涤，离心，弃上清液。吸取压积红细胞，加巴比妥缓冲液，配成 2%～5% 的 SRBC 悬液。2% SRBC 液制备：可吸取压积红细胞 2ml，加 98ml 巴比妥缓冲液，混匀即可。

（3）溶血素（hemolysin）：即抗绵羊红细胞抗体，是用 SRBC 作为免疫原免疫家兔所得的兔源

抗血清。该血清无需纯化，56℃ 30min 灭活补体后直接作为抗体应用。溶血素配制方法可按表 24-2 进行；如需要滴定其效价，可按表 24-3 进行。将能产生完全溶血的溶血素最高稀释度确定为一个单位（如表 24-3 中应为 1∶4 000），进行正式 CH50 实验时，一般使用 2 个单位溶血素（即用 1∶2 000 溶血素与等体积的 SRBC 悬液混合致敏）。

表 24-2　不同浓度溶血素的配制

最终稀释度	巴比妥缓冲液 /ml	所加溶血素	
		稀释度	体积 /ml
1∶1 000	1.8	1∶100	0.2
1∶2 000	0.2	1∶1 000	0.2
1∶3 000	0.4	1∶1 000	0.2
1∶4 000	0.2	1∶2 000	0.2
1∶5 000	0.8	1∶1 000	0.2
1∶6 000	0.2	1∶3 000	0.2
1∶8 000	0.2	1∶4 000	0.2
1∶10 000	0.2	1∶5 000	0.2

（4）50% 溶血标准管：取 2% SRBC 液 0.5ml，加 2ml 蒸馏水，将 SRBC 全部溶解，制成 100% 溶血管，再加入 2× 巴比妥缓冲液 2.5ml，制成 50% 溶血标准管。

2. **实验流程**　取待测新鲜血清标本，按表 24-4 所述，在各管中加入 1∶20 稀释的待测血清和相应试剂，37℃水浴 30min。将各管 2 500r/min 离心 5min，用 50% 溶血标准管对各管的溶血程度进行比较。选择溶血程度与标准管最为相近的两管，在分光光度计上分别读取其 A₅₄₀ 值，以最接近 50% 溶血标准管 A₅₄₀ 值的管定为终点反应管。

按下列公式，计算 50% 溶血的总补体值

$$CH50（U/ml）=\frac{1}{血清用量}×稀释倍数$$

*注：若待测血清样本甲的第 2 管 A₅₄₀ 值与 50% 溶血管 A₅₄₀ 值接近，则表明该样本的总补体值为 133U/ml。而待测血清样本乙第 6 管 A₅₄₀ 值与 50% 溶血管 A₅₄₀ 值接近，则表明该样本的总补体值为 57.1U/ml。

3. **实验的关键问题及临床意义**　CH50 实验方法简便、快速，但灵敏度较低。多种因素如缓冲液的 pH、离子强度、钙镁离子浓度、绵羊红细

表 24-3　溶血素的效价滴定

| 管号 | 溶血素稀释度 | 试管内试剂 | | | | 结果 |
		溶血素 /ml	1:60 稀释补体	缓冲液	2% 绵羊红细胞	
1	1:1 000	0.1	0.2	0.2	0.1	全溶血
2	1:2 000	0.1	0.2	0.2	0.1	全溶血
3	1:3 000	0.1	0.2	0.2	0.1	全溶血
4	1:4 000	0.1	0.2	0.2	0.1	全溶血
5	1:5 000	0.1	0.2	0.2	0.1	大部分溶血
6	1:6 000	0.1	0.2	0.2	0.1	微溶血
7	1:8 000	0.1	0.2	0.2	0.1	不溶血
8	1:10 000	0.1	0.2	0.2	0.1	不溶血
9	对照	—	—	0.5	0.1	不溶血

注：2~8管放置37℃水浴30min

表 24-4　血清总补体 CH50 溶血活性测定

试管编号	1:20 稀释血清 /ml	稀释缓冲液 /ml	2U 溶血素 /ml	2% SRBC/ml	结果 /(U·ml⁻¹)
1	0.10	1.40	0.5	0.5	200.0
2	0.15	1.35	0.5	0.5	133.0
3	0.20	1.30	0.5	0.5	100.0
4	0.25	1.25	0.5	0.5	80.0
5	0.30	1.20	0.5	0.5	66.6
6	0.35	1.15	0.5	0.5	57.1
7	0.40	1.10	0.5	0.5	52.0
8	0.45	1.05	0.5	0.5	44.4
9	0.50	1.00	0.5	0.5	40.0
10	0.00	1.50	0.5	0.5	—

注：放置37℃水浴30min

胞量和反应温度等均影响补体的溶血活性。因各实验室中实验条件不尽相同，应建立自己的参考值。在本实验中，血清样本的质量控制对于实验结果的准确异常重要，如不能马上检测，可将样本冻存于 −70℃ 保存。对于补体缺陷的血清样本，也可将此反应转至 96 孔微量反应板中进行，即 CH50 微量反应板检测法。此法虽不能做准确的定量，但因反应快速，可保证血清样本中补体不被灭活，故适用于快速定性实验。

二、脂质体均相免疫溶破实验

经典的补体总活性 CH50 测定方法因需要使用新鲜 SRBC，但不同批次间 SRBC 的质量难以控制，可影响检测结果和实验重复性。为避免细胞因素对结果的影响，Akots G 于 1984 年首先报道了利用二硝基苯酚（DNP）包被脂质体，建立了脂质体免疫溶破法检测血清总补体活性的方法。1995 年日本学者 Yamamaoto S 对此法进行了优化，并开发成商品化检测试剂盒。

1. **实验原理**　该法的基本原理是在封闭的脂质体颗粒表面脂质双分子层上标记二硝基苯酚（DNP）作为抗原，同时将脂质体内部水相中包入水溶性的葡萄糖 -6- 磷酸脱氢酶（G-6-PDH）。当加入抗 DNP 抗体后，抗 DNP 抗体与脂质体上的 DNP 抗原结合，形成免疫复合物。加入含补体的待测血清样本后，DNP- 抗 DNP 活化补体经典途径，形成的攻膜复合物溶破脂质体膜，将脂质体内 G-6-PDH 释出。释出的 G-6-PDH 可与底物液中的 NAD⁺（辅酶Ⅰ）和 G-6-P 发生反应，产生代谢性底物 NADH（图 24-7）。在 340nm 测定该底物的吸光度（A），A 值与血清样品中补体活性成一定比例关系。

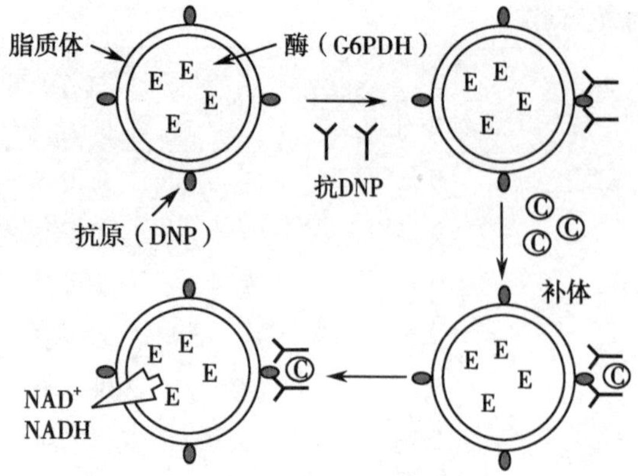

图 24-7 脂质体溶破法检测补体总活性原理图

2. 实验流程

（1）将 10μl 血清样品与 250μl DNP 标记的脂质体（试剂 1）混合，反应 5min。

（2）加入抗 DNP 抗体和酶底物（含 G6P 和 NAD$^+$，pH 5.5）（试剂 2）125μl，混匀。反应 5min，用自动分光光度分析仪测定 340nm 和 700nm 酶反应物的吸光度。

3. 方法学评价

该法与经典的 CH50 方法相比，方法简便，试剂稳定，血清用量少，反应快速，适用于自动分析仪测定。

三、补体旁路途径溶血活性的测定

1. 实验原理

非抗体致敏的兔红细胞能够直接活化人补体旁路途径，形成攻膜复合物溶解兔红细胞。补体旁路途径溶血活性的测定（AH50）是在待测反应体系中加入乙二醇双氨基四乙酸（ethylene glycol bis-amino tetracetate，EGTA）后，EGTA 可螯合血浆 Ca^{2+}，阻断补体经典活化途径，同时，加入的 Mg^{2+} 不能被 EGTA 有效螯合，游离的 Mg^{2+} 可促进兔红细胞活化人补体旁路途径，溶解兔红细胞，其溶血程度与补体旁路途径的总补体活性呈相关性。

2. 试剂与材料

（1）兔红细胞（rabbit red blood cell，RRBC）：兔血使用阿氏液抗凝，用 GVB/EGTA-Mg 应用缓冲液洗涤至上清清亮后，用该缓冲液配制成 2×10^{11}/L RRBC 细胞悬液。

（2）5×GVB（gelatin/veronal-buffer saline）浓缩液：83.0g NaCl，10.19g 5,5'-二乙基巴比妥钠，10g 明胶，1.5L H$_2$O，加热溶解，用 1mol/L HCl 调 pH 至 7.4 后，补水至 2L。

（3）0.1mol/L EGTA 溶液：加 EGTA 7.60g 于 100ml 水中，剧烈振摇后，滴加 4mol/L NaOH，调 pH 7.3～7.4，补水至 200ml。

（4）MgEGTA-GVB 工作液：400ml 5×GVB（gelatin/veronal-buffer saline）浓缩液加 160ml 0.1mol/L EGTA 溶液和 2ml 2mol/L MgCl$_2$，补水至 2 000ml。

3. 实验流程

按表 24-5 在各试管中加入反应物，37℃水浴 60min，加入应用缓冲液 6.3ml，3 000r/min 离心 10min，取上清，在分光光度计上读取 A$_{540}$ 值，然后计算每毫升血清样本 AH50 单位（方法同 CH50 测定）。

表 24-5 补体 AH50 单位的测定

单位：ml

管号	MgEGTA-GVB	1:2稀释待检血清	RRBC 2×10^8
1	0.25	0.25	0.20
2	0.30	0.20	0.20
3	0.35	0.15	0.20
4	0.37	0.13	0.20
5	0.40	0.10	0.20
6	0.42	0.08	0.20
7	0.50	—	0.20

4. 实验的关键问题

与补体的 CH50 检测方法相似，此实验对于血清样本的要求较高，要保证样本新鲜。若是冷冻样本，融化一次后立即应用，不能反复冻融。实验用缓冲液最好先预冷，同时实验中最好用标准血清进行质控。

四、单个补体成分的测定

CH50 和 AH50 测定的是总补体活性，当其出现异常时，需要确定是何种补体组分含量或功能低下。根据已有数据显示，在 30 多种补体成分中，目前检测的主要是 C3、C4、C1q、B 因子和 C1 酯酶抑制物 5 种组分，其测定方法主要是免疫溶血法和免疫化学法。免疫溶血法是利用补体的溶细胞毒性进行检测，其最大特点是检测补体的活性，不能反应补体的具体含量。但实验操作繁复、影响因素多、检测敏感性不高，已很少使用。免疫化学法是指利用补体组分的免疫原性，与相应抗体进行特异性反应后，对补体进行定量检测。

其中，比浊法（如速率散射免疫比浊法）及免疫标记检测法（如 ELISA）因方法灵敏、特异，并可实现检测的自动化，已广泛用于补体单个成分测定。与细胞因子等活性免疫分子的检测类似，该方法反映的是补体组分的蛋白含量，不能反映补体的活性。

第四节　循环免疫复合物测定

免疫复合物（immune complex, IC），又称抗原 - 抗体复合物，是抗原与其相应抗体特异性结合的产物。在正常情况下，机体内的游离抗原与相应抗体结合后形成的 IC，可被肾脏滤过或被机体的单核 - 吞噬系统清除。但在某些情况下，如过多的中分子量 IC 形成，导致其不能被及时清除，IC 可在血管内皮丰富部位发生局部沉积，激活补体，趋化、活化血小板与中性粒细胞，继而引起一系列连锁性的炎症反应，最终导致 IC 沉积的局部组织损伤，出现临床症状，称为免疫复合物病（immunocomplex disease, ICD）。循环免疫复合物即是指在血液等体液中存在的抗原 - 抗体复合物，通常免疫复合物病的病人体内有较高浓度的循环免疫复合物。循环免疫复合物（CIC）的检测方法较多，大致可分为两大类，即抗原特异性检测方法和抗原非特异性检测方法。

一、抗原特异性检测方法

抗原特异性检测方法是指用已知的抗体与待测 CIC 中抗原或抗体进行特异性结合，在检测 CIC 的同时，也确定其抗原和 / 或抗体的性质，如 DNA- 抗 DNA 等。此法需要明确 CIC 中的抗原特性，因此能较准确地反映 CIC 的病理意义。但对于大多数自身免疫性疾病，尤其是非器官特异性自身免疫性疾病，其抗原常不明确，使得此检测在临床实际应用中受限。抗原特异性检测法检测 CIC 常采用 ELISA 法，如 ELISA 捕获法检测 HBsAg/C3-CIC。HBsAg/C3-CIC 是指用抗 C3 作为包被抗体，检测样本中 HBsAg 特异性 CIC。

1. 实验流程

（1）用 0.1mol/L pH 9.6 碳酸盐缓冲液稀释羊抗人 C3-IgG，终浓度为 10μg/ml，加入聚苯乙烯反应板，每孔 0.2ml，4℃过夜。

（2）用 PBST 液（0.01mol/L pH 7.4，含 0.05% Tween-20 的 PBS）洗 3 次。

（3）加入用 1∶10 稀释的待检血清（生理盐水稀释）0.1ml，37℃孵育 2h，PBST 液洗 3 次，同时设阳性对照与阴性对照。

（4）加入 0.1ml 适当稀释的 HRP 标记的抗 HBs 抗体（用含 10% 羊血清或牛血清稀释），37℃孵育 2h，PBST 液洗 3 次。

（5）加入 OPD-H$_2$O$_2$ 底物液 0.1ml，避光显色 10～15min。

（6）用 1mol/L H$_2$SO$_4$ 0.05ml 终止反应。

2. 结果检测　用酶联免疫检测仪 492nm 读取各孔的 A 值。以 P/N≥2.1 为阳性。

二、抗原非特异性检测方法

抗原非特异性检测法是指仅检测样本中总的 CIC 量，而不考虑其抗原与抗体的性质。根据检测方法的原理不同，又可将该类检测方法大致分为 4 类：①物理化学方法；②补体方法；③抗免疫球蛋白法；④细胞结合法。常用方法举例如下。

（一）聚乙二醇沉淀法

聚乙二醇（polyethylene glycol, PEG）是一种环氧乙烷和水聚合后的直链大分子多糖。该法是利用 PEG 在一定条件下可引起蛋白质发生可逆性沉淀，并对蛋白质的生物活性无影响的特性，选择性沉淀 CIC 后进行检测。通常分子量为 6 000 的 PEG（终浓度 3%～4%）对 CIC 的沉淀具有良好的选择性，所以实验室大多采用 PEG 6 000 沉淀 CIC 后，再利用透射比浊法和散射比浊法检测其含量。

1. 主要试剂

（1）0.1mol/L pH 8.4 硼酸盐缓冲液（BBS）：硼砂（Na$_2$B$_4$O$_7$·10H$_2$O）4.29g，硼酸（H$_3$BO$_3$）3.40g，用蒸馏水溶解后，调 pH 至 8.4，补加水至 1 000ml，用 3 号或 4 号玻璃滤器过滤。

（2）4% PEG-NaF 液：40.9g PEG 6 000，10.0g NaF，用 0.1mol/L BBS 溶解后再加水至 1 000ml，用 3 号或 4 号玻璃滤器过滤。

（3）热聚合人 IgG（HAHG）：取人 IgG（10g/L）10ml，置 63℃水浴加热 15min 后，立即置冰浴冷却，过 Sepharose 4B 柱或 Sephacryls-300 柱，用 pH 7.4 0.01mol/L PBS 洗脱，收集第一蛋白峰，即

HAHG。所获 HAHG 用考马斯亮蓝法测定蛋白含量。加入牛血清白蛋白（BSA）调蛋白浓度至 5.0g/L，分装后 −40℃保存，实验中作为阳性对照及标准曲线制备用。

2. 实验流程

（1）取待测血清，加入 BBS 进行 1:3 稀释。

（2）按表 24-6，各管中加入各试样，混匀。

表 24-6　PEG 沉淀法检测 CIC

单位：ml

管号	pH 8.4 BBS	4% PEG-NaF 液	1:3 稀释待检样
测定管	—	2.0	0.2
对照管	2.0	—	0.2

（3）置于 4℃ 60min 后再室温孵育 10～15min。

（4）取出后，用分光光度计于 495nm 波长下测定吸光度 A 值，用对照管调零。

3. 实验结果　待测血清浊度值 =（测定管 A 值 − 对照管 A 值）×100。

通常以大于正常人浊度值均值加 2 个标准差为 CIC 阳性。也可以用不同浓度 HAHG 按以上方法制备标准曲线，根据待测血清 A 值查标准曲线，即可得 IC 含量（μg/ml）。

4. 实验的关键问题　此法方法简单，灵敏度可达 20μg/ml。但此法受影响因素较多，PEG 浓度、血清中的低密度脂蛋白、高球蛋白血症等均可影响其结果，故常作 CIC 筛查用。

（二）补体法

此法是利用免疫复合物可与补体结合的特点进行检测。血清中的免疫复合物常与内源性 C1 结合。被检血清置于 56℃水浴中加热 1h 后，可破坏 CIC 上结合的 C1，暴露 CIC 上的补体结合位。当再加入豚鼠血清后，CIC 竞争结合豚鼠血清中外源性 C1，使指示系统中的致敏 SRBC 无补体结合，而不发生溶血。

1. 主要试剂

（1）缓冲液贮存液：NaCl 17.0g，Na_2HPO_4 1.13g，KH_2PO_4 0.27g，加蒸馏水至 100ml，4℃保存。

（2）应用缓冲液：取缓冲液贮存液 5ml，加蒸馏水 95ml，再加 0.83mol/L 硫酸镁 0.1ml，当日使用。

（3）溶血素、2% 绵羊红细胞和 50% 溶血标准管：可参看补体 CH50 测定中相关试剂的制备。

（4）豚鼠血清：3 只豚鼠混合血清，新鲜分装，−30℃冻存，用时取出一管，以缓冲盐水作 1:100 稀释。

（5）HAHG：制备方法同 PEG 沉淀法。

2. 操作方法

（1）被检血清 56℃水浴 1h。

（2）按表 24-7 设实验组并加入各试剂。

表 24-7　抗补体法检测 CIC

单位：ml

管号	豚鼠血清	缓冲盐水
1	0.10	0.40
2	0.15	0.35
3	0.20	0.30
4	0.25	0.25
5	0.30	0.20

（3）测定管中每管加被检血清 0.1ml，对照管每管中则用缓冲盐水 0.1ml 代替。混匀，37℃水浴 10min。

（4）各管加致敏绵羊红细胞（溶血素 -SRBC）0.4ml，混匀，置 37℃水浴 30min。

（5）将各实验管 1 000r/min 离心 3min，取上清液与 50% 溶血管进行比色。

（6）实验用 HAHG 做阳性对照。

3. 结果分析　同补体 CH50，以 50% 溶血管作为判定终点。取测定组中比对照组溶血活性低 1 管或 1 管以上者，为抗补体实验阳性，提示血清中有免疫复合物。

4. 实验的关键问题　此法用 SRBC 溶血作为指示，检测较敏感。但检测方法涉及到检测系统与指示系统，试剂组分较多，并涉及相互间的比例关系，操作繁杂，不易控制检测条件。现多已为 RIA 法替代。

（三）金黄色葡萄球菌 A 蛋白夹心 ELISA 法

本法利用金黄色葡萄球菌 A 蛋白（SPA）可与 CIC 中 IgG 的 Fc 段特异性结合的特点，将待测血清用低浓度的 PEG 沉淀后，再将其加至 SPA 包被的固相载体上，再与酶标记的 SPA 反应，通过酶活性的检测反应检测样本中的免疫复合物。

1. 主要试剂

（1）5% 和 2.5% PEG 6 000：用 0.02mol/L pH 7.4 PBS 配制。

（2）4.0g/L 牛血清白蛋白（BSA）缓冲液：用 0.05mol/L pH 7.4 PBS 配制，含有 0.01mol/L EDTA、0.05% Tween-20。

（3）HRP-SPA：辣根过氧化酶（HRP）标记的 SPA。用方阵法滴定，以确定其最适工作浓度。

（4）HAHG：制法同 PEG 沉淀法。

2. 实验流程

（1）用 PBS 稀释 SPA 成 5μg/ml，按每孔 0.1ml 加入聚苯乙烯反应板，4℃过夜包被。对照孔不包被。包被后，吸去 SPA 液，0.3ml PBS 洗涤各孔 3 次，每次 3min。

（2）取待测血清 50μl，加 PBS 150μl 及 50.0g/L PEG 200μl，混匀，4℃过夜，1 000r/min 离心 20min，弃上清，CIC 沉淀用 25g/L PEG 洗 2 次。加入 200μl PBS，BSA 缓冲液 200μl，混匀，37℃水浴 30min，不断振摇，使 CIC 沉淀全溶。

（3）将（2）中制备的溶解液加至（1）中制备的包被孔和对照孔中。37℃水浴 60min 后，PBS 洗 3 次。

（4）各孔加最适浓度 HRP-SPA 100μl，37℃水浴 60min，PBS 洗 3 次。

（5）各孔加新鲜配制的底物液（OPD-H_2O_2）100μl，37℃ 20min 避光，显色。加 2mol/L H_2SO_4 一滴，终止反应，置酶标检测仪 492nm 测 A 值。

（6）标准曲线制备：取正常人血清 200μl，加 120μg/ml HAHG 200μl，再加 PBS 0.4ml 及 50.0g/L PEG 0.8ml，4℃过夜。同时，不加 HAHG 的正常血清作对照，以排除血清中的干扰因素。其他步骤同待测血清样（2）中操作。用稀释后 BSA 缓冲液（加等量 0.01mol/L pH 7.4 PBS）1.6ml 溶解 CIC 沉淀物，并稀释成 120、60、30、15、7.5mg/ml，与待测血清同法操作，制成标准曲线。

3. 结果分析 以待测血清 A 值查标准曲线，即可求得相当于 HAHG 循环免疫复合物的含量，以 >28.4μg/ml 为阳性。

4. 实验中的关键问题 因用酶免疫标记法检测，此方法较灵敏。但因 SPA 只与 IgG 的 Fc 结合，故不能检测由 IgG 以外的免疫球蛋白形成的 CIC。另外，CIC 中抗体分子的量也会影响本方法的检测敏感性。

（四）细胞受体结合免疫测定法

某些细胞表面的 Fc 受体或补体受体可与 CIC 上的免疫球蛋白的 Fc 段或补体成分结合，从而可富集待测血清样中的 CIC 进行检测。这类细胞包括：血小板、淋巴细胞、巨噬细胞和中性粒细胞等。实际操作中常用具有补体受体，并可在体外培养保存的细胞株，如 Raji 细胞株。此法检测灵敏度高，特异性也较强，但需进行活细胞培养或细胞分离，操作繁杂，影响因素多，重复性较差。

第五节 B 细胞溶血空斑实验

溶血空斑实验，即空斑形成细胞（plaque-forming cell, PFC）实验，是一种体外检测 B 细胞产生抗体能力的方法。对于 B 细胞产生抗体能力的评估可检测其分泌的抗体水平，也可检测分泌抗体的 B 细胞数。对于前者可采用 ELISA 等方法，而对于后者可应用 PFC 实验或 ELISPOT 检测。溶血空斑实验可分为两类，一是琼脂溶血空斑实验，二是液相单层溶血空斑实验。其基本原理都是将抗原体内免疫过的家兔淋巴结或小鼠脾脏，制成细胞悬液；或利用抗原体外刺激 B 淋巴细胞活化后，再将活化的 B 淋巴细胞与一定量的抗原偶联绵羊红细胞混合，加入补体，抗体形成细胞周围的绵羊红细胞被溶解，形成一个肉眼可见的空斑。理论上每个空斑表示一个抗体形成细胞，空斑大小表示抗体生成细胞产生抗体的多少。该方法较灵敏，并可直接观察；同时此法利用抗原 - 抗体特异性结合后活化补体经典途径的免疫原理进行检测，故检测特异性高，可用于检测体液免疫功能，并可对 B 细胞产生抗体的种类及亚类进行研究。下面以绵羊红细胞作抗原为例，对此方法进行简要介绍。

琼脂溶血空斑法是将绵羊红细胞免疫过的小鼠脾细胞悬液、一定浓度的绵羊红细胞和低浓度的琼脂进行混合后，倾注平皿，再加入适量的补体，经 37℃孵育后，观察琼脂平皿中形成的溶血空斑，并进行计数。

1. 试剂与材料

（1）0.01mol/L pH 7.2 磷酸盐缓冲液（PBS，含 $Ca^{2+}Mg^{2+}$）：NaCl 9g，Na_2HPO_4 0.62g，KH_2PO_4 0.13g，加蒸馏水至 50ml，再加蒸馏水 900ml，10% $MgSO_4$ 及 1% $CaCl_2$ 各 1ml，调 pH 至 7.2 后，补加蒸馏水至 1 000ml。

（2）绵羊红细胞悬液（SRBC）的制备：取压积红细胞，用 PBS 调整 SRBC 细胞浓度为 $2×10^9$/ml，或配成 10% SRBC 细胞悬液。

（3）低浓度琼脂糖：称取适量低溶点琼脂糖，用 PBS 分别配成 0.7% 和 1.4% 两种浓度。

（4）1% DEAE- 右旋糖苷：分子量 5 万，用蒸馏水配成 1% 浓度。

（5）补体：取 4 只豚鼠新鲜血清，混合。加 1ml 压积 SRBC 于 20～30ml 该豚鼠血清中，4℃ 吸附 20min 后，2 000r/min，离心 5min，取上清，作为补体备用。

2. 实验流程

（1）底层琼脂的制备：取 1.4% 琼脂糖 5ml，加热溶化后，放入 45℃ 水浴箱，待其温度稳定后，倾入水平放置的平皿内，冷却凝固，制成底层琼脂备用。用前，将平皿置 37℃ 温箱预温。

（2）SRBC 免疫脾细胞悬液的制备：体重为 18～25g 的小鼠经腹腔注射 $4×10^9$/ml 或浓度 2% 的绵羊红细胞 1ml。4 天后，将小鼠处死，取脾脏，于 pH 7.2 含 $Ca^{2+}Mg^{2+}$ 的冷 PBS 液中，用注射器针栓在 200 目钢网上将脾脏研磨成单细胞悬液。离心 1 000r/min，离心 5min，PBS 洗 3 次，PBS 调细胞浓度至 $1×10^7$/ml，4℃ 备用，用前将其置于 37℃ 温箱预温。

（3）顶层琼脂的制备：将 0.7% 的琼脂糖加热溶化，置 45℃ 恒温水浴箱内，待温度下降至 45℃ 后，依次加入预温的 1% DEAE- 右旋糖酐 0.05ml，$2×10^9$/ml 的 SRBC 0.1ml，$1×10^7$/ml 脾细胞液 0.1ml，迅速将管进行振荡、混匀后，立即小心倾入已铺好底层琼脂（经 37℃ 温育 1h）的平皿内，并轻轻旋转平皿使新加入的琼脂液均匀平铺后，水平静置，待其凝固。

（4）于上述平皿中加入 1：30 稀释的补体 1.5ml，使其均匀覆盖在琼脂表面，37℃ 孵育 30min。

3. 结果观察 取出平皿，置室温 1h，肉眼可见溶血空斑。可用放大镜或解剖显微镜观察计数空斑数目。

4. 实验的关键问题 不同类型抗体活化补体的能力不同，对实验结果影响较大。因 IgM 类抗体为五聚体，活化补体经典途径的能力最强，故此实验（直接法）检测的主要是分泌 IgM 类抗体的 B 细胞。而 IgG、IgA 活化补体的能力较弱，因而，分泌 IgG、IgA 的 B 细胞的检测最好采用间接法检测。为便于观察，也可用联苯胺染液对琼脂平板进行染色后观察，联苯胺染色后，琼脂被染成蓝色背景，空斑区不着色。

（夏 圣）

参 考 文 献

[1] 柳忠辉，邵启祥. 常用免疫学实验技术 [M]. 北京：高等教育出版社，2013.

[2] 王兰兰，许化溪. 临床免疫学检验 [M]. 5 版. 北京：人民卫生出版社，2012.

[3] 陶义训. 免疫学和免疫学检验 [M]. 2 版. 北京：人民卫生出版社，2002.

[4] 沈关心，周汝麟. 现代免疫学实验技术 [M]. 2 版. 武汉：湖北科学技术出版社，2002.

[5] 曹雪涛. 免疫学技术及其应用 [M]. 北京：科学出版社，2010.

[6] Yamamoto S，Kubotsu K，Kida M，et al. Automated homogeneous liposome-based assay system for total complement activity[J]. Clin Chem，1995，41：86-590.

[7] Jerne NK，Nordin AA. Plaque formation in agar by single antibody-producing cells[J]. Science，1963，140：405-407.

附录：免疫学常用试剂配制及应用

一、常用缓冲液配制

碳酸盐缓冲液（carbonate-bicarbonate buffer）

由于碳酸盐 pH 值偏碱，因此，常用于 pH > 9 的缓冲液配制（附表 1）。

附表 1　0.2mol/L 碳酸盐缓冲液（pH 9.2 ~ 10.7）

单位：ml

pH	0.2mol/L Na$_2$CO	0.2mol/L NaHCO$_3$	pH	0.2mol/L Na$_2$CO	0.2mol/L NaHCO$_3$
9.2	4.0	46.0	10.0	27.5	22.5
9.3	7.5	42.5	10.1	30.0	20.0
9.4	9.5	40.5	10.2	33.0	17.0
9.5	13.0	37.0	10.3	35.5	14.5
9.6	16.0	34.0	10.4	38.5	11.5
9.7	19.5	30.5	10.5	40.5	9.5
9.8	22.0	28.0	10.6	42.5	7.5
9.9	25.0	25.0	10.7	45.0	5.0

磷酸缓冲液（phosphate buffers，PB）

磷酸盐是使用最广泛的一种缓冲剂，由于它们是二级解离，有 2 个 pKa 值，所以用它们配制的缓冲液，pH 值范围最宽。NaH$_2$PO4：pKa1 = 2.12，pKa2 = 7.21；Na$_2$HPO4：pKa1 = 7.21，pKa2 = 12.32。

另外，磷酸盐还有钾盐分子形式，一般来说，低温时钠盐难溶，钾盐易溶，因此，配制细胞培养用试剂时常常添加钾盐试剂，但若配制十二烷基硫酸钠（SDS）-聚丙烯酰胺凝胶电泳的缓冲液时，只能用钠盐而不能用钾盐，因为 SDS 会与磷酸钾生成难溶的十二烷基硫酸钾。

磷酸缓冲液的优点为：①可配制成不同离子强度的缓冲液；②适用 pH 缓冲范围较宽；③温度对缓冲液 pH 值变化影响较小；④离子强度对缓冲液 pH 值影响较小，如 0.1mol/L 缓冲液稀释 10 倍其 pH 值变化小于 0.1。

磷酸缓冲液的缺点是：①磷酸盐易与钙离子（Ca^{2+}）、镁离子（Mg^{2+}）及重金属离子结合生成不溶的沉淀物；②可能干扰某些生物化学反应过程，如对某些酶的催化活性具有一定程度的抑制作用。

NaH$_2$PO$_4$ 的 pH 值偏酸性，可用作 pH < 4 的缓冲液。

Na$_2$HPO$_4$ 的 pH 值偏碱性，可用作 pH > 10 的缓冲液。

而 pH = 6 ~ 8 的中性缓冲液是更常用的缓冲液，需要 NaH$_2$PO$_4$ 与 Na$_2$HPO$_4$ 两种磷酸盐混合配制（附表 2）。

附表 2　0.2mol/L 磷酸缓冲液（pH 5.7 ~ 8.2）

单位：ml

pH	0.2mol/L NaH$_2$PO$_4$	0.2mol/L Na$_2$HPO$_4$	pH	0.2mol/L NaH$_2$PO$_4$	0.2mol/L Na$_2$HPO$_4$
5.7	93.5	6.5	7.0	39.0	61.0
5.8	92.0	8.0	7.1	33.0	67.0
5.9	90.0	10.0	7.2	28.0	72.0
6.0	87.7	12.3	7.3	23.0	77.0
6.1	85.0	15.0	7.4	19.0	81.0
6.2	81.5	18.5	7.5	16.0	84.0
6.3	77.5	22.5	7.6	13.0	87.0
6.4	73.5	26.5	7.7	10.5	89.5
6.5	68.5	31.5	7.8	8.5	91.5
6.6	62.5	37.5	7.9	7.0	93.0
6.7	56.5	43.5	8.0	5.3	94.7
6.8	51.0	49.0	8.1	4.2	95.8
6.9	45.0	55.0	8.2	3.0	97.0

磷酸盐缓冲溶液（phosphate-buffered saline，PBS）

磷酸盐缓冲液是在磷酸缓冲液基础上添加 NaCl 以维持溶液的渗透压，因此，PBS 适用于做细胞缓冲液，常用 PBS 配制如下。

NaCl	8g
KCl	0.2g
Na_2HPO_4	1.44g
KH_2PO_4	0.24g

在 800ml 蒸馏水中溶解，用 HCl 调节溶液的 pH 值至 7.2～7.4，加水定容至 1L，15psi（1.05kg/cm^2）高压灭菌 20min，室温保存备用。

Tris 缓冲液（tris-HCl buffer，TB）

Tris 的 pH 值偏于碱性，因此，通过添加 HCl 调节 pH 至所需值，Tris-HCl 缓冲液的离子强度（mol/L）是专指 Tris 的浓度，如某一特定 pH 的 0.05mol/L Tris 缓冲液的配制是将 50ml 0.1mol/L Tris 碱溶液与附表 3 所示相应体积（ml）的 0.1mol/L HCl 混合，加水至体积 100ml，即为 0.05mol/L Tris 缓冲液。

另外，按附表 3 制备的缓冲液，由于试剂来源的不同，缓冲液 pH 可能与所需略有差异，此时可通过稍许减少或增加 HCl 用量，精细调节 pH 至所需值。

附表 3　0.05mol/L Tris 缓冲液

单位：ml

pH	需 0.1mol/L HCl	pH	需 0.1mol/L HCl
7.1	45.7	8.1	26.2
7.2	44.7	8.2	22.9
7.3	43.4	8.3	19.1
7.4	42.0	8.4	17.2
7.5	40.3	8.5	14.7
7.6	38.5	8.6	12.4
7.7	36.6	8.7	10.3
7.8	34.5	8.8	8.5
7.9	32.0	8.9	7.0
8.0	29.2		

Tris 盐缓冲液（TBS）

Tris 盐缓冲液是在 Tris 缓冲液基础上添加 NaCl 以维持溶液的渗透压，因此，TBS 也适用于做细胞缓冲液，常用 TBS 配制如下。

NaCl 8g、KCl 0.2g 以及 Tris 3g 溶解于 800ml 蒸馏水中，加入 0.015g 酚红，并用 HCl 调 pH 至 7.4，用蒸馏水定容至 1L，分装后在 15psi（1.05kg/cm^2）高压灭菌 20min，室温保存。

现在常用 Tris 盐缓冲液通常不加 pH 指示剂，而且该溶液如果不用于细胞培养，通常不加 KCl 及酚红。

Hank's 液（Hank's balanced salt solution）

Hank's 液是一种平衡盐溶液，主要用于细胞培养取材时组织块的漂洗、细胞的漂洗等。

贮存液 A 液：

（Ⅰ）液：

NaCl	80g
KCl	4g
$MgSO_4 \cdot 7H_2O$	1g
$MgCl_2 \cdot 6H_2O$	1g

用双蒸水定容至 450ml。

（Ⅱ）液：（以下两种任选其一）

$CaCl_2$	1.4g
$CaCl_2 \cdot 2H_2O$	1.85g

用双蒸水定容至 50ml。

将Ⅰ和Ⅱ液混合，即成 A 液。

贮存液 B 液：

$Na_2HPO_4 \cdot 12H_2O$	1.52g
KH_2PO_4	0.6g
酚红	0.2g
葡萄糖	10.0g

酚红应先置研钵内磨细，然后按配方顺序一一溶解，用双蒸水定容至 500ml。

应用液：

A 及 B 储存液分别经 112.6℃湿热灭菌 20min，取 A 和 B 液各 25ml，加无菌双蒸水至 450ml，使用前用无菌的 3.5% 或 5.6% $NaHCO_3$ 调至所需 pH。

注意：药品必须全部用 A.R 试剂，并按配方顺序加入，用适量双蒸水溶解，待前一种药品完全溶解后再加入后一种药品，最后补足水到总量。

无 Ca^{2+} 及 Mg^{2+} Hank's 液（Hank's solution without calcium and magnesium sulfate）

NaCl	80g
KCl	4g

Na$_2$HPO$_4$·12H$_2$O	1.52g
KH$_2$PO$_4$	0.6g
葡萄糖	10g

用双蒸水溶解后，加入0.4%酚红溶液50ml，再加入双蒸水至1 000ml，112.6℃湿热灭菌20min，4℃冰箱保存。临用前将原液用无菌双蒸水作1:10倍稀释，用无菌的3.5%或5.6% NaHCO$_3$调至所需pH。

pH 7.2柠檬酸盐缓冲液（citrate buffer）

柠檬酸	0.327g
柠檬酸钠	2.63g
磷酸氢钠	0.22g
葡萄糖	255mg

蒸馏水加至100ml。

pH 3.3枸橼酸-磷酸盐缓冲液（citric acid-phosphate buffer）

0.131mol/L citrate acid，0.066mol/L Na$_2$HPO$_4$，等量混合，调至pH 3.3。

0.5mol/L EDTA，pH 8.0

EDTA·2H$_2$O	186.1g
NaOH	20g

将EDTA·2H$_2$O加入800ml水中，在磁力搅拌器上剧烈搅拌。用NaOH调至pH 8.0，EDTA直到接近pH 8.0才完全溶解，定容至1L。分装后高压蒸汽灭菌。

0.4%酚红溶液

取酚红0.4g置于研钵中逐滴加入1mol/L NaOH溶液11.28ml，边研磨边使酚红转变为钠盐溶于水中，加双蒸水至100ml，过滤后，4℃冰箱保存。

醋酸钾（potassium acetate）

在60ml 5mol/L醋酸钾溶液中，加入11.5ml冰醋酸和28.5ml水。该溶液用于碱性裂解。

3mol/L醋酸钠（sodium acetate），pH 5.2和pH 7.0

在800ml水中溶解408.1g三水醋酸钠，用冰乙酸调至pH 5.2或用稀释乙酸调至pH 7.0，加双蒸水至1L。分装后高压灭菌。

柠檬酸钠缓冲液（sodium citrate buffer）

柠檬酸钠	1.8g
HCl（1mol/L）	4ml

无水乙醇	95ml

先用100ml去离子水溶解柠檬酸钠，然后加入HCl和无水乙醇，再补充去离子水至总量200ml。

饱合硫酸铵溶液（saturated ammonium sulfate solution）

取500ml双蒸水，加入约400克硫酸铵，水浴加热至70℃，磁力搅拌器充分搅拌，直到加入的硫酸铵不再溶解，以氨水（也可用NaOH）调pH 7.2，室温保存。

二、酶免疫检测常用试剂配制

包被液（coating buffer）（pH 9.5碳酸盐缓冲液）

Na$_2$CO$_3$·10H$_2$O	8.58g
NaHCO$_3$	5.8g

溶于双蒸水至1 000ml。

封闭液（confining liquid）（5%脱脂乳-PBS溶液，pH 7.4）

脱脂乳	50g

加0.02mol/L pH 7.4磷酸盐缓冲液（PBS）至1 000ml溶解。

洗液（washing liquid）

氯化钠	8.0g
磷酸二氢钾	0.2g
磷酸氢二钠（12H$_2$O）	2.9g
吐温-20	0.5ml

加去离子水至1 000ml溶解即可。

终止液（stop buffer）（2mol/L H$_2$SO$_4$）

21.7ml H$_2$SO$_4$加去离子水至200ml。

缓冲甘油（glycerine buffer）

甘油	9份
PB（pH 8.0）	1份

将9份甘油与1份PB合并，充分混匀。

0.5% H$_2$O$_2$-甲醇液（hydrogen peroxide-methanol solution）（总体积120ml）

3% H$_2$O$_2$	20ml
甲醇	100ml

DAB-H$_2$O$_2$底物缓冲液（DAB-H$_2$O$_2$ substrate buffer）

取6mg二氨基联苯胺（3, 3'-diaminobenzidine tetrahydrochloride，DAB）溶解于10ml 0.05mol Tris-HCl pH 7.6。使用前取0.3% H$_2$O$_2$ 0.1ml加入

到 DAB 溶液中（H_2O_2 的终浓度为 0.003%）。如有沉淀生成，则用滤纸过滤。

5- 溴 -4- 氯 -3 吲哚磷酸 / 四唑氮蓝底物显色液（BCIP/NBT substrate solution）

贮存液配制：

NBT：在 10ml 70% 的乙醇中溶解 0.5g NBT。

BCIP：在 10ml 100% 二甲基甲酰胺中溶解 0.5g BCIP。

贮存液 4℃保存，可稳定一年。

底物显色液：取 66μl NBT 贮液与 33μl BCIP 加入到 10ml 碱性磷酸酶缓冲液中，充分混匀，底物显色液应在用前 1 小时内配制。

三、细胞相关试剂配制

L- 谷氨酰胺（L-G）溶液（L-glutamin solution）（0.2mol/L）

称 2.9g L- 谷氨酰胺（分子量为 146.15）用去离子水溶解至 100ml，过滤除菌，分装小瓶，4～5ml/ 瓶，−20℃冻存。

100x 青 - 链霉素（双抗）溶液（penicillin-streptomycin solution）

取青霉素 G（钠盐）100 万单位和链霉素（硫酸盐）1g，溶于 100ml 去离子水中，分装小瓶，4～5ml/ 瓶，−20℃冻存。

7.5% NaHCO₃ 溶液（NaHCO₃ solution）

称 7.5g 分析纯 $NaHCO_3$，用去离子水溶解至 100ml，过滤除菌，分装小瓶，4～5ml/ 瓶，盖紧瓶塞，4℃保存。

HEPES 溶液（HEPES solution）（1mol/L）

称 23.83g HEPES（N-2-hydroxyethylpiperazine-N′-2-ethanesulfonic acid，N-2- 羟乙基哌嗪 -N′-2- 乙基磺酸，分子量为 238.3），用去离子水溶解至 100ml，过滤除菌，分装小瓶，4～5ml/ 瓶，4℃保存。

氨基蝶呤（A）贮存液（aminopterin stocking solution）（100×，4×10⁻⁵mol/L）

称 1.76mg 氨基蝶呤（aminopterin，分子量 440.4），溶于 90ml 去离子水中，滴加 1mol/L NaOH 0.5ml，并不断搅动，待氨基蝶呤完全溶解后，加 1mol/L 的 HCl 0.5ml 中和，再补加去离子水至 100ml。过滤除菌，分装小瓶，2ml/ 瓶，−20℃冻存。

次黄嘌呤和胸腺嘧啶核苷贮存液（HT stocking solution）（100×，H：10^{-2}mol/L；T：$1.6×10^{-3}$mol/L）

称取 136.1mg 次黄嘌呤（hypoxanthine，分子量 136.1）和 38.8mg 胸腺嘧啶核苷（thymidine，分子量 242.2），加去离子水至 100ml，置 45～50℃水浴中使其完全溶解，过滤除菌，分装小瓶，2ml/ 瓶，−20℃冻存。用前可置 37℃加温助溶。

HAT 培养液

培养液 98ml，A 贮存液 1ml，HT 贮存液 1ml。

秋水仙素溶液（colchicine solution）

称取 10mg 秋水仙素，溶于 100ml 生理盐水中（即为 100μg/ml），过滤除菌后，分装小瓶，−20℃冻存备用。

阿氏血细胞保存液（Alsever's solution）

葡萄糖	2.05g
柠檬酸钠	0.8g
NaCl	0.42g
蒸馏水	100ml

以上成分混匀后，微加温使其溶解后，用柠檬酸调节 pH 6.1，分装于三角瓶中（30～50ml/ 瓶），113℃湿热灭菌 15min，4℃保存备用。

细胞冻存液（freezing medium）

50% 小牛血清；40% 不完全培养液；10% DMSO（二甲基亚砜）。

胰蛋白酶 - 二乙胺四乙酸二钠细胞消化液（trypsin-EDTA solution）

A：2.5% 胰蛋白酶

胰蛋白酶	2.5g
磷酸缓冲盐溶液	100ml

过滤除菌保存。

B：0.2% 二乙胺四乙酸二钠（EDTA）

EDTA	0.2g
双蒸水	100ml

高压灭菌保存。

取 A 液 1 份，加 B 液 99 份，混匀，分装 −20℃保存。

0.83% NH₄Cl 溶液（ammonium chloride solution）

NH₄Cl	0.83g
KHCO₃	0.1g
EDTA·2Na	0.003 7g

蒸馏水加至 100ml。

Tris-NH₄Cl 溶液（tris-ammonium chloride solution）

NH₄Cl 3.735g/450ml 双蒸水 + Tris 1.3g/50ml 双蒸水（pH 7.65）。

细胞裂解液（cell Lysis solution）

20mmol/L HEPES（pH 7.5）

150mmol/L NaCl

1mmol/L EDTA

10μg/ml leupeptin

1mmol/L PMSF

1% Triton X-100

0.5% deoxicholate（sodium salt）

0.1% SDS

组织匀浆缓冲液（histolysis buffer）

50mmol/L Tris-HCl（pH 7.5）

150mmol/L NaCl

1% NP40

1mmol/L phenylmethylsulfonyl fluoride

4μg/ml leupeptin

1μg/ml aprotinin

细胞核裂解液（nuclear lysis buffer）

10mmol/L Tris-HCl（pH 8.0）

150mmol/L NaCl

10mmol/L EDTA

蛋白酶 K 100μg/ml

0.4% SDS（最后加）

10mmol/L 苯甲基磺酰氟（PMSF）

在异丙醇中溶解 PMSF 至 1.74mg/ml，即 10mmol/L，分装后保存于 -20℃，如果需要的话，可将储存液制备至 17.4mg/ml，即 100mmol/L 的高浓度。

闪烁液（scintillation solution）

PPO（2,5- 二苯基）5.0g、POPOP（1,4- 双 -5- 苯基）0.5g 溶于 1 000ml 二甲苯中。也可将 POPOP 加入二甲苯，在 37℃ 水浴上溶解后，再加 PPO，然后补足二甲苯。

³H-TdR 工作液（working solution）

按 1:20 的比例将浓度为 1mCi/ml 的 ³H-TdR 用无血清的 RPMI 培养液稀释，终浓度为 50μCi/ml。

肝素溶液

含有肝素的培养液可以使内皮细胞纯度提高，肝素加入全培养液中的最终浓度为 50μg/ml。现在市售的多为肝素钠，包装约为 0.56g/ 瓶。配制时，可将其溶于 100ml 三蒸水中，定容，过夜，然后过滤除菌，分装小瓶，保存温度为 4℃。使用时，向 100ml 培养液中加入 1ml（精确可加入 0.9ml）即可。

Ⅰ型胶原酶

0.1% Ⅰ型胶原酶溶液同胰蛋白酶一样配制和消毒灭菌。注意：因为 Ⅰ型胶原酶分子颗粒比胰酶大，不容易过滤，因此可以用蔡式滤器过滤除菌。0.1% 的 Ⅰ型胶原酶的配置，100mg 的粉末状的 Ⅰ型胶原酶可以溶于 100ml 的 DMEM/F12，0.22μm 滤器过滤。分装入 10ml 小瓶 -20℃保存，用时提前 1h 37℃复温即可。

氨苄青霉素（ampicillin）

在 9ml 蒸馏水中溶解 1g 氨苄青霉素粉末并定容至 10ml，然后用 0.22μm 微孔滤膜过滤除菌，分装成小份存于 -20℃。

青、链霉素溶液

所用纯净水（双蒸水）需要 15 磅高压 20min 灭菌。具体操作均在超净台内完成。青霉素是 80 万单位 / 瓶，用注射器加 4ml 灭菌双蒸水。链霉素是 100 万单位 / 瓶，加 5ml 灭菌双蒸水，即每毫升各为 20 万单位。分装于 -20℃保存。使用时溶入培养液中，使青链霉素的浓度最终为 100 单位 /ml。

四、染色液配制

苏木素液（hematoxylin solution）

苏木素 2.5g，乙醇 25.0ml，钾明矾 2.5g，氧化汞 1.25g，冰乙酸 20.0ml，蒸馏水 500ml。配制方法是先将苏木素溶于乙醇中（稍加热）。将预先已溶解明矾的蒸馏水加入苏木素乙醇液中，使溶液尽快沸腾后，将火焰熄灭，慢慢加入氧化汞，防止溶液油溅出，再煮沸 2min。将烧瓶立即浸入冷水中，当染液冷却后，加入醋酸，室温保存，用前过滤。

伊红 Y 染色液（eosin Y solution）

伊红 Y 0.5～1.0g，蒸馏水 75ml，95% 乙醇 25ml，冰乙酸 1～2 滴。先取少许蒸馏水加入伊红，用玻棒将伊红研碎，再加入全部蒸馏水，溶解后加入乙醇。

甲基绿染色液（methyl greeen solution）

新购买的甲基绿需用氯仿处理去除甲基紫。方法是将 2% 甲基绿水溶液 20ml 倾入洁净分液漏斗，移去慢慢下沉带紫红色的氯仿，再加入新的氯仿 10ml，如此反复更换氯仿，到无紫红色为止。该液作为贮存液，4℃保存。染色液：甲基绿贮存液 5ml，5% 派诺宁水溶液 1ml，蒸馏水 12ml，0.2mol/L 乙酸钠（pH 4.8）18ml（临用前配制，滤纸过滤）。

吖啶橙贮存液（acridine orange stocking solution）

10mg 吖啶橙溶解于 100ml PBS 中，pH 4.8～6.0 滤过，4℃避光保存。

吉姆萨贮存液（Giemsa solution）

吉姆萨染色粉 1g 先溶于少量甘油，在研钵内研磨 30min 以上，至看不见颗粒为止，再将全部（66ml）剩余甘油倒入，于 56℃温箱内保温 2h。然后再加入甲醇（66ml），搅匀后保存于棕色瓶中。母液配制后放入冰箱可长期保存，一般刚配制的母液染色效果欠佳，保存时间越长越好。

临用时用 pH 7.4 磷酸缓冲液稀释 10 倍，随配随用。

瑞氏染色液（Wright's solution）

瑞氏染色粉	0.3g
甘油	3ml
甲醇	97ml

将瑞氏染色粉放干燥研钵内磨细，加入甘油继续研磨，不断滴加甲醇并继续研磨，将上层溶解的染料倒入棕色瓶中，直至染料全溶后加甲醇至所需量。混匀后置棕色瓶中保存，用前过滤。一般配制后置室温一周便可使用，保存时间愈入，则染色效果愈佳。

吉姆萨-瑞氏染色液（Giemsa-Wright's staining solution）

瑞氏染色粉	0.3g
吉姆萨染色粉	0.03g
甲醇	100ml

将二种粉末置于研钵中磨细，再逐滴加入甲醇混匀后倒入棕色瓶中，塞紧瓶口并充分振荡。置室温溶解后使用。

噻唑兰（MTT）

称取 250mg MTT，加 50ml PBS（0.01mol/L，

pH 7.4）在磁力搅拌器上搅拌 30min，用 0.22μm 的微孔滤膜过滤除菌，分装，4℃保存。两周内有效。

台酚蓝染色液（trypan blue solution）

A：

台酚蓝染料	1g
蒸馏水	100ml

将染料置于研钵中边研磨边加入蒸馏水溶解。

B：

NaCl	1.7g
蒸馏水	100ml

临用前 A、B 液 1:1 混合，离心沉淀，取上清供染色用。混合后的染液存放过久，易形成沉淀，故应新鲜配制。

染色时，取细胞悬液 0.1ml 加入新鲜配制的染色液 1 滴，室温下染 5～10min，取 1 滴悬液于载波片上，加盖玻片，高倍镜下检查。死亡细胞膨大并染成浅蓝色，活细胞不着色，大小正常。

五、固定剂

大多数神经激素、肽类物质为水溶性，在用于免疫细胞化学研究之前，常需固定。但肽类和蛋白质的物理、化学性质不同，因而对不同的固定方法或固定剂（fixatives）的反应也不同。某些固定剂甚至可同时破坏和/或保护同一抗原的不同抗原决定簇。因此，在进行免疫细胞化学研究之前，很有必要了解所要研究的物质（蛋白质或肽类）的化学性质，并根据需要来选择适宜的固定剂（或固定方法）以及改进固定条件。目前，免疫细胞化学研究中常用的固定剂仍为醛类固定剂，其中以甲醛类和戊二醛最为常用。

4% 多聚甲醛 -0.1mol/L 磷酸缓冲液，pH 7.3（formaldehyde-phasphate buffer）

多聚甲醛	40g
0.1mol/L 磷酸缓冲液至 1 000ml	

配制方法：称取 40g 多聚甲醛，置于三角烧瓶中，加入 500～800ml 0.1mol/L 磷酸缓冲液（PB），加热至 60℃左右，持续搅拌（或磁力搅拌）至完全溶解，通常需滴加少许 1mol/L NaOH 才能使溶液清亮，最后补足 0.1mol/L 的 PB 于 1 000ml，充分混匀。

该固定剂较适于光镜免疫细胞化学研究，最好是动物经灌注固定取材后，继续浸泡固定 2～

24h。另外，该固定剂较为温和，适于组织标本的较长期保存。

4% 多聚甲醛 - 磷酸二氢钠 / 氢氧化钠 (formaldehyde-sodium phosphate/sodium hydroxide buffer)

A 液：

多聚甲醛	40g
蒸馏水	400ml

B 液：

$Na_2HPO_4 \cdot 2H_2O$	6.88g
蒸馏水	300ml

C 液：

NaOH	3.86g
蒸馏水	200ml

配制方法：A 液最好在 500ml 的三角烧瓶中配制（方法同前），至多聚甲醛完全溶解后冷却待用。注意，在溶解多聚甲醛时，要尽量避免吸入气体或溅入眼内。B 液和 C 液配制好后，将 B 液倒入 C 液中，混合后再加入 A 液，以 1mol/L NaOH 或 1mol/L HCl 将调至 pH 7.2～7.4，最后，补充双蒸水至 1 000ml 充分混合，4℃冰箱保存备用。

该固定剂适于光镜和电镜免疫细胞化学研究，用于免疫电镜时，最好加入少量新鲜配制的戊二醛，使其终浓度为 0.5%～1%。该固定剂较温和，适于组织的长期保存。组织标本于该固定液中，4℃冰箱保存数月仍可获得满意的染色效果。

六、蛋白电泳相关试剂

30% 丙烯酰胺 (acrylmide)

丙烯酰胺	29g
N, N′- 亚甲双丙烯酰胺	1g

溶于 60ml 水中，加热至 37℃溶解，补加水至终体积 100ml。0.45μm 滤器过滤除杂质，置深色瓶中室温保存。

考马斯亮蓝 R-250 染色液 (coomassie staining solution)

称取 1g 考马斯亮蓝 R-250，置于 1L 烧杯中。量取 250ml 的异丙醇加入上述烧杯中，搅拌溶解。再加入 100ml 的冰醋酸，搅拌均匀。随后加入 650ml 的去离子水，搅拌均匀。用滤纸除去颗粒物质后，室温保存。

考马斯亮蓝脱色液 (destaining solution)

量取下列溶液，置于 1L 烧杯中，充分混合后使用。

醋酸	100ml
乙醇	50ml
dH_2O	850ml

1mol/L 二硫苏糖醇贮存液 (DTT stocking solution)

用 20ml 0.01mol/L 乙酸钠溶液（pH 5.2）溶解 3.09g DTT，过滤除菌后分装成 1ml 小份贮存于 −20℃保存。DTT 或含有 DTT 的溶液不能进行高压处理。

0.1mol/L pH 2.4 甘氨酸 -HCl 缓冲液 (glycine-HCl buffer)

称取固体甘氨酸（MW 75.07）15.01g，用蒸馏水溶解后，加入 0.2mol/L HCl 648ml，然后定容成 2 000ml。

2×SDS 凝胶加样缓冲液 (2×loading buffer)

100mmol/L Tris-HCl（pH 6.8）

200mmol/L 二硫苏糖醇（DTT）

4% SDS（电泳级）

0.2% 溴酚蓝

20% 甘油

不含二硫苏糖醇的 2×SDS 凝胶加样缓冲液可以保存于室温，临用前须从 1mol/L 二硫苏糖醇（DTT）贮存液现用现加于上述缓冲液。

10% 十二烷基硫酸钠 (SDS)

在 900ml 蒸馏水中溶解 100g 电泳级 SDS，加热至 68℃助溶，加入几滴浓盐酸调节溶液的 pH 值至 7.2，加水定容至 1L，分装备用。

SDS 的微细晶粒易于扩散，因此称量时要戴面罩，称量完毕后要清除残留在称量工作区和天平上的 SDS，10% SDS 溶液无需灭菌。

电转印缓冲液为 (semi-dry transfer buffer)

Tris	3g
Glycine	14.4g
SDS	0.185g

加入甲醇 200ml，用去离子水调至 1 000ml。

Tris- 乙酸 50×(TAE)

Tris 碱	242g
冰乙酸	57.1ml

0.5mol/L EDTA（pH 8.0）　　100ml

蒸馏水定容至 1L。

Tris- 硼酸 5×（TBE）

Tris 碱	54g
硼酸	27.5g
0.5mol/L EDTA（pH 8.0）	20ml

蒸馏水定容至 1L。

TE 缓冲液 10×（pH 7.4，7.6，8.0）

（1）量取下列溶液，置于 1L 烧杯中。

1mol/L Tris-HCl（pH 7.4，7.6，8.0）	100ml
500mmol/L EDTA（pH 8.0）	20ml

（2）向烧杯中加入约 800ml 的去离子水，均匀混合。

（3）将溶液定容至 1L 后，高温高压灭菌。

（4）室温保存。

Tris- 甘氨酸缓冲液（Tris-Glycine Buffer 5×）

Tris	15.1g
甘氨酸（电泳级）	94g
10% SDS（电泳级）	50ml

蒸馏水定容至 1L。

七、淋巴细胞分离液

聚蔗糖 - 泛影葡胺分层液（ficoll-paque gradient mixer）

90g/L 聚蔗糖 15ml，加 500g/L 泛影葡胺 10ml（比重 1.14）。

90g/L 聚蔗糖 17.5ml，加 500g/L 泛影葡胺 10ml（比重 1.13）。

90g/L 聚蔗糖 20ml，加 500g/L 泛影葡胺 10ml（比重 1.12）。

90g/L 聚蔗糖 24ml，加 500g/L 泛影葡胺 10ml（比重 1.08）。

Percoll 配制（prepration of percoll）

将 1 份 10×PBS 与 9 份 Percoll 贮存液混合，制成等渗 Percoll 悬液，此悬液被认为是 100% Percoll，其密度为 1.129 4/ml。利用 1×PBS 或细胞培养液稀释 100% Percoll，可获得适宜密度的细胞分层液，用于各种细胞的分离，其浓度与密度的关系如下：

70% Percoll 比重 1.090g/ml

60% Percoll 比重 1.077g/ml

50% Percoll 比重 1.067g/ml

40% Percoll 比重 1.056g/ml

30% Percoll 比重 1.043g/ml

20% Percoll 比重 1.037g/ml

八、其他试剂

佐剂（adjuvant）

动物实验常用弗氏佐剂（Freund adjuvant），其成分通常是羊毛脂 1 份、液体石蜡油 5 份，羊毛脂与石蜡油的比例，视需要可调整为 1∶2～9（V/V），充分混合后即为弗氏不完全佐剂，如果在每毫升不完全佐剂加入 1～20mg 卡介苗就成为弗氏完全佐剂。

配制方法：将羊毛脂与石蜡油按比例置于容器内，超声波混匀，高压灭菌，4℃保存备用。免疫前取等容积完全或不完全佐剂与免疫原溶液混合，用振荡器混匀成乳状，也可以在免疫前取需要量佐剂置乳钵中研磨，均匀后再边磨边滴入等容积抗原液（其中加卡介苗 3～4mg/ml 或不加），加完后再继续研磨成乳剂，滴于冰水上 5～10min 内完全不扩散为止。为避免损失抗原，亦可用一注射器装抗原液，另一注射器装佐剂，二者以聚乙烯塑料管连接，然后二者来回反复抽吸，约数十分钟后即能完全乳化。检查合格后即以其中一注射器作注射用。

清洁液（cleaning solution）

配方 1：

重铬酸钾	100g
蒸馏水	200ml
浓硫酸	800ml

将重铬酸钾加入蒸馏水中，使之自然溶解或水浴溶解，亦可在大坩埚中加热溶解，然后慢慢加入浓硫酸，边加边搅拌，见发热过剧则稍停，冷却后再继续加。此为强洗液。盛清洁液的容器要坚固，上加厚玻璃盖，操作时要穿橡皮围裙、长筒胶靴、戴上眼镜和厚胶皮手套，以保安全。洗液一旦变绿，表示铬酸已经还原，失去了氧化能力，不宜再用。如将该洗液加热，再加适量重铬酸钾，又可重新使用。

配方 2：

重铬酸钾	60g

蒸馏水	300ml
浓硫酸	460ml

此为中等强度洗液。

配方3：

重铬酸钾	100g
蒸馏水	750ml

浓硫酸	250ml

此液为弱洗液，为棕红色。使用此液时，必须预先用热肥皂水将玻璃器皿洗净，经自来水冲洗，沥干然后才能浸入，否则该洗液很快失效。

（崔雪玲 齐 妍）

中英文名词对照索引

N

P

Q

R

S

T

W

X

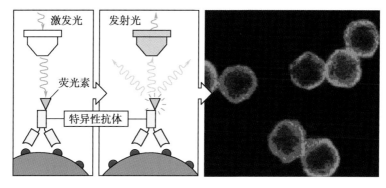

图 4-2　荧光标记抗体检测细胞表面抗原示意图（直接法）

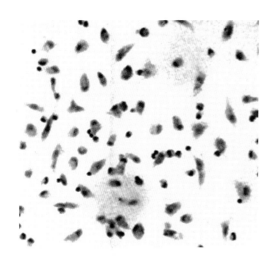

图 4-4　小鼠巨噬细胞免疫酶染色

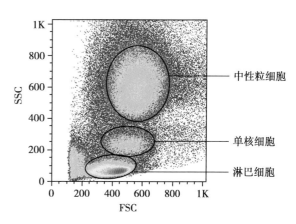

图 8-2　运用参数 FSC-SSC 区分外周血细胞

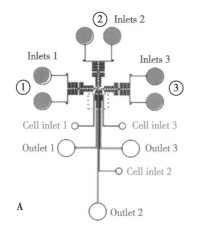

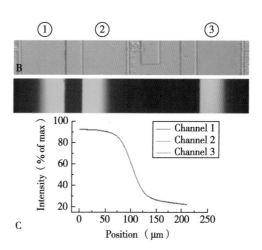

图 9-2　微流体装置图示

A. D³-Chip 微流体芯片示意图；B. D³-Chip 及加入通道内处于 docking 结构的细胞图像；
C. FITC- 右旋糖酐梯度荧光图像

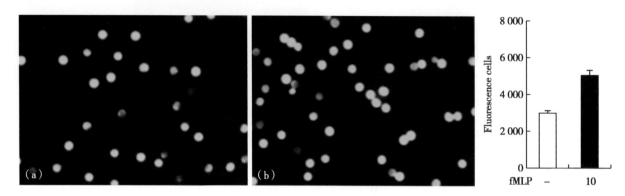

图 9-3　Transwell 小室法检测小鼠中性粒细胞趋化

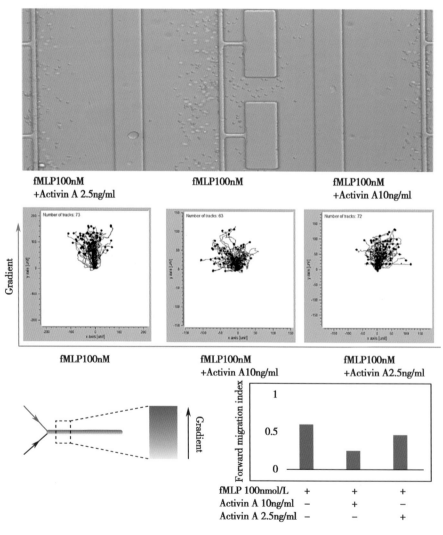

图 9-4　微流控芯片技术检测人中性粒细胞趋化

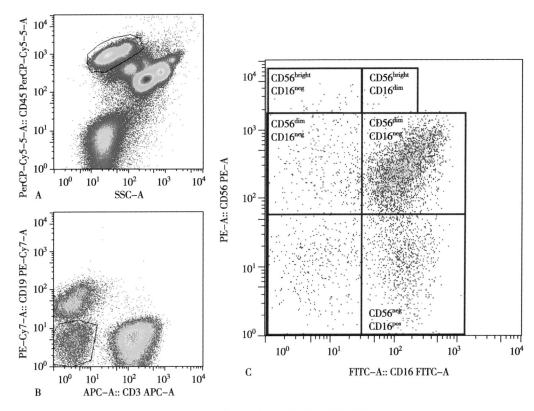

图 14-1　人外周血 NK 细胞亚群分布图

（A）正常人外周血经 CD45+ 淋巴细胞；（B）CD3（T 细胞）和 CD19（B 细胞）设门后，选取 CD3⁻CD19⁻ 细胞，测定 NK 细胞；（C）CD56 及 CD16 的表达水平，NK 细胞根据 CD56 及 CD16 表达不同，可分为五个亚群

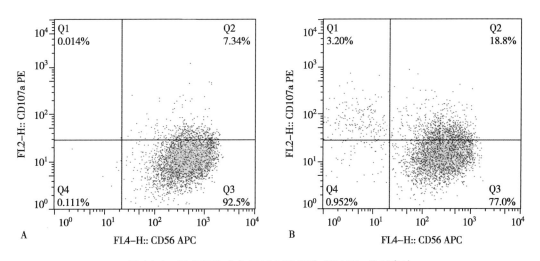

图 14-4　流式细胞术分析 NK-92 细胞 CD107a 分子表达

A. NK 细胞自发表达 CD107a 分子；B. NK 细胞与 K562 细胞共培养后表达 CD107a 分子

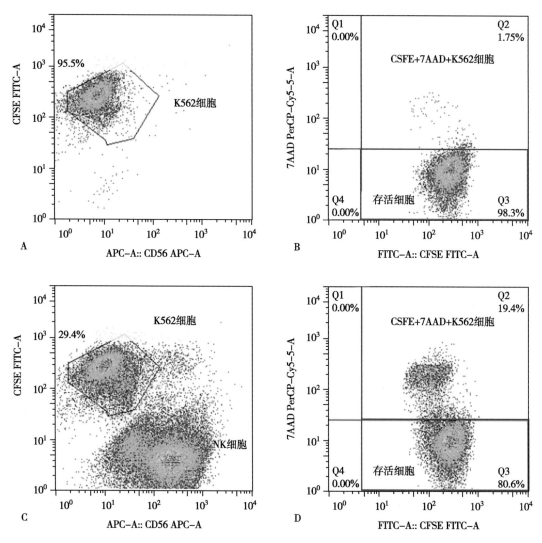

图 14-7　CFSE/7AAD 标记流细胞术检测 NK 细胞杀伤活性

A. 阴性对照组 CFSE⁺ K562 细胞；B. 阴性对照组 CFSE⁺7AAD⁻ K562 细胞及 CFSE⁺7AAD⁺ K562；C. NK 与 K562 细胞共培养；D. NK 与 K562 细胞共培养后 CFSE⁺7AAD⁻（存活）及 CFSE⁺7AAD⁺（死亡）K562 细胞

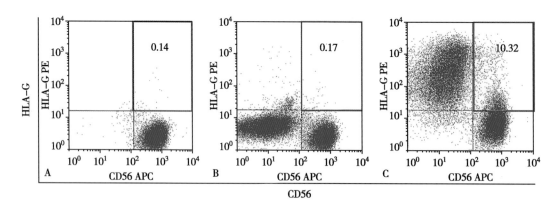

图 14-8　流式细胞术分析 NK-92 细胞通过胞啃获取 HLA-G 分子

A. NK-92 细胞表型 CD56 阳性，HLA-G 分子阴性；B. NK-92 与 HO-8910 细胞共培养，无 HLA-G 表达；C. NK-92 与 HO-8910-HLA-G 细胞共培养后，部分 NK-92 细胞（10.32%）获得 HLA-G 分子表达

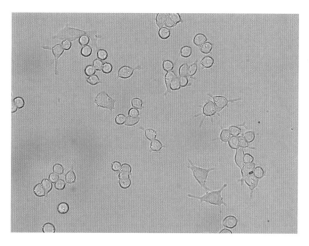

图 15-1　荧光显微镜观察巨噬细胞吞噬红色荧光微球能力

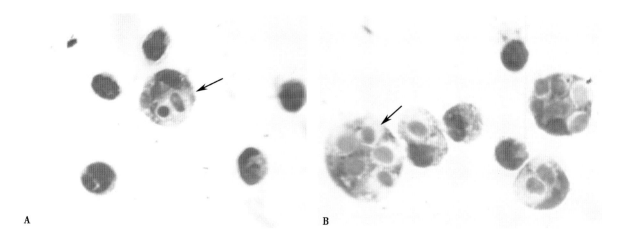

图 19-1　Wright-Giemsa 复合染色法检测巨噬细胞吞噬鸡红细胞
A. 未刺激对照组；B. LPS 刺激组

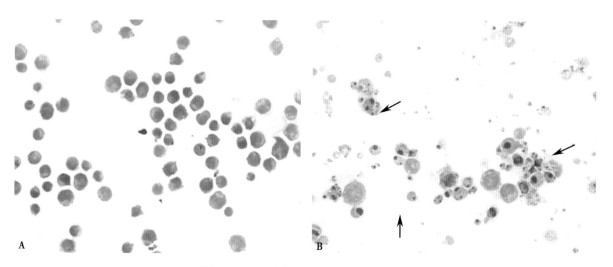

图 20-2　HE 染色 Jurkat 细胞的凋亡形态
A. 阴性对照；B. 喜树碱处理；箭头：细胞核浓缩断裂及凋亡小体

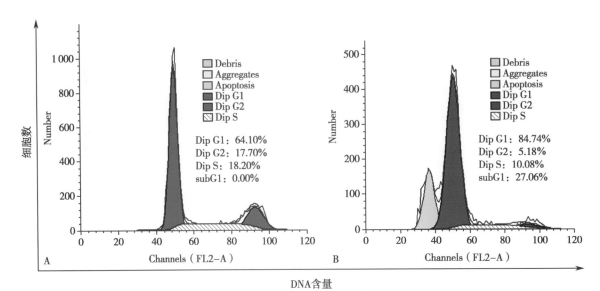

图 20-5　HL60 细胞凋亡的亚二倍体分析图谱
A. 阴性对照；B. rFasL 处理

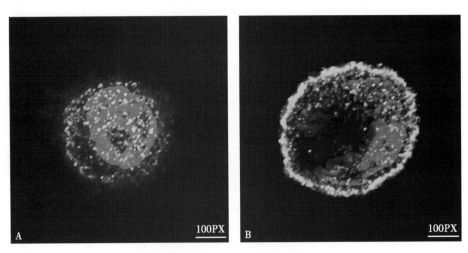

图 20-10　免疫细胞化学法检测 GSDMD 在细胞焦亡时的分布改变
A. 正常对照；B. LPS 联合 Nig 处理

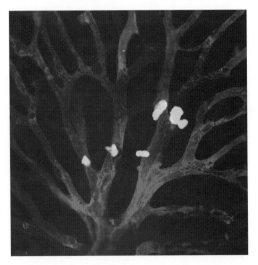

图 22-3　小鼠肝脏中 iNKT 细胞的图像
＊内源性 GFP 标记 iNKT 细胞显示绿色荧光

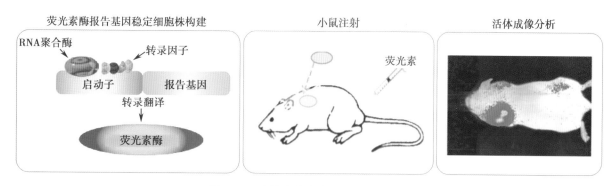

图 22-4 生物发光成像技术原理示意图

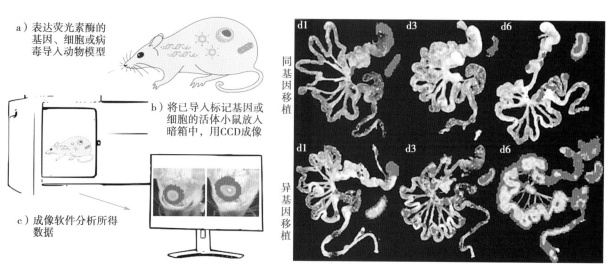

图 22-5 动物活体成像流程图

图 22-7 同种异体移植后离体光学成像

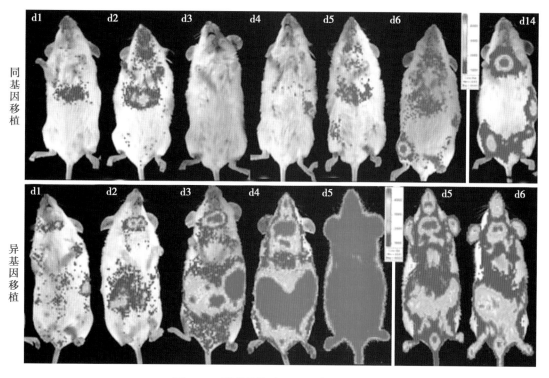

图 22-6 同种异体移植后活体光学成像

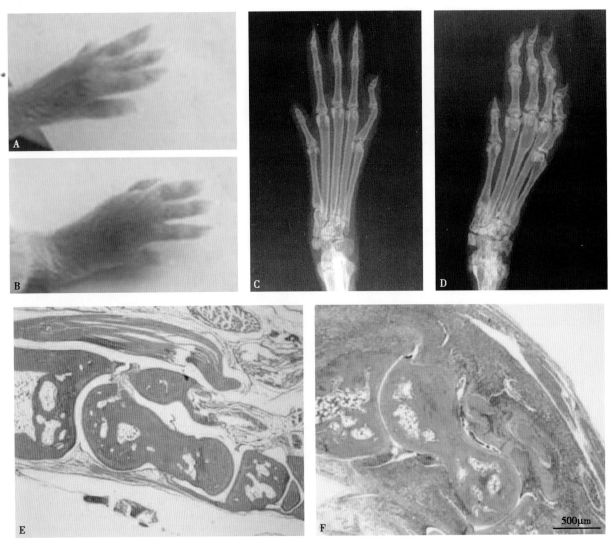

图 23-1　小鼠关节炎病情评价

关节炎指数：0 级（A，对照组小鼠足爪）和 4 级（B，CIA 小鼠足爪）；小鼠关节 X 线：对照组小鼠足爪（C）和 CIA 小鼠足爪（D）；小鼠关节 HE 染色：对照组小鼠足爪（E）和 CIA 小鼠足爪（F）

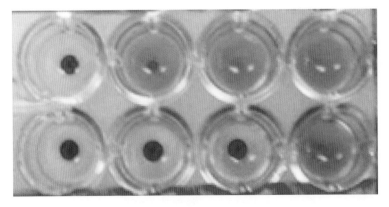

图 24-2　间接血凝实验结果

左侧孔：不凝集，阴性结果；右侧孔：凝集，阳性结果